常见疾病护理与健康教育

主编　王　静　范利燕　王　卫　于　烨
　　　王　宁　翟　静　姚慧娟

上海科学技术文献出版社
Shanghai Scientific and Technological Literature Press

图书在版编目（CIP）数据

常见疾病护理与健康教育／王静等主编 .-- 上海：
上海科学技术文献出版社,2023
　ISBN 978-7-5439-8979-5

　Ⅰ.①常…　Ⅱ.①王…　Ⅲ.①常见病－护理②健康教
育学　Ⅳ.①R47②R193

中国国家版本馆CIP数据核字（2023）第224244号

组稿编辑：张　树
责任编辑：张　树　仲书怡
封面设计：宗　宁

常见疾病护理与健康教育

CHANGJIAN JIBING HULI YU JIANKANG JIAOYU

主　　编：王　静　范利燕　王　卫　于　烨　王　宁　翟　静　姚慧娟
出版发行：上海科学技术文献出版社
地　　址：上海市长乐路746号
邮政编码：200040
经　　销：全国新华书店
印　　刷：山东麦德森文化传媒有限公司
开　　本：787mm×1092mm　1/16
印　　张：20
字　　数：512千字
版　　次：2023年11月第1版　2023年11月第1次印刷
书　　号：ISBN 978-7-5439-8979-5
定　　价：198.00元

前言
FOREWORD

20 世纪 70 年代,世界范围内的医学思想发生了巨大的变化,世界卫生组织对健康赋予了新的含义,生物-心理-社会医学模式的诞生,以疾病为中心的护理模式开始向以患者为中心或以人的健康为中心的系统化整体护理转变。20 世纪 90 年代,系统化整体护理引入我国。从此,我国护理界便掀起了一场改革的浪潮,很多医院率先建立了模式病房,开始了系统化整体护理的试点工作。进入 21 世纪,护理从单一的入院患者护理分化为两个趋势:一是以人文科学技术含量为主的护理模式与科学研究相结合的更专业化、精密化的发展方向;二是以社区、家庭为中心的社会护理体系。不论哪一种趋势,以人为中心的多元文化护理都符合社会进步需要和人民健康需求。因此,护理人员必须加强学习,转变观念,以适应现代护理中的新角色。为帮助广大护理人员适应这一时代需求,我们特组织专家编写了《常见疾病护理与健康教育》一书。

本书从护理基础知识入手,将多种资源有效整合,重点介绍了神经内科、呼吸内科、心内科等各科室常见病护理内容,具体包括护理评估、护理诊断、护理目标、护理措施、护理评价等。本书的编写以循证护理为基础,并结合国内外护理学科发展的新理念、新技术,重点强化临床护理操作的科学性和可操作性,适合各级医院护士和护理学院在校学生阅读使用。

在编写过程中,尽管编者精益求精,对书中内容反复斟酌、修改,但是由于时间和水平有限,书中难免存在疏漏和不足之处,恳请广大读者提出宝贵意见和建议,以便再版时修订。

《常见疾病护理与健康教育》编委会
2023 年 6 月

目 录
CONTENTS

第一章 护理学绪论

第一节 健 康 教 育

一、概述

(一)健康教育的基本概念

1.健康教育的概念

健康教育是通过信息传播和行为干预,帮助个人和群体掌握卫生保健知识,树立健康观念,合理利用资源,采纳有利于健康行为和生活方式的教育活动与过程。其目的是消除或减轻影响健康的危险因素,预防疾病,促进健康,提高生活质量。它是一种有计划、有组织,有评价的系统干预活动,以调查研究为前提,以传播健康信息为主要措施,以改善对象的健康相关行为为目标,从而达到预防疾病,促进健康,提高生活质量的最终目的。

2.健康教育与"卫生宣教"的联系与区别

我国当前的健康教育是在过去卫生宣教的基础上发展起来的,卫生宣教是健康教育发展的基础。二者的区别在于以下几方面。

(1)健康教育不是简单的、单一方向的信息传播,而是既有调查研究又有计划、组织、评价的系统干预活动。

(2)健康教育的目标是改善对象的健康相关行为,从而防治疾病,增进健康,而不是作为一种辅助方法为卫生工作某一时间的中心任务服务。

(3)健康教育在融合医学科学、行为科学、传播学、管理科学等学科理论知识的基础上,已初步形成了自己的理论和方法体系。

(二)健康教育的目的及意义

1.健康教育的目的

健康教育是一种有效的患者管理方法和手段,在临床护理实践过程中其目的是通过评估、计划、干预、评价等过程有目标性的改善患者行为,提高或维护健康,增强自我管理及保健能力,预防非正常死亡、疾病和残疾的发生。

1

2.健康教育的意义

(1)健康教育是医疗服务的组成部分和有效易行的治疗手段。作为医疗服务的组成部分,教育可贯穿于三级预防,提高患者健康意识和自我保健能力,改善从医行为。

(2)健康教育可提高患者对医护人员的信任感和依从性。信任是医患关系的重要基础,也是患者形成健康理念,产生从医行为的必要前提。通过沟通和交流可使患者和家属建立对医护人员的信任,遵从医嘱,主动配合治疗,从而促进康复提高医疗质量。

(3)健康教育可实现对患者的心理保健。它可在一定程度上满足患者心理需求,消除由于相关疾病知识缺乏而导致的心理恐惧及焦虑,帮助他们建立战胜疾病的信心。

(4)健康教育可以改变医护人员的知识结构,提升医护人员的综合素质。

(5)树立医院形象,提高医院声誉,可在一定程度上减少医患纠纷的发生率。

(三)健康教育的基本原则

健康教育是一项系统工程,涉及内容广、难度大,特别是在医疗机构中需要极强的专业性。因此在实施健康教育的过程中要明确应遵循以下基本原则,以便在实施教育的过程中能够很好地体现。

1.优先满足患者需要原则

对急诊、病情危重或急性发作期的患者,教育的原则是首先考虑满足患者生存、休息、睡眠等基本的生理需要,待病情允许时,可做简短的、必要的说明。

2.因人施教原则

由于患者所患疾病种类、所处疾病状态、年龄、受教育程度等不同,因此在制订教育计划和实施教育过程中要体现出"个体化"原则,有针对性地落实教育需求。

3.以目标为导向原则

目标设定是健康教育程序中的重要环节,其本质是希望健康教育能够达成预定的效果。因此在实施健康教育的过程中不论是教育内容设置还是教育方式的选择都应积极围绕目标达成为原则,设置在住院期间能够实现的目标,并考虑目标的现实性和可测量性。

4.实用原则

在学习过程中,患者最感兴趣的是与自身疾病特征直接相关的健康知识,如外科患者最关心的是术后疼痛的处理、并发症的预防、功能的恢复,以及出院后的饮食、活动等。因此,确定教学目标时应遵循实用、切题的原则,尽量满足患者的学习需要。

5.患者与家属参与原则

患者是被教育的主体,但是由于患者自身能力和疾病状态所限,实现自身管理往往有一定的难度,特别在慢性病管理中,家庭支持与配合至关重要,因此鼓励家庭成员参与教育非常必要。一方面为患者提供必要的支持与帮助,另一方面可借助获得的知识起到监督指导的作用。

6.循序渐进原则

任何健康教育内容的讲解都不是一朝一夕能完成的。为了使受教育者更好地掌握教育内容,阶梯式教育是非常有效的一种方法,即遵循"由简到繁""由易到难"的原则开展教育工作。

7.直观性原则

许多医学知识对患者来说都是陌生的、抽象的。护士可通过床边演示、录像,以及图文并茂的教育手册和现场观摩等教学手段,使患者教育效果更加有效,直接,提高学习效果。

8.科普化原则

健康教育不同于学校教育,专业性弱于后者,主要目的是传播健康信息,改善患者的健康行为。由于教育对象多为普通居民,因此教育内容及使用的语言应做到通俗化以便于患者理解和接受。

9.激励原则

激励教育是最抓住患者心理,为患者提供教育享受的一种手段,在激励教育过程中,患者常会增强学习的动力,提高学习的兴趣,特别是对已取得的成绩有很强的心理满足,这些都是激发患者再学习、取得最佳学习效果的必备条件。

10.动机导向原则

该原则与目标导向原则有异曲同工之处,本质都是希望健康教育能够达成预定的效果。只是在教育过程中更加体现目的性,也可称为目的导向原则。如围术期的外科患者,其术前、术后、出院前的护理有明显的阶段性和目的性。

(四)健康教育的组成要素

健康教育需要诸多因素组成,每个因素都在教育的过程中发挥着自身的作用。尤其是人员和工具。二者是教育所需的基本要素缺一不可。

1.人员组成要素

(1)教育者:是实施健康教育工作的主体和核心,是教育项目设计的重要成员,对整个教育活动起领导作用。

(2)教育对象:覆盖面很广,可以是城镇居民、患者或患者家属等。往往与教育内容、教育目的、社会需要等有关。在面对不同疾病、不同环境时,每个人都有机会成为被教育对象。

(3)专业人员:是教育效果保障的关键,专业人员可以提供最先进、最专业的技术支持,可和教育者配合共同解决教育对象存在的一些专业问题。

(4)相关人员和组织:正如前面概念中所提到的教育不是简单地宣教,而是有目的、有计划、有组织、有干预、有效果评价的项目活动,因此仅靠教育者和专业人士是远远不够的,需要有协调、组织人员的参与,保障教育活动的多个环节能够紧密的结合,保证教育效果的顺利达成。

2.教育工具的配置与应用

教育工具是实施教育必不可少的组成要素,好的教育工具能够为教育者带来极大的便利,引导患者积极地参与教育,使教育达到事半功倍的效果。

(1)基础教育工具的配置:计算机、投影仪、幕布、教育场地、激光笔等工具。

(2)示范型教育工具:可根据教育的目的、内容合理配置,如在讲述胰岛素注射技术时可将胰岛素笔、笔用针头、模拟注射部位、消毒物品等配置齐全便于被教育者在学习时有直观的感受甚至可以现场亲自操作。

(3)信息教育平台:是当今社会非常便捷及实用的教育工具,其优点是覆盖面广,受众人数多而且获取信息及反馈及时,是满足多层次需求理想的工具。在传统大众传媒、广播、电视、报纸、网络、传播材料,小折页、墙报、标语等形式基础上,互联网的加盟更加体现优势,可以利用微信、QQ等平台更加便利传播知识,获取、反馈信息满足教育的实际需要。

(五)教育者应具备的能力

教育者是健康教育的核心,在教育过程中起主导作用。作为教育者其能力的高低将直接影响教育效果的取得,因此教育者能力建设至关重要。

1.学习能力

学习是教育者获取新知识和技能的重要手段,学习能力的高低与否对于教育者专业水平的提高至关重要。

2.教育能力

教育能力是教育者从事教育工作最基本和最重要的能力。教育能力的高低直接影响教育效果,教育能力强可以调动患者及家属的学习动力,激发他们积极参与学习的热情,从而达到理想的教育效果。

3.沟通能力

沟通能力是教育者必备的重要能力之一,好的沟通能力可以及时发现患者存在的问题,建立良好的护患关系,取得对方的信任,对于达成好的效果至关重要。

4.专业技能

专业技能是教育者应具备的基本能力。专业技能强才能保障传授知识的准确,使受教育者获得正确的信息,保障教育的效果。

5.科研能力

科研能力是发现问题、分析问题、解决问题,或在解决问题时有所创造的能力。科研能力的取得对于教育者而言能够使他们更能细致地发现问题,理性全面地分析问题,及时总结教育中的经验从而保障教育的科学实施。

二、护理人员在健康教育中的作用

随着医学模式的转变,实施"以患者为中心"的整体护理已全面展开。整体护理工作不仅需要护理人员做好患者的身心照护,更要在实施照护的过程中融入健康教育,不仅为患者住院期间的生活质量提供保障,更为延续护理奠定良好基础。

(一)护理人员在健康教育中的作用

1.桥梁作用

护理健康教育是一种特殊的教学活动,护理人员作为教育者不同于一般意义上的教师。其所体现的教育职能之一就是在患者不健康行为与健康行为之间架起一座传授知识和矫正态度的桥梁。这种桥梁作用要求护理人员必须把教学重点放在帮助患者建立健康行为上。

2.组织作用

护理人员是护理健康教育的具体组织者和实施者。护理健康教育计划的制订、教育内容、教育方法的选择和教学进度的调控都由护理人员来策划和决定。有目的、有计划、有评价的教育活动就是通过护理人员的组织来实现。因此护理人员必须掌握护理健康教育的基本原则和基本技能,创造性地做好患者护理健康教育的组织工作。

3.协调作用

护理健康教育是一个完整的教育系统,虽然护理健康教育计划由护理人员来制订,但在实施护理健康教育计划的过程中需要各类人员的密切配合。护理人员在与各类人员的组织协调中处于十分重要的位置,扮演着举足轻重的角色。护理人员作为联络者应担负起与医师、专职教育人员、营养师、物理治疗师等相关人员的协调作用以满足患者对护理健康教育的需求。

4.教育作用

护理人员是健康教育的主要实施者,在实施过程中承担主体责任,不仅为患者提供科学有效的健康管理信息,而且指导患者如何实践健康行为。

(二)护理健康教育与整体护理的关系

护理健康教育是整体护理的重要组成部分,其在临床实践中的具体实施丰富了整体护理的内涵,使护理人员和患者有机的联系在一起,通过健康教育使患者更加理解护理工作的内涵,提高配合护理工作的质量,使整体护理更加落实到位。而且健康教育还可作为整体护理向纵深发展的抓手,提供进一步发展的可操作性平台。

(三)健康教育实施中应注意的法律问题

1.保持医护健康教育的一致性

在医院健康教育义务往往由医护共同承担,虽然教育内容侧重不同,但在开展教育的过程中,有许多知识涉及疾病的病生理变化和转归。因此,医护教育应保持一致,避免引发医患、护患纠纷。

2.掌握语言沟通的技巧

沟通解释不当容易导致患者的误解,因此在健康教育的过程中适当地使用解释性语言十分重要。除了应用通俗易懂的大众化语言外,更要掌握措词婉转的语言艺术,切忌说话生、冷、硬,引发不必要的纠纷。

3.正确处理好患者知情同意权和保护性医疗制度之间的关系

对实施保护性医疗的患者,护理人员不应对保密的内容进行讲解,以免加重患者的心理负担导致病情加重等不良后果的出现。

4.明确职责范围

正确对待健康教育中医护分工协作问题。随着医疗纠纷的增加,医疗护理的责任及风险也在不断增加,作为护理人员应准确了解其工作职责的法律范围,明确哪些教育工作自身可以独立完成,哪些须有医嘱或在医师指导下进行,防止发生法律纠纷。

三、护理健康教育的程序与常见类型

健康教育是一项系统工作,它与简单的宣教工作有着本质的不同,高水平的教育工作有着科学的流程,严谨、规范教育程序的落实是教育效果取得的关键,因此对于护理人员而言以下的程序是需要掌握的,以便在教育活动的实施中能够很好地应用。

(一)护理健康教育的程序

1.评估教育需求

评估是健康教育工作的起点,是教育者发现问题、了解患者需求的有效环节。此阶段工作的重点包括明确患者急需解决的问题、患者最重要的需求、患者是否做好了接受教育的准备、患者学习的能力如何、目前具备的条件如何等内容。

2.确定教育目标

健康教育目标是希望教育活动后患者能够达到的健康状态或行为的结果,也是评价教育效果的一种标准。教育目标的制定应遵循"SMART"原则,即 S(special,特异性)、M(measurable,可测量)、A(achievable,经过努力能达到的或是能完成的)、R(reliability,可靠性)、T(time bound,在明确规定时间内完成)等特征。

3.制订教育计划

教育计划的制订是一个非常缜密的环节,涉及内容比较全面,是健康教育落实达到教育目标的基础,对教育者而言是很好的能力考验。

(1)教育计划应包含教育时间、地点、受教育对象、主要教育者、教育重点内容、教育方法及应用辅助工具、评价方法等要素及内容。

(2)教育计划制订应体现遵循目标导向原则、鼓励患者积极参与原则、可行性及灵活性等原则。

4.实施教育计划

教育计划是健康教育的核心环节。此环节除了考验教育者专业技能外,沟通能力也在此环节得以充分展现,特别是一些重要的技巧也会用到。如教育过程中应注重教育信息的双向沟通,给患者提问的机会;适当重复重点内容加深患者的记忆,可以采用不同方式加以强化;使用适宜的教育辅助材料,调动患者参与的热情,同时增加直观性和趣味性;根据疾病特点教育可以设计成不同的形式,以提高健康教育的效果。

5.评价教育效果

教育效果评价是考核教育效果及目标是否达成的关键环节,是完善和修改教育计划更有针对性满足患者健康需求的必备过程。评价过程可根据教育内容在不同时间完成,可进行阶段性评价,也可进行结果评价或过程评价。

(二)健康教育常见类型

1.门诊教育

门诊教育是指在门诊就诊期间对患者实施的教育。由于患者所患疾病特点不同,教育方式可灵活选择。

(1)教育处方:受就诊时间、空间限制,对于就诊时间短、疾病知识极度缺乏或者记忆能力降低的老年患者,教育处方可以以医嘱的形式对患者的行为和生活方式予以指导。

(2)候诊教育:在一些条件较好或候诊区相对独立的门诊区域,可针对候诊知识及该科的常见疾病的防治进行相关教育,不仅可以缓解患者就诊等待焦虑的情绪,而且可增加相关疾病的防控知识。

(3)随诊教育与管理:随诊教育与管理是非常有效的一种教育管理方式,它具有连续性、延续性特点。在随诊过程中不仅可根据发现的问题及时给予必要的教育指导,而且还可以做好阶段性评价工作。

(4)设立教育门诊:教育门诊是一种新型的教育管理方式,其特点是可为门诊就诊患者提供个体化、有针对性的健康教育。目前它是健康教育系统模式的一种典型代表,也是教育效果最佳的表现形式。

2.住院教育

住院教育主要目的是提升患者对自身疾病、治疗与护理的认识程度从而提高依从性,巩固住院治疗的效果,提高患者自我管理能力,进一步促进机体康复。

(1)入院教育:是住院教育的起点,其目的在于使住院患者积极调整心态,尽快适应医院环境从而配合治疗和护理。主要内容涉及病房环境、相关制度、与疾病相关的一些风险等。

(2)在院教育:指医护人员在患者住院期间进行的教育。此阶段教育的内容较系统,教育内容往往是循序渐进根据患者健康需要的轻重缓急、治疗护理特点有针对性地选择和实施。涉及内容主要包括疾病的病因、发病机制、症状、并发症、治疗原则、饮食、心理作用等,其主要目的是提高患者的依从性更好地配合治疗。

（3）术前及术后教育：是保证手术效果有效的途径之一。术前教育可有效缓解患者心理压力，减少神秘感所带来的焦虑，为手术实施做好相应的准备。术后教育对术后康复、减少并发症意义重大。

（4）出院教育：是延续护理的起点，为患者院外能够实施自我管理奠定良好的基础。出院教育涉及的内容较为广泛，包括患者自身行为管理、药物管理、疾病随诊、家庭支持、社会支持等诸多方面。

四、护理健康教育的内容及常用方法

护理涉及健康教育的内容与方法与通常意义上的健康教育其内容会因教育目的不同略有差异，前者更有针对性，特殊性更加突出，而后者普适性更为明显，因此在教育内容的选择上侧重点会有所不同。

（一）护理健康教育的内容

1.疾病的防治知识

疾病的防治知识是护理健康教育的基本内容。护理人员面对的教育对象多为患者，这些受教育对象往往患有不同的疾病，为了取得患者的配合提高疾病治愈的速度，做好相关疾病防治知识教育内容的选择至关重要。

2.各种仪器及器械治疗的知识

随着医学的发展和进步，越来越多的仪器设备应用于临床，为临床带来更多的诊治手段。但是由于患者对一些仪器设备的作用和功能缺乏了解，常常会出现不同程度的问题，对患者和仪器本身造成负面的影响。因此做好仪器使用方面的健康指导，不仅能使患者了解仪器使用的意义，同时可减少使用风险产生的不良后果。

3.各种检查化验的知识

化验检查是临床常用的一种诊查手段，是体现患者病情状态的客观依据。然而很多患者并不知晓所做化验指标所代表的意义，忽视甚至拒绝医师的建议，因此通过各种检查化验知识的教育一方面使患者对检验指标意义有所认识，另一方面可通过指标对自身疾病有正确的认识，配合治疗，主动根据自身病情需要完成相关检验为合理治疗提供依据。

4.合理用药的知识

药物治疗是最重要的治疗手段，是医护患三方均关注的医疗问题。药物的合理使用是保证患者用药安全取得最佳治疗效果的基础。合理用药知识的教育可使患者掌握自身用药的作用、意义，积极配合治疗，同时减少患者在院外用药不当造成的风险，提高治疗的安全性。

5.有利于健康行为与行为训练的知识

健康行为是预防各种疾病保障生命健康的基础。然而随着经济的发展人们的生活方式发生了巨大的变化，使得健康行为渐渐被人们所忽视甚至远离，随之而来各种急慢性疾病的暴发。然而很多人包括患者对健康行为对疾病影响的意义并不了解或知之甚少，因此开展这方面的教育意义重大，它可切断疾病发生的根源，减少疾病的再发。

（二）健康教育常用的方法

1.一对一教育

一对一教育目前是临床中非常有效的一种教育手段。它可以根据患者实际需求进行"量身定制"，目的性强，在征集患者存在健康问题的基础上，能够根据患者意愿确定优选问题并与患者共同制定教育计划、干预措施及目标,有的放矢解决患者存在的问题。

2.小组教育

小组教育是目前在临床中常用的一种教育模式,与一对一教育相比既能节省教育者人力同时又能覆盖较多的被教育者。在教育过程中可以将大家感兴趣的同一主题或内容进行讨论达成共识并分享经验。

3.集体教育

常见的形式多为大课堂教育,它可覆盖更多更广的人群,有一定的声势会产生较大的影响力。

4.同伴支持教育

同伴支持教育是近年来比较有影响力的一种教育模式,其特点是将有相似或相同病情或疾病经历的患者组织在一起,相互之间无等级,他们可将共同的疾病经历和感受进行分享,做到彼此聆听、自由讨论,进而产生共鸣。

由于健康教育所处的环境不同,面对的教育对象也各有差异,因此健康教育方法的选择也应因人而异、因地制宜。健康教育的方法也不是单一的,必要时可以评估患者具体情况和需求将几种方法结合在一起使用,达到互相弥补、取长补短的作用,使健康教育的效果达到最大化。

（林蓓蓓）

第二节　护患关系

护理服务过程中涉及多方面的人际关系,但其本质是以患者为中心延伸开来的,即护患关系。护患关系是护理人际关系的核心,也是影响护理人际关系平衡的最重要因素。因此,了解护患关系的内容、特征等,可以很好地认识其存在的问题,对建立和谐的护患关系具有重要意义。

一、护患关系的性质

护患关系是一种人际关系,是帮助者与被帮助者之间的关系。有时还是两个系统之间的关系,即帮助系统(包括与患者相互作用的护士和其他工作人员)和被帮助系统(包括寻求帮助的患者和其亲属、重要成员等)之间的关系。每个人在不同时期可以成为帮助者或被帮助者,如朋友之间相互帮助,父母是子女的主要帮助者,但子女有时也可帮助父母。护患关系的特点是护士对患者的帮助一般是发生在患者无法满足自己的基本需要的时候,其中心是帮助患者解决困难,通过执行护理程序,使患者能够克服病痛,生活得更舒适。因而作为帮助者的护士是处于主导地位的,这就意味着护士的行为可能使双方关系健康发展,有利于患者恢复健康,但也有可能是消极的,使关系紧张,患者的病情更趋恶化。

护患关系是一种专业性的互动关系,通常还是多元化的,即不仅是限于两个之间的关系。由于护患双方都有属于他们自己的知识、感觉、情感、对健康与疾病的看法以及不同的生活经验,这些因素都会影响互相的感觉和期望,并进一步影响彼此间的沟通和由此所表现出来的任何行为和所有行为,即护理效果。

护士作为一个帮助者有责任使其护理工作达到积极的、建设性的效果,而起到治疗的作用,护患关系也就成为治疗性的关系。治疗性的护患关系不是一种普通的关系,它是一种有目标的、需要谨慎执行、认真促成的关系。由于治疗性关系是以患者的需要为中心,除了一般生活经验等上列因素有影响外,护士的素质、专业知识和技术也将影响到治疗性关系的发展。

二、护患关系的基本内容

和谐的护患关系是良好护理人际关系的主体,并能影响其他人际关系。护患关系主要包括以下几个方面。

(一)技术性关系

技术性关系是指护患双方在一系列的护理技术活动中所建立起来的,以护士拥有相关护理知识及技术为前提的一种帮助性关系。护士一般是具有专业知识和技能的人,处于主动地位,在技术上帮助患者(输液、注射等),是护患关系的基础。如果技术熟练,则很快博得患者的信任;相反,患者则很难信任。

(二)非技术性关系

非技术性关系是指护患双方受社会、心理、教育、经济等多方面的影响,在护患交往过程中所形成的道德、利益、法律、价值等多方面的关系。

1.道德关系

道德关系是非技术关系中最重要的内容。由于护患双方所处的地位、环境、利益、文化教育以及道德修养的不同。在护理活动中,对一些问题和行为的看法及要求也会有所不同,为了协调矛盾,必须按照一定的道德原则和规范来约束自己的行为。另外,建立良好的护患关系,护患双方一要尊重对方的人格、权利和利益,二要注意适度,掌握好分寸,禁止与患者拉关系、谈恋爱,要自尊、自重、自爱。

2.利益关系

利益关系是在相互关心的基础上发生的物质和精神方面的利益关系。患者的利益表现在支付了一定的费用之后,满足了解除病痛、求得生存、恢复健康等切身利益的需要。护理人员的利益表现在付出了身心劳动后所得到的工资、奖金等经济利益,以及由于患者的康复所得到的精神上的满足和欣慰,提高了自己工作上的满意度。

3.法律关系

患者接受护理和护理人员从事护理活动都受到法律保护,侵犯患者和护理人员的正当权利都是法律所不容许的。

4.价值关系

护理人员运用护理知识和技能为患者提供优质服务,履行了对他人的道德责任和社会义务,实现了个人的社会价值,对社会做出了贡献。而患者恢复了健康,重返了工作岗位,又能为社会做出贡献,实现其社会价值。

在医疗服务过程中,技术和非技术两方面的交往是相互依赖、相互作用、相互联系的。非技术交往的成功可以增进患者对护理的依赖性及护士对工作的热忱,从而有利于技术性交往,而技术性交往的失败,如护士打错针、发错药等,也会影响非技术性交往。

三、护患关系的基本模式

1976 年,美国学者萨斯和荷伦德提出了 3 种医患关系模式,这些模式同样也适用于护患关系。一般根据护患双方在共同建立及发展护患关系过程中所发挥的主导作用、各自所具有的心理方位、主动性及感受性等因素的不同,可以将护患关系分为3种基本模式。

(一)主动-被动型(最古老的护患关系模式——纯护理型)

主动-被动型是一种最常见的、单向性的,以生物医学模式及疾病的护理为主导思想的护患关系模式,这种护理模式的特征为"护士为服务对象做什么",患者无法参与意见,不能表达自己的愿望,患者的积极性调动不出来。所以,对于这类全依赖型的患者,护士要增强责任心,勤巡视。但目前一般来说,不提倡采用这种模式。

这种模式主要适用于对昏迷、休克、全麻、有严重创伤及精神病的服务对象进行护理时的护患关系,一般此类服务对象部分或完全失去正常思维能力,需要护士有良好的护理道德、高度的工作责任心及对服务对象的关心和同情,使服务对象在这种单向的护患关系中,能够很快战胜疾病,早日康复。

(二)指导-合作型(指引型)

指导-合作型是一种微弱单向,以生物医学-社会心理及疾病的护理为指导思想的护患关系,其特征是"护士教会服务对象做什么"。护患双方在护理活动中都应当是主动的,其中以执行护士的意志为基础,但患者可以向护士提供有关自己疾病的信息,同时也可提出要求和意见。目前,提倡采用这种模式,这种模式主要适用于清醒的、急性、较严重的患者。因为此类服务对象神志清楚,但病情重,病程短,对疾病的治疗和护理了解少,需要依靠护士的指导以便更好地配合治疗及护理。此模式的护患关系需要护士有良好的护理道德,高度的工作责任心,良好的护患沟通及健康教育技巧,使服务对象能在护士的指导下早日康复。

(三)共同参与型(自护型)

共同参与型是一种双向性的,以生物医学-社会心理模式及健康为中心的护患关系模式。其特征为"护士帮助服务对象自我恢复",这种模式的护患关系是一种新型的平等合作的护患关系,护患双方共同探讨护理疾病的途径和方法,在护理人员的指导下充分发挥患者的积极性,并主动配合,亲自参与护理活动。

这种模式主要适用于对慢性病服务对象的护理。服务对象不仅清醒,而且对疾病的治疗及护理比较了解。此类疾病的护理常会涉及帮助服务对象改变以往的生活习惯、生活方式、人际关系等。因此,需要护士不仅了解疾病的护理,而且要了解疾病对服务对象的生理、社会心理、精神等方面的影响,设身处地地为服务对象着想,以服务对象的整体健康为中心,尊重服务对象的自主权,给予服务对象充分的选择权,以恢复服务对象在长期慢性的疾病过程中丧失的信心及自理能力,使服务对象在功能受限的情况下有良好的生活质量。

以上3种护患关系模式在临床护理实践中不是固定不变的,护士应根据患者的具体情况、患病的不同阶段,选择适宜的护患关系模式,以达到满足患者需要、提高护理水平、确保护理服务质量的目的。

四、护患关系的建立过程

护患关系是一种以服务对象康复为目的的特殊人际关系,其建立与发展并非由于护患之间相互吸引,而是护士出于工作的需要,服务对象出于需要接受护理而建立起来的一种工作性的帮助关系。因此,护患关系的建立既要遵循一般的人际关系建立的规律,又与一般的人际关系的建立及发展过程有一定的区别。良好护患关系的建立与发展一般分为以下3个阶段。

（一）观察熟悉期

观察熟悉期指服务对象与护士初期的接触阶段。护患关系初期的主要任务是护士与服务对象之间建立相互了解及信任关系。护患双方在自我介绍的基础上从陌生到认识，从认识到熟悉。护士在此阶段需要向服务对象介绍病区的环境及设施、医院的各种规章制度、与治疗护理有关的人员等。护士也需要初步收集有关服务对象的身体、心理、社会文化及精神等方面的信息及资料。在此阶段，护士与服务对象接触时所展现的仪表、言行及态度，在工作中体现出的爱心、责任心、同情心等第一印象，都有利于护患间信任关系的建立。

（二）合作信任期

护士与服务对象在信任的基础上开始了护患合作。此期的主要任务是应用护理程序以解决服务对象的各种身心问题，满足服务对象的需要。因此，护士需要与服务对象共同协商制订护理计划，与服务对象及有关人员合作完成护理计划，并根据服务对象的具体情况修改及完善护理计划。在此阶段，护士的知识、能力及态度是保证良好护患关系的基础。护士应该对工作认真负责，对服务对象一视同仁，尊重服务对象的人格，维护服务对象的权利，并鼓励服务对象充分参与自己的康复及护理活动，使服务对象在接受护理的同时获得有关的健康知识，逐渐达到自理及康复。

（三）终止评价期

护患之间通过密切合作，达到了预期的护理目标，服务对象康复出院时，护患关系将进入终止阶段。护士应该在此阶段来临前为服务对象做好准备。护士需要进行有关的评价，如评价护理目标是否达到，服务对象对自己目前健康状况的接受程度及满意程度，对所接受的护理是否满意等。护士也需要对服务对象进行有关的健康教育及咨询，并根据服务对象的具体情况制订出院计划或康复计划。

五、建立良好护患关系对护士的要求

护患关系是护理人员与患者为了医疗护理的共同目标而发生的互动现象。在医院这个特定的环境中，护患关系是护理人员所面临的诸多人际关系中最重要的关系。在护理实践中，护患关系与护理效果密切相关。因此，良好的护患关系能使患者产生良好的心理效应，缩短护患距离，有助于按时按质完成各种治疗，促进患者早日康复。

（一）重视和患者的沟通与交流

护士要更新护理观念，要按生理-心理-社会的医学模式去处理与患者的关系，在日常工作中，经常与患者沟通。护士应做到仪表端庄、举止大方、服饰整洁、面带微笑、语言和蔼，这样才容易得到患者的信任。

（二）需要具备一些基本的沟通技巧

护士要成功地沟通，关键是掌握与患者的沟通技巧。一方面，护士要扩充自己的知识，训练并提高自己的语言表达能力，注意自己的谈吐和解说技巧。另一方面，在护患沟通过程中护士还要学会倾听，善于倾听。运用移情，即设身处地站在对方的位置，并通过认真地倾听和提问，确切地理解对方的感受。

（三）有高超的护理工作能力

护理工作者要提高自身的护理工作技能和水平，增进患者对自己工作的信赖感，才能为良好护患关系的建立提供最有力的保障。

（四）有足够的自信心

想要促进顺畅的交流、建立良好的护患关系，拥有足够的自信心是必不可少的。过硬的护理技能、丰富的护理学知识和科学人文知识、崭新的护理理念不仅能极大地为患者减轻痛苦，为患者解决诸多的疑难困惑，而且能赢得患者对护士的尊重、赞扬和信任，从而极大地增强护士在工作中的自信心，进而有利于良好的护患沟通与交流，促进良好护患关系的建立。

（王　宁）

第三节　护患沟通

护患沟通从狭义来讲是指护士与患者的沟通，从广义来讲是指护理人员与患者、患者家属亲友等的沟通。护患关系是一种帮助性的人际关系，良好的护患关系可帮助患者获得或维持理想的健康状态。而良好的护患沟通则是建立和发展护患关系的基础，它贯穿于护理工作的每个步骤中，良好的护患沟通有助于加强护患之间的配合，增强患者对护理工作的满意度。在护患沟通中，抱怨沟通占据着主导地位。本节将重点介绍护理人员沟通技能的培养，建立良好护患沟通的途径，护理实践中的常用语以及沟通在健康促进中的作用。

一、护患沟通在健康促进中的作用

随着社会的进步，人们对健康的需求越来越高，医学科学发展的目标也是尽可能地去解决人群的健康问题和满足人们的健康需求。但在实际医疗护理服务中，需求与满足需求之间存在着矛盾，如果处理不好，轻者将影响医患、护患关系，重者可能导致医疗纠纷。主要表现在人们对健康需求的无止境性与医学科学的局限性之间的矛盾，从而形成医学责任的有限性。目前在卫生服务系统存在的现象是：①人们的健康问题并没有随着医学的进步而减少。②医患纠纷并没有随医学的发展而下降。③人们对健康的需求永不满足，但医学研究的范围并不能涵盖人类所有的健康问题，医学自身有限的理论和技术能力只能解决部分的健康问题，并非所有的健康问题都能通过医学技术手段解决，人们的期望和实际的结果有差异时，容易出现医疗纠纷。面对医疗护理服务的现实情况，迫切需要卫生服务提供者与被服务对象之间的支持与理解，而沟通则是双方理解的桥梁。

古希腊著名医师希波克拉底曾经说过："医师有两种东西能治病，一种是药物，另一种是语言。"医务人员和患者及其家属之间的沟通、理解和信任则是有效建立和维持医务人员与患者及其家属之间良好人际关系的关键。

医疗护理服务系统中的沟通将从以下几个方面发挥作用。

（一）沟通有利于建立帮助性人际关系

护患关系是一种帮助性的人际关系，表现在患者寻求医疗护理帮助以获得理想的健康状态，护理人员的中心工作就是最大限度地帮助人们获得健康。护理人员的许多帮助性照顾行为就是通过与患者的沟通来完成和实现的。

（二）沟通有利于提高临床护理质量

良好的护患沟通是做好一切护理工作的基础。由于护理的对象是人，很多的护理工作都需要患者的密切配合,发挥患者的主观能动性,使医疗护理活动能顺利地进行。护患之间的良好配合能增强护理效果,利于患者尽快地恢复健康,从而增强患者对护理工作的满意度。

(三)沟通有利于营造良好的健康服务氛围

人与人之间良好的沟通会产生良好的社会心理氛围,使护患双方心情愉悦。在这种环境中,护患双方相互理解、相互信任,患者和医护人员双方的心理需求得到满足,医护人员会投入更高的热情到工作中,患者会更主动地配合治疗和护理,促使患者早日康复。

(四)沟通有利于健康教育

健康教育是护理活动中全面促进人群健康的一个重要的方面。护士可以通过与患者进行评估性沟通,了解其现有的健康知识需求,并针对患者的个体情况向患者传递有关的健康知识和技能,达到提高患者及家属自我保健的能力。

(五)沟通有利于适应医学模式的转变

生物医学模式从局部和生物的角度去界定健康与疾病,忽略了人的社会属性,不利于护理工作的进行。现代医学模式不仅把患者看成是生物的人,也是心理的社会的人。参与社会活动与他人交往和沟通是人类重要的心理-社会需求,要求护理人员从整体的观念出发,主动关心患者,与患者进行良好的沟通,了解患者的心理精神状态,从整体的角度满足患者的综合要求。

二、护理活动中的治疗性沟通

护士与患者之间的沟通成功与否,除了护患双方本身的因素外,还存在沟通技能的问题。护理活动中的沟通必须是双向的,既需要接收信息,又需要发送信息,才能达到预期的沟通效果。人与人之间由于年龄、性别、背景、受教育程度、生活环境、种族文化差异等因素,使人形成不同的价值观念和生活方式,这些价值观念和生活方式的差异,将直接影响护患之间的沟通效果。认识这些因素,将有助于沟通的成功。

(一)治疗性沟通的含义与特点

治疗性沟通是指护患之间、护理人员之间、护理人员与医师及其他医务人员之间,围绕患者的治疗问题并能对治疗起积极作用而进行的信息传递和理解。治疗性沟通是一般沟通在护理实践中的应用,除一般沟通的特征外,还具有以下自身的特征。

1.以患者为中心

在日常生活中,沟通的双方处于平等互利的地位,沟通的双方能关注对方的动机、情绪,并能根据对方的反应做出相应的改变。在这种沟通中,双方是平等的、无主动与被动之分。而在治疗性沟通中信息传递的焦点是围绕着患者进行的,在护理服务过程中,应以满足患者的需求为主要沟通目的。

2.治疗性沟通有明确的目的性

治疗性沟通的目的在于:①建立和维护良好的护患关系,有利于护理工作的顺利进行。②收集患者的资料,进行健康评估,确定患者的健康问题。③针对患者存在的健康问题实施护理活动。④了解患者的心理精神状态,对患者实施心理护理,促进患者的心理健康。⑤共同讨论确定解决患者的护理问题。医疗护理活动中所有的沟通内容都是为了解决患者的健康问题,达到恢复、促进、维持患者健康的目的,这是治疗性沟通的一个重要特征。

3.沟通过程中的护患自我暴露的要求

沟通过程中的护患自我暴露的要求是与一般性沟通的重要区别。一般来说,在社交性沟通中,沟通双方都会有一定程度和内容的自我暴露,虽然在暴露的量和程度上不一定对等,而在治疗性沟通中,比较注重的是促进患者的自我暴露,以增加患者对自我问题的洞察力和便于护理人员了解患者实际情况,评估患者的需求。而对护理人员,则要求在患者面前尽量减少自我暴露,以免患者反过来担心护理人员而增加患者的压力。

(二)评估患者的沟通能力

评估患者的沟通能力是有效进行治疗性沟通的基础条件。人的沟通能力是不同的,影响患者沟通能力的因素很多,除了不同的经济文化背景、价值观因素外,患者自身的生理、心理状况等因素也会影响患者的沟通能力。护理人员只有充分了解患者沟通能力方面的有关信息,才能有的放矢地进行沟通,达到预期目的。患者沟通能力评估主要包括以下几方面。

1.听力

一定程度的听力是语言沟通应具备的基本条件。当患者的听觉器官受到损伤后,会出现听力的缺陷,直接影响与患者进行有声语言的沟通。除了各种原因引起的耳聋外,老年人随着年龄的增长,也会出现听力下降。

2.视力

据统计,人的信息80%以上是通过视觉获得,视力的好坏,直接影响患者对非语言的沟通,良好的视力能提高沟通的效率。

3.语言表达能力

每个人的语言表达能力不同。如对同一件事情的陈述,有些人描述得很清楚,而有些人却不知道怎样叙述。语言表达能力还受到个体年龄、教育文化背景、个体患病经验等因素的影响。

4.语言的理解能力

良好的沟通,不仅仅需要良好的表达能力,而且需要良好的理解能力。如有些人听不懂外语、方言,容易造成沟通困难。人的理解能力同样受到文化教育等因素的影响。

5.病情和情绪

患者病情的轻重和情绪直接影响沟通的效果。患者病重时无兴趣和精力进行,甚至不能进行语言沟通。护士可以通过观察患者的身体语言获取信息,评估患者,制订护理计划,进行护理干预。

(三)如何引导患者谈话

1.护士要有同情心

护士是否关心患者,对患者是否有同情心,是患者是否愿意与护士沟通的基础和关键。对患者而言,患病后总认为自己的病情很严重,希望护士特别关注、关心、照顾,以他为中心,一切以他为重。但事实上护士不能满足患者的所有要求。因为一个护士不仅要照顾这个特定的患者,同时还要护理其他患者。但护士要从态度和行为上表现出对患者的关心和同情,并对患者做适当的解释,如"请稍候,等我把手里的事处理完就来"。

2.使用开放式谈话方式

开放式谈话原则上是向患者提出问题,即询问患者,患者根据其实际情况回答。而不是由护士提供答案,让患者在几个答案中选择。

例如,患者:"我可以留陪护吗?"护士:"不行,这是医院的规定。"这样,患者与护士的谈话就结束了。这是一种封闭式谈话,护士只能获取少量信息。如果改变问话方式,谈话就会进行下去,并且能获取更多信息。

护士:"按医院规定是不能留陪护的,请问你为什么想留陪护?"患者:"我明天手术,心里有些紧张,希望家属能陪伴我。"这样,护士就可以获得患者紧张的信息,并采取相应措施缓解患者的紧张情绪。

3.学会询问

在医疗护理实践中护理人员可向患者提出一些问题,并采用鼓励的语言和促使患者把自己的真实感受讲出来,询问可帮助医护人员获取信息和确认有关健康问题,以保证医疗护理措施的有效进行。

(四)其他常用护患沟通策略

1.了解患者的价值观、情感和态度

患者的文化程度、生活环境、文化背景、信仰和价值观,直接影响患者对某些事件的看法和采取的行为。护理人员只有在充分了解患者情况的基础上,才能与患者进行很好的沟通,避免误解。

2.尊重患者

每个患者都有尊严,护士应该以礼貌、尊重的态度对待他们,以真心、爱心赢得患者的信任。尊重患者是与患者进行良好沟通并建立良好护患关系的先决条件。病重或视力差的患者,存在生活部分或完全不能自理等问题,易产生孤独、焦虑、自卑的感觉,护士应主动关心患者,多与其沟通,了解和满足患者的需要。

3.掌握谈话节奏

不同的患者,其谈话和反应的节奏不同,有快有慢,护士应根据患者的具体情况,注意掌握沟通的节奏,尽量与患者保持一致,而不能强迫患者与护士保持一致。如与某患者的沟通一直都很顺利,按计划今天护士要与患者进行某个问题的沟通,但患者拒绝回答,或干脆不理睬。这时,护士就要考虑是否交谈进行得太快患者不能适应,是否应该调整谈话节奏或进程。

4.合理分配时间

与患者的沟通需要进行时间安排,如果是比较正式的沟通,如对患者进行评估,进行健康教育,则要有一定的时间计划,如这个话题将要花多长时间,是否需要事先约定。如对糖尿病患者实施胰岛素的自我注射方法教育,在时间安排上注意与主要的治疗和其他护理的时间错开,有足够的时间实施教育计划而不被打断,才能保证健康教育顺利和有效。

5.积极的倾听态度

护士认真、积极的倾听态度,表示出对患者的谈话感兴趣,愿意听患者诉说,是鼓励患者继续交谈下去的动力。如果是正式谈话,需事先安排合适的时间,不要让其他事情分散自己的注意力。仔细倾听患者的诉说,不轻易打断患者的陈述。护士应用自己的眼睛、面部表情、话语传递出对患者的关注。在与患者交谈的过程中,护士注意观察患者的面部表情、姿势、动作、说话的语调等,有时患者的身体语言更能表达患者的真实意思。沟通中最重要的技巧是关注对方,关注患者的需要,而不是关注护士的需要。谈话过程中注意不要有东张西望和分散注意力的小动作,如不停地看表、玩弄手指或钥匙等,这些会使对方认为你心不在焉,影响沟通的进行。同时,护士应及时回应患者,对视力好或有残余视力的患者,可用点头等身体语言示意;对视力差的患者应给予口头上的反应,如"是吗""你说得对"等话语,以促进沟通的继续进行。

6.传递温暖的感觉

护士在与患者沟通时,尽量在各方面使患者感到舒适,如安排谈话的时间、地点、沟通的方式等。在日常护理工作中,护士应表现出愿意与患者接触,愿意帮助他、关心他的行为和态度,使患者感到被尊重、被关心和被重视。真诚对待患者,赢得患者的信任。护患之间只有建立较深的信任感,才能达到较高层次的沟通。

7.巧用非语言沟通

护士的手势、面部表情、语调等也能传递出对患者的关心和对沟通的关注等信息。在患者行走时搀扶他(她)、痛苦时抚慰他(她),紧张时握住他(她)的双手以及帮助患者整理用物,将其用物放在患者易于取拿之处,这些行为都是无声的语言,传递着护士的关心和爱心。

8.注意观察患者的非语言表达方式

护士可通过观察患者的面部表情、姿势、眼神等,了解患者的真实信息。患者可能并没有用语言表达自己的情绪,但从患者的表情中护士也可以得到一些信息,如从患者捂住腹部的姿势上,护士能判断出患者可能有腹部不适等。

9.保护患者的隐私

如谈话的内容涉及患者的隐私,不要传播给与治疗和护理无关的医务人员,更不能当笑料或趣闻四处播散。如有必要转达给他人时,应告诉患者并征得其同意。如患者告诉护士她的人工流产情况,若与治疗方案的选择有关,需转告医师时,护士要向患者说明将把这一信息告诉医师并解释转告医师的必要性。

10.理解患者的感觉

人是经验主义的,对于人和事的理解高度依赖于自己的直接经验。人的思维常常以自我为中心,没有切身体验过的事往往觉得难以理解。只有当别人经历的情感是自己曾经体验过或正在体验的,才能真正理解。因此,自我经验的丰富无疑是护理人员理解和同情患者的前提。但是,由于受年龄、阅历和生活视野等因素的限制,人们亲身体验、亲眼所见的事物总是不够的,这就需要靠"移情"来补偿。移情不是指情感的转移,而是对人更高一层的理解与同情。它的含义包括:①用对方的眼光来看待对方世界。②用对方的心灵来体会对方的世界。在护理队伍中,绝大多数护士都不曾体会疾病缠身对人的身心折磨,也未曾遭遇更多的人生坎坷与磨难,故对患者的某些要求及表现缺乏同情和理解。如果我们能设身处地从患者的角度理解患者的疾苦,倾听他们的诉说并给予真诚的关怀,就能使护理工作更有成效。

11.对患者的需要及时做出反应

在绝大多数情况下,护士与患者交谈都带有一定的目的性。患者的一般需要和情感需要将得到回应。如患者诉说某处疼痛,护士应立即评估患者的疼痛情况,并给予及时处理;如问题严重,护士不能单独处理时,应及时通知医师进行处理,不能因其他事情而怠慢患者。

12.向患者提供健康有关的信息

护理活动中,护士应尽量利用和患者接触的时间,向患者提供有关信息,解答患者的疑问。在向患者提供信息时,应使用通俗易懂的语言,尽量不用或少用医学专业术语。

对一时不能解答的问题,护士应如实告诉患者,并及时、努力地寻求答案,切忌对患者说谎或胡乱解答,对一些可能医师才了解的信息,护士可告诉患者会去问医师,或建议患者直接去问医师。

三、建立良好的护患沟通途径

由于护患之间存在个体差异和群体差异,如儿童与老年患者就有其年龄特点,在沟通过程中既具有一般人际沟通共同的特点,也具有护患沟通独有的特点和途径,了解和掌握好这些特殊年龄段患者的特点,将有利于进行护患沟通,提高护理措施的有效性,促进患者的康复。

特殊年龄段主要是指儿童和老年人,他们在沟通方面具有一定的特点,如不了解他们的特点,将不能进行有效的沟通,甚至会导致沟通的失败。

(一)儿童与青少年的特点及沟通要求

与儿童进行沟通需要一些特别的考虑,才能与儿童及其家长建立良好的治疗性人际关系。不同年龄段的儿童有不同的沟通特点,护士只有了解这些特殊年龄段患者的特点,才能与他们进行有效的沟通。

1.婴儿的特点和沟通技巧

婴儿阶段的患者不具备用语言进行沟通和表达个体感受的能力,常以哭、笑、动作等非语言形式表达自己的舒适与否、好恶等。护士在与婴儿沟通时应避免过大和刺耳的声音,不要突然移动,动作应轻缓,轻柔的抚摸有助于使婴儿安静下来。沟通时,护士应面带微笑、在婴儿的视野范围内。多与婴儿接触,特别是将他们抱在胸前,让他们熟悉护士,使他们感到安全和温暖。

2.幼儿或学龄前儿童的特点和沟通技巧

此年龄段的幼儿能用语言和非语言的形式简单地表达自己的意见和感受,他们自我中心意识较强,说话和思维是具体的,不抽象。与这个年龄段的儿童沟通,重点是关注孩子的个人需要和兴趣。告诉孩子他(她)应该怎样做,怎样去感觉,允许孩子自己去探索周围环境(如玩听诊器、压舌板等,但须注意安全)。在与孩子谈话时注意用简单的短句、熟悉的词汇和具体形象的解释。注意避免使用含糊不清的话语,直截了当的语言更利于他们的理解,如直接对孩子说:"现在该吃药了"。

3.学龄期儿童的特点和沟通技巧

学龄期儿童能使用语言进行沟通。他们有较强的求知欲,对周围世界感兴趣,关心自己身体的完整性。在与学龄期儿童交往时,护士应对其感兴趣的事物给予简单的说明和解释,必要时给他们示范怎样操作一些仪器和设备,如给洋娃娃打针,以帮助他们克服对打针的恐惧;鼓励他们表达自己的兴趣、爱好、恐惧等,便于护士针对性地进行护理。

4.少年的特点和沟通技巧

少年人群的抽象思维、逻辑判断能力和行为介于成人和儿童之间,喜欢独立行事。护士应允许他们有自己的想法,不要强迫他们;认真倾听他们的诉说,了解他们的想法。在这个阶段的孩子可能有他们年龄段的一些独特的词汇,所以护士应熟悉并且能运用这些独特的词汇,以利于更好地与孩子进行沟通。

值得注意的是,儿童特别是年龄较小的儿童,对非语言信息比语言信息更敏感,他们往往对一定的姿势和移动的物体更有兴趣,突然的移动或威胁的动作可能会使儿童惊吓,所以护士的任何动作都必须轻缓,温柔、友善和平缓的语调能使患儿感到舒适和容易接受。

儿童也有被尊重的需要,当大人以俯视姿势与他们谈话时,他们会感到不高兴。所以在与儿童交谈时,护士的眼睛应尽量与他们的眼睛处于一个水平面。当孩子患病后,他们会感到无助,护士在与他们交谈时,应坐在矮椅子上或蹲下身来,有时甚至可以将他们抱在怀里或放在腿上。

任何时候,护士在给患儿做解释或指导时,都应使用简单的和直接的语言,并且告诉患儿你希望他怎样做。为了减少儿童的恐惧和焦虑,给儿童的一些解释应该在操作前进行,一般不提早告知。

绘画和游戏是与幼儿有效沟通的两种重要方式。绘画给儿童提供了非语言表达(绘画)和语言表达(解释画面)的机会。儿童的绘画通常能显示出他们自己的经历、喜好等信息,有时候可以作为心理分析的资料。护士也可以从儿童的绘画上开始与他们的交谈。游戏是一种独特的沟通方式。在游戏过程中,儿童与护士逐渐熟悉,戒备和恐惧心理得到缓解,护士就能了解儿童的真实情况。治疗性的游戏能减轻患儿的焦虑和因疾病引起的不适。在给患儿进行体格检查前,先与他们游戏,再进行体格检查,可取得他们的配合。

儿童与他们的父母接触的时间最多,如果患儿不能表达或表达不清,患儿的相关信息就可以从他们的家长处得到核实或由家长提供。

(二)老年人的特点及沟通要求

老年人是社会中一个特殊的群体,随着社会的老龄化,老年人口会越来越多。老年人患病率和住院率也高于其他人群,所以与老年人的沟通是做好老年患者护理服务的关键。

1.老年人的沟通特点

老年人随着机体的生理性老化,感觉器官的功能也逐渐减退或出现病变,如老年性白内障、青光眼、黄斑变性、糖尿病视网膜病变、眼底血管性病变以及老年聋等,加上老年患者的记忆力下降,将严重影响患者与他人的沟通。一般老年人的共同特点如下。①视力差:老年人视力减退的程度和持续时间各异,但都不同程度地影响与他人沟通的能力,特别是患者对他人身体语言的感受。人从外界环境接受各种信息时,有80%以上的信息是从视觉通道输入,由于视力受损,患者接受信息的能力减弱和变慢,所以老年患者对护士所给信息的反应速度不及正常人或年轻人快。②反应变慢:老年人对外界事物的灵敏性和反应速度下降,会不同程度地影响老年人与他人的沟通。③记忆力下降:会直接影响老年人对某些信息的记忆和回忆,从而影响沟通效果。④听力下降:也会直接影响沟通双方口头语言信息的传递和理解。

2.与老年人沟通时的注意事项

(1)选择适当的沟通方式:通过评估老年人的沟通能力,选择适当的方式与老年人进行沟通。如交谈、表情与手势、书写等,强化沟通效果。

(2)语速要慢:因为老年人的反应速度减慢,在与老年人进行沟通时,要适当减缓语言速度,说完一句话后应给一定的时间让老年人反应,切忌催促。

(3)创造一个适宜沟通的环境:如患者舒适的体位,安静的环境,没有人打断,时间充裕。

(4)简短、重复:在与老年人沟通时,注意语句简短,一次交代一件事情,以免引起老年人的混淆。对重要的事情,有必要重复交代,直到老年人理解、记住为止,必要时可用书面记录提示或告知其家属,协助老年人完成。

(李　君)

第二章 护理管理

第一节 护理规章制度

护理规章制度是护理管理的重要内容,是护理人员正确履行工作职责、工作权限、工作义务及工作程序的文字规定。它是护理管理、护理工作的标准及遵循的准则,是保障护理质量、护理安全的重要措施,并具有鲜明的法规性、强制性等特点。因此,护理人员必须严格遵守和执行各项护理规章制度。

本节仅列举主要的护理规章制度,各级管理者可根据医院实际情况不断修改补充,完善更新各项护理制度,并认真贯彻执行,定期督促检查执行情况。

一、护理部工作制度

(1)护理部有健全的组织管理体系,根据医院情况实行三级或二级管理,对科护士长、护士长进行垂直领导。

(2)按照护理部工作职责,协助医院完成护理人员的聘任、调配,负责培训、考核、奖惩等相关事宜。

(3)实行护理工作目标管理,护理工作有中长期规划,有年计划,季度安排,月、周工作重点,并认真组织落实,每年对执行情况有分析、总结,持续改进。

(4)依据医院的功能、任务制订护理工作的服务理念,建立健全适应现代医院管理的各项护理规章制度、疾病护理常规、护理技术操作规程及各级护理人员岗位职责和工作标准。

(5)根据医院的应急预案,制定护理各种应急预案或工作指南。

(6)有护理不良事件管理制度,并不断修订、补充、完善。

(7)有健全的科护士长、护士长的考核标准,护理部每月汇总护理工作月报表,发现问题及时解决。

(8)组织实施护理程序,为患者提供安全的护理技术操作及人性化的护理服务。

(9)定期深入科室进行查房,协助临床一线解决实际问题。

(10)护理质量管理实施三级或二级质量控制。护理部、护理质量安全管理委员会、大科护士长严格按照护理质量考核标准,督促检查护理质量和护理服务工作,护理部专人负责护理质量管理,对全院护理质量有分析及反馈,有持续质量改进的措施。

(11)定期组织召开各种会议,检查、总结、布置工作。

(12)护理教学:护理部专人负责教学工作,制订年度教学计划及安排,制定考核标准。定期组织各级各类护理人员继续医学教育培训及岗前培训、业务考核,年终有总结及分析。

(13)护理科研:有护理科研组织、有科研计划并组织实施,对科研成果和优秀论文有奖励方案。

二、会议制度

(一)医院行政办公会
护理副院长和护理部主任(副主任)参加。获取医院行政指令并汇报护理工作情况。

(二)医院行政会
全体护士长应参加。了解掌握医院全面工作动态,接受任务,传达至护士。

(三)护理部例会
1~2周召开1次。传达医院有关会议精神,分析讨论护理质量和工作问题,做工作小结和工作安排。

(四)护士长例会
每月召开1次。全体护士长参加,传达有关会议精神;组织护士长业务学习。通报当月护理工作质量控制情况,分析、讲评、研究护理工作存在问题,提出改进措施,布置下月工作。

(五)临床护理带教例会
护理部每学期召开不少于2次,科室召开每月1次。传达有关会议精神,学习教学业务。检查教学计划落实情况,分析、讲评、教学工作,做教学工作小结,布置工作。

(六)护理质量分析会
每年召开1~2次,对护理管理及护理工作中存在的问题、疑点、难点及质量持续改进等问题进行分析、通报,加强信息交流,采取有效的护理措施,规范护理工作。

(七)医院护理质量安全管理委员会会议
每年至少召开2次,分析、讲评、研究护理质量安全管理问题,修改、补充和完善护理规章制度、护理质量检查标准和护理操作规程。

(八)全院护士大会
每年召开1~2次。传达上级有关会议精神,护理专业新进展新动态,表彰优秀护士事迹,总结工作、部署计划。

(九)晨交班会
每天08:00~08:30由护士长主持,全科护士参加,运用护理程序交接班,听取值班人员汇报值班情况,并进行床旁交接班,解决护理工作中存在的主要问题,布置当日的工作。

(十)病区护士会
每月召开1次,做工作小结,提出存在问题和改进措施,传达有关会议精神,学习业务及规章制度。

(十一)工休座谈会
每月召开1次,由护士长或护士组长主持。会议内容:了解患者需求,听取患者对医疗、护理、生活、饮食等方面的意见和建议;宣传健康保健知识;进行满意度调查;要求患者自觉遵守病区规章制度等。

三、护理部文件档案管理制度

(1)护理部文件:①全院护理工作制度、工作计划、工作总结。②护理质量控制、在职培训、进修、实习情况。③各种有关会议纪要、记录。④护士执业注册、出勤、奖、惩、护理不良事件、晋升资料。⑤护理科研、新技术、新项目、科研成果、学术论文申报及备案资料。⑥上级有关文件及申报上级有关文件存底。⑦护理学习用书、资料。⑧护理部仪器设备,如打印机、扫描仪、计算机、相机等。

(2)护理部指定专人负责资料收集、登记和保管工作。

(3)建立保管制度,平时分卷、分档存放,年终进行分类、分册装订,长期保管。

(4)严格遵守保密原则,机密文件、资料的收发、传阅、保管须严格按有关程序办理,加强计算机、传真机的管理,护理部以外其他人员不得动用各种文件及仪器设备,严禁通过无保密措施的通信设施传递机密文件及信息。

(5)护理部文件不得带出护理部。如需借用,填写借用单,妥善保管,不能丢失,并在规定时间归还。

四、护理查房制度

(一)护理部查房

1.管理查房每月1次

查阅护士长管理资料。依据相关标准,进行全面质量检查、评价,提出改进意见。

2.业务查房每季度1次

护理部组织,由科室确定查房病例,对各科危、重患者的护理每周1次,对护士的岗位职责、护理服务过程、分级护理质量、危重患者护理、疾病护理常规、技术操作规程、病区管理、差错事故隐患、医院感染控制、抢救药品、器械完好情况等工作进行检查、督促、落实。

(二)教学查房

全院教学查房每季1次,科室教学查房每季1~2次。对护理病例进行分析、讨论,对主要发言人作点评,会前做好提问和答疑准备。

(三)全院护士长夜查房

每周2次。夜班护士长不定时到科室查房,重点巡视护士岗位职责、规章制度的落实情况,解决护理工作疑难问题、临时调配护理人员,指导或参与危重患者抢救并做好值班记录。

(四)节假日查房

节假日安排查房。护理部或科护士长组织对全院各病区进行巡查,检查各科值班人员安排是否合理,护士工作状态和规章制度的落实情况,指导危重患者抢救护理,及时解决护理工作中疑难问题。

(五)护士长参加科主任查房

每周1次,掌握特殊、危重患者病情,了解护理工作情况和医疗对护理的要求。

五、护理会诊制度

(1)护理会诊的目的:为了解决重危、复杂、疑难患者的护理问题,切实、有效地提高护理质量。

（2）护理会诊工作由护理部负责，由各护理专科小组承担会诊任务，定期进行工作总结、反馈、整改。全院性会诊，由护理部安排有关护理专家进行，会诊地点常规设在护理会诊申请科室。

（3）对于临床危重、复杂、疑难病例的护理，科室先组织护士进行讨论，讨论后仍难以处理，报告大科护士长协调处理，由大科护士长决定是否申请院内护理会诊。

（4）认真填写护理会诊申请单，经护士长书面签字后送交或电话通知大科护士长，再由大科护士长汇报护理部。

（5）护理部主任负责会诊的组织、协调有关护理人员进行会诊。

（6）会诊由护士长或管床护士汇报情况，会诊小组提出处理意见，并记录在会诊单上，科室执行处理意见详细记录在护理记录单上。会诊记录单一式两份，护理部一份，科室留存一份。

（7）参加护理会诊的人员由医院护理质量安全管理委员会成员、专科护士（经专科护士培训取得合格证，并具有一定临床工作能力）组成。

（8）普通会诊 24 小时内完成，急护理会诊 2 小时内完成。请院外护理会诊须经主管护理的院领导同意，由护理部向被请医院护理部提出会诊邀请。

六、护理制度、护理常规、操作规程变更制度

（1）护理制度、操作常规、操作规程变更，应立足于适应临床工作需要，规范护理行为，提高工作质量，确保患者安全。

（2）护理制度、操作常规、操作规程变更，由护理质量管理委员会负责。如有变更需求，护理部、科室提出变更意见和建议，待委员会讨论批准后执行。

（3）变更范围。①对现有护理制度、操作常规、操作规程的自我完善和补充。②对新开展的工作，需要制定新的护理制度、护理常规或操作规程。

（4）护理制度、护理常规、操作规程变更后，应试行 3～6 个月，经可行性再评价后方可正式列入实施。文件上须标有本制度执行起止时间及批准人。

（5）变更后的护理制度、护理常规、操作规程由护理部及时通知全院护士，认真组织培训并贯彻执行。

（6）重大护理制度、护理常规、操作规程变更需与医疗管理职能部门做好协调，保持医疗护理一致性，并向全院通报。

七、护士管理规定

（1）严格遵守中华人民共和国《护士条例》，护士必须按规定及时完成首次执业注册和定期延续注册。

（2）护士执业过程中必须遵守相关法律法规、医疗护理工作的规章制度、技术规范和职业道德。

（3）护士需定期考核，接受在职培训，完成规范化培训和继续教育有关规定。

（4）护士应对自己的护理行为负责，热情工作，尊重每一位患者，努力为患者提供最佳的、最适宜的护理服务。

（5）护士要养成诚实、正直、慎独、上进的品格和沉着、严谨、机敏的工作作风。护士通过实践、教育、管理、学习等方法提高专业水平。

（6）护士的使命是体现护理工作的价值、促进人类健康；护士应与其他医务人员合作，为提高整个社会健康水平而努力。

八、护士资质管理规范

（1）护理部每年审核全院护士执业资质，按上级通知统一组织护士首次执业注册和延续注册（在注册期满前30天），对《中华人民共和国护士执业证》进行集体校验注册。

（2）护理部协助人事部门审核招聘护士的身份证、毕业文凭、《中华人民共和国护士执业证书》。

（3）护理部负责审核进修护士的身份证、毕业文凭、《中华人民共和国护士执业证书》。

（4）护理部为转入护士及时办理变更执业注册，在有效变更注册前不得在临床单独值班。

（5）实习护士、进修护士、未取得《中华人民共和国护士执业证书》并有效注册的新护士不能单独工作，必须在执业护士的指导下进行护理工作。

（6）护理部对资质审核不合格的护士，书面通知相关人员，确保做到依法执业。

（7）按"各级护士考核制度"进行定期考核，考核合格方可注册。

（8）护士长严格执行上述规范，加强依法执业管理。

九、护理质量管理制度

（1）建立护理质量安全管理委员会，在分管院长及护理部主任的领导下进行工作，成立三级护理质量控制组织，负责全院的护理质量监督、检查与评价，指导护理质量持续改进工作。

（2）依据相关法律法规和卫生行政相关规范和常规，修订完善医院护理质量管理标准、规章制度、护理不良事件等管理制度。

（3）定期监督、检查各项护理规章制度、岗位职责、护理常规、操作规程落实情况，发现问题及时纠正。

（4）检查形式采取综合检查、重点检查、专项检查、夜班检查等。

（5）护理质量控制要求。①全院各病区每月检查不得少于1次，有整改措施、有记录。②根据护理工作要求，制定和完善患者对护理工作满意度调查表，每季度满意度调查1次，每个病区5张调查表。③按照《临床护理实践指南（2011）》进行护士的培训和考核，每年急救技术（CPR）操作培训，要求人人参训并掌握。

（6）对患者及家属的投诉、纠纷及护理安全隐患，做到三不放过（事件未调查清楚不放过；当事人未受教育不放过；整改措施未落实不放过）。对问题要调查核实讨论分析，提出改进措施和投诉反馈。

（7）每月汇总各类质控检查结果，作为护理部和科室质量改进的参考依据，存在问题作为次月质控考核的重点，年终质控结果与科室护理工作奖惩挂钩。

（8）护理不良事件管理登记完整，及时上报汇总，定期组织讨论，提出预防和改进措施。

（9）强化对全院护士的质量管理教育，树立质量管理意识，参与质量管理，定期进行护理安全警示教育。

十、重点科室、重点环节护理管理制度

(一)重点科室护理管理制度

(1)重点科室包括重症医学科、急诊科、产房、血液透析室、手术室、供应室。

(2)根据相关要求,制定各重点科室的护理质量管理考评标准。

(3)科护士长严格按照质量标准的各项要求管理、督导护理工作。

(4)护理质量管理委员会对上述科室的护理工作进行重点检查。

(二)重点环节护理管理制度

(1)重点环节护理包括以下内容。①重点环节:患者交接、患者信息的正确标识、药品管理、围术期管理、患者管道管理、压疮预防、患者跌倒/坠床、有创护理操作、医护衔接。②重点时段:中班、夜班、连班、节假日、工作繁忙时。③重点患者:疑难危重患者、新入院患者、手术患者、老年患者、接受特殊检查和治疗的患者、有自杀倾向的患者。④重点员工:护理骨干、新护士、进修护士、实习护士、近期遭遇生活事件的护士。

(2)落实组织管理:护士长应组织有关人员加强重点时段的交接班管理和人员管理,根据病房的具体情况,科学合理安排人力,对重点时段的工作、人员、工作衔接要有明确具体的要求,并在排班中体现。

(3)落实制度:严格执行各项医疗护理制度,护理操作规程。

(4)落实措施:病房针对重点环节,结合本病房的工作特点,提出并落实具体有效的护理管理措施,保证患者的护理安全。

(5)落实人力:根据护士的能力和经验,有针对性地安排重点患者的护理工作,及时检查和评价护理效果,加强对重点患者的交接、查对和病情观察,并体现在护理记录中。

(6)控制重点员工,工作职责有明确具体的要求,并安排专人管理。

十一、抢救及特殊事件报告制度

各科室进行重大抢救及特殊病例的抢救治疗时,应及时向医院有关部门及院领导报告。

(一)需报告的重大抢救及特殊病例

(1)涉及灾害事故、突发事件所致死亡 3 人及以上或同时伤亡 6 人及以上的重大抢救。

(2)知名人士、保健对象、外籍、境外人士的抢救,本院职工的病危及抢救。

(3)涉及有医疗纠纷或严重并发症患者的抢救。

(4)特殊危重病例的抢救。

(5)大型活动或其他特殊情况中出现的患者。

(6)突发甲类或乙类传染病及新传染病患者。

(二)应报告的内容

(1)灾害事故、突发事件的发生时间、地点、伤亡人数、分类及联络方式;伤病亡人员的姓名、年龄、性别、致伤、病亡的原因,伤者的伤情、病情,采取的抢救措施等。

(2)大型活动和特殊情况中发生的患者姓名、年龄、性别、诊断、病情、预后及采取的医疗措施等。

(3)特殊病例患者姓名、性别、年龄、诊断、治疗抢救措施、目前情况、预后等。

（三）报告程序及时限

（1）参加院前、急诊及住院患者抢救的医务人员向医务部（处）、护理部报告；参加门诊抢救的医务人员向门诊部报告；节假日、夜间向院总值班报告。在口头或电话报告的同时，特殊情况应填报书面报告单在24小时内上交医务部和护理部。

（2）医务部（处）、护理部、门诊部、院总值班接到报告后，应及时向院领导报告。

十二、护理投诉管理制度

（1）在护理工作中，因服务态度、服务质量、技术操作出现的护理失误或缺陷，引起患者或家属不满，以书面或口头方式反映到护理部或有关部门的意见，均为护理投诉。

（2）护理投诉管理制度健全，有专人接待投诉者，使患者及家属有机会陈诉自己的观点，并做好投诉记录。

（3）接待投诉时要认真倾听投诉者意见，并做好解释说明工作，避免引发新的冲突。

（4）护理部设有护理投诉专项记录本，记录事件发生的时间、地点、人员、原因，分析和处理经过及整改措施。

（5）护理部接到护理投诉后，调查核实，应及时反馈给有关科室的护士长。科室应认真分析事发原因，总结经验，接受教训，提出整改措施。

（6）投诉经核实后，护理部可根据事件情节严重程度，给予当事人相应的处理。①给予当事人批评教育。②当事人认真做书面检查，并在护理部或护士长处备案。③向投诉者诚意道歉，取得谅解。④根据情节严重程度给予处罚。

（7）对护理投诉，进行调查、分析并制定相应措施，要及时在护士长会议通报，减少投诉、纠纷的发生。

十三、护理不良事件报告及管理制度

护理不良事件是指医院对住院患者、孕妇及新生儿，由于护理不周，直接或间接导致患者受伤、昏迷，甚至死亡等事件。

（1）护理不良事件包括护理差错、护理事故、在院跌倒、坠床、护理并发症、护理投诉及其他意外或突发事件。

（2）主动及时报告：凡发生护理不良事件，当事人或者知情人应立即主动向科室领导或护士长报告，护士长向护理部报告，护理部及时上报医院领导。发生严重差错逐级上报，不得超过24小时。

（3）护理部接到护理投诉，应热情接待，认真调查、尊重事实、耐心沟通、端正处理态度，避免引发新的冲突。调查核实后，应及时向有关科室的护士长进行反馈。

（4）及时补救：对护理不良事件采取积极有效的补救措施，将问题及对患者造成的不良后果降到最低限度，并立即报告医师及时抢救、启动应急预案及时处理。

（5）调查分析：发生护理不良事件，护理部应组织有关人员了解情况，核对事实，同时指导科室确定不良事件的性质及等级，找出原因，进行分析，上报书面材料。

（6）按规定处理：对护理不良事件，应根据医院有关规定进行处理，以事实为依据，客观、公正地按护理不良事件的判定标准评定处理，既考虑到造成的影响及后果，又要注意保护当事护理人员。护理事故由医院医疗事故技术鉴定委员会定性或由医学会组织专家鉴定。

（7）吸取教训：护理不良事件的处理不是最终目的，关键是吸取教训，将防范重点放在预防同类事件的重复发生上。应视情节及后果，对当事人进行批评教育，召开会议。对事件的原因与性质进行分析、讨论，吸取经验教训，提出处理和改进措施，不断提高护理工作质量。

（8）发生护理不良事件的各种有关记录、检验报告、药品、器械等均应妥善保管，不得擅自涂改、销毁，必要时封存，以备鉴定。

（9）各科室及护理部如实登记各类护理不良事件，护理部指定专人负责护理不良事件的登统，详细记录不良事件发生的原因、性质、当事人的态度、处理结果及改进措施等。

（10）执行非惩罚性护理不良事件主动报告制度，并积极鼓励上报未造成不良后果但存在安全隐患的事件以及有效杜绝差错的事例。对主动报告、改进落实有成效的科室及护士长，在当月护士长会上给予口头表扬，并对不良事件进行分析、总结。对主动报告的当事人按事件性质给予50～100元奖励。如不按规定报告、有意隐瞒已发生的护理不良事件，经查实，视情节轻重严肃处理。

十四、紧急状态护理人员调配制度

（1）护理部、科室有护理人员紧急调配方案，担任紧急任务的人员需保持联络通畅。

（2）突发事件发生时，护理部、科室依照情况需要，统一组织调配。夜间、节假日由科室值班护士立即向医院总值班和病区护士长报告，总值班根据情况统一组织调配。

（3）院内、外重大抢救时，正常工作时间由护理部统一调配人员；夜间、节假日听从院总值班和护理部统一调配，同时向科护士长、病区护士长通报。护理部、科护士长或护士长接报后立即妥善安排工作。

（4）在岗护理人员有突发情况不能工作时，首先通知该病区护士长，安排人员到岗。病区有困难时，应逐级向科护士长、护理部汇报，由上级部门协调解决。

（5）病事假原则上应先请假或持有相关部门的有效假条作凭证。如遇临时特殊情况急需请假有书面报告，应立即向病区护士长报告，病区内安排有困难可逐级请科护士长、护理部协调解决，等待替换人员到岗后方可离开。

十五、护理人员培训与考核制度

（一）岗前培训制度
新护士必须进行岗前培训。由护理部负责组织护理专业相关内容培训。

（二）在岗培训与考核制度
（1）每年对各级护士要制订护理培训考核计划，包括基础理论、基本操作、基本技能、专科技能、新业务技术及应急处置技能培训。由护理部组织实施。

（2）要求护士参训率、考核合格率达标。

（3）根据专科发展需要，有计划选送护士进修学习。

（4）护理部每月组织业务授课，科室每月组织业务学习。

（5）组织继续护理学教育，完成年度规定学分，考核登记归档。

十六、护理人员技术档案管理制度

（1）护理人员技术档案由护理部指定专人管理，负责收集资料、整理、登记和档案保管工作，档案用专柜存放并上锁。

（2）档案内容包括护士的一般资料（姓名、年龄、婚否、性别、家庭地址和联系电话、学历、职称、职务、毕业学校、毕业时间、执业注册、论文发表、科研、晋升时间等）护士年度行为评价资料、继续教育情况及一些特殊情况记录。

（3）技术档案登记完善、准确、不得随意涂改、伪造或遗失，保管者调动工作时应及时移交。有记录。

（4）每年核对补充整理档案，发现问题及时解决。

（5）技术档案不得外借，以确保档案保密性。

（李　君）

第二节　护理防护管理

一、护理人员职业安全防护

护理人员由于其职业的特殊性经常暴露于各种各样的危险中，如会接触到一些体液、血液，甚至被体液、血液污染的锐器刺伤，或接触一些对身体有害的药物和射线等，导致多种职业危害的发生。加强护理人员职业安全防护，避免职业危害的发生具有重要意义。

（一）护理人员职业危害的分类

护理人员职业危害分四类，即生物、化学、物理和心理危害。

1.生物危害

细菌、病毒、寄生虫等引起的感染性疾病。主要是针刺伤，含锐器损伤所致的血源性传播疾病的感染。护理人员频繁接触患者血液、体液、分泌物及排泄物，受感染的危险性大。大量研究证实，各种污染的针头刺伤是医院内传播乙型肝炎病毒、丙型肝炎病毒和人类免疫缺陷病毒等的重要途径。针刺伤及其有关的侵害已成为护理人员的严重的职业性健康问题。

2.化学危害

在消毒、洗手、治疗、换药等过程中接触的各种消毒剂、清洁剂、药物及有害物质等引起的疾病。如各种毒物引起的职业中毒、职业性皮肤病、职业肿瘤；一些不溶或难溶的生产性粉尘引起的肺尘埃沉着病。

3.物理危害

（1）噪声干扰。

（2）高温、低温引起中暑或冻伤。

（3）高湿或化学消毒剂使两手等处发生皮肤糜烂，促使皮肤病的发生。

（4）电离辐射如 X 线、γ 射线等引起的放射病。

（5）身体长期固定于某一姿势或用力可能导致机械性损伤。

4.心理危害

主要是精神压力、工作紧张、倒班、生活缺乏规律可致慢性疲劳综合征以及睡眠障碍、代谢紊乱、抑郁等。护理工作的性质是细致的脑力与体力劳动相结合，它要求护理人员思想高度集中，由于精神过度紧张、工作不定时,护理人员易患溃疡病、心脏病、偏头痛、下肢静脉曲张、胃下垂、慢性腰腿痛、慢性肝胆疾病等。同时也会产生不良的心理状态,如精神紧张、焦虑烦躁等。

(二)生物(感染性)危险因素的防护

1.感染途径

感染途径为经血传播疾病。护理人员在治疗护理过程中被锐器损伤;通过黏膜或非完整性皮肤接触引起感染;进行日常护理操作后手的带菌率等。

2.经血液传播常见疾病

乙型肝炎、丙型肝炎、艾滋病,其他(疟疾、梅毒、埃博拉出血热等)。

3.职业防护中感染控制的预防原则

护理人员在感染控制的防护中应遵循标准预防的原则。所谓标准预防即认定患者的血液、体液、分泌物、排泄物均具有传染性,需进行隔离,不论是否具有明显的血迹污染或是否接触非完整的皮肤与黏膜,接触者必须采取隔离预防措施。标准预防的基本特点是既防止血源性疾病的传播又防止非血源性疾病的传播,强调双向防护;既防止疾病从患者传至医务人员,又防止疾病从医务人员传至患者;根据疾病的主要传播途径实施相应的隔离措施,包括接触隔离、空气隔离和微粒隔离。其操作规程包括:①当接触患者的血液、体液、黏膜或破损的皮肤时一定要戴手套。②每次操作完毕或每次脱下手套时彻底洗手。③根据疾病的不同传播途径使用障碍法来保护眼睛、鼻子、嘴和皮肤,如戴双重手套、穿防护衣、戴护目镜或面罩。④严格执行清洁、无菌技术和隔离制度。标准预防的原则主张医护人员要严格执行消毒隔离制度和操作规程,充分利用各种屏障防护用具和设备,减少各种危险行为,最大限度地保护医护人员及患者。

4.防护措施

(1)正确使用和处理锐器,预防锐器损伤:尽可能减少处理针头和锐器的概率。医护人员在进行侵袭性诊疗和护理操作中要保证充足的光线,特别注意被潜在感染的针头和锐器刺伤。禁止直接用手传递针头、刀片等锐器。针头不能重新盖帽、有意弯曲或折断,或用手将针头从注射器上去除。如必须盖帽要用止血钳或用单手持注射器将针头挑起。也可以使用具有安全性能的注射器、输液器等医用锐器,以防刺伤。使用后的锐器应直接放入一次性的耐刺防渗漏的锐器盒内,锐器盒需放在方便处。

(2)锐器损伤时的应急处理:立即在伤口旁从近心端向远心端轻轻挤压,尽可能挤出损伤处的血液,相对减少受污染的程度;用流动自来水和消毒肥皂液清洗(如溅出,用清水冲洗鼻、眼、嘴和皮肤等直接接触部位);碘伏等皮肤消毒液涂擦伤口等处理。伤后 48 小时内报告上级并填写临床护士锐器伤登记表,72 小时内做乙型肝炎病毒、丙型肝炎病毒和人类免疫缺陷病毒等基础水平检查。可疑暴露于乙型肝炎病毒感染的血液、体液时,应注射乙型肝炎病毒高价抗体和乙肝疫苗;可疑暴露于丙型肝炎病毒感染的血液、体液时,尽快于暴露后做丙型肝炎病毒抗体检查,追踪丙型肝炎病毒抗体,必要时进行干扰素治疗;可疑暴露于人类免疫缺陷病毒感染的血液、体液时,建议使用免疫治疗,受伤后 1 个月、3 个月、6 个月定期复查追踪;注意不要献血,捐赠器官及母乳喂养,性生活要用避孕套。

(3)正确洗手和手的消毒:洗手是预防感染传播最经济有效的措施,我国原卫生部《医院感染管理规范》对洗手的指征、方法、频次有明确规定。

洗手指征:接触患者前后,特别是在接触有破损的皮肤、黏膜和侵入性操作前后;进行无菌操作前后;戴口罩和穿脱隔离衣前后;接触血液、体液和被污染的物品前后;脱手套后。

洗手方法：采用非接触式的洗手装置实施六步洗手法。第一步将手全部用水浸湿取清洁剂，掌心相对，五指并拢，相互揉搓；第二步手心对手背，沿指缝相互揉搓，交换进行；第三步掌心相对，双手交叉沿指缝相互揉搓；第四步一手握另一手大拇指旋转揉搓，交换进行；第五步一手握拳在另一手掌心旋转揉搓，交换进行；第六步将五个手指尖并拢在另一手掌心旋转揉搓，交换进行。用流动水冲洗净，时间不少于15秒，整个洗手的过程不少于2分钟。正确的洗手技术对消除手上的暂住菌具有重要意义，护理人员每天洗手频率应＞35次。

手消毒指征：进入和离开隔离病房、穿脱隔离衣前后；接触血液、体液和被污染的物品前后；接触特殊感染病原体前后。

手消毒方法：用快速手消毒剂揉搓双手；用消毒剂浸泡2分钟。

常用手消毒剂：氯己定醇速效消毒剂、0.3％～0.5％碘仿、75％乙醇溶液。

（4）选择合适的防护用品：当预料要接触血液或其他体液以及使用被血液或体液污染的物品时应戴手套，手套使用前后，接触无污染的物品前及下一个患者之前应立即脱去；当接触经呼吸道传播和飞沫传播疾病的患者时要戴好口罩和帽子；当预料有可能出现血液或体液溅出时，要加戴眼罩、面罩，避免口、鼻、眼黏膜接触污染的血液或体液。在工作区域要穿工作服，进出隔离病房须穿隔离衣，预料有大量的血液、体液溅出时，必须加穿防渗漏的隔离围裙和靴子。

（三）化学危险因素的防护

1.化学消毒剂灭菌防护

目前医院广泛应用于各种器械、物品、空气消毒灭菌的化学消毒剂为环氧乙烷、戊二醛、臭氧等。国内还有少数医院使用甲醛消毒，这些化学消毒剂可刺激护理人员皮肤、黏膜引起职业性哮喘、肺气肿、肺组织纤维化，能使细胞突变、致癌、致畸，也可引起职业性皮炎。因此，护理人员要认真做好化学消毒剂灭菌的职业防护。选用环氧乙烷灭菌器（12小时可自动排放毒物），需有专用的房间消毒和排放毒物系统，灭菌后的物品放置一段时间后再使用；接触戊二醛时应戴橡胶手套，防止溅入眼内或吸入，尽量选用对人体无害的消毒剂代替戊二醛；在臭氧消毒期间避免进入消毒区域，消毒后要尽量通风，定期检查空气中臭氧浓度。

2.麻醉废气的防护

手术室的护理人员每天暴露于残余吸入麻醉药的工作环境中，长期吸入使麻醉废气在机体组织内逐渐蓄积产生慢性中毒和遗传的影响（包括突变、致癌、致畸）。所以要重视麻醉废气的管理，建立良好的麻醉废气排放系统，使用密闭性能好的麻醉机减少泄露，并对麻醉机定期进行检测。尽量采用低流量紧闭式复合麻醉，选用密闭度适宜的麻醉面罩。根据麻醉种类及手术大小合理安排手术间，孕妇不安排进房间工作。

3.乳胶手套的防护

护理人员使用的手套大多是一般性能的一次性手套，乳胶成分易引起变态反应。1999年5月，美国感染控制护理协会发表了《手套使用原则》并承诺停止不适当的选择、购买和使用医用手套。英国皇家护理学会和美国感染控制护理协会已经开始全面禁止使用玉米粉末手套。因此，从护理人员健康出发，应尽量选用不含玉米粉的优质手套。

（四）物理危险因素的防护

1.噪声预防

（1）护理人员应自觉保持室内安静，做到"四轻"（说话轻、走路轻、关门轻、操作轻），减少人员参观及陪护。医院对特殊科室如手术室应安装隔音设备。

（2）加强巡视,降低持续及单调的监护声音,减少报警发生,为患者吸痰及做床上浴前,都应先调消音器。

（3）对科室所有仪器、设备进行普查,做好保养与维修,如定时给治疗车轮轴上润滑油。选用噪声小、功能好的新仪器,尽量消除异常噪声。

2.预防颈椎病、腰肌损伤

（1）合理用力,使用省力原则做一切治疗。

（2）加强腰背肌及颈部运动,下班后进行 15～20 分钟的颈、背部活动,提高肌肉、韧带等组织的韧性及抗疲劳能力,有助于预防颈椎病及腰肌损伤。

（3）睡前用热水袋热敷,以促进局部组织血液循环,有利用组织酸痛消失。

3.放射损伤的防护

（1）屏障防护:护理人员应穿铅制的防护衣或用铅板屏风阻挡放射线。

（2）距离防护:最有效的减少射线的方法为增加距离,护理人员在为带有放射源的患者进行护理时,应注意保持一定的距离。

（3）时间防护:护理人员在护理带有放射源的患者时要事先做好护理计划,安排好护理步骤,尽量缩短与患者接触时间。

（4）对放射源污染的物品:如器械、敷料以及患者的排泄物、体液等必须在去除放射性污染后方能处理或重新使用,处理时应戴双层手套以防手部污染。

（五）心理危害因素的防护

（1）危重患者多、工作量较大时护理管理者要适当增加值班人员,实行弹性排班,合理配置人力,以减轻护理人员的心理压力。

（2）护理人员对生理,心理疲劳要学会自我调节;注意保证充足的休息和睡眠,如感到生活、工作压力过重,可适当休息,以调整体力和情绪。

（3）处理好与上级、同事、患者之间的关系,创造和谐的工作气氛。

（4）多组织集体活动,放松心情,及时释放工作压力,将心理性职业损伤降低到最低限度。

（六）管理层的措施

管理人员要严格执行相关政策及法律法规。思考问题要从防御的角度出发,增强自身的防范意识。认真组织专业人员进行培训教育;提供人力和防护物质上的充分的保障,合理安排,减少忙乱;尽量减少不必要的血液接触;对因工作接触而被感染上的医务人员应有相当优厚的待遇作为保障;如钱的赔偿,终身雇佣等。

二、肿瘤化学治疗的职业防护

化疗是治疗恶性肿瘤的三大手段之一。广泛应用于临床,但化疗药物在杀伤肿瘤细胞的同时,也对接触这类药物的护理人员和环境造成一定的危害;为了避免这些危害的发生,有关护理人员在工作中需严格遵循化疗防护两个原则:工作人员尽量减少不必要的与抗癌药物接触;尽量减少抗癌药物对环境的污染。

（一）加强化疗防护的护理管理

（1）制订化疗药物操作和防护规程,加强专科护理人员化疗防护知识的培训。

（2）化疗药物进行严格分类及专柜保管,在保管储存药品时要做好标识。

（3）药物使用管理采用国际上较通用的集中式管理,所谓集中式管理指在医院内设静脉液体配制中心专职护士完成化疗药物的配制,然后发送到病房使用。

(4)配药室要安装通风设备,所有的化疗药物均在垂直层流生物安全机内配制,以保证环境的洁净度,避免操作者受到伤害。同时备水源作紧急冲洗之用。并定期对室内空气进行检化。

(5)实行轮流配药操作,尽量延长每个人接触化疗药物的周期。

(6)建立健康档案,定期对有关人员进行体格检查,包括白细胞计数、分类及血小板的变化。

(二)化疗操作护理防护措施

(1)个人防护:护理人员在进行化疗操作时,使用一次性防渗漏的隔离衣,戴帽子、口罩及双层手套(一层聚乙烯手套和一层乳胶手套),并戴上眼罩。

(2)配药时的防护。①抽取瓶装化疗药物时,应用无菌纱布裹住针头和瓶塞部位,以防药液外渗或外溅。溶解后的药瓶要抽气,防止瓶内压力过高致药液向外喷溅。②使用冷冻剂安瓿时,先用砂轮轻锯安瓿颈部,然后用无菌纱布包裹掰开。注入溶剂时缓慢由瓶壁注入瓶底,待药粉浸透后再摇动。③抽吸药液不能超过注射器容量的3/4。

(3)无菌注射盘用聚乙烯薄膜铺盖,用后按化疗废弃物处理。

(4)从滴管内静脉推注药液要缓慢注入,防止药液外溢。如需推排注射器或滴管内的空气,要用无菌纱布覆盖针头和滴管开口。以吸收不小心排出的药液。

(5)如不慎药液溅到皮肤上或眼里,立即用大量清水或生理盐水冲洗。

(6)遇药液溢到桌面或地上。应用吸墨纸吸尽,再用肥皂及水擦洗。

(7)操作完毕脱弃手套后应洗手、洗脸。

(8)护理人员不能在工作区吃东西。

(三)化疗废弃物及污染的处理

(1)化疗废物应与其他垃圾分开管理,存放在坚固、防漏、带盖的容器中。并在上标明"细胞毒性废弃物",按有毒垃圾处理。

(2)化疗患者的各类标本及排泄物,避免直接接触。水池、抽水马桶用后反复用水冲洗。

三、艾滋病护理防护

维护医护人员的职业安全,杜绝或减少医护人员在工作中发个职业暴露感染艾滋病及医源性感染的发生,世界卫生组织向全球医护人员推荐"普遍性预防"和"标准预防"的策略;我们要求在"标准预防"的基础上对感染易发因素采取有针对性的防护。

(一)预防暴露

1.洗手

洗手是控制人类免疫缺陷病毒(human immunodeficiency virus,HIV)传播最重要的方法。接触患者后需严格按照六步洗手法擦洗整个手的皮肤并用流动水彻底冲洗。特别是被血液或其他体液污染时,必须立即洗手或进行手的消毒,脱弃手套后还要洗手。洗手是护理人员接触患者前要做的第一件事,也是离开患者或隔离区域前要做的最后一件事。

2.使用防护用品

当直接接触到血和体液时,必须使用防护用品,选择何种防护用品或方法需考虑以下内容:接触到血液或体液的可能性;体液的种类;可能遇到血液或体液的量;是否已知的HIV患者。

(1)手套的使用:进行采血、注射、清洁伤口、处理污物等工作估计可能接触到血液或体液时,需戴手套。不同性质的工作采用不同的手套。处理污物、打扫卫生时戴厚手套。做较精细的操作戴薄而合手的手套。无菌手套只用于侵入性操作。一次性手套不可重复使用,戴手套前或脱手套后均要洗手。

(2)口罩、眼罩、面罩的使用:在进行有可能出现血液或体液飞沫溅出的操作中,要戴口罩、眼罩、面罩,避免口、鼻、眼黏膜接触污染的血液或体液。

(3)使用隔离衣、隔离围裙和其他的保护衣:在工作区域要穿工作服,在有可能出现血液或体液外溅时必须穿隔离衣,如果有大量的血液、体液时,必须穿隔离衣、隔离围裙和靴子。

(4)如有皮肤破损时尽量避免进行外科手术等可能接触到血液、体液的操作,如果进行,破损皮肤必须用防水敷料包扎,另戴2~3层手套。

(5)接触过血液、体液又需再用的医疗器械,要先用清水冲洗在经高温或消毒剂消毒。

3.使用锐器时的安全操作方法

(1)禁止双手回套针帽,没有可利用的条件,可用单手操作方法。

(2)任何时候,不要弯曲、损坏或剪割你的针,当拿着一支针不要做与操作无关动作。

(3)不要把针放在任何不适当的地方。

(4)使用不易穿透的容器保存或处理,不要用力将锐利器具放入已经过满的容器,不要将手指伸入容器内。

(5)传递锐器时使用安全的器皿,并在传递的过程中给予提示。

(6)如果可能的话,使用钝针,不要盲缝。

4.处理使用过锐器时的安全操作方法

(1)使用过的锐器应尽快进行处置。

(2)把注射器与针头的处置作为一个单独的处置步骤。

(3)分类放置用后锐器和其他垃圾的容器结构应符合BS7320标准,这是1990年制订的并得到了联合国的批准。

(4)搬运锐器盒时护理人员必须穿防护服,并与身体保持一定距离。

(5)在销毁用过的注射器前,锐器盒必须是密封的,并放置在一个可靠的防护严密的区域内。

(二)暴露后预防

医护人员发生艾滋病病毒职业暴露后,应当立即按照实施局部处理、报告与记录、暴露的评估、暴露源的评估、暴露后预防、随访和咨询等步骤进行处理。

1.局部处理

用肥皂液和流动水清洗污染的皮肤,用生理盐水冲洗黏膜,如有伤口应当在伤口旁轻轻挤压,尽可能挤出损伤处的血液,再用肥皂液和流动水进行冲洗;禁止进行伤口的局部挤压。受伤部位的伤口冲洗后,应当用消毒液,如75%乙醇或者0.5%碘伏进行消毒,并包扎伤口;被暴露的黏膜,应当反复用生理盐水冲洗干净。

2.记录与报告

(1)记录暴露的基本情况:暴露发生的日期、时间、发生地点,如何发生;暴露部位,有关器具的型号等;污染物的类型,数量,暴露的严重程度。

(2)记录暴露源的情况:污染物是否含有HIV,HBV或HCV,如来源于HIV患者应记录患者的疾病分期、CD4及病毒载量、抗病毒情况、耐药等信息。

(3)记录暴露者的情况:HBV接种及抗体反应;以前的HIV抗体检测情况;相关病史及用药情况;妊娠或哺乳。

(4)报告:向职业暴露管理部门报告,并注意保密。当地卫生防疫站应建立"艾滋病职业暴露人员个案登记表"。

3.暴露的评估

HIV职业暴露级别分为三级。

(1)一级暴露:暴露源为体液、血液或含有体液、血液的医疗器械、物品;暴露类型为暴露源污染了有损伤的皮肤或黏膜,暴露量小且暴露时间较短。

(2)二级暴露:暴露源为体液、血液或含有体液、血液的医疗器械、物品;暴露类型为暴露源污染了有损伤的皮肤或黏膜,暴露量大且暴露时间较长,或暴露类型为暴露源刺伤或割伤皮肤,但损伤程度较轻,为表皮擦伤或针刺伤。

(3)三级暴露:暴露源为体液、血液或含有体液、血液的医疗器械、物品;暴露类型为暴露源刺伤或割伤皮肤,但损伤程度较重,为深部伤口或者割伤物有明显可见的血液。

4.暴露源的评估

暴露源的病毒载量水平可分为三种类型(轻度、重度和暴露源不明)。

(1)轻度类型:经检验暴露源为HIV阳性,但滴度低,HIV感染者无临床症状、CD4计数正常者。

(2)重度类型:经检验暴露源为HIV阳性,但滴度高、HIV感染者有临床症状、CD4计数低者。

(3)暴露源不明显型:不能确定暴露源是否为HIV阳性。

5.暴露后预防

根据暴露级别和暴露源病毒载量水平对发生艾滋病病毒职业暴露的医护人员实施预防性用药方案。预防性用药方案分为基本用药程序和强化用药程序。

(1)基本用药程序:为两种反转录酶制药(如齐多夫定、双脱氧胞苷等),使用常规治疗剂量,连续使用28天。

(2)强化用药程序:在基本用药程序的基础上,同时增加一种蛋白酶抑制药(如沙奎那韦、英地那韦等),使用常规治疗剂量,连续使用28天。

(3)预防性用药:应当在发生艾滋病病毒职业暴露后尽早开始,最好在4小时内实施,最迟不得超过24小时;即使超过24小时,也应实施预防性用药。

6.随访和咨询

医护人员发生HIV职业暴露后,医疗卫生机构应当给予随访和咨询。随访和咨询的内容包括在暴露后的第4周、第8周、第12周及6个月时对HIV抗体进行监测;对服用药物的毒性进行监控和处理;观察和记录HIV感染的早期症状;追踪暴露源HIV的耐药性等。

(三)血标本及其他标本的处理

(1)血标本应放在带盖的试管内,然后放在密闭的容器中送检,送检时应戴手套。

(2)如果标本的容器外有明显的血液或体液污染,必须用消毒剂消毒清理干净。

(3)所有的标本均应醒目标明"小心血液,提防污染"的标志。以防止标本在运送的过程中溅洒外溢。

(四)血渍及外溅体液的处理

(1)操作者必须戴手套。

(2)含氯消毒剂浸洒在血渍上15～30分钟。用可弃的纸巾擦去。

（3）再用含氯消毒剂清洗一次，丢弃纸巾和手套按生物废弃物处理。

（4）完成上述工作后彻底清洗双手。

（五）医疗废物的处理

（1）严格分类收集医疗垃圾，对于 HIV 阳性患者使用的生活垃圾按医疗垃圾处理。

（2）一次性的锐器使用完后，应放入锐器盒中，该锐器盒应尽量放在操作区域附近。其他的感染性敷料及手术切除组织器官应放入特制的有黑色的"生物危害"标识黄色垃圾袋内，由专人回收。记录回收数量，做好交接签字。

（3）接触过 HIV 血液或体液的一次性医疗用品用不透水的双层胶袋包好，贴上标志，焚烧处理。

（4）运送人员在运送医疗废物时，应当防止造成包装物或容器破损和医疗废物的流失、泄漏和扩散，并防止医疗废物直接接触身体。

四、呼吸道传染病的护理防护

呼吸道传染病是医院常见的一种传染病，疾病的发生有明显的季节性，好发于冬春两季。如流感、风疹、麻疹、流行性脑脊髓膜炎、腮腺炎、高致病性禽流感等，尤其是给大家留下深刻印象的"传染性非典型肺炎（SARS）"由于强传染性和医护人员的高感染率曾引起社会各界的高度重视，目前我国卫健委已经将 SARS 列为法定传染病。护理人员密切接触患者，属于高度易感人群，必须重视预防工作。认真做好呼吸道传染病的防护，保证护理人员的身体健康。

（一）护理人员防护的总体要求

（1）加强对护理人员呼吸道传染病防护的培训工作。可采用开办学习班、举行座谈会，观看幻灯录像、科技电影，办墙报或黑板报等多种形式，不断增强护理人员呼吸道传染病的自我防护意识。

（2）护理人员是 SARS、流感等呼吸道传染病的高暴露职业人群。因此，应设有感染监控员，负责保证护理人员的健康及感染的控制。建立护理人员观察记录单。每天检测体温及呼吸道相关症状并做好记录，及时掌握护理人员的身体变化情况。并对患病的人员做到早隔离、早治疗，避免医院内发生医源性的呼吸道传染病的流行。

（3）加强通风和空气消毒，特殊病区要安装通风设备，加强空气流通，并根据气候条件适时调节。

（4）护理人员必须掌握消毒隔离知识及技能。①严格区分三区二线：即清洁区、污染区、半污染区；清洁路线及污染路线。②做到"四严"：清洁污染划分严；污染物品消毒严；新来人员培训严；互相提醒监督严。③认真执行消毒隔离制度，把好"三关"，即局限污染源，就地消毒；控制中间期，少受污染；保护清洁区，不受污染。

（5）护理人员进出隔离单位要严格按隔离要求着装，从清洁区进入隔离区前要有专人检查是否符合着装标准，下班后要进行卫生通过后方能离开。

（6）隔离服装必须符合中华人民共和国国家标准。严格区分管理，不同区域服装应有标志。不可将污染区服装穿入半污染区或清洁区。

（7）合理安排护理人员的班次，保证护理人员得到充分休息，加强营养并给予预防性用药，做好人群主动免疫和被动免疫。同时在护理人员中，提倡适当的体育锻炼，增强体质，以有效抵御流感等呼吸道传染性疾病。

(8)在 SARS 病区工作的护理人员必须进行医学检测,隔离检测半月后方能解除隔离。

(二)护理人员防护物品的穿脱流程

1.从清洁区进入半污染区前

洗手→戴工作帽→戴防护口罩(12 层以上棉纱口罩)→穿防护衣→戴手套→换工作鞋。

2.从半污染区进入污染区前

洗手→戴一次性工作帽→戴一次性 N-95 口罩→戴防护眼镜→穿隔离衣→戴外层手套→戴鞋套。

3.从污染区进入半污染区前

护理人员需戴手套在 2 000 mg/L 含氯消毒液中浸泡 3 分钟后依次将外层全部脱掉:摘防护眼镜→摘一次性 N-95 口罩→脱一次性工作帽→脱隔离衣→摘鞋套→摘手套。

4.从半污染区进入清洁区前

先用百能快速消毒液消毒双手:脱防护衣→摘防护口罩(12 层以上棉纱口罩)→摘工作帽→脱工作鞋→摘手套→清洁双手。

(三)卫生员工作流程与污染物品的出入流程

1.病区卫生员工作流程

按照进工作区要求穿一般工作服和帽子→经清洁路线进入隔离区→打扫清洁区卫生→将清洁区焚烧垃圾装入黄色垃圾袋封口、将回收物品装入黑色垃圾袋封口→移至半污染区门口→按进入半污染区隔离要求穿戴整齐→进入半污染区→将清洁区垃圾移至污染区门口→打扫半污染区卫生→将半污染区垃圾分别装入黄色、黑色垃圾袋封口→移至污染区门口→按进入污染区隔离要求穿戴整齐→进入污染区→打扫污染区卫生→将各区垃圾或回收物品注明标签并在封口处喷上 2 g/L 84 消毒液一并带出污染区→经污染路线送至指定位置处理。

2.污染物品的处理

(1)所有一次性物品在患者使用后均放入黄色垃圾袋内,双层封扎在封口处喷上 2 g/L 含氯消毒液放在指定地点,由卫生员送焚烧地点焚烧。

(2)所有使用后的治疗、护理用物(如输液器、注射器、吸氧管等)均放入黄色垃圾袋内按焚烧垃圾处理。注意各种锐器应放在锐器盒内,按使用锐器时的安全操作方法处理。

(3)可回收重复使用的防护物品包括防护服、隔离衣,防护口罩,工作帽等,分类在 2 g/L 含氯消毒液中浸泡 30 分钟,拧干后用双层布袋扎紧开口,由专人送至指定地点先消毒再洗涤,清洗后的物品送供应室进行高压消毒后备用。

(四)医疗设备的消毒

1.体温计消毒

使用后用 75%乙醇浸泡 15～30 分钟后干燥备用。血压计、听诊器每次使用前后用 75%乙醇擦拭消毒。使用一次性压舌板。

2.湿化瓶的消毒

将用后的湿化瓶浸泡在 2 g/L 的含氯消毒液中 30 分钟,清水冲洗后备用。使用一次性鼻导管。

3.床边 X 线机、心电图机及监护仪的消毒

使用后及时用 0.5 g/L 含氯消毒液进行表面擦拭消毒。各种探头等精密仪器设备表面用 75%乙醇擦拭消毒 2 次。

（五）环境的消毒保洁

1.隔离区空气消毒

病房、内走廊空气用 0.5％过氧乙酸行喷雾消毒或用三氧消毒机照射密闭 2 小时，有人的房间用多功能动态杀菌机照射 2 小时，2 次/天。消毒完毕后充分通风，通风是空气消毒最好的方法。外走廊用 0.5％过氧乙酸行喷雾消毒，2 次/天。

2.隔离区内物体表面消毒

用 1 g/L 含氯消毒液擦拭桌、台面、门把手及其他物体表面，2 次/天。地面用 2 g/L 含氯消毒液拖地，2 次/天，污染时随时消毒。清洁用具分区使用。使用后的清洁用具分别浸入 2 g/L 含氯消毒液浸泡 30 分钟，清水冲净晒干备用。清洁区、污染区、半污染区各区域门口放置浸有 2 g/L 含氯消毒液脚垫，不定时补充喷洒消毒液，保持脚垫湿润。

3.患者的排泄物、分泌物及时消毒处理

可在患者床旁设置加盖的容器，装入足量的 2 g/L 含氯消毒液，作用 30～60 分钟后倾倒。容器再次用 2 g/L 含氯消毒液浸泡 30～60 分钟后使用。

（李　君）

第三节　护理质量管理

一、概述

（一）护理质量管理的概念

1.质量概念

质量通常有两种含义，一是指物体的物理质量，另外是指产品、工作或服务的优劣程度。现在讲的护理质量是后者。从后者的定义可以看出，质量不仅指产品的质量，也包括服务质量。服务包括技术性服务，也包括社会性服务。在医疗护理服务中，既有技术服务质量，也有社会服务质量。质量概念产生于人们的社会生产或社会服务中，质量具有以下特性。

（1）可比较性：质量是可分析比较和区别鉴定的。同一服务项目有的深受用户满意，有的导致用户意见很大。同一规格、型号的产品有的加工精细，有的粗糙，有的使用寿命长，有的寿命短，这种差别是比较的结果。人们可运用比较与鉴别的方法来选择质量好的产品和服务。因而，人们对产品或服务质量预定的标准，便于他们进行对比、鉴定。有的产品或服务可以进行定量分析，有的产品或服务只能进行定性分析，我们由此分别称之为计量和计数质量管理。在医院管理中，对生化的质量控制、药品质量控制是计量质量管理，而更多的是定性分析和计数判定的质量管理。

（2）客观规定性：质量有它自身的形成规律，人们是不能强加其上的。客观标准必须符合客观实际，离开客观实际需要的质量标准是无用的。质量受客观因素制约，在经济和技术发达的国家或地区所生产的产品及所提供的服务质量要比经济技术不发达的国家或地区好。同一经济技术水平的行业和部门人员素质高，管理科学严格，其产品质量或服务质量较好，相反就差。由此可见质量的客观规定性。

2.护理质量管理

质量管理是对确定和达到质量所必需的全部职能和活动的管理。其中包括质量方针的制订,所有产品、服务方面的质量保证和质量控制的组织和实施。

所谓护理质量是指护理工作为患者提供护理技术和生活服务效果的程度,即护理效果的好坏反映护理质量的优劣。护理质量是护理工作"本性"的集中体现。护理质量反映在护理服务的作用和效果方面。它是通过护理服务的计划和实施过程中的作用、效果的取得经信息反馈形成的,是衡量护理人员素质、护理领导管理水平、护理业务技术水平和工作效果的重要标志。

有关专家认为,医院护理质量包括以下几个方面:①是否树立了护理观念,即从患者整体需要去认识患者的健康问题,独立主动地组织护理活动,满足患者的需要。②患者是否达到了接受检查、治疗、手术和自我康复的最佳状态。③护理诊断是否全面、准确,是否随时监护病情变化及心理状态的波动和变化。④能否及时、全面、正确地完成护理程序、基础护理和专科护理,且形成了完整的护理文件。⑤护理工作能否在诊断、治疗、手术、生活服务、环境管理及卫生管理方面发挥协同作用。

护理质量管理按工作所处的阶段不同,可分为基础质量管理、环节质量管理和终末质量管理。

(1)基础质量管理:人员、医疗护理技术、物质、仪器设备、时间的管理。①人员:人员素质及行为表现是影响医疗护理质量的决定因素。人员的思想状况、行为表现、业务水平等都会对基础医疗质量产生重要影响,而医务人员的业务水平和服务质量则起着至关重要的作用。②医疗护理技术:医学和护理学理论、医学和护理学实践经验、操作方法和技巧。医、护、技、生物医学和后勤支持系统等高度分工和密切协作,各部门既要自成技术体系,又要互相支持配合,才能保障高水平的医疗护理质量。③物质:医院所需物质包括药品、医疗器械、消毒物品、试剂、消耗材料及生活物资等。④仪器设备:现代医院的仪器设备对提高医疗护理质量起着重要作用,包括直接影响质量的诊断检测仪器、治疗仪器、现代化的操作工具、监护设备等。⑤时间:时间就是生命,时间因素对医疗护理质量有十分重要的影响。它不仅要求各部门通力合作,更主要的是体现高效率,各部门都要争分夺秒,为患者提供及时的服务。

(2)环节质量管理:保证医疗护理质量的主要措施之一,是各种质量要素通过组织管理所形成的各项工作能力。环节质量管理包括对各种服务项目、工作程序或工序质量进行管理。

(3)终末质量管理:终末质量管理是对医疗护理质量形成后的最终评价,是对整个医院的总体质量的管理。每一单项护理工作的最后质量,可以通过某种质量评价方法形成终末医疗质量的指标体系来评价。终末质量管理虽然是对医疗质量形成后的评价,但它可将信息反馈于临床,对下一循环的医疗活动具有指导意义。

(二)护理质量管理的意义

护理质量管理是护理工作必不可少的重要保证。护理工作质量的优劣直接关系到服务对象的生命安危,因此护理质量保证是护理工作开展的前提。提高护理工作质量是护理管理的核心问题,通过实施质量管理、质量控制,可以有效地保证和提高护理质量。另外,护理质量是医院综合质量的重要组成部分,实施护理质量管理是促进医疗护理专业发展、提高科学管理的有效举措。随着现代医学科学的发展,护理工作现代化也势在必行,现代医学模式要求护理工作能提供全面的、整体的、高质量的护理,以满足患者身心各方面的需求,这就不仅要求护理人员全面掌握知识,提高专业水平,而且要有现代化的质量管理。建立质量管理体系是现代化管理的重要标志,所以,护理质量管理不仅对开展护理工作具有重要意义,而且对于促进护理学科的发展和提高人员的素质也具有深远意义。

(三)护理质量管理的特点

护理质量管理的特点包括以下几个方面。

1.护理质量管理的广泛性和综合性

护理质量管理具有有效服务工作质量、技术质量、心理护理质量、生活服务质量及环境管理、生活管理、协调管理等各类管理质量的综合性,其质量管理的范围是相当广泛的。因此,不应使护理质量管理局限在临床护理质量管理的范围内,更不应该仅是执行医嘱的技术质量管理。这一特点,充分反映了护理质量管理在医院服务质量管理方面的主体地位。

2.护理质量管理的程序性与连续性

护理质量是医疗质量和整个医院工作质量中的一个大环节的质量。在这个大环节中,又有若干工作程序质量。例如,中心供应室的工作质量就是一道完整的工作程序质量,临床诊断、治疗等医嘱执行的技术质量,也是这些诊断、治疗工作质量的工作程序质量。工作程序质量管理的特点,就是在质量管理中承上启下,其基本要求就是对每一道工作程序的质量进行质量把关。不论护理部门各道工作程序之间或是护理部门与其他部门之间,都有工作程序的连续性,都必须加强连续的、全过程的质量管理。

3.护理质量管理的协同性与独立性

护理工作既与各级医师的诊断、治疗、手术、抢救等医疗工作密不可分,又与各医技科室、后勤服务部门的工作有着密切联系。大量的护理质量问题,都从它与其他部门的协调服务和协同操作中表现出来,因此,护理质量管理必须加强与其他部门协同管理。另外,护理质量不只是协同性的质量,更有其相对的独立性,因此护理质量必须形成一个独立的质量管理系统。

二、护理质量管理的基本方法

(一)质量管理的基本工作

进行质量管理工作必须具备的一些基本条件、手段和制度,是质量管理的基础。护理质量管理也不例外。

首先,要重视质量教育,使全体人员树立"质量第一"的思想。质量管理教育包括两个方面:一是技术培训,二是质量管理的普及宣传和思想教育。通过教育要达到以下目的:①克服对质量管理认识的片面性,进一步理解质量管理的意义,树立质量管理人人有责的思想。②使每个护理人员掌握有关的质量标准、管理方法和质量管理的工具,如会看图表等。③使全体人员弄清质量管理的基本概念、方法及步骤。

除进行质量管理教育外,还要建立健全质量责任制,即将质量管理的责任明确落实到各项具体工作中,使每个护理人员都明白自己在质量管理中所负的责任、权力、具体任务和工作关系,在其位,任其责,形成质量管理的体系,并与奖惩制度联系起来。

(二)质量管理的工作循环

全面质量管理保证体系运转的基本方式是以 PDCA(计划→实施→检查→处理)的科学程序进行循环管理的。它是 20 世纪 50 年代由美国质量管理专家戴明根据信息反馈原理提出的全面质量管理方法,故又称戴明循环。

1.PDCA 循环的步骤

PDCA 循环包括质量保证系统活动必须经历的四个阶段八个步骤,其主要内容有以下几点。

(1)计划阶段:计划阶段包括制订质量方针、目标、措施和管理项目等计划活动,在这阶段主要是明确计划的目的性、必要性。这一阶段分为四个步骤:①调查分析质量现状,找出存在的问题。②分析影响质量的各种因素,查出产生质量问题的原因。③找出影响质量的主要因素。④针对主要原因,拟定对策、计划和措施,包括实施方案、预计效果、时间进度、负责部门、执行者和完成方法等内容。

(2)执行阶段:执行阶段是管理循环的第五个步骤。它是按照拟定的质量目标、计划、措施。具体组织实施和执行,即脚踏实地按计划规定的内容去执行的过程。

(3)检查阶段:第三阶段即检查阶段,是管理循环的第六个步骤。它是把执行结果与预定的目标对比,检查拟定计划目标的执行情况。在检查阶段,应对每一项阶段性实施结果进行全面检查、衡量和考查所取得的效果,注意发现新的问题,总结成功的经验,找出失败的教训,并分析原因,以指导下一阶段的工作。

(4)处理阶段:处理阶段包括第七、八两个步骤。第七步为总结经验教训,将成功的经验加以肯定,形成标准,以便巩固和坚持;将失败的教训进行总结和整理,记录在案,以防再次发生类似事件。第八步是将不成功和遗留的问题转入下一循环中去解决。

PDCA 循环不停地运转,原有的质量问题解决了又会产生新的问题,问题不断产生而又不断解决,如此循环不止,这就是管理不断前进的过程。

2.PDCA 循环的特点

(1)大环套小环,互相促进。整个医院是一个大的 PDCA 循环,那么护理部就是一个中心PDCA 循环,各护理单位如病房、门诊、急诊室、手术室等又是小的 PDCA 循环。大环套小环,直至把任务落实到每一个人;反过来小环保大环,从而推动质量管理不断提高。

(2)阶梯式运行,每转动一周就提高一步。PDCA 四个阶段周而复始地运转,而每转一周都有新的内容与目标,并不是停留在一个水平上的简单重复,而是阶梯式上升,每循环一圈就要使质量水平和管理水平提高一步。PDCA 循环的关键在于"处理这个阶段",就是总结经验,肯定成绩,纠正失误,找出差距,避免在下一循环中重犯错误。

3.护理质量的循环管理

护理质量管理既是一个独立的质量管理系统,又是医院质量管理工作中的一个重要组成部分,因此,它是在护理系统内不同层次上的循环管理,也是医院管理大循环中的一个小循环。所以,护理质量循环管理应结合医院质量管理工作,使之能够纳入医院同步惯性运行的循环管理体系中。

我国大多数医院在护理管理中实施计划管理,即各层次管理部门有年计划、季计划、月安排、周重点,并对是否按计划达标有相应的检查制度及制约措施。

各护理单元及部门按计划有目的地实施,护理各层管理人员按计划有目的地检查达标程度,所获结果经反馈后及时修订偏差,使护理活动按要求正向运转。具体实行时可分为几个阶段。①预查:以科室为单位按计划、按质量标准和项目对存在的问题进行检查,为总查房做好准备。②总查房:护理副院长、护理部主任对各科进行检查,现场评价,下达指令。③自查:总查房后,科室根据上级指令、目标与计划和上月质量管理情况逐项分析检查,找出主要影响因素,制订下月的对策、计划、措施。④科室质量计划的实施:科室质量计划落实到组或个人,进行 PDCA 循环管理。这种动态的、循环的管理办法,就是全面管理在护理质量管理中的具体实施,对护理质量的保证起了重要作用。

三、护理质量评价

(一)评价的目的与原则

1.目的

(1)衡量工作计划是否完成,衡量工作进展的程度和达到的水平。

(2)检查工作是否按预定目标或方向进行。

(3)根据实际提供的护理数量、质量,评价护理工作需要满足患者的程度、未满足的原因及其影响因素,为管理者提高护理管理质量提供参考。

(4)通过评价工作结果肯定成绩,找出缺点和不足,并指出努力的方向。也可以通过比较,选择最佳方案来完成某项工作。

(5)检查护理人员工作中实际缺少的知识和技能,为护士继续教育提供方向和内容。

(6)促进医疗护理的质量,保障患者的权益。

(7)确保医疗设施的完善,强化医疗行政管理。

2.原则

(1)实事求是的原则:评价应建立在事实的基础上,将实际执行情况与原定的标准和要求进行比较。这些标准必须是评价对象能够接受的,且在实际工作中可以测量的。

(2)可比性的原则:评价与对比要在双方水平、等级相同的人员中进行,制订标准应适当,标准不可过高或过低。过高的标准不是每位护士都能达到的。

(二)护理质量评价的内容

1.护理人员的评价

护士工作的任务和方式是多样化的,因此在评价时应从不同的方面去进行,如护士的积极性和创造性、完成任务所具备的知识基础、与其他人一起工作的协作能力等。对护士经常或定期地进行评价,考察护理工作绩效,为护理人员的培养、职称的评定、奖罚提供依据。一般从人员素质、护理服务效果、护理活动过程的质量或将几项结合起来进行评价。

(1)素质评价:从政治素质、业务素质、职业素质三个方面来综合测定基本素质,从平时的医德表现及业务行为看其政治素质及职业素质;从技能表现、技术考核成绩、理论测试等项目来考核业务素质。方法可用问卷测评方式或通过反馈来获得综合资料,了解护士的基本情况,包括他们的道德修养、积极性、坚定性、首创精神、技能表现、工作态度、学识能力、工作绩效等素质条件。

(2)结果评价:结果评价是对护理人员服务结果的评价。由于很多护理服务的质量不容易确定具体目标,评价内容多为定性资料,不易确定具体的数据化标准,所以结果评价较为困难。并且在评价后,只能告诉护理人员是否达到了目标,并不能告诉他以后怎样去达到目标,因此应采用综合方法进行评价,以求获得较全面的护理人员服务质量评价结果。通过信息反馈,指导护理人员明确完成护理任务的具体要求和正确做法。

(3)护理活动过程的质量评价:这类评价的标准注重护士的实际工作做得如何,评价护理人员的各种护理活动,如表 2-1,某医院病房对主班护士任务的执行情况进行评价。

表 2-1　某医院病房对主班护士任务的执行情况评价表

评价项目	评价等级			
	及格(1)	达到标准(2)	超过标准(3)	出色(4)
1.执行医嘱情况				
2.及时掌握和交流患者病情变化的情况				
3.向护士长反映患者病情变化的情况				
4.记录有无失效的仪器设备,并采取修理措施				

这种评价的优点是给工作人员以具体的标准、指标,使评价对象知道如何做才是正确的,有利于护理人员素质和水平的提高。不足之处是费时间,且内容限制在具体任务范围之内,比较狭窄,对人的责任评价范围小,只能评价护理人员在具体岗位上的工作情况。

(4)综合性评价:即用几方面的标准综合起来进行评价,凡与护理人员工作结果有关的活动都可结合在内,如对期望达到的目标、行为举止、素质、所期望的工作结果和工作的具体指标等进行全面的考核与评价。

2.临床护理质量评价

临床护理质量评价,就是衡量护理工作目标完成的程度,衡量患者得到的护理效果。临床护理质量评价的内容有以下三方面。

(1)基础质量评价:基础质量评价着重评价进行护理工作的基本条件,包括组织机构、人员素质与配备、仪器、设备与资源等。这些内容是构成护理工作质量的基本要素。具体评价以下几个方面。①环境:各护理单位是否安全、清洁、整齐、舒适。②护理人员的素质与配备:是否在人员配备上做出了合适的安排、人员构成是否适当、人员素质是否符合标准等。③仪器与设备:器械设备是否齐全、性能完好情况、急救物品完好率、备用无菌注射器的基数以及药品基数是否足够等。④护理单元布局与设施:患者床位的安排是否合理、加床是否适当、护士站离重患者的距离有多远等。⑤各种规章制度的制订及执行情况,有无各项工作质量标准及质量控制标准。⑥护理质量控制组织结构:可根据医院规模,设置不同层次的质控组织,如护理部质控小组、科护士长质控小组、护士长质量控制小组。

(2)环节质量评价:主要评价护理活动过程中的各个环节是否达到质量要求。其中包括:①是否应用护理程序组织临床护理活动,向患者提供身心整体护理。②心理护理:健康教育开展的质量。③是否准确及时地执行医嘱。④病情观察及治疗效果的观察情况。⑤对患者的管理如何,如患者的生活护理、医院内感染等。⑥与后勤及医技部门的协调情况。⑦护理报告和记录的情况。

此外,也可按三级护理标准来评价护理工作的质量。在环节质量的评价中,还常用定量评价指标来评价护理工作质量,其具体内容如下:①基础护理合格率。②特护、一级护理合格率。③护理技术操作合格率。④各种护理表格书写合格率。⑤常规器械消毒灭菌合格率。⑥护理管理制度落实率。

(3)终末质量评价:终末质量评价是评价护理活动的最终效果,是从患者角度评价所得到的护理效果与质量,是对每个患者最后的护理结果或成批患者的护理结果进行质量评价。终末评价的选择和制订是比较困难的,因为影响的因素比较多,有些结果不一定能说明护理的效果,如伤口愈合率与治愈率的高低不一定完全是护理的结果。根据现代医学模式,护理结果的评价应当包括患者的生理、心理、社会、精神等各个方面。

将上述三个方面相结合来进行评价,即综合评价,能够全面说明护理服务的质量。评价结果所获的信息经反馈纠正偏差,达到质量控制的目的。

(三)护理质量的评价方法

1.建立健全质量管理和评价组织

质量管理和评价要有组织保证,落实到人。

2.加强信息管理

信息是计划和决策的依据,是质量管理的重要基础。护理质量管理要靠正确与全面的信息,因此应注意获取和应用信息,对各种信息进行集中、比较、筛选、分析,从中找出影响质量的主要的和一般的、共性的和特性的因素,再从整体出发,结合客观条件做出指令,然后进行反馈管理。

3.采用数理统计指标进行评价

建立反映护理工作数量、质量的统计指标体系,使质量评价更具有科学性。在运用统计方法时,应注意统计资料的真实性、完整性和准确性,注意统计数据的可比性和显著性。应按照统计学的原则,正确对统计资料进行逻辑处理。

4.常用的评价方式

常用的评价方式有同级间评价、上级评价、下级评价、服务对象评价(满意度)、随机抽样评价等。

5.评价的时间

评价的时间可以是定期的检查与评价,也可以是不定期的检查与评价。定期检查可按月、季度、半年或一年进行,由护理部统一组织全面检查评价。但要注意掌握重点问题、重点单位。不定期检查评价主要是各级护理管理人员、质量管理人员深入实际,随时按质量管理的标准进行检查评价。

(四)临床护理服务评价程序

评价工作是复杂的活动过程,也是不断循环的活动过程。一般有如下步骤。

1.确定质量评价标准

(1)标准要求:理想的标准和指标应详细说明所要求的行为或成果,将其存在的状况、程度和应存在的行动或成果的数量写明。制订指标的要求:①具体(数量、程度和状况)。②条件适当,具有一定的先进性和约束力。③简单明了,易于掌握。④易于评价,可以测量。⑤反映患者需求与护理实践。

(2)制订标准时要明确:①建立标准的类型。②确定标准的水平是基本水平或最高水平。③所属人员参与制订,共同确定评价要素及标准。④符合实际,可被接受。

标准是衡量事物的准则,是医疗护理实践与管理实践的经验总结,是经验与科学的结晶。只有将事实与标准比较之后,才能找出差距,评价才有说服力。

2.收集信息

收集信息可通过建立汇报统计制度和制订质量检查制度来进行。对护理工作数量、质量的统计数字应及时准确,做好日累计、月统计工作。除通过统计汇报获得信息外,还可采用定期检查与抽查相结合的方式,将检查所收集到的信息与标准对照,获得反馈信息,计算达标程度。

3.分析评价

应反复分析评价的过程,如分析:①评价标准是否恰当、完整,被评价者是否明确。②收集资料的方式是否正确、有效,收集的资料是否全面,能否反映实际情况。③资料与标准的比较是否客观。④所采用的标准是否一致等。

4.纠正偏差

将执行结果与标准对照,分析评价过程后找出差距,对评价结果进行分析,提出改进措施,以求提高护理工作的数量与质量。

(五)评价的组织工作

1.评价组织

在我国,医院一般是在护理部的组织下设立护理质量检查组,作为常设机构或临时组织。由护理部主任(副主任)领导,各科、室护士长参加,分项(如护理技术操作、理论、临床护理、文件书写、管理质量等)或分片(如门诊、病区、手术室等)检查评价。多采用定期自查、互查互评或上级检查方式进行。

院外评价经常由上级卫生行政部门组成,并联合各医院评价组织对医院工作进行评价。其中护理评审组负责评审护理工作质量。

2.临床护理服务评价的注意事项

(1)标准恰当:制订的标准恰当,评价方法科学、适用。

(2)防止偏向:评价人员易产生宽容偏向,或易忽略某些远期发生的错误,或对近期发生的错误比较重视,使评价结果发生偏向,应对此加以克服。

(3)提高能力:为增进评价的准确性,需提高评价人员的能力,必要时进行培训,学习评价标准、方法,明确要注意的问题,使其树立正确的评价动机,以确保评价结果的准确性与客观性。

(4)积累资料:积累完整、准确的记录以及有关资料,既能节省时间,便于查找,又是促进评价准确性的必要条件。

(5)重视反馈:评价会议前准备要充分,会议中应解决关键问题,注意效果,以达到评价目的。评价结果应及时、正确地反馈给被评价者。

(6)加强训练:按照标准加强对护理人员的指导训练较为重要。做到平时按标准提供优质护理服务质量,检查与评价时才能获得优秀结果。

四、医院分级管理与护理标准类别

(一)医院分级管理与医院评审的概念

1.医院分级管理

医院分级管理是根据医院的不同功能、不同任务、不同规模和不同的技术水平、设施条件、医疗服务质量及科学管理水平等,将医院分为不同级别和等次,对不同级别和等次的医院实行标准有别、要求不同的标准化管理和目标管理。

2.医院评审

根据医院分级管理标准,按照规定的程序和办法,对医院工作和医疗服务质量进行院外评审。经过评审的医院,达标者由审批机关发给合格证书,作为其执业的重要依据;对存在问题较多的医院令其限期改正并改期重新评审;对连续三年不申请评审或不符合评审标准的医院,一律列为"等外医院",由卫生行政部门加强管理,并根据情况予以整顿乃至停业。

(二)医院分级管理和评审的作用

医院分级管理和评审的作用如下。

(1)促进医院医德、医风建设。

(2)医院分级管理和评审制度具有宏观控制和行业管理的功能。

(3)促进医院基础质量的提高。

(4)争取改革的宽松环境,为逐步整顿医疗收费标准提供科学依据。

(5)有利于医院总体水平的提高。

(6)有利于调动各方面的积极性,共同发展和支持医疗事业,体现了大卫生观点。

(7)有利于三级医疗网的巩固和发展。

(8)有利于充分利用有限的卫生资源。

(9)有利于实施初级卫生保健。

(三)医院分级管理办法

1.医院分级与分等

我国医院分级与国际上三级医院的划分方法一致,由基层向上,逐级称为一级、二级、三级。直接为一定范围社区服务的医院是一级医院,如城市的街道医院、农村的乡中心卫生院;为多个社区服务的医院是二级医院,如农村的县医院、直辖市的区级医院;面向全省、全国服务的医院是三级医院,如省医院等。各级医院分为甲、乙、丙三等,三级医院增设特等,共三级十等。医院分等以后,可以通过竞争促使医院综合水平提高而达到较好的等次,体现应有的价值。

2.医院评审委员会

医院评审委员会是在同级卫生行政部门领导下,独立从事医院评审的专业性组织。可分为部级、省级、地(市)级三级评审会。

部级由卫健委组织,负责评审三级特等医院,制订与修订医院分级管理标准及实施方案,并对地方各级评审结果进行必要的抽查复核。

省级由省、自治区、直辖市卫生厅(局)组织,负责评审二、三级医院。

地(市)级由地(市)卫生局组织,负责评审一级医院。

评审委员会聘请医院管理、医学教育、临床、医技、护理和财务等有关方面有经验的专家若干人,要求其成员作风正派,清廉公道,不徇私情,身体健康,能亲自参加评审。

(四)标准及标准化管理

1.标准

标准是对需要协调统一的技术或其他事物所做的统一规定。标准是衡量事物的准则,要求从业人员共同遵守的原则或规范。标准是以科学技术和实践经验为基础,经有关方面协商同意,由公认的机构批准,以特定的形式发布的规定。因此,标准具有以下特点:①明确的目的性。②严格的科学性。③特定的对象和领域。④需运用科学的方法制订并组织实施。

2.护理质量标准

护理质量标准是护理质量管理的基础,是护理实践的依据,是衡量整个工作或单位及个人工作数量、质量的标尺和砝码。护理质量标准应是以工作项目管理要求或管理对象而分别确定的。

3.标准化

标准化是制订和贯彻执行标准的有组织的活动过程。这种过程不是一次完结,而是不断循环螺旋式上升的,每完成一次循环,标准化水平就提高一步。标准是标准化的核心。标准化的效果有的可在短期或局部范围内体现,多数要在长期或整体范围内才能体现,已确定的标准需要经常深化,经常扩张。

4.标准化管理

标准化管理是一种管理手段或方法。即以标准化原理为指导,把标准化贯穿于管理的全过程,是以增进系统整体效能为宗旨、以提高工作质量与工作效率为根本目的的一种科学管理方法。标准化管理具有以下特征:①一切活动依据标准。②一切评价以事实为准绳。

(五)综合医院分级管理标准及护理标准(卫健委试行草案)

1.综合医院分级管理标准

(1)范围:我国当前制订的综合医院分级管理标准(专科医院标准另订)的范围包括两个方面。

一是医疗质量,尤其是基础质量,二是医疗质量的保证体系。

"标准"涉及管理、卫生人员的资历与能力、患者与卫技人员的培训与教育、规章制度、医院感染的控制、监督与评价、建筑与基础设施、安全管理、医疗活动记录(病案、报告、会议记录)和统计指标等十个方面的内容。以上内容分别在各级医院的基本条件和分等标准中做了明确规定。

(2)医院分级管理标准体系及其指标系列:医院分级管理标准体系由一、二、三级综合医院的基本标准和分等标准所构成。每部分既含定性标准,又含定量标准。①基本标准:基本标准是评价医院级别的标准,是最基本的要求,达不到基本标准的医院不予参加评定等次。基本标准与等次标准两者分别进行考核评定。基本标准系列由以下七个方面组成:医院规模、医院功能与任务、医院管理、医院质量、医院思想政治工作与医德医风建设、医院安全、医院环境。②分等标准:各级综合医院均被划分为甲、乙、丙三等,三级医院增设特等的标准。评审委员会依据分等标准评定医院等次,同时也将会促进医院的发展建设。分等标准中,根据一级医院的特殊性,与二、三级医院的评审范围有所不同。分等标准归类包括各项管理标准;各类人员标准;物资设备标准;工作质量、效率标准;经济效果标准;卫生学管理标准;信息处理标准;生活服务标准;医德标准;技术标准。

在评审中,采取千分制计算方法评定。合格医院按所得总分评定等次。分等标准考核,甲等须达900分以上(含900分);乙等须达750分至899分(含750分);丙等在749分以下。三级特等医院除达到三级甲等医院的标准外,还须达到特等医院所必备的条件。

各级医院统计指标的系列项目有所区别,一级医院共39项,二级医院共41项,三级医院共50项。其中含反映护理方面的统计指标7~10项,如五种护理表格书写合格率、护理技术操作合格率、基础护理合格率、特护和一级护理合格率、陪护率、急救物品完好率、常规器械消毒合格率、开展责任制护理百分率、一人一针一管执行率,以及昏迷和瘫痪患者压疮发生率等。

2.护理管理标准及评审办法

护理管理标准是评审各级医院护理工作的依据,是目前全国统一执行的护理评价标准。护理管理标准以加强护理队伍建设和提高基础护理质量为重点。

(1)护理管理标准体系:护理管理标准体系中的基本标准包括五部分内容。①护理管理体制:含组织领导体制、所配备的护理干部的数量及资格、护理人员编制的结构及比例等。②规章制度:含贯彻执行1982年原卫生部颁发的医院工作制度与医院工作人员职责有关护理工作的规定,结合医院实际,认真制订和严格执行相应的制度,包括护理人员职责、疾病护理常规和护理技术操作规程、各级护理人员继续教育制度等,并要求认真执行。③医德医风:即贯彻执行综合医院分级管理标准中相应级别医院医德医风建设的要求,结合护士素质,包括仪表端庄,言行规范,患者对护理工作、服务态度的满意度达到的百分率要求。④质量管理:设有护理质量管理人员;有明确的质量管理目标和切实可行的达标措施;有质量标准和质控办法,定期检查、考核和评价;严格执行消毒隔离及消毒灭菌效果监测的制订;有安全管理制度及措施,防止护理差错、事故的发生。⑤护理单位管理:对病房、门诊(注射室、换药室)、急诊室、手术室、供应室等管理应达到布局合理,清洁与污染物品严格区分放置,基本设备齐全、适用;环境整洁、安静、舒适、安全,工作有序。

(2)分等标准:分等标准包括护理管理标准、护理技术水平及护理质量评价指标三部分。①护理管理标准:护理管理目标、年计划达标率的要求;设有护理工作年计划、季安排、月重点及年工作总结;有护理人员培训、进修计划,年培训率达标要求;有护理人员考核制度和技术档案,年考核合格率要求;有护理质量考评制度,定期组织考评;有护理业务学习制度,条件具备的组织护理查房;有护理工作例会制度;有护理差错、事故登记报告制度,定期分析讨论;对护理资料进行登记、统计;三级医院要求对资料动态分析与评价,并达到信息计算机管理。②技术水平:护理人员三基(基本知识、基本理论、基本技能)平均达标分数;掌握各科常见病、多发病的护理理论、护理常规、急救技术、抢救程序、抢救药品和抢救仪器的使用,有不同要求;掌握消毒灭菌知识、消毒隔离原则及技术操作;不同级别医院分别承担初、中、高等护理专业的临床教学任务;二、三级医院分别承担下级医院的护理业务指导、护理人员的进修、培训和讲学任务;开展护理科学研究工作、学术交流,发表论文、开展护理新业务、新技术的能力与数量要求,对不同级别医院均应达到相应标准;二、三级医院应能熟练掌握危、急、重症的监护,达到与医疗水平相适应的护理专科技术水平。③护理质量评价指标:参考以下护理质量指标及计算方法。

(3)护理质量指标及计算方法:医院分级管理中护理标准要求的质量指标共计十七项,各级医院的质量标准原则相同,指标要求有所差别。例如五种护理表格书写合格率,一级医院≥85%,二级医院≥90%,三级医院≥95%。五种护理表格包括体温单、交班本、医嘱本、医嘱单、特护记录单,其标准:①字迹端正,清晰,无错别字,眉栏填齐,卷面清洁,内容可靠、及时。②护理记录病情描述要点突出,简明通顺,层次分明,运用医学术语。③体温绘制点圆线直,不间断、不漏项。④医嘱抄写正确、及时,拉丁文或英文字书写规整,用药剂量、时间、途径准确,签全名。

十七项护理质量标准中,责任制护理开展病房数与陪护率对一级医院不设具体规定指标。

(4)三级特等医院标准:三级特等医院其护理管理总体水平除达到三级甲等医院标准外,要求全院护理人员中取得大专以上学历或相当大专知识水平证书者≥15%;医院护理管理或重点专科护理在国内具有学科带头作用;有独立开展国际护理学术交流的能力。

(5)护理管理标准评审办法:评审中采取标准得分与分等标准得分分别计算方法,各按100分计算。两项得分之和除以2,计入医院总分。基本标准得分必须≥85%分才可进入相应等次,<85分时在医院总分达到相应等次的基础上下降一等。

评审方法:听介绍,检查各类护理资料和原始记录,与护理人员座谈,征询医院其他人员和患者意见,以发调查表或座谈方式收集合同单位及社会各界的反映,抽查病房、门诊、急诊各类患者的护理质量,检查护理质量考核资料,抽查护理人员技术操作,面试或笔试护理人员基础知识、基本理论,检查护理人员考核成绩、技术档案,抽查病历表格、特护记录、责任制病历、物品、仪器管理及质控管理记录等。

(李　君)

第三章 神经内科护理

第一节 神经内科常见症状与体征的护理

一、头痛

头痛主要是指额部、顶部、枕部和颞部的疼痛。颅内的血管、神经和脑膜以及颅外的骨膜、血管、头皮、颈肌、韧带等均为疼痛的敏感结构,凡这些敏感结构受挤压、牵拉、移位、炎症、血管的扩张或痉挛、肌肉的紧张性收缩等均可引起头痛。头痛大多无特异性,但反复发作或持续性头痛可能是某些器质性疾病的信号,应提高警惕,认真检查,及时治疗。

（一）护理评估

1.病因

病因主要包括:①颅脑病变,如脑肿瘤、脑出血、脑水肿、脑脓肿、脑囊肿、脑膜炎等。②颅外病变,如颅骨疾病(颅骨骨折)、颈部疾病(颈椎病)、神经痛(疱疹后)等。③全身性疾病,如急性感染、心血管疾病、中毒等。④神经症,如神经衰弱。

2.健康史

(1)了解患者头痛的部位、性质、程度、规律、起始与持续时间,头痛发生的方式与经过,加重、减轻或诱发头痛的因素,以及伴随症状;仔细询问患者头痛是否与紧张、饥饿、精神压力、噪声、强光刺激、月经前期或经期、气候变化,以及进食某些食物如巧克力、红酒等因素有关;是否因情绪紧张、咳嗽、大笑以及用力性动作而加剧;头痛的性质是胀痛、跳痛、刺痛、抑或搏动性痛,是否伴有恶心、呕吐等。

(2)了解患者有无发热、头部外伤、高血压及家族史等。

3.身体评估

(1)观察头部是否有外伤,监测生命体征,观察瞳孔的变化。

(2)重点检查有无神经系统阳性体征,如有无颈项强直、克尼格(Kernig)征阳性等。

4.实验室及其他检查

头颅 CT 或 MRI 检查有无颅内病灶;脑脊液检查有无压力增高,是否为血性。

5.心理-社会评估

评估患者是否因长期反复头痛而出现恐惧、忧郁或焦虑心理。有无活动程度减少、工作能力下降、精神状态不佳,是否非常在意疼痛的症状;心理上是否潜在地依赖止痛剂;家属及周围的人是否理解和支持患者。

（二）护理诊断

头痛与颅内外血管收缩或舒张功能障碍或颅内占位性病变等因素有关。

（三）护理目标

患者疼痛减轻或消失,能说出诱发或加重头痛的因素,并能运用有效的方法缓解疼痛。

（四）护理措施

1.避免诱发因素

告知患者可能诱发或加重头痛的因素,如情绪紧张、进食导致血管扩张的某些食物如巧克力、饮酒、月经来潮、睡眠不足、环境吵闹、压力过大等。

2.病情观察

重点观察患者头痛性质、部位、持续时间、频率及程度,了解患者头痛是否伴有其他症状或体征,老年人注意观察血压变化。如头痛伴有呕吐、视力降低、神志变化、肢体抽搐或瘫痪等多为器质性头痛,应及时与医师联系,针对病因进行处理。

3.减轻头痛的方法

器质性病变引起的头痛应积极检查,对因治疗。保持环境安静、光线柔和,使患者充分休息;指导患者缓慢深呼吸、听轻音乐、引导式想象、冷敷或热敷、理疗、按摩及指压止痛等方法减轻头痛。

4.用药护理

指导患者按医嘱服药,告知药物作用、用药方法,让患者了解药物的依赖性及成瘾性的特点及长期用药的不良反应,如大量长期使用止痛剂等可致药物依赖。

5.心理护理

对于出现焦虑、紧张心理的患者,医护人员应及时向患者解释头痛的原因及治疗护理措施,消除紧张情绪,理解、同情患者的痛苦,教会患者保持身心放松的方法,鼓励患者树立信心,积极配合治疗。

（五）护理评价

患者能正确地说出诱发头痛的因素,并能有效地运用减轻头痛的方法,头痛减轻或消失。

二、意识障碍

意识障碍是指人对周围环境及自身状态的识别和觉察能力出现障碍的一种精神状态。大脑皮质、皮质下结构、脑干网状上行激活系统等部位的损害或功能抑制,均可出现意识障碍。意识障碍按其程度可表现为嗜睡、昏睡和昏迷,昏迷又可分为浅昏迷、中昏迷和深昏迷。临床上通过患者的言语反应,对针刺的痛觉反应、瞳孔对光反射、吞咽反射、角膜反射等来判断意识障碍的程度。

（一）临床类型

1.嗜睡

患者表现为持续睡眠状态,但能被叫醒,醒后能勉强回答问题及配合检查,停止刺激后又立即入睡。

2.昏睡

患者处于沉睡状态,高声呼唤可叫醒,并能做含糊、简单而不完全的答话,停止刺激后又沉睡。对疼痛刺激有痛苦表情和躲避反应。

3.浅昏迷

意识丧失,仍有较少的无意识自发动作。对周围事物及声光刺激均无反应,但对强烈的疼痛刺激有反应。各种反射都存在,生命体征无明显改变。

4.中度昏迷

对各种刺激均无反应,自发动作很少。对强烈刺激的防御反射、角膜和瞳孔对光反射均减弱,生命体征均有改变,大小便失禁或潴留。

5.深昏迷

全身肌肉松弛,处于完全不动姿势。各种反射消失,生命体征已有明显改变。

(二)护理评估

1.病因

(1)颅内疾病:主要包括中枢神经系统炎症如脑炎、脑膜炎等,脑血管性疾病如脑出血、脑梗死等,颅内占位性病变如脑肿瘤等。

(2)全身感染性疾病:如败血症、中毒性肺炎等。

(3)心血管疾病:如高血压脑病、肺性脑病等。

(4)代谢性疾病:如糖尿病酮症酸中毒、肝昏迷、尿毒症等。

(5)中毒性疾病:安眠药中毒、一氧化碳中毒等。

2.健康史

详细了解患者的发病经过,根据意识障碍程度判断病情。如昏迷发生急骤且为疾病首发症状并伴有偏瘫,考虑可能是颅脑损伤、脑血管意外等;如昏迷前有头痛或伴呕吐,可能是颅内占位性病变。

3.身体评估

做疼痛的刺激、瞳孔对光反射、角膜反射、病理反射等的检查来评估意识障碍程度,判断病情。

4.实验室及其他检查

血液生化检查如血糖、血脂、电解质及血常规是否正常;头颅 CT 或 MRI 检查有无异常发现;脑电图是否提示脑功能受损等。

5.心理-社会评估

评估时注意患者的家庭背景,经济状况,家属的心理状态及对患者的关注程度等。意识障碍常给家属带来不安及恐惧,同时也给家属增添精神和经济负担,可能产生不耐心的言行和厌烦心态。

(三)护理诊断

意识障碍与脑实质病变有关。

(四)护理目标

(1)患者意识障碍减轻或神志清醒。

(2)不发生长期卧床引起的各种并发症。

（五）护理措施

1.一般护理

患者取平卧头侧位或侧卧位，以免呕吐物误入气管，痰液较多者及时吸痰，保持呼吸道通畅并给予氧气吸入；防止舌后坠、窒息与肺部感染。

2.生活护理

保持床单整洁、干燥，定时给予翻身、叩背，并按摩骨突受压处；做好大小便的护理，保持会阴部皮肤清洁。

3.安全护理

谵妄躁动者加床栏，防止坠床，必要时做适当的约束；慎用热水袋，防止烫伤。

4.饮食护理

给予高维生素、高热量饮食，补充足够的水分；鼻饲流质者应定时喂食，保证足够的营养供给。注意口腔卫生，不能自口进食者应每天口腔护理 2～3 次。

5.病情监测

严密观察生命体征及瞳孔变化，观察有无呕吐及呕吐物的性状与量，预防消化道出血和脑疝的发生。

（六）护理评价

(1)患者意识障碍减轻，神志较前清楚。

(2)生活需要得到满足，未出现压疮、感染及营养失调等。

三、言语障碍

言语障碍分为失语症和构音障碍。失语症是由于大脑皮质与语言功能有关的区域受损害所致，是优势大脑半球损害的重要症状之一。构音障碍是纯口语语音障碍，由于发音器官神经肌肉病变导致运动不能或不协调，使言语形成障碍，表现为发音困难、语音不清、音调及语速异常等。

（一）护理评估

1.健康史

评估患者有无言语交流方面的困难，注意语言是否含混不清或错语；了解患者的文化水平与语言背景，如出生地、生长地及有无方言等的心理状态，能否理解他人的语言，并能与人对话；能否看明白一个物体，并能将其正确的表达。

2.身体评估

注意有无音调、语速及韵律的改变。评估意识水平、精神状态及行为表现，检查有无定向力、注意力、记忆力和计算力的异常；观察患者有无面部表情改变、流涎或口腔滞留食物等。能否理解他人语言，按照检查者指令执行有目的的动作；能否自发书写姓名、地址和辨词朗读。由于病变部位的不同，失语可分为以下几种类型。

(1)Broca 失语：又称运动性失语或表达性失语。突出的临床特点为口语表达障碍。患者不能说话，或者只能讲一两个简单的字，且不流畅，常用错词，自己也知道，对别人的语言能理解；对书写的词语、句子也能理解，但读出来有困难。

(2)Wernicke 失语：又称感觉性失语或听觉性失语。口语理解严重障碍为其突出特点。患者发音清晰，语言流畅，但内容不正常；无听力障碍，却不能理解别人和自己所说的话。在用词方面有错误，严重时说出的话，别人完全听不懂。

（3）命名性失语：又称遗忘性失语。患者不能说出物件的名称及人名,但可说该物件的用途及如何使用,当别人提示物件的名称时,他能辨别是否正确。

（4）传导性失语：复述不成比例受损为其最大特点。患者口语清晰能自发讲出语义完整的句子,但不能复述出自发谈话时较易说出的词句或错语复述。

（5）完全性失语：又称混合性失语,特点是所有语言功能均有明显障碍。听理解、复述、命名、阅读和书写均严重障碍,预后差。

3.实验室及其他检查

头颅 CT 或 MRI 检查有无异常等。

4.心理-社会评估

评估患者的心理状态,观察有无因无法进行正常语言交流而感到孤独、烦躁甚至悲观失望;是否能够得到家属、朋友的体贴、关心、尊重和鼓励;患者是否处于一种和谐的亲情氛围和语言学习环境之中。是否存在不利于患者语言康复的不利因素。

（二）护理诊断

语言沟通障碍与大脑语言中枢或发音器官的神经肌肉受损有关。

（三）护理目标

患者能说简单的词和句子,言语障碍有所减轻;能有效地进行交流,自信心增强。

（四）护理措施

1.心理护理

患有失语症的患者多表现为抑郁或躁狂易怒,心理异常脆弱和敏感。需要医护人员给予更多的心理支持。

（1）应多与患者交谈,能正确理解患者的问题并及时、耐心地解释,直至患者理解为止。

（2）护理过程中给患者列举治疗效果好的病例,使患者树立战胜疾病的信心。

（3）体贴、关心、尊重患者,避免挫伤患者自尊心的言行。

（4）鼓励家属、朋友多与患者交谈,营造一种和谐的亲情氛围和语言学习环境。

2.语言康复训练

语言训练是一个漫长而艰苦的过程,需要患者及家属积极配合,和医护人员共同制订语言康复计划,根据病情选择适当的训练方法。

（1）鼓励患者大声说话：选择感兴趣的话题,激发患者进行语言交流的欲望,患者进行尝试和获取成功时给予鼓励。

（2）选择适当时机和训练方法：可以在散步时、做家务时或休闲娱乐时进行,以实物为教具,寓教于乐。对不能很好地理解语言的患者,配以手势或实物一起交谈,通过语言与逻辑性的结合,训练患者理解语言的能力;对说话有困难的患者可以借书写方式来表达;对失去阅读能力的患者应将日常用语、短语、短句写在卡片上,由简到繁、由易到难、由短到长教其朗读。原则上是轻症者以直接改善其功能为目标,而重症者则重点放在活化其残存功能或进行试验性的治疗。

（3）要持之以恒：告知家属在对患者进行语言训练时要耐心,由浅入深,循序渐进,切不可急于求成,应逐渐丰富其内容,增加刺激量,才能达到语言逐渐恢复的目的。

（五）护理评价

（1）患者自我感觉言语障碍减轻,听、说、写及表达能力增强。

（2）能借助书写或手势等体态语言与他人进行有效沟通。

四、感觉障碍

感觉障碍是指机体对各种形式（痛、温度、触、压、位置、震动等）刺激的无感知、感知减退或异常的综合征。解剖学上将感觉分为内脏感觉（由自主神经支配）、特殊感觉（包括视、听、嗅和味觉，由脑神经支配）和一般感觉。一般感觉由浅感觉（痛、温度及触觉）、深感觉（运动觉、位置觉和振动觉）和复合感觉（实体觉、图形觉及两点辨别觉等）所组成。

（一）护理评估

1.病因

感觉障碍常见于脑血管病，如脑出血、脑梗死等，还可见于脑外伤、脑实质感染和脑肿瘤等。

2.健康史

询问患者引起感觉障碍的病因，评估感觉障碍的部位、类型、范围、性质及程度；了解感觉障碍出现的时间，发展的过程，加重或缓解的因素；是立即出现还是缓慢出现并逐渐加重，如外伤、感染、血管病变所引起者立即出现；肿瘤、药物及毒物中毒等引起者出现较缓。在没有任何外界刺激下，了解患者是否有麻木感、冷热感、潮湿感、震动感或出现自发痛；有无其他伴随症状，如瘫痪、不同程度的意识障碍、肌营养障碍等。

3.身体评估

患者在意识清楚的情况下是否对刺激不能感知，或感受力低下，对弱刺激是否出现强烈反应，或对刺激产生错误反应，在刺激一侧肢体时，对侧肢体是否发生强烈反应。注意评估患者感觉障碍是刺激性症状或抑制性症状，同时区分其临床表现类型。评估患者的意识状态与精神状况；观察患者的全身情况及伴随症状，注意相应区域的皮肤颜色、毛发分布，有无烫伤或外伤疤痕及皮疹、出汗等情况。

（1）感觉障碍的分类：临床上将感觉障碍分为抑制性症状和刺激性症状两大类。

1）抑制性症状：感觉传导通路受到破坏或功能受到抑制时，出现感觉缺失或感觉减退。

2）刺激性症状：感觉传导通路受刺激或兴奋性增高时出现刺激性症状。常见的刺激性症状：①感觉过敏指轻微刺激引起强烈的感觉，如用针轻刺皮肤引起强烈的疼痛感受。②感觉过度多发生在感觉障碍的基础上，感觉的刺激阈增高，反应剧烈、时间延长。③感觉异常指没有外界任何刺激而出现的感觉。常见的感觉异常有麻木感、痒感、发重感、针刺感、蚁行感、电击感、紧束感、冷热感、肿胀感等。感觉异常出现的范围也有定位的价值。④感觉倒错指热觉刺激引起冷感觉，非疼痛刺激而出现疼痛感觉。⑤疼痛为临床上最常见的症状，可分为局部疼痛、放射性疼痛、扩散性疼痛、灼性神经痛、牵涉性疼痛等。不同部位的损害产生不同类型的感觉障碍，典型的感觉障碍的类型具有特殊的定位诊断价值。如末梢型感觉障碍表现为袜子或手套型痛觉、温度觉、触觉减退，见于多发性周围神经病。

（2）感觉障碍的类型和临床特点：因病变部位不同，临床表现多样化。①末梢型：肢体远端对称性完全性感觉缺失，表现为手套、袜套型痛，如多发性神经病。②周围神经型：可表现某一周围神经支配区感觉障碍，如尺神经损伤累及前臂尺侧及第4、5指。③节段型：后根型表现为单侧阶段性完全性感觉障碍，如髓外肿瘤压迫脊神经根；后角型表现为单侧阶段性分离性感觉障碍，如脊髓空洞症;前连合型表现为双侧对称性阶段性分离性感觉障碍,如脊髓空洞症。当脊髓的某些节段的神经根病变可产生受累节段的感觉缺失,如脊髓空洞症导致的节段性痛觉缺失、触觉存在,称为分离性感觉障碍。④传导束型:脊髓半切综合征,病变平面以下对侧痛、温觉缺失,同侧深感觉缺失,如髓外肿瘤早期、脊髓外伤;脊髓横贯性损害,病变平面以下完全性传导束感觉障碍,如急性脊髓炎、脊髓压迫症后期。⑤交叉型:脑干病变如延髓外侧和脑桥病变时,致病侧面部和对侧躯体痛温觉减退或缺失。⑥偏身型:丘脑及内囊等处病变时,致对侧偏身(包括面部)感觉减退或缺失。⑦单肢型:病损对侧上肢或下肢感觉缺失,可伴复合感觉障碍。

4.实验室及其他检查

肌电图、诱发电位及 MRI 检查,可以帮助诊断。

5.心理-社会评估

患者是否因自己的感觉异常而感到烦闷、忧虑或失眠,甚至悲观厌世。有无认知、情感或意识行为方面的异常;是否有疲劳感或注意力不集中;家属是否能给予及时的呵护与关爱。

(二)护理诊断

感知改变与脑、脊髓病变及周围神经受损有关。

(三)护理目标

(1)患者感觉障碍减轻或逐渐消失。

(2)情绪稳定,学会使用其他方法感知事物。

(3)感觉障碍部位未发生损伤。

(四)护理措施

1.生活护理

保持床单整洁,防止感觉障碍部位受压或机械性刺激;慎用热水袋或冰袋,防烫伤和冻伤,如保暖需用热水袋时,水温不宜超过 50 ℃;感觉过敏者,尽量减少不必要的刺激;对感觉异常者应避免搔抓,以防皮肤损伤。

2.安全护理

对深感觉障碍的患者,在活动过程中应注意保证患者的安全,如病床要低,室内、走廊、卫生间都要有扶手,光线要充足,预防跌倒及外伤的发生。

3.知觉训练

每天用温水擦洗感觉障碍的身体部位,以促进血液循环和刺激感觉恢复;同时可进行肢体的被动运动、按摩、理疗及针灸,有利于机体的康复。

4.心理护理

根据患者感觉障碍的程度、类型,有针对性地向患者讲述其病情变化,安慰患者,同时让家属了解护理中的注意事项。

(五)护理评价

(1)患者感觉障碍减轻或消失,情绪稳定。

(2)未发生冻伤、烫伤、抓伤、碰伤、压伤。

(王　静)

第二节 偏 头 痛

偏头痛是一类发作性且常为单侧的搏动性头痛。发病率各家报告不一,有学者描述约6％的男性,18％的女性患有偏头痛,男女之比为1∶3;Wilkinson的数字为约10％的英国人口患有偏头痛;有报告在美国约有2 300万人患有偏头痛,其中男性占6％,女性占17％。偏头痛多开始于青春期或成年早期,约25％的患者于10岁以前发病,55％的患者发生在20岁以前,90％以上的患者发生于40岁以前。在美国,偏头痛造成的社会经济负担为10亿～17亿美元。在我国也有大量患者因偏头痛而影响工作、学习和生活。多数患者有家庭史。

一、临床表现

(一)偏头痛发作

有学者在描述偏头痛发作时将其分为5期来叙述。需要指出的是,这5期并非每次发作所必备的,有的患者可能只表现其中的数期,大多数患者的发作表现为2期或2期以上,有的仅表现其中的1期。另外,每期特征可以存在很大不同,同一个体的发作也可不同。

1.前驱期

60％的偏头痛患者在头痛开始前数小时至数天出现前驱症状。前驱症状并非先兆,不论是有先兆偏头痛还是无先兆偏头痛均可出现前驱症状。可表现为精神、心理改变,如精神抑郁、疲乏无力、懒散、昏昏欲睡,也可情绪激动。易激惹、焦虑、心烦或欣快感等。尚可表现为自主神经症状,如面色苍白、发冷、厌食或明显的饥饿感、口渴、尿少、尿频、排尿费力、打哈欠、颈项发硬、恶心、肠蠕动增加、腹痛、腹泻、心慌、气短、心率加快,对气味过度敏感等,不同患者前驱症状具有很大的差异,但每例患者每次发作的前驱症状具有相对稳定性。这些前驱症状可在前驱期出现,也可于头痛发作中,甚至持续到头痛发作后成为后续症状。

2.先兆

约有20％的偏头痛患者出现先兆症状。先兆多为局灶性神经症状,偶为全面性神经功能障碍。典型的先兆应符合下列4条特征中的3条,即重复出现、逐渐发展、持续时间不多于1小时,并跟随出现头痛。大多数病例先兆持续5～20分钟。极少数情况下先兆可突然发作,也有的患者于头痛期间出现先兆性症状,尚有伴迁延性先兆的偏头痛,其先兆不仅始于头痛之前,尚可持续到头痛后数小时至7天。

先兆可为视觉性的、运动性的、感觉性的,也可表现为脑干或小脑性功能障碍。最常见的先兆为视觉性先兆,约占先兆的90％。如闪电、暗点、单眼黑矇、双眼黑矇、视物变形、视野外空白等。闪光可为锯齿样或闪电样闪光、城堞样闪光。视网膜动脉型偏头痛患者眼底可见视网膜水肿,偶可见樱红色黄斑。仅次于视觉现象的常见先兆为麻痹。典型的是影响一侧手和面部,也可出现偏瘫。如果优势半球受累,可出现失语,数十分钟后出现对侧或同侧头痛,多在儿童期发病,这称为偏瘫型偏头痛。偏瘫型偏头痛患者的局灶性体征可持续7天以上,甚至在影像学上发现脑梗死。偏头痛伴迁延性先兆和偏头痛性偏瘫以前曾被划入"复杂性偏头痛"。偏头痛反复发作后出现眼球运动障碍称为眼肌瘫痪型偏头痛。多为动眼神经麻痹所致,其次为滑车神经和展神经麻痹。多有无先兆偏头痛病史,反复发作者麻痹可经久不愈。如果先兆涉及脑干或小脑,则这种状况被称为基底型偏头痛,又称基底动脉型偏头痛。可出现头昏、眩晕、耳鸣、听力障碍、共济失调、复视,视觉症状包括闪光、暗点、黑蒙、视野缺损、视物变形。双侧损害可出现意识抑制,后者尤见于儿童。尚可出现感觉迟钝,偏侧感觉障碍等。

偏头痛先兆可不伴头痛出现,称为偏头痛等位症。多见于儿童偏头痛。有时见于中年以后,先兆可为偏头痛发作的主要临床表现而头痛很轻或无头痛。也可与头痛发作交替出现,可表现为闪光、暗点、腹痛、腹泻、恶心、呕吐、复发性眩晕、偏瘫、偏身麻木及精神心理改变。如儿童良性发作性眩晕、前庭性美尼尔氏病、成人良性复发性眩晕。有跟踪研究显示,为数不少的以往诊断为美尼尔氏病的患者,其症状大多数与偏头痛有关。有报告描述了一组成人良性复发性眩晕患者,年龄在7～55岁,晨起发病症状表现为反复发作的头晕、恶心、呕吐及大汗,持续数分钟至4天不等。发作开始及末期表现为位置性眩晕,发作期间无听觉症状。发作间期几乎所有患者均无症状,这些患者眩晕发作与偏头痛有着几个共同的特征,包括可因乙醇、睡眠不足、情绪紧张造成及加重,女性多发,常见于经期。

3.头痛

头痛可出现于围绕头或颈部的任何部位,可位颞侧、额部、眶部。多为单侧痛,也可为双侧痛,甚至发展为全头痛,其中单侧痛者约占2/3。头痛性质往往为搏动性痛,但也有的患者描述为钻痛。疼痛程度往往为中、重度痛,甚至难以忍受。往往是晨起后发病,逐渐发展,达高峰后逐渐缓解。也有的患者于下午或晚上起病,成人头痛大多历时4小时至3天,而儿童头痛多历时2小时至2天。尚有持续时间更长者,可持续数周。有人将发作持续3天以上的偏头痛称为偏头痛持续状态。

头痛期间不少患者伴随出现恶心、呕吐、视物不清、畏光、畏声等,喜独居。恶心为最常见伴随症状,达一半以上,且常为中、重度恶心。恶心可先于头痛发作,也可于头痛发作中或发作后出现。近一半的患者出现呕吐,有些患者的经验是呕吐后发作即明显缓解。其他自主功能障碍也可出现,如尿频、排尿障碍、鼻塞、心慌、高血压、低血压甚至可出现心律失常。发作累及脑干或小脑者可出现眩晕、共济失调、复视、听力下降、耳鸣、意识障碍。

4.头痛终末期

此期为头痛开始减轻至最终停止这一阶段。

5.后续症状期

多数的患者于头痛缓解后出现一系列后续症状,表现怠倦、困钝、昏昏欲睡。有的感到精疲力竭、饥饿感或厌食、多尿、头皮压痛、肌肉酸痛,也可出现精神心理改变,如烦躁、易怒、心境高涨或情绪低落、少语、少动等。

(二)儿童偏头痛

儿童偏头痛是儿童期头痛的常见类型。儿童偏头痛与成人偏头痛在一些方面有所不同。性别方面,发生于青春期以前的偏头痛,男女患者比例大致相等,而成人期偏头痛,女性比例大大增加,约为男性的3倍。

儿童偏头痛的诱发及加重因素有很多与成人偏头痛一致,如劳累和情绪紧张可诱发或加重头痛,为数不少的儿童可因运动而诱发头痛,儿童偏头痛患者可有睡眠障碍,而上呼吸道感染及其他发热性疾病在儿童比成人更易使头痛加重。

在症状方面,儿童偏头痛与成人偏头痛亦有区别。儿童偏头痛持续时间常较成人短。偏瘫型偏头痛多在儿童期发病,成年期停止,偏瘫发作可从一侧到另一侧,这种类型的偏头痛常较难控制。反复的偏瘫发作可造成永久性神经功能缺损,并可出现病理征,也可造成认知障碍。基底动脉型偏头痛,在儿童也比成人常见,表现闪光、暗点、视物模糊、视野缺损,也可出现脑干、小脑及耳症状,如眩晕、耳鸣、耳聋、眼球震颤。在儿童出现意识恍惚者比成人多,尚可出现跌倒发作。有些偏头痛儿童尚可仅出现反复发作性眩晕,而无头痛发作。一个平时表现完全正常的儿童可突然恐惧、大叫、面色苍白、大汗、步态蹒跚、眩晕、旋转感,并出现眼球震颤,数分钟后可完全缓解,恢复如常,称之为儿童良性发作性眩晕,属于一种偏头痛等位症。这种眩晕发作典型的始于4岁以前,可每天数次发作,其后发作次数逐渐减少,多数于7~8岁以后不再发作。与成人不同,儿童偏头痛的前驱症状常为腹痛,有时可无偏头痛发作而代之以腹痛、恶心、呕吐、腹泻,称为腹型偏头痛等位症。在偏头痛的伴随症状中,儿童偏头痛出现呕吐较成人更加常见。

儿童偏头痛的预后较成人偏头痛好。6年后约有一半儿童不再经历偏头痛,约1/3的偏头痛得到改善。而始于青春期以后的成人偏头痛常持续几十年。

二、诊断与鉴别诊断

(一)诊断

偏头痛的诊断应根据详细的病史做出,特别是头痛的性质及相关的症状非常重要。如头痛的部位、性质、持续时间、疼痛严重程度、伴随症状及体征、既往发作的病史、诱发或加重因素等。

对于偏头痛患者应进行细致的一般内科查体及神经科检查,以除外症状与偏头痛有重叠、类似或同时存在的情况。诊断偏头痛虽然没有特异性的实验室指标,但有时给予患者必要的实验室检查非常重要,如血、尿、脑脊液及影像学检查,以排除器质性病变。特别是中年或老年期出现的头痛,更应排除器质性病变。当出现严重的先兆或先兆时间延长时,有学者建议行颅脑 CT 或MRI 检查。也有学者提议当偏头痛发作每月超过 2 次时,应警惕偏头痛的原因。

国际头痛协会(IHS)头痛分类委员会于 1962 年制定了一套头痛分类和诊断标准,这个旧的分类与诊断标准在世界范围内应用了 20 余年,至今我国尚有部分学术专著仍在沿用或参考这个分类。1988 年国际头痛协会头痛分类委员会制定了新的关于头痛、脑神经痛及面部痛的分类和诊断标准。目前临床及科研多采用这个标准。本标准将头痛分为 13 个主要类型,包括了总数129 个头痛亚型。其中常见的头痛类型为偏头痛、紧张型头痛、丛集性头痛和慢性发作性偏头痛,而偏头痛又被分为 7 个亚型(表 3-1~表 3-4)。这 7 个亚型中,最主要的两个亚型是无先兆偏头痛和有先兆偏头痛,其中最常见的是无先兆偏头痛。

表 3-1　偏头痛分类

无先兆偏头痛
有先兆偏头痛
偏头痛伴典型先兆
偏头痛伴迁延性先兆
家族性偏瘫型偏头痛
基底动脉型偏头痛
偏头痛伴急性先兆发作
眼肌瘫痪型偏头痛

视网膜型偏头痛

可能为偏头痛前驱或与偏头痛相关联的儿童期综合征

   儿童良性发作性眩晕

   儿童交替性偏瘫

偏头痛并发症

   偏头痛持续状态

   偏头痛性偏瘫

不符合上述标准的偏头痛性障碍

表 3-2　国际头痛协会关于无先兆偏头痛的定义

无先兆偏头痛

诊断标准：

  1.至少 5 次发作符合第 2～4 项标准

  2.头痛持续 4～72 小时(未治疗或没有成功治疗)

  3.头痛至少具备下列特征中的 2 条

    (1)位于单侧

    (2)搏动性质

    (3)中度或重度(妨碍或不敢从事每天活动)

    (4)因上楼梯或类似的日常体力活动而加重

  4.头痛期间至少具备下列 1 条

    (1)恶心和/或呕吐

    (2)畏光和畏声

  5.至少具备下列 1 条

    (1)病史、体格检查和神经科检查不提示器质性障碍

    (2)病史和/或体格检查和/或神经检查确实提示这种障碍(器质性障碍)，但被适当的观察所排除

    (3)这种障碍存在，但偏头痛发作并非在与这种障碍有密切的时间关系上首次出现

表 3-3　国际头痛协会关于有先兆偏头痛的定义

有先兆偏头痛

先前用过的术语：经典型偏头痛，典型偏头痛；眼肌瘫痪型、偏身麻木型、偏瘫型、失语型偏头痛

诊断标准：

  1.至少 2 次发作符合第 2 项标准

  2.至少符合下列 4 条特征中的 3 条

    (1)一个或一个以上提示局灶大脑皮质或脑干功能障碍的完全可逆性先兆症状

    (2)至少一个先兆症状逐渐发展超过 4 分钟，或 2 个或 2 个以上的症状接着发生

    (3)先兆症状持续时间不超过 60 分钟，如果出现 1 个以上先兆症状，持续时间可相应增加

    (4)继先兆出现的头痛间隔期在 60 分钟之内(头痛尚可在先兆前或与先兆同时开始)

3.至少具备下列1条

　　(1)病史:体格检查及神经科检查不提示器质性障碍

　　(2)病史和/或体格检查和/或神经科检查确实提示这障碍,但通过适当的观察被排除

　　(3)这种障碍存在,但偏头痛发作并非在与这种障碍有密切的时间关系上首次出现

有典型先兆的偏头痛

诊断标准:

1.符合有先兆偏头痛诊断标准,包括第2项全部4条标准

2.有一条或一条以上下列类型的先兆症状

　　(1)视觉障碍

　　(2)单侧偏身感觉障碍和/或麻木

　　(3)单侧力弱

　　(4)失语或非典型言语困难

表 3-4　国际头痛协会关于儿童偏头痛的定义

1.至少5次发作符合第(1)、(2)项标准

　　(1)每次头痛发作持续2~48小时

　　(2)头痛至少具备下列特征中的2条

　　　　①位于单侧

　　　　②搏动性质

　　　　③中度或重度

　　　　④可因常规的体育活动而加重

2.头痛期间内至少具备下列1条

　　(1)恶心和/或呕吐

　　(2)畏光和畏声

　　国际头痛协会的诊断标准为偏头痛的诊断提供了一个可靠的、可量化的诊断标准,对于临床和科研的意义是显而易见的,有学者特别提到其对于临床试验及流行病学调查有重要意义。但临床上有时遇到患者并不能完全符合这个标准,对这种情况学者们建议随访及复查,以确定诊断。

　　由于国际头痛协会的诊断标准掌握起来比较复杂,为了便于临床应用,国际上一些知名的学者一直在探讨一种简单化的诊断标准。其中 Solomon 介绍了一套简单标准,符合这个标准的患者99%符合国际头痛协会关于无先兆偏头痛的诊断标准。这套标准较易掌握,供参考。

　　(1)具备下列4条特征中的任何2条,即可诊断无先兆偏头痛:①疼痛位于单侧;②搏动性痛;③恶心;④畏光或畏声。

　　(2)另有2条符加说明:①首次发作者不应诊断;②应无器质性疾病的证据。

　　在临床工作中尚能遇到患者有时表现为紧张型头痛,有时表现为偏头痛性质的头痛,为此有学者查阅了国际上一些临床研究文献后得到的答案是,紧张型头痛和偏头痛并非截然分开的,其临床上确实存在着重叠,故有学者提出二者可能是一个连续的统一体。有时遇到有先兆偏头痛患者可表现为无先兆偏头痛,同样,学者们认为二型之间既可能有不同的病理生理,又可能是一

个连续的统一体。

(二)鉴别诊断

偏头痛应与下列疼痛相鉴别。

1.紧张型头痛

紧张型头痛又称肌收缩型头痛。其临床特点是头痛部位较弥散,可位于前额、双颞、顶、枕及颈部。头痛性质常呈钝痛,头部压迫感、紧箍感,患者常述犹如戴着一个帽子。头痛常呈持续性,可时轻时重。多有头皮、颈部压痛点,按摩头颈部可使头痛缓解,多有额、颈部肌肉紧张。多少伴有恶心、呕吐。

2.丛集性头痛

丛集性头痛又称组胺性头痛、Horton 综合征,表现为一系列密集的、短暂的、严重的单侧钻痛。与偏头痛不同,头痛部位多局限并固定于一侧眶部、球后和额颞部。发病时间常在夜间,并使患者痛醒。发病时间固定,起病突然而无先兆,开始可为一侧鼻部烧灼感或球后压迫感,继之出现特定部位的疼痛,常疼痛难忍,并出现面部潮红,结膜充血、流泪、流涕、鼻塞。为数不少的患者出现 Horner 征,可出现畏光,不伴恶心、呕吐。诱因可为发作群集期饮酒、兴奋或服用扩血管药引起。发病年龄常较偏头痛晚,平均 25 岁,男女之比约 4∶1。罕见家族史。治疗包括非甾体抗炎止痛剂;激素治疗;睾丸素治疗;吸氧疗法(国外介绍为 100% 氧,8～10 L/min,共 10～15 分钟,仅供参考);麦角胺咖啡因或双氢麦角碱睡前应用,对夜间头痛特别有效;碳酸锂疗效尚有争议,但多数介绍其有效,但中毒剂量有时与治疗剂量很接近,曾有老年患者(精神患者)服一片致昏迷者,建议有条件者监测血锂水平,不良反应有胃肠道症状、肾功能改变、内分泌改变、震颤、眼球震颤、抽搐等;其他药物尚有钙通道阻滞剂、舒马普坦等。

3.痛性眼肌麻痹

痛性眼肌麻痹又称 Tolosa-Hunt 综合征,是一种以头痛和眼肌麻痹为特征,涉及特发性眼眶和海绵窦的炎性疾病。病因可为颅内颈内动脉的非特异性炎症,也可能涉及海绵窦。常表现为球后及眶周的顽固性胀痛、刺痛,数天或数周后出现复视,并可有第Ⅲ、Ⅳ、Ⅵ对脑神经受累表现,间隔数月数年后复发,需行血管造影以排除颈内动脉瘤。皮质类固醇治疗有效。

4.颅内占位所致头痛

占位早期,头痛可为间断性或晨起为重,但随着病情的发展,多成为持续性头痛,进行性加重,可出现颅内高压的症状与体征,如头痛、恶心、呕吐、视盘水肿,并可出现局灶症状与体征,如精神改变、偏瘫、失语、偏身感觉障碍、抽搐、偏盲、共济失调、眼球震颤等,典型者鉴别不难。但需注意,也有表现为十几年的偏头痛,最后被确诊为巨大血管瘤者。

三、防治

(一)一般原则

偏头痛的治疗策略包括两个方面:对症治疗及预防性治疗。对症治疗的目的在于消除、抑制或减轻疼痛及伴随症状。预防性治疗用来减少头痛发作的频度及减轻头痛严重性。对偏头痛患者是单用对症治疗还是同时采取对症治疗及预防性治疗,要具体分析。一般说来,如果头痛发作频度较小,疼痛程度较轻,持续时间较短,可考虑单纯选用对症治疗。如果头痛发作频度较大,疼痛程度较重,持续时间较长,对工作、学习、生活影响较明显,则在给予对症治疗的同时,给予适当的预防性治疗。总之,既要考虑到疼痛对患者的影响,又要考虑到药物不良反应对患者的影响,有时还要参考患者个人的意见。Saper 的建议是每周发作 2 次以下者单独给予药物性对症治疗，而发作频繁者应给予预防性治疗。

不论是对症治疗还是预防性治疗均包括两个方面，即药物干预及非药物干预。非药物干预方面，强调患者自助。嘱患者详细记录前驱症状、头痛发作与持续时间及伴随症状，找出头痛诱发及缓解的因素，并尽可能避免。如避免某些食物，保持规律的作息时间、规律饮食。不论是在工作日，还是周末抑或假期，坚持这些方案对于减轻头痛发作非常重要，接受这些建议对 30% 患者有帮助。另有人倡导有规律的锻炼，如长跑等，可能有效地减少头痛发作。认知和行为治疗，如生物反馈治疗等，已被证明有效，另有患者于头痛时进行痛点压迫，于凉爽、安静、暗淡的环境中独处，或以冰块冷敷均有一定效果。

(二)药物对症治疗

偏头痛对症治疗可选用非特异性药物治疗，包括简单的止痛药、非甾体抗炎药及麻醉剂。对于轻、中度头痛，简单的镇痛药及非甾体抗炎药常可缓解头痛的发作。常用的药物有脑清片、对乙酰氨基酚、阿司匹林、萘普生、吲哚美辛、布洛芬、罗通定等。麻醉药的应用是严格限制的，Saper 提议主要用于严重发作，其他治疗不能缓解，或对偏头痛特异性治疗有禁忌或不能忍受的情况下应用。偏头痛特异性 5-HT 受体拮抗剂主要用于中、重度偏头痛。偏头痛特异性 5-HT 受体拮抗剂结合简单的止痛剂，大多数头痛可得到有效的治疗。

5-HT 受体拮抗剂治疗偏头痛的疗效是肯定的。麦角胺咖啡因既能抑制去甲肾上腺素的再摄取，又能拮抗其与 β-肾上腺素受体的结合，于先兆期或头痛开始后服用 1 片，常可使头痛发作终止或减轻。如效不显，于数小时后加服 1 片，每天不超过 4 片，每周用量不超过 10 片。该药缺点是不良反应较多，并且有成瘾性，有时剂量会越来越大。常见不良反应为消化道症状、心血管症状，如恶心、呕吐、胸闷、气短等。孕妇、心肌缺血、高血压、肝肾疾病等忌用。

酒石酸麦角胺主要用于中、重度偏头痛，特别是当简单的镇痛治疗效果不足或不能耐受时。其有多项作用：既是 $5-HT_{1A}$、$5-HT_{1B}$、$5-HT_{1D}$ 和 $5-HT_{1F}$ 受体拮抗剂，又是 α-肾上腺素受体拮抗剂，通过刺激动脉平滑肌细胞 5-HT 受体而产生血管收缩作用；它可收缩静脉容量性血管、抑制交感神经末端去甲肾上腺素再摄取。作为 $5-HT_1$ 受体拮抗剂，它可抑制三叉神经血管系统神经源性炎症，其抗偏头痛活性中最基础的机制可能在此，而非其血管收缩作用。其对中枢神经递质的作用对缓解偏头痛发作亦是重要的。给药途径有口服、舌下及直肠给药。生物利用度与给药途径关系密切。口服及舌下含化吸收不稳定，直肠给药起效快，吸收可靠。为了减少过多应用导致麦角胺依赖性或反跳性头痛，一般每周应用不超过 2 次，应避免大剂量连续用药。

有学者总结酒石酸麦角胺在下列情况下慎用或禁用：年龄 55～60 岁（相对禁忌）；妊娠或哺乳；心动过缓（中至重度）；心室疾病（中至重度）；胶原-肌肉病；心肌炎，冠心病，包括血管痉挛性心绞痛；高血压（中至重度）；肝、肾损害（中至重度）；感染或高热/败血症；消化性溃疡性疾病；周围血管病；严重瘙痒。另外，该药可加重偏头痛造成的恶心、呕吐。

舒马普坦亦适用于中、重度偏头痛发作。作用于神经血管系统和中枢神经系统，通过抑制或减轻神经源性炎症而发挥作用。曾有人称舒马普坦为偏头痛治疗的里程碑。皮下用药 2 小时，约 80% 的急性偏头痛有效。尽管 24～48 小时内 40% 的患者重新出现头痛，这时给予第 2 剂仍可达到同样的有效率。口服制剂的疗效稍低于皮下给药，起效亦稍慢，通常在 4 小时内起效。皮下用药后 4 小时给予口吸制剂不能预防再出现头痛，但对皮下用药后 24 小时内出现的头痛有效。

舒马普坦具有良好的耐受性,其不良反应通常较轻和短暂,持续时间常在45分钟以内,包括注射部位的疼痛、耳鸣、面红、烧灼感、热感、头昏、体重增加、颈痛及发音困难。少数患者于首剂时出现非心源性胸部压迫感,仅有很少患者于后续用药时再出现这些症状。罕见引起与其相关的心肌缺血。

应用舒马普坦注意事项及禁忌证:年龄超过60岁(相对禁忌证);妊娠或哺乳;缺血性心肌病(心绞痛、心肌梗死病史、记录到的无症状性缺血);不稳定型心绞痛;高血压(未控制);基底型或偏瘫型偏头痛;未识别的冠心病(绝经期妇女,男性>40岁,心脏病危险因素如高血压、高脂血症、肥胖、糖尿病、严重吸烟及强阳性家族史);肝、肾功能损害(重度);同时应用单胺氧化酶抑制剂或单胺氧化酶抑制剂治疗终止后2周内;同时应用含麦角胺或麦角类制剂(24小时内),首次剂量可能需要在医师监护下应用。

酒石酸双氢麦角碱的效果超过酒石酸麦角胺。大多数患者起效迅速,在中、重度发作特别有用,也可用于难治性偏头痛。与酒石酸麦角胺有共同的机制,但其动脉血管收缩作用较弱,有选择性收缩静脉血管的特性,可静脉注射、肌内注射及鼻腔吸入。静脉注射途径给药起效迅速。肌内注射生物利用度达100%。鼻腔吸入的绝对生物利用度40%,应用酒石酸双氢麦角碱后再出现头痛的频率较其他现有的抗偏头痛剂小,这可能与其半衰期长有关。

酒石酸双氢麦角碱较酒石酸麦角胺具有较好的耐受性、恶心和呕吐的发生率及程度非常低,静脉注射最高,肌内注射及鼻吸入给药低。极少成瘾和引起反跳性头痛。通常的不良反应包括胸痛、轻度肌痛、短暂的血压上升。不应给予有血管痉挛反应倾向的患者,包括已知的周围性动脉疾病,冠状动脉疾病(特别是不稳定型心绞痛或血管痉挛性心绞痛)或未控制的高血压。注意事项和禁忌证同酒石酸麦角胺。

(三)药物预防性治疗

偏头痛的预防性治疗应个体化,特别是剂量的个体化。可根据患者体重,一般身体情况、既往用药体验等选择初始剂量,逐渐加量,如无明显不良反应,可连续用药2～3天,无效时再接受其他药物。

1.抗组胺药物

苯噻啶为一有效的偏头痛预防性药物。可每天2次,每次0.5 mg起,逐渐加量,一般可增加至每天3次,每次1.0 mg,最大量不超过6 mg/d。不良反应为嗜睡、头昏、体重增加等。

2.钙通道拮抗剂

氟桂利嗪,每晚1次,每次5～10 mg,不良反应有嗜睡、锥体外系反应、体重增加、抑郁等。

3.β-受体阻滞剂

普萘洛尔,开始剂量3次/天,每次10 mg,逐渐增加至60 mg/d,也有介绍120 mg/d,心率<60次/分者停用。哮喘、严重房室传导阻滞者禁用。

4.抗抑郁药

阿米替林每天3次,每次25 mg,逐渐加量。可有嗜睡等不良反应,加量后不良反应明显。氟西汀每片20 mg,每晨1片,饭后服,该药初始剂量及有效剂量相同,服用方便,不良反应有睡眠障碍、胃肠道症状等,常较轻。

5.其他

非甾体抗炎药,如萘普生;抗惊厥药,如卡马西平、丙戊酸钠等;舒必剂、硫必利;中医中药(辨证施治、辨经施治、成方加减、中成药)等皆可试用。

(四)关于特殊类型偏头痛

与偏头痛相关的先兆是否需要治疗及如何治疗,目前尚无定论。通常先兆为自限性的、短暂的,大多数患者于治疗尚未发挥作用时可自行缓解。如果患者经历复发性、严重的、明显的先兆,考虑舌下含化尼非地平,但头痛有可能加重,且疗效亦不肯定。给予舒马普坦及酒石酸麦角胺的疗效亦尚处观察之中。

(五)关于难治性、严重偏头痛性头痛

这类头痛主要涉及偏头痛持续状态,头痛常不能为一般的门诊治疗所缓解。患者除持续的进展性头痛外尚有一系列生理及情感症状,如恶心、呕吐、腹泻、脱水、抑郁、绝望,甚至自杀倾向。用药过度及反跳性依赖、戒断症状常促发这些障碍。这类患者常需收入急症室观察或住院,以纠正患者存在的生理障碍,如脱水等;排除伴随偏头痛出现的严重的神经内科或内科疾病;治疗纠正药物依赖;预防患者于家中自杀等。应注意患者的生命体征,可做心电图检查。药物可选用酒石酸双氢麦角碱、舒马普坦、阿片类及止吐药,必要时亦可谨慎给予氯丙嗪等。可选用非肠道途径给药,如静脉注射或肌内注射给药。一旦发作控制,可逐渐加入预防性药物治疗。

(六)关于妊娠妇女的治疗

给予地美罗注射剂或片剂,并应限制剂量。还可应用泼尼松,其不易穿过胎盘,在妊娠早期不损害胎儿,但不宜应用太频。如欲怀孕,最好尽最大可能不用预防性药物并避免应用麦角类制剂。

(七)关于儿童偏头痛

儿童偏头痛用药的选择与成人有很多重叠,如止痛药物、钙通道阻滞剂、抗组胺药物等,但也有人质疑酒石酸麦角胺药物的疗效。如能确诊,重要的是对儿童及其家长进行安慰,使其对本病有一个全面的认识,以缓解由此带来的焦虑,对治疗当属有益。

四、护理

(一)护理评估

1.健康史

(1)了解头痛的部位、性质和程度:询问是全头疼还是局部头疼;是搏动性头疼还是胀痛、钻痛;是轻微痛、剧烈痛还是无法忍受的疼痛。偏头疼常描述为双侧颞部的搏动性疼痛。

(2)头疼的规律:询问头疼发病的急缓,是持续性还是发作性,起始与持续时间,发作频率,激发或缓解的因素,与季节、气候、体位、饮食、情绪、睡眠、疲劳等的关系。

(3)有无先兆及伴发症状:如头晕、恶心、呕吐、面色苍白、潮红、视物不清、闪光、畏光、复视、耳鸣、失语、偏瘫、嗜睡、发热、晕厥等。典型偏头疼发作常有视觉先兆和伴有恶心、呕吐、畏光。

(4)既往史与心理-社会状况:询问患者的情绪、睡眠、职业情况及服药史,了解头疼对日常生活、工作和社交的影响,患者是否因长期反复头疼而出现恐惧、忧郁或焦虑心理。大部分偏头疼患者有家族史。

2.身体状况

检查意识是否清楚,瞳孔是否等大等圆、对光反射是否灵敏;体温、脉搏、呼吸、血压是否正常;面部表情是否痛苦,精神状态怎样;眼睑是否下垂、有无脑膜刺激征。

3.主要护理问题及相关因素

(1)偏头疼与发作性神经血管功能障碍有关。

（2）焦虑与偏头疼长期、反复发作有关。

（3）睡眠形态紊乱与头疼长期反复发作和/或焦虑等情绪改变有关。

（二）护理措施

1.避免诱因

告知患者可能诱发或加重头疼的因素,如情绪紧张、进食某些食物、饮酒、月经来潮、用力性动作等;保持环境安静、舒适、光线柔和。

2.指导减轻头疼的方法

如指导患者缓慢深呼吸,听音乐、练气功、生物反馈治疗,引导式想象,冷、热敷及理疗、按摩、指压止痛法等。

3.用药护理

告知止痛药物的作用与不良反应,让患者了解药物依赖性或成瘾性的特点,如大量使用止痛剂,滥用麦角胺咖啡因可致药物依赖。指导患者遵医嘱正确服药。

（王　静）

第三节　短暂性脑缺血发作

短暂性脑缺血发作(TIA)是局灶性脑缺血导致突发短暂性可逆性神经功能障碍。症状通常在几分钟内达到高峰,发作持续 5～30 分钟后可完全恢复,但反复发作。传统的 TIA 定义时限为 24 小时内恢复。TIA 是公认的缺血性卒中最重要的独立危险因素。近期频繁发作的 TIA 是脑梗死的特级警报,应予高度重视。

一、护理评估

（一）病因及发病机制

TIA 病因尚不完全清楚。基础病因是动脉粥样硬化,这种反复发作主要是供应脑部的大动脉痉挛、缺血,小动脉发生微栓塞所致;也可能由于血流动力学的改变、血液成分的异常等引起局部脑缺血症状。治疗上以祛除病因、减少和预防复发、保护脑功能为主,对由明确的颈部血管动脉硬化斑块引起明显狭窄或闭塞者可选用手术治疗。

（二）健康史

了解发病的诱因、症状及持续时间。一般 TIA 多发于 50～70 岁中老年人,男性较多。突然起病,迅速出现局限性神经功能缺失的症状与体征,数分钟达到高峰,持续数分钟或十余分钟缓解,不遗留后遗症;可反复发作,每次发作症状相似。

（三）身体评估

1.了解分型与临床表现

临床上常将 TIA 分为颈内动脉系统和椎-基底动脉系统两大类。

（1）颈内动脉系统 TIA:持续时间短,发作频率低,较易发生脑梗死。常见症状有对侧单肢无力或轻度偏瘫,感觉异常或减退、病变侧单眼一过性黑是颈内动脉分支眼动脉缺血的特征性症状,优势半球受累可出现失语症。

（2）椎-基底动脉系统 TIA：持续时间长，发作频率高，进展至脑梗死机会少。常见症状有阵发性眩晕、平衡障碍，一般不伴耳鸣。其特征性症状为跌倒发作和短暂性全面性遗忘症。还可出现复视、眼震、构音障碍、共济失调、吞咽困难等。

跌倒发作是指患者转头或仰头时下肢突然失去张力而跌倒，发作时无意识丧失。短暂性全面性遗忘症是指发作性短时间记忆丧失，持续数分至数十分钟。

2.了解既往史和用药情况

既往是否有原发性高血压、心脏病、高脂血症和糖尿病病史，并且了解用药情况，血压血糖控制情况。

3.了解患者的饮食习惯和家族史

了解患者是否长期摄入高胆固醇饮食，是否偏食、嗜食，是否吸烟、饮酒，了解其长辈及家属有无脑血管病的患病情况。

（四）实验室及其他检查

数字减影血管造影（DSA）可见颈内动脉粥样硬化斑块、狭窄等；彩色经颅多普勒（TCI）脑血流检查可显示血管狭窄、动脉粥样硬化斑块。

（五）心理-社会评估

突然发病引起患者的恐惧、焦虑。

二、护理诊断

（一）知识缺乏

缺乏本病防治知识。

（二）有受伤的危险

危险与突发眩晕、平衡失调及一过性失明等有关。

（三）潜在并发症

脑卒中。

三、护理目标

能够对疾病的病因和诱发因素有一定的了解，积极治疗相关疾病，患者的焦虑有所减轻。

四、护理措施

（一）祛除危险因素

帮助患者寻找和祛除自身的危险因素，积极治疗原发病，让患者了解肥胖、吸烟、酗酒、饮食结构不合理与本病的关系，改变不良生活方式，养成良好的生活习惯，防止发生高血压和动脉粥样硬化，从而预防 TIA 的发生。

（二）饮食护理

让患者了解高盐、低钙、高肉类、高动物脂肪饮食以及吸烟、酗酒等与本病的关系；指导患者进食低脂、低胆固醇、低盐、低糖、充足蛋白质和丰富维生素饮食，戒除烟酒，忌刺激性及辛辣食物，避免暴饮暴食。

（三）用药护理

TIA 治疗目的是消除病因、减少及预防复发、保护脑功能，对短时间内反复发作者，应采取有效治疗,防止脑梗死发生。病因明确者应针对病因进行治疗。目前对短暂性脑缺血发作的治疗性和预防性用药主要是抗血小板聚集药和抗凝药物两大类。抗血小板聚集药可减少微栓子及TIA复发。常见药物有阿司匹林和噻氯匹定;而抗凝治疗适用于发作次数多,症状较重,持续时间长,且每次发作症状逐渐加重,又无明显禁忌证的患者,常见药物有肝素和华法林。还可给予钙通道阻滞剂、脑保护治疗和中医中药。抗凝治疗首选肝素。

按医嘱服药,在用抗凝药治疗时,应密切观察有无出血倾向。抗血小板聚集药如阿司匹林宜饭后服,以防胃肠道刺激,并注意观察有无上消化道出血征象。详细告知药物的作用机制、不良反应及用药注意事项,并注意观察药物的疗效情况。

(四)健康指导

(1)疾病知识指导:详细告知患者本病的病因、常见症状、预防及治疗知识。帮助患者消除恐惧心理,同时强调本病的危害性。

(2)适当运动:坚持适当的体育锻炼和运动,注意劳逸结合。鼓励患者坚持慢跑、快走、打太极拳、练气功等,促进心血管功能,改善脑血液循环。对频繁发作的患者应尽量减少独处时间,避免发生意外。

(3)用药指导:嘱患者按医嘱服药,不要随意更改药物及停药;告知患者药物的作用、不良反应及用药注意事项。如发现TIA反复发作,症状加重,应及时就医。

(4)保持心情愉快,情绪稳定,避免精神紧张和过度疲劳。

(五)心理护理

帮助患者了解本病治疗和预后的关系,消除患者的紧张、恐惧心理,保持乐观心态,积极配合治疗,并自觉改变不良生活方式,建立良好生活习惯。

五、护理评价

患者对疾病相关知识有了一定的认识,知道如何服用药物和自我监测病情,学会积极地配合治疗,患者的焦虑减轻或消失,有效地预防了并发症的发生。

(王　静)

第四节　脑　梗　死

脑梗死(CI)或称缺血性卒中,是脑血液供应障碍引起缺血缺氧,导致局限性脑组织缺血性坏死或脑软化,约占全部脑卒中的70%,临床最常见的类型为脑血栓形成和脑栓塞。

脑血栓形成(CT)是脑血管疾病中最常见的一种,是脑动脉主干或皮质支动脉粥样硬化导致血管增厚、管腔狭窄闭塞和血栓形成,造成脑局部血流减少或供血中断,脑组织缺血缺氧导致软化坏死,出现相应的神经系统症状体征。

脑栓塞是由于各种栓子(血流中异常的固体、液体、气体)沿血液循环进入脑动脉,造成血流中断而引起相应供血区的脑功能障碍。

一、护理评估

(一)病因及发病机制

1.脑血栓形成

在脑血管壁病变的基础上,动脉内膜损害破裂或形成溃疡。当血流缓慢、血压下降时,胆固醇易于沉积在内膜下层,引起血管壁脂肪透明变性、纤维增生、动脉变硬、血小板及纤维素沉着,血栓形成。血栓逐渐扩大,使动脉管腔狭窄,最终完全闭塞。缺血区的脑组织出现不同程度、不同范围的梗死。常见部位见图3-1。

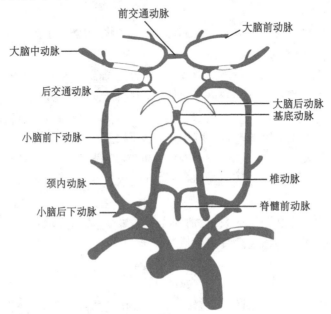

图 3-1　脑各动脉分支示意图

白色区域是颅内动脉粥样硬化好发部位

脑血栓形成的病因:①血管病变,最常见的为脑动脉粥样硬化,常伴高血压病,与动脉粥样硬化互为因果,糖尿病和高脂血症也可加速动脉粥样硬化的进程。其次为脑动脉炎(如结缔组织病和细菌、病毒、螺旋体感染等)。②血液成分的改变如真性红细胞增多症、血小板增多症、血栓栓塞性血小板减少性紫癜、弥漫性血管内凝血等疾病均使血栓形成易于发生。③血液速度的改变,血压改变是影响局部血流量的重要因素。

2.脑栓塞

(1)心源性原因为脑栓塞最常见的原因。有一半以上为风湿性心脏病二尖瓣狭窄合并心房颤动,另外心肌梗死或心肌病时心内膜病变形成的附壁血栓脱落形成的栓子,以及心脏手术、心脏导管等也可发生脑栓塞。

(2)非心源性原因常见的是主动脉弓及其发出的大血管的动脉粥样硬化斑块和附着物脱落引起栓塞。

(3)其他如败血症的脓栓、长骨骨折的脂肪栓子等。

（二）健康史

1.年龄

好发于中老年人,多见于 60 岁以上患有动脉粥样硬化者,多伴有高血压、冠心病或糖尿病。脑栓塞起病年龄不一,因多数与风湿性心脏病有关,所以发病年龄以中青年居多,冠心病引起者多为中老年。

2.发病情况

脑血栓形成常在安静休息时发病,或睡眠中发生,于次晨起床时发现不能说话,一侧肢体瘫痪。最初可有头痛、头昏、肢体麻木、无力等,约有 1/4 的患者曾有 TIA 史。病情通常在 1～2 天达到高峰。脑栓塞的主要特征是起病急骤,在数秒或很短的时间内症状达高峰,常见的症状为局限性抽搐、偏盲、偏瘫、偏身感觉障碍、失语等,如有意识障碍症状较轻且很快恢复。严重者可突然昏迷、全身抽搐,因脑水肿或颅内出血发生脑疝而死亡。

3.了解既往史和用药情况

询问患者的身体状况,了解既往有无脑动脉硬化、原发性高血压及糖尿病病史。询问患者是否进行过治疗,目前用药情况怎样。

4.了解生活方式和饮食习惯

有无不良生活方式及饮食习惯,有无烟酒等嗜好。

（三）身体评估

（1）观察神志、瞳孔和生命体征情况:患者意识清楚或有轻度意识障碍,生命体征一般无明显改变。

（2）评估有无神经功能受损:神经系统体征视脑血管闭塞的部位及梗死的范围而定,常见为各种类型的偏瘫、失语。

脑卒中的临床类型:①完全型,神经功能缺失症状体征较严重、较完全,进展较迅速,常于 6 小时内病情达高峰。②进展型,神经功能缺失症状较轻,但呈渐进性加重,在 48 小时内仍不断进展,直至出现较严重的神经功能缺损。③可逆性缺血性神经功能缺失,神经功能缺失症状较轻,但持续存在,可在 3 周内恢复。

（四）实验室及其他检查

脑血栓形成患者应常规进行 CT 检查,发病 24 小时后梗死区出现低密度梗死灶;MRI 可清晰显示梗死区;脑血管造影可发现血管狭窄及闭塞部位。

（五）心理-社会评估

是否因偏瘫、失语等影响工作、生活而出现焦虑、自卑、依赖、悲观失望等心理反应。有无患者长期住院而加重家庭经济负担,或由于长期照顾患者而致家属身心疲惫。

二、护理诊断

（一）躯体移动障碍

躯体移动障碍与偏瘫或平衡能力降低有关。

（二）语言沟通障碍

语言沟通障碍与语言中枢功能受损有关。

（三）有废用综合征的危险

有废用综合征的危险与意识障碍、偏瘫、长期卧床有关。

（四）吞咽障碍

吞咽障碍与意识障碍或延髓麻痹有关。

（五）焦虑

焦虑与偏瘫、失语有关。

（六）有皮肤完整性受损的危险

危险与长期卧床有关。

（七）潜在并发症

肺内感染、脑疝。

三、护理目标

患者能掌握各种运动锻炼及语言康复训练方法，躯体活动能力和语言表达能力逐步增强；防止肌肉萎缩、关节畸形；不发生误吸、受伤、压疮等；情绪稳定。

四、护理措施

（一）一般护理

1.体位

患者宜采取平卧位，以便较多血液供给脑部，禁用冰袋等冷敷头部以免血管收缩、血流减少而加重病情。

2.饮食护理

给予低盐低脂饮食，如有吞咽困难、饮水呛咳时，可给予糊状流食或半流食，从健侧小口慢慢喂食，必要时给予鼻饲流质饮食，并按鼻饲要求做好相关护理。苹果、香蕉等高纤维素食物可以减少便秘。肥肉、蛋类、动物内脏等含胆固醇高的食物要少吃或不吃。

3.生活护理

指导和协助卧床患者完成日常生活（如穿衣、洗漱、沐浴、大小便等），及时更换衣服、床单，定时翻身、叩背，以免发生压疮。恢复期尽量要求患者独立完成生活自理活动，如鼓励患者用健侧手进食、洗漱等。指导患者保持口腔清洁，保持大小便通畅和会阴部清洁。

4.安全护理

对有意识障碍和躁动不安的患者，床周应加护栏，以防坠床；对步行困难、步态不稳等运动障碍的患者，地面应保持干燥平整，以防跌倒；走道和卫生间等患者活动场所均应设置扶手。

（二）病情观察

密切观察病情变化，如患者再次出现偏瘫或原有症状加重等，应考虑是否为梗死灶扩大及合并颅内出血，立即报告医师。

（1）注意监测患者的意识状态、瞳孔及生命体征的变化。

（2）注意有无呼吸障碍、发绀及气管分泌物增加等现象。必要时协助医师行气管内插管及使用呼吸器来辅助患者呼吸。及时吸痰保持呼吸道通畅。

（3）做好出入量记录，限制液体的摄入量，以预防脑水肿加剧。

（三）用药护理

急性卒中是神经内科的急症。治疗以挽救生命、降低病残、预防复发为目的，除应及时进行病因治疗外,临床超早期治疗非常重要,可选用尿激酶、链激酶等药物溶栓治疗,其目的是溶解血栓,迅速恢复梗死区血流灌注,挽救尚未完全死亡的脑细胞,力争超早期恢复脑血流。尽快使用溶栓药是治疗成功的关键。根据病情适当采用脑保护治疗、抗凝治疗,必要时外科手术治疗。因血管扩张剂可加重脑水肿或使病灶区的血流量降低,故一般不主张使用。

护理人员应了解各类药物的作用、不良反应及注意事项。如静脉滴注扩血管药物时,滴速宜慢,并随时观察血压的变化,根据血压情况调整滴速;甘露醇用量不当、持续时间过长易出现肾损害、水电解质紊乱,应注意尿常规及肾功检查;用溶栓、抗凝药物时,严格注意药物剂量,监测出凝血时间、凝血酶原时间,发现皮疹、皮下瘀斑、牙龈出血等立即报告医师处理。

(四)康复护理

康复治疗应早期进行,主要目的是促进神经功能的恢复,包括患肢运动和语言功能等的训练和康复治疗,应从起病到恢复期,贯穿于医疗和护理各个环节和全过程。

(1)在病情稳定,心功能良好,无出血倾向时及早进行。一般是在发病1周后即开始。

(2)教会患者及家属保持关节功能位置,教会患者及家属锻炼和翻身技巧,训练患者平衡和协调能力,在训练时保持环境安静,使患者注意力集中。

(3)鼓励患者做力所能及的活动,锻炼患者日常生活活动能力,训练时不可操之过急,要循序渐进,被动与主动运动、床上与床下运动相结合,语言训练与肢体锻炼相结合。

(五)心理护理

脑血栓形成的患者因偏瘫、失语、生活不能自理,常常产生自卑、消极的不良情绪,甚至变得性情急躁,好发脾气,这样会使血压升高,病情加重。护理人员应主动关心体贴患者,同时嘱家属给予患者物质和精神上的支持,树立患者战胜疾病的信心。增强患者自我照顾的能力。

五、健康指导

(一)疾病知识指导

向患者和家属介绍脑血栓形成的基本知识,说明积极治疗原发病、祛除诱因、养成良好的生活习惯,是干预危险因素、防止脑血栓形成的重要环节。使患者及家属了解超早期治疗的重要性和必要性,发病后立即就诊。

(二)康复护理

教会家属及患者康复训练的基本方法,积极进行被动和主动锻炼,鼓励患者做力所能及的事情,不要过度依赖别人。

(三)饮食指导

平时生活起居要有规律,克服不良嗜好。饮食宜低盐、低脂、低胆固醇、高维生素,忌烟酒,忌暴饮暴食或过分饥饿。

(四)适当锻炼

根据病情,适当参加体育活动,以促进血液循环。

(五)注意安全

老年人晨间睡醒时不要急于起床,最好安静10分钟后缓慢起床,以防直立性低血压致脑血栓形成;外出时要防摔倒,注意保暖,防止感冒。

六、护理评价

患者能按要求进行适当的肢体和语言功能康复训练,肢体活动及言语功能逐渐恢复,具有一定的生活自理能力;无肌肉萎缩、关节畸形;未发生各种并发症;情绪稳定,积极配合治疗及护理。

(王　静)

第五节　脑　出　血

脑出血(ICH)是指原发性非外伤性脑实质内的出血,好发于 50～70 岁中老年人。占全部脑卒中的 10%～30%,出血多在基底节、内囊和丘脑附近,脑水肿、颅内压增高和脑疝形成是导致患者死亡的主要原因。脑出血病死率高、致残率高。

一、护理评估

(一)病因及发病机制

1.病因

高血压合并小动脉硬化是脑出血最常见的病因,脑出血的其他病因还有血液病、脑淀粉样血管病、动脉瘤、动静脉畸形、烟雾病、脑动脉炎、夹层动脉瘤、原发性或转移性肿瘤、抗凝及溶栓治疗不良反应等。

2.发病机制

(1)长期高血压导致脑内小动脉或深穿支动脉壁纤维素样坏死或脂质透明变性、小动脉瘤或微夹层动脉瘤形成,当情绪激动、活动用力时,使血压进一步升高,病变血管易于破裂而发生脑出血。

(2)高血压引起脑小动脉痉挛,造成其远端脑组织缺氧、坏死而出血。

(3)脑动脉壁薄弱,肌层和外膜结缔组织较少,缺乏外弹力层,易破裂出血。

(4)大脑中动脉与其所发出的深穿支——豆纹动脉呈直角,后者是由动脉主干直接发出一个小分支,故豆纹动脉所受的压力高,且此处也是微动脉瘤多发部位,受高压血流冲击最大,是脑出血最好发部位(图 3-2)。

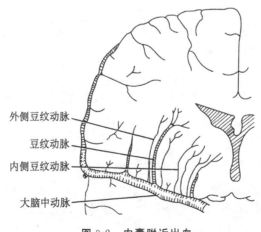

外侧豆纹动脉
豆纹动脉
内侧豆纹动脉
大脑中动脉

图 3-2　内囊附近出血

（二）健康史

（1）了解发病时间与发病情况：是否正在活动或者情绪激动、劳累、用力排便时骤然起病。临床症状常在数分钟至数小时达到高峰。

（2）询问患者有无明显的头痛、头晕等前驱症状。大多数脑出血患者病前无预兆。

（3）了解有无头痛、恶心、呕吐等伴随症状。

（4）了解患者的既往史和用药情况：询问患者的身体状况，了解既往有无原发性高血压、动脉粥样硬化、高脂血症病史。询问患者是否进行过治疗，目前用药情况怎样。

（5）了解生活方式和饮食习惯：①询问患者工作与生活情况，是否长期处于紧张忙碌状态，是否缺乏适宜的体育锻炼和休息时间。②询问患者是否长期摄取高盐、高胆固醇饮食。③询问患者是否有嗜烟、酗酒等不良习惯以及家族卒中病史。

（三）身体评估

（1）观察神志是否清楚，有无意识障碍及其类型。

（2）观察瞳孔大小及对光反射是否正常。

（3）观察生命体征的情况。脑出血患者呼吸深沉带有鼾声，重则呈潮式呼吸或不规则呼吸，脉搏缓慢有力，血压升高。

（4）观察有无三偏征。脑出血患者常出现偏瘫、偏身感觉障碍和偏盲。

（5）了解有无失语及失语类型。脑出血累及优势半球时常出现失语症。

（6）有无眼球运动及视力障碍。

（7）检查有无肢体瘫痪和瘫痪类型。

（四）实验室及其他检查

CT 检查是临床确诊脑出血的首选检查，可显示边界清楚的均匀高密度血肿，可早期发现脑出血的部位、范围和出血量，以及是否破入脑室。MRI 检查可发现 CT 不能确定的出血。

（五）心理-社会评估

脑出血患者急性期后常因留有后遗症，肢体功能和语言功能恢复慢，而易产生烦躁、抑郁情绪，从而影响治疗、护理及患者的生活质量。

二、护理诊断

（一）意识障碍

意识障碍与脑出血、脑水肿有关。

（二）意识障碍

意识障碍与语言中枢功能受损有关。

（三）有皮肤完整性受损的危险

危险与长期卧床有关。

（四）躯体移动障碍

躯体移动障碍与意识障碍、肢体运动障碍有关。

（五）自理能力缺陷

自理能力缺陷与肢体运动功能障碍有关。

（六）潜在并发症

脑疝、消化道出血、坠积性肺炎、泌尿系统感染。

三、护理目标

(1)患者意识障碍无加重,或神志逐渐清醒。

(2)能说出逐步进行功能锻炼的方法,能使用合适的器具增加活动量。

(3)生活自理能力逐渐增强,能满足基本生活需求。

(4)能说出训练语言功能的方法,语言功能好转或恢复。

(5)能说出引起患者受伤的危险因素,未发生外伤。

(6)生命体征稳定,不发生脑疝、消化道出血、感染及压疮等并发症。

四、护理措施

(一)一般护理

1.休息

急性期应绝对卧床休息,发病 24～48 小时内避免搬动,同时抬高床头 15°～30°,以促进脑部静脉回流,减轻脑水肿;取侧卧位,防止呕吐物反流引起误吸;头置冰袋或冰帽,以减少脑细胞耗氧量;保持环境安静,保持情绪稳定,避免各种刺激,避免咳嗽和用力排便,进行各项护理操作均需动作轻柔,以免加重出血。

2.饮食护理

给予高蛋白、高维生素、高热量饮食,并且限制钠盐摄入。有意识障碍、消化道出血的患者禁食 24～48 小时,发病 3 天后,如不能进食者,鼻饲流质,以保证营养供给。恢复期患者应给予清淡、低盐、低脂、适量蛋白质、高维生素食物,戒烟酒。

3.二便护理

便秘者可用缓泻剂,排便时避免屏气用力,以免颅内压增高。尿潴留者,应及时导尿,给予膀胱冲洗防止泌尿系统感染。

4.生活护理

同脑血栓形成患者护理。

(二)病情观察

1.脑疝的观察

脑疝是脑出血的主要死亡原因之一,因此应严密观察神志、瞳孔和生命体征的变化。如发现烦躁不安、频繁呕吐、意识障碍进行性加重、两侧瞳孔大小不等、血压进行性升高、脉搏加快、呼吸不规则等脑疝前驱症状时,应立即与医师联系,迅速采取措施降低颅内压。

2.上消化道出血的观察

急性期还应注意观察患者有无呕血、便血,及时发现有无发生消化道出血。每次鼻饲前要抽吸胃液,若胃液呈咖啡色或患者大便呈黑色,应立即协助医师处理。

3.迅速出现的持续高热

常由于脑出血累及下丘脑体温调节中枢所致,应给予物理降温,头部置冰袋或冰帽,并予以氧气吸入,提高脑组织对缺氧的耐受性。

4.随时给患者吸痰、翻身拍背

做好口腔护理,清除呼吸道分泌物,以防误吸。

（三）用药护理

遵医嘱快速给予脱水剂等药物。甘露醇应在 15～30 分钟内滴完,注意防止药液外渗,注意尿量与电解质的变化,尤其应注意有无低血钾发生。

（四）康复护理

急性期患者绝对卧床休息,每 2 小时翻身 1 次,以免局部皮肤长时间受压,翻身后保持肢体于功能位置。神经系统症状稳定 48～72 小时后,患者即应开始早期康复训练,包括肢体功能康复训练、语言功能康复训练等。

（五）心理护理

应鼓励患者增强生活的信心,消除不良心理反应。在康复护理时向患者及家属说明早期锻炼的重要性,告知患者病情稳定后即尽早锻炼,越早疗效越好。告诉患者只要坚持功能锻炼,许多症状体征可在 1～3 年内逐渐改善,以免因心理压力而影响脑功能的恢复。

五、健康指导

（一）避免诱发因素

告知患者避免情绪激动和不良刺激,勿用力大便。生活规律,保证充足睡眠,适当锻炼,劳逸结合。

（二）饮食指导

饮食以清淡为主,多吃蔬菜和水果,戒烟、忌酒。

（三）积极治疗原发病

如高血压病、糖尿病、心脏病等;按医嘱服药,将血压控制在适当水平,以防脑出血再发。

（四）坚持康复训练

教会家属有关护理知识和改善后遗症的方法,尽量使患者做到日常生活自理,康复训练时注意克服急于求成的心理,做到循序渐进,持之以恒。

（五）向患者及家属介绍

脑出血的先兆症状,如出现严重头痛、眩晕、肢体麻木、活动不灵、口齿不清时,应及时就诊,教会家属再次发生脑出血时现场急救处理措施。

（六）教会患者家属测量血压的方法

每天定时监测血压,发现血压异常波动及时就诊。

六、护理评价

患者意识障碍减轻,或神志渐清醒;未发生或控制减轻脑和上消化道出血,无感染、压疮发生;积极配合和坚持肢体功能康复训练和语言康复训练,肢体功能和语言功能逐步增强。

（王 静）

第六节 蛛网膜下腔出血

蛛网膜下腔出血(SAH)通常为脑底部动脉瘤或脑动静脉畸形破裂,血液直接流入蛛网膜下腔所致。临床表现为急骤起病的剧烈头痛、呕吐、意识障碍、脑膜刺激征、血性脑脊液等。SAH约占急性脑卒中的10％,占出血性卒中的20％。

一、护理评估

(一)病因及发病机制

最常见的病因是粟粒样动脉瘤,约占75％,可能与遗传和先天性发育缺陷有关,其次有动静脉畸形,约占10％。多见于青年人,当重体力劳动或情绪变化、血压突然升高、酗酒或重体力劳动时,畸形血管团破裂出血。脑动脉炎也可造成血管壁病变导致血管破裂出血,肿瘤可直接侵蚀血管而造成出血。

(二)健康史

1.询问患者起病的形式

是否在用力或情绪激动等情况时急性起病。

2.了解既往病史和用药情况

了解是否有动脉硬化、高血压、动静脉畸形等病史。询问患者过去和现在的用药情况,是否进行过抗凝治疗。

3.了解有无明显诱因和前驱症状

询问患者起病前数天内是否有头痛、恶心、呕吐等前驱症状。

4.了解起病有无伴随症状

多见的有短暂意识障碍、项背部或下肢疼痛、畏光等伴随症状。

(三)身体评估

1.观察神志、瞳孔及生命体征的情况

询问患者病情,了解患者有无神志障碍。少数患者神志清醒,半数以上患者有不同程度的意识障碍,轻者出现神志模糊,重者昏迷逐渐加深。监测生命体征的变化。

2.评估有无神经功能受损

多数患者来求诊时都有头痛、恶心、呕吐,常有颈项强直等脑膜刺激征。评估患者有无肢体功能障碍和失语,有无眼睑下垂等一侧动眼神经麻痹的表现。

(四)实验室及其他检查

脑脊液检查压力增高,外观呈均匀一致血性,CT检查是确诊蛛网膜下腔出血的首选诊断方法,可见蛛网膜下腔高密度出血灶,并可显示出血部位、出血量、血液分布、脑室大小和有无再出血。

(五)心理-社会评估

发病后神志清楚时可能存在焦虑、紧张、恐惧、绝望的心理。

二、护理诊断

(一)疼痛

疼痛与颅内压增高、血液刺激脑膜或继发性脑血管痉挛有关。

(二)恐惧

恐惧与剧烈疼痛、担心再次出血有关。

（三）潜在并发症

再出血、脑疝。

三、护理目标

患者的头痛减轻或消失；患者未发生严重并发症；患者的基本生活需要得到满足。

四、护理措施

与脑出血护理相似，主要是防止再出血。

（一）一般护理

应绝对卧床休息 4~6 周，抬高床头 15°~30°，避免搬动和过早离床活动，保持环境安静，严格限制探视，避免各种刺激。

（二）饮食护理

多食蔬菜、水果，保持大便通畅，避免过度用力排便；避免辛辣刺激性强的食物，戒烟酒。

（三）保持乐观情绪

避免精神刺激和情绪激动。防止咳嗽和打喷嚏，对剧烈头痛和躁动不安者，可应用止痛剂、镇静剂。

（四）密切观察病情

初次发病第 2 周最易发生再出血。如患者再次出现剧烈头痛、呕吐、昏迷、脑膜刺激征等情况，及时报告医师并处理。

五、护理评价

患者头痛逐渐得到缓解。患者情绪稳定，未发生严重并发症。

（王　静）

第七节　病毒性脑膜炎

病毒性脑膜炎是一组由各种病毒感染引起的脑膜急性炎症性疾病，临床以发热、头痛和脑膜刺激征为主要表现。本病大多呈良性过程。

一、病因及发病机制

多数的病毒性脑膜炎由肠道病毒引起。该病毒属于微小核糖核酸病毒科，有 60 多个不同亚型，包括脊髓灰质炎病毒、柯萨奇病毒 A 和 B、埃可病毒等，其次为流行性腮腺炎、单纯疱疹病毒和腺病毒。

肠道病毒主要经粪-口途径传播，少数通过呼吸道分泌物传播；大部分病毒在下消化道发生最初的感染，肠道细胞上有与肠道病毒结合的特殊受体，病毒经肠道入血，产生病毒血症，再经脉络丛侵犯脑膜，引发脑膜炎症改变。

二、临床表现

(1)本病以夏秋季为高发季节,在热带和亚热带地区可终年发病。儿童多见,成人也可罹患。多为急性起病,出现病毒感染的全身中毒症状如发热、头痛、畏光、肌痛、恶心、呕吐、食欲减退、腹泻和全身乏力等,并可有脑膜刺激征。病程在儿童常超过1周,成人病程可持续2周或更长时间。

(2)临床表现可因患者的年龄、免疫状态和病毒种类不同而异,如幼儿可出现发热、呕吐、皮疹等症状,而脑膜刺激征轻微甚至阙如;手足口综合征常发生于肠道病毒71型脑膜炎,非特异性皮疹常见于埃可病毒9型脑膜炎。

三、辅助检查

脑脊液压力正常或增高,白细胞数正常或增高,可达$(10\sim100)\times10^6/L$,早期可以多形核细胞为主,8～48小时后以淋巴细胞为主。蛋白质可轻度增高,糖和氯化物含量正常。

四、治疗

本病是一种自限性疾病,主要是对症治疗、支持治疗和防治并发症。对症治疗:如头痛严重者可用止痛药,癫痫发作可选用卡马西平或苯妥英钠等,脑水肿在病毒性脑膜炎不常见,可适当应用甘露醇。对于疱疹病毒引起的脑膜炎,应用阿昔洛韦抗病毒治疗可明显缩短病程和缓解症状,目前针对肠道病毒感染临床上使用或试验性使用的药物有人免疫球蛋白和抗微小核糖核酸病毒药物普来可那立。

五、护理评估

(一)健康史
发病前有无发热及感染史(呼吸道、消化道)。

(二)症状
发热、头痛、呕吐、食欲减退、腹泻、乏力、皮疹等。

(三)身体状况
(1)生命体征及意识,尤其是体温及意识状态。

(2)头痛:头痛部位、性质、有无逐渐加重及突然加重,脑膜刺激征是否阳性。

(3)呕吐:呕吐物性质、量、频率,是否为喷射样呕吐。

(4)其他症状:有无人格改变、共济失调、偏瘫、偏盲、皮疹。

(四)心理状况
(1)有无焦虑、恐惧等情绪。

(2)疾病对生活、工作有无影响。

六、护理诊断/问题

(一)体温过高
体温过高与感染的病原有关。

(二)意识障碍

意识障碍与高热、颅内压升高引起的脑膜刺激征及脑疝形成有关。

(三)有误吸的危险

误吸与脑部病变引起的脑膜刺激征及吞咽困难有关。

(四)有受伤的危险

受伤与脑部皮质损伤引起的癫痫发作有关。

(五)营养失调

低于机体需要量与高热、吞咽困难、脑膜刺激征所致的入量不足有关。

(六)生活自理能力缺陷

生活自理能力缺陷与昏迷有关。

(七)有皮肤完整性受损的危险

有皮肤完整性受损的危险与昏迷抽搐有关。

(八)语言沟通障碍

语言沟通障碍与脑部病变引起的失语、精神障碍有关。

(九)思维过程改变

思维过程改变与脑部损伤所致的智能改变、精神障碍有关。

七、护理措施

(一)高热的护理

(1)注意观察患者发热的热型及相伴的全身中毒症状的程度,根据体温高低定时监测其变化,并给予相应的护理。

(2)患者在寒战期及时给予增加衣被保暖;在高热期则给予减少衣被,增加其散热。患者的内衣以棉制品为宜,且不宜过紧,应勤洗勤换。

(3)在患者头、颈、腋窝、腹股沟等大血管走行处放置冰袋,及时给予物理降温,30分钟后测量降温后的效果。

(4)当物理降温无效、患者持续高热时,遵医嘱给予降温药物。给予药物降温后特别是有昏迷的患者,要观察其神志、瞳孔、呼吸、血压的变化。

(5)做好基础护理,使患者身体舒适;做好皮肤护理,防止降温后大量出汗带来的不适;给予患者口腔护理,以减少高热导致口腔分泌物减少引起的口唇干裂、口干、舌苔,以及呕吐、口腔残留食物引起的口臭带来的不适感及舌尖、牙龈炎等感染;给予会阴部护理,保持其清洁,防止卧床所致的泌尿系统感染;床单位清洁、干燥、无异味。

(6)患者的饮食应以清淡为宜,给予细软、易消化、高热量、高维生素、高蛋白、低脂肪饮食。鼓励患者多饮水,多吃水果和蔬菜。意识障碍不能经口进食者及时给予鼻饲,并计算患者每公斤体重所需的热量,配置合适的鼻饲饮食。

(7)保持病室安静舒适,空气清新,室温18～22 ℃,湿度50%～60%适宜。避免噪声,以免加重患者因发热引起的躁动不安、头痛及精神方面的不适。降低室内光线亮度或给患者戴眼罩,减轻因光线刺激引起的燥热感。

(二)病情观察

(1)严密观察患者的意识状态,维持患者的最佳意识水平。严密观察病情变化,包括意识、瞳孔、血压、呼吸、体温等生命体征的变化,结合其伴随症状,正确判断、准确识别因智能障碍引起的表情呆滞、反应迟钝,或因失语造成的不能应答,或因高热引起的精神萎靡,或因颅压高所致脑疝引起的嗜睡、昏睡、昏迷,应及时并准确地反馈给医师,以利于患者得到恰当的救治。

(2)按时给予脱水降颅压的药物,以减轻脑水肿引起的头痛、恶心、呕吐等脑膜刺激征,防止脑疝的发生。

(3)注意补充液体,准确记录24小时出入量,防止低血容量性休克而加重脑缺氧。

(4)定时翻身、叩背、吸痰,及时清理口鼻呼吸道分泌物,保持呼吸道通畅,防止肺部感染。

(5)给予鼻导管吸氧或储氧面罩吸氧,保证脑组织氧的供给,降低脑组织氧代谢。

(6)避免噪声、强光刺激,减少癫痫发作,减少脑组织损伤,维护患者意识的最佳状态。

(7)癫痫发作及癫痫持续状态的护理详见癫痫患者的护理。

(三)精神症状的护理

(1)密切观察患者的行为,每天主动与患者交谈,关心其情绪,及时发现有无暴力行为和自杀倾向。

(2)减少环境刺激,避免引起患者恐惧。

(3)注意与患者沟通交流和护理操作技巧,减少不良语言和护理行为的刺激,避免患者意外事件的发生。①在与患者接触时保持安全距离,以防有暴力行为患者的伤害。②在与患者交流时注意表情,声音要低,语速要慢,避免使患者感到恐惧,从而增加患者对护士的信任。③运用顺应性语言劝解患者接受治疗护理,当患者焦虑或拒绝时,除特殊情况外,可等其情绪稳定后再处理。④每天集中进行护理操作,避免反复的操作引起患者的反感或激惹患者的情绪。⑤当遇到患者有暴力行为的倾向时,要保持沉着、冷静的态度,切勿大叫,以免使患者受到惊吓后产生恐惧,引发攻击行为而伤害他人。

(4)当患者烦躁不安或暴力行为不可控时,及时给予适当约束,以协助患者缓和情绪,减轻或避免意外事件的发生。约束患者时应注意以下几点:①约束患者前一定要向患者家属讲明约束的必要性,医师病程和护理记录要详细记录,必要时签知情同意书,在患者情绪稳定的情况下也应向家属讲明约束原因。②约束带应固定在患者手不可触及的地方。约束时注意患者肢体的姿势,维持肢体功能性位置,约束带松紧度适宜,注意观察被约束肢体的肤色和活动度。③长时间约束至少每2小时松解约束5分钟。必要时改变患者体位,协助肢体被动运动。若患者情况不允许,则每隔一段时间轮流松绑肢体。④患者在约束期间家属或专人陪伴,定时巡视病房,并保证患者在护理人员的视线之内。

(四)用药护理

(1)遵医嘱使用抗病毒药物,静脉给药注意保持静脉通路通畅,做好药物不良反应宣教,注意观察患者有无谵妄、震颤、皮疹、血尿,定期抽血监测肝、肾功能。

(2)使用甘露醇等脱水降颅压的药物,应保证输液快速滴注,并观察皮肤情况,药液有无外渗,准确记录出入量。

(3)使用镇静、抗癫痫药物,要观察药效及药物不良反应,定期抽血,监测血药浓度。

(4)使用退热药物,注意及时补充水分,观察血压情况,预防休克。

(五)心理护理

(1)要做好患者心理护理,介绍有关疾病知识,鼓励患者配合医护人员的治疗,树立战胜疾病的信心,减轻恐惧、焦虑、抑郁等不良情绪,以促进疾病康复。

(2)对有精神症状的患者,给予家属帮助,做好患者生活护理,减少家属的焦虑。

(六)健康教育

(1)指导患者和家属养成良好的卫生习惯。

(2)加强体质锻炼,增强抵抗疾病的能力。

(3)注意休息,避免感冒,定期复查。

(4)指导患者服药。

(王 静)

第八节 结核性脑膜炎

结核性脑膜炎是神经系统结核病最常见的类型。发病特点如下。①儿童发病高于成人:这是由于儿童抵抗力相对较低,防御功能薄弱,增加了感染的概率。②农村高于城市:这是由于农村卫生条件差,诊断、治疗和预防条件差。③北方高于南方:这是由于北方气候寒冷,人们为了保持室内温度居室很少开窗通风换气,造成相对密闭状态。如果家中有一传染源患者存在,则被感染的危险性很大。又因冬季长,阳光不足,结核菌易于生存,导致结核性脑膜炎发病。

一、感染途径与发病机制

(1)结核菌侵入血流,经脑膜动脉到达脑膜称为真性血行感染,多见乳幼儿。由于肺内原发灶恶化,发生干酪样坏死、液化形成原发空洞,或肺门淋巴结发生干酪样坏死,干酪物破溃使大量结核菌随着侵入血流内,开成结核菌血症,经血循环播散至脑膜。

(2)结核菌经血行播散到脉络丛形成结核病灶,以后病灶破入脑室,累及脑室室管膜系统,引起室管膜炎、脉络丛炎导致脑脊液分泌增多,故结核性脑膜炎通常并发交通性脑积水。

(3)全身粟粒性结核,通过血循环直接播散到脑膜上。结核菌一旦在大脑皮质停留便有两种可能,一是不繁殖,故不产生活动性结核病变;二是繁殖,形成干酪样病变,侵犯脑室和蛛网膜下腔。该病变可突然排出干酪样物质和结核菌,引起急性结核性脑膜炎,而较多的情况是缓慢排出结核菌,引起亚急性或慢性结核性脑膜炎,临床以后者居多。

上述颅内结核病灶在某些诱因存在时,如高热、外伤、妊娠、传染病、营养缺乏、长期服用激素等都可使潜在病灶破溃,排出大量结核菌于蛛网膜下腔到脑基底池,直至全部脑膜感染。

(4)颅外感染灶以肺、纵隔内淋巴结为主,其次则为脊柱结核或椎旁脓肿、盆腔结核、肠系膜淋巴结结核及泌尿生殖系结核并发结核性脑膜炎为多见。这是因为人的机体所有部位的活动性或干酪性结核病变都可借助淋巴、血行播散而发生结核性脑膜炎。上述各部位只是发生的概率多少有所不同。肺内任何类型的病变都可并发结核性脑膜炎,但是慢性纤维空洞型肺结核、肺硬化、肺结核瘤、已钙化的局灶型结核等并发结核性脑膜炎的概率明显减少。全身急性肺结核并发结核性脑膜炎概率最多,其次为原发复合征后期。

脊柱结核、椎旁脓肿、慢性结核性脓胸、盆腔及泌尿生殖系统结核病灶中的结核菌都可借椎动脉系统进入脑底动脉环,从而形成脑底脑膜炎。而椎静脉无静脉瓣且又与肋间静脉相通,胸腔内的长期炎症与充血,使肋间静脉长期充盈扩张,血流量增加,由于阵咳肺急剧收缩与扩张,不论肺或胸壁来的结核菌或干酪样物质,都易于通过肋间静脉沿椎静脉系统逆行感染形成脑底脑膜炎。

腹腔脏器结核处的结核菌及干酪物质,可因病变侵蚀门静脉系统与下腔静脉,结核菌进入肺血循环,从而形成周身粟粒结核与结核性脑膜炎。

脑附近组织如中耳、乳突窦、颈椎或颅骨的结核病灶可能直接侵犯脑膜,但引起发病者为数较少。

二、病理改变

结核性脑膜炎是在血管屏障受到破坏,结核菌经血液循环侵入脑膜的基础上发生的。以脑膜病变为最突出,但实际上炎症常同时侵犯到脑实质或同时伴有结核瘤、结核性脑动脉炎并引起脑梗死,或脑血管炎坏死而破裂出血等病变。亦可侵犯脊髓蛛网膜。现将主重病理分述如下。

(一)脑膜病变

结核菌侵入血管,由脑膜动脉弥散而发生。因此最早期表现为血管的病变,血管的病理特点是以渗出和浸润性改变为主。脑膜血管充血、水肿,脑膜浑浊、粗糙、失去光泽、大量白色或灰黄色渗出物沿着脑基底、延髓、脑桥、脚间池、大脑外侧裂、视交叉等处蔓延,以底部与脑外侧裂最为显著。脑膜上有多数散在的粟粒样灰黄色或灰白色小结节。显微镜下见到软脑膜及蛛网膜下腔有弥散性细胞浸润。主要为单核细胞、淋巴细胞及少量中性粒细胞。血管周围也有单核细胞及淋巴细胞浸润。此时期如能得到及时治疗,脑膜渗出性病变可全部被吸收。如治疗不规则,病变可呈慢性经过,以增生性病变为主。此时颅底渗出物粘连、增厚、机化,出现较多的肉芽组织及干酪样坏死灶。

(二)脑实质病变

脑膜因炎症而产生渗出物,脑实质浅层可因脑膜炎而有脑炎改变,并发程度不等的脑水肿及脑肿胀。脑膜病变愈重,在相近的脑实质病变愈重。脑实质发生充血及不同程度的水肿。外观表现脑沟变浅,脑回变宽。严重者脑沟回消失而连成一片。在脑实质有结核结节、结核瘤的形成。显微镜下见到血管周围淋巴细胞炎性浸润,神经细胞有不同程度的退行性病变及胶质细胞增生,还有髓鞘脱失。脑实质可见出血性病变,多数为点状出血,少数呈弥漫甚至大片出血。

(三)脑血管病变

结核性脑膜炎时,由于炎症的渗出和增生,可产生动脉内膜炎或全动脉炎。在脑膜动脉的外膜、中层及在血管内膜都有炎症改变。这些血管的炎症变化可发展成类纤维性坏死或完全干酪样化,结果导致血栓形成梗死。这些情况在未经抗结核治疗的患者表现更为明显。梗死可以是表浅的,但当动脉被累及时,基底节动脉也往往发生梗死,从而导致脑组织软化。

(四)脑脊液通路阻塞及脑积水

结核性脑膜炎时,大量灰黄色或灰白色黏稠的渗出物蔓延到延髓、脑桥、脚间池、大脑外侧裂、视交叉等处蛛网膜。这些渗出物及水肿液包围、挤压颅底血管及神经引起第Ⅱ、Ⅲ、Ⅵ、Ⅶ对脑神经损害。随着病情迁延,聚集在脑底部的渗出物进而发生干酪样坏死及纤维蛋白增生机化,形成又硬又厚的结核肉芽组织,阻碍脑脊液的循环,继而发生交通性脑积水。

当结核性脑膜炎急性期,结核炎症侵及脑室内脉络丛及室管膜时,使之充血、水肿、浑浊、增厚,有结核结节和干酪坏死。当脑脊液循环通路发生阻塞时,如一侧或双侧室间孔狭窄,阻塞可出现一侧或双侧侧脑室扩张,如导水管狭窄或阻塞时可发生第三脑室以上的扩张。当第四脑室正中孔或外侧孔开口处被大量干酪物阻塞,可发生整个脑室扩张,称之为非交通性脑积水。在结核性脑膜炎晚期或慢性期因脑室极度扩大或结核瘤压迫脑血循环使回流受阻,或蛛网膜回吸收障碍,或因颅底渗出物机化,粘连堵塞,脑脊液部分或全部不能流入蛛网膜下腔,而形成慢性脑积水。

(五)脊髓和脊膜病变

结核性脑膜炎常伴有脊髓蛛网膜炎,脊髓早期以炎性渗出为主,脊髓各段脊膜肿胀、充血、水肿、粘连增厚,可见大量结核结节和干酪样坏死。粘连脊膜可以包绕成囊肿,或形成瘢痕将蛛网膜下腔完全闭塞。其病变可以弥散而不规则分布在颈、胸、腰段,也可只局限于1～2脊髓节段。如粘连严重,病变范围广泛,影响了脊髓腔脑脊液循环,或使脊髓的血管受压,脊髓发生软化或退化性变化;脊髓实质在显微镜下可见单核细胞浸润、髓鞘脱失,神经细胞出现退行性变化和坏死。

(六)脑结核瘤的形成

脑结核瘤来自血行播散,在脑内或脊髓内形成块状结核肉芽肿,多见于脑内,好发于小脑、大脑半球、脑皮质等各部位。少见于脊髓内。大小不一,一般以0.5 cm以上的结核结节称为结核瘤。其小如黄豆,大如栗子,可单个孤立存在,也有多个融合成团或串状。一旦结核瘤液化破溃入脑部或脊髓血管或直接侵入脑室及蛛网膜下腔则发生结核性脑膜炎或结核性脊膜炎。

三、临床表现

(一)临床症状与体征

1.一般症状

发病年龄多为儿童及少年,但成人也不少见,儿童以3岁以下居多,成人以18～30岁发病较多。男女发病无差异。四季均可发病,以春季较多。起病多缓慢或呈亚急性,但也有呈急性的。起病时有发冷发热,全身过敏,畏光,周身疼痛,食欲减低,精神差,便秘,头痛,呕吐。有的呼吸道症状较为突出,如咳嗽、喘憋、缺氧等;有的消化道症状突出,以腹泻多见,便秘较少。

2.神经系统症状

(1)脑膜刺激征:颈和腰骶神经根受炎症渗出物刺激,多数患者出现颈部伸肌收缩,颈项强直,克氏征阳性,布氏征阳性。但少数患者没有或仅晚期出现。婴儿及老年患者此征不甚典型。

(2)脑神经损害症状:结核性脑膜炎的病理变化主要为颅底炎症。脑神经通过颅底受到炎症渗出物的刺激、包埋、压迫;或结核性栓塞性动脉内膜炎,使脑实质缺血、软化;或脑结核瘤侵及脑神经核及其通路;及颅内高压的影响均可导致脑神经损害。临床多见于面神经,次为外展神经、动眼神经、视神经,可以是部分的或完全的,也可以是一侧的或双侧的,可以是结核性脑膜炎的首发症状,但多数于病象明显时出现。

(3)颅内压增高的症状。①头痛:由于颅内压增高,引起脑血管张力增高及脑膜紧张,或脑膜炎症刺激脑神经末梢而产生头痛。为结核性脑膜炎首发症状,常较剧烈而持久,以枕后痛多见,因结核性脑膜炎的病变部位大多以脑底为主,不少也可出现额颞部痛。②呕吐:由于脑室内压力增高或结核炎症刺激迷走神经核及延髓网状结构导致呕吐,是颅压增高、脑膜受刺激的一个常见症状,多发生于头痛剧烈时,有的呈喷射性呕吐,可伴或不伴恶心,若在晨间空腹出现,且无恶心先兆,则更有意义。③视盘水肿:由于颅压增高,压迫其内通过的视网膜中央血管,妨碍来自视网膜中央血管周围与视神经周围间歇的液体流通,发生视神经盘水肿,进而萎缩而失明。④意识障碍:颅压增高,炎症刺激引起脑皮质缺血、缺氧及脑干网状结构受损,导致意识障碍,可表现为嗜睡、昏睡、意识模糊、谵妄,甚至昏迷。⑤脑疝:颅压进一步增高,脑组织向压力小的地方移动,形成脑疝。临床上常见小脑幕切迹疝(颞叶钩回疝)及枕骨大孔疝(小脑扁桃体疝)。小脑幕切迹疝表现为昏迷、一侧瞳孔散大、光反射消失、对侧肢体瘫痪、全身抽搐及生命体征改变。枕骨大孔疝表现为急性发生、突然呼吸停止、深昏迷、双侧瞳孔散大、光反射消失、四肢弛缓、血压下降、迅速死亡。

(4)脑实质损害症状:由于结核性脑膜炎可同时侵犯脑实质,或合并脑血管病变,脑组织缺血、缺氧、软化,导致脑实质损害,临床表现多种多样,常见有以下几种。①瘫痪:可出现偏瘫、单瘫、截瘫、四肢瘫,以偏瘫多见。②去大脑强直:临床呈现牙关紧闭,向后伸仰,双侧上下肢伸直,常伴呼吸不规则,肌肉颤搐。系中脑红核水平以下和脑桥上部的神经结构破坏或功能中断所致,常见于小脑幕切迹疝。③去皮质强直:表现为双上肢屈曲,双下肢强直性伸直,为中脑红核水平以上的双侧内囊及皮质损害所致。强痛刺激可诱出去大脑皮质强直反应。④四肢手足徐动、震颤,为基底神经损害所致。⑤舞蹈样运动:表现为极快的不规则和无意义的不自主运动如挤眉、弄眼、吐舌、耸肩等,系基底节、小脑、黑质病损所致。

(5)自主神经受损症状:表现为皮质-内脏联合损害如呼吸异常、循环障碍、胃肠紊乱、体温调节障碍。还可表现肥胖、尿崩症和脑性失盐综合征等。

(6)脊髓受损症状:结核性脑膜炎随病情的进展,病变可蔓延至脊髓膜、脊髓神经根和脊髓实质,临床上表现为脊神经受刺激和脊髓受压迫症状,椎管不通畅,脑脊液呈结核性脑膜炎改变等。结核性脊髓蛛网膜炎、椎管内结核瘤及脊柱结核均可伴发不同程度的脊髓损害。

(二)临床分型

目前国内大致把结核性脑膜炎分为以下几型。

1.单纯型结核性脑膜炎

这是临床上较常见的一种类型。病变主要限于脑膜,临床表现具有脑膜刺激症状和体征,以及典型的结核性脑膜炎脑脊液改变,无意识障碍、昏迷、抽搐等脑实质受损症状,若能早期诊断,以及时治疗,预后较好。

2.脑膜脑炎型

除脑膜炎症状外,同时出现脑实质弥散性或局限性受损表现如精神症状(精神运动性兴奋、幻觉);不同程度的意识障碍,严重时昏迷、瘫痪抽搐、失语;少数可出现异常运动如偏侧舞蹈、手足徐动、震颤等及自主神经功能紊乱症状如尿崩症、过度睡眠等。此型临床症状严重,一般预后较差。

3.结核性脑膜炎并发缺血性脑血管病

临床上也常见,表现为在清醒的发展过程中较快地(1～3天)出现或突然出现单瘫或偏瘫,以及其他神经系统局灶性症状和体征。如损害优势半球可伴有失语,此为大脑中动脉或颈内动脉发生闭塞。若四肢瘫伴小脑共济失调则为基底动脉闭塞。脑血管造影常显示管径变细、局部狭窄或闭塞。

4.浆液型结核性脑膜炎

婴幼儿、儿童较成人多见,常伴有活动性结核病灶,多由于结核病的中毒反应所致。浆液渗出物只限于脑底部,视交叉附近,临床表现脑膜刺激征轻微,脑脊液压力增高,细胞(以淋巴细胞为主)和蛋白轻度增高或正常。可出现头痛、发热、盗汗、感觉过敏等结核中毒症状。经过治疗,可以很快恢复,预后良好。

5.脊髓型

幼儿及儿童多见,结核炎症侵犯脊髓导致脊髓压迫和软化。临床表现除脑膜刺激征外,还合并脊髓横贯性完全性或部分性损害,表现病灶水平以下运动障碍,深浅感觉障碍及二便障碍。脑脊液可黄变,蛋白细胞分离,脑脊液动力学试验可不通或半通。此型恢复很慢,预后不良。

6.结核性慢性蛛网膜炎

不多见,主要是由于结核性脑膜炎病变局限于部分脑膜或脊膜,呈一种慢性炎症经过,引起软膜、蛛网膜增厚,形成粘连。粘连的脑膜或脊膜可以包绕形成囊肿或形成瘢痕将脑或脊髓的蛛网膜下腔部分压闭。前者如阻碍了脑脊液循环可出现严重的颅压增高症状;后者如影响了脊髓的脑脊液循环或供应脊髓的血管受压,脊髓发生软化,则临床出现脊髓受损症状。脊髓碘油造影见低动缓慢,分散呈点滴状或索条状,或出现不规则充盈缺损。

(三)临床分期

结核性脑膜炎发病过程一般比较缓慢,临床上可以分为早期、中期、晚期。此三期是结核性脑膜炎在无化疗前自然发展的临床表现。

1.早期(前驱期)

一般见于起病的1～2周,起病缓慢,多表现一般结核的中毒症状如发热、食欲缺乏、消瘦、精神差、感觉过敏。由于脑膜刺激征缺乏,造成早期诊断的困难。

2.中期(脑膜刺激期)

1～2周,表现为头痛、呕吐、颈项强直,此期可出现颅压增高症状及脑实质受损症状,脊髓受损症状及自主神经功能障碍。腰穿脑脊液呈典型结核性脑膜炎变化。

3.晚期(昏迷期)

1～3周,以上症状加重,意识障碍加深进入昏迷,临床出现频繁抽搐,弛张高热,呼吸不整,去脑或去皮质强直,可出现脑疝危象,多因呼吸和循环中枢麻痹而死亡。

4.慢性期(迁延期)

结核性脑膜炎经化疗后,特别是经不规则化疗后,使病情迁延达数月之久。头痛、呕吐轻微可间断出现,意识可以清楚,脑膜刺激征轻微或缺如,脑脊液基本正常或变化不大。这样既不能定为晚期,又不是早期或中期。属慢性迁延期即病程超过1个月而病情又不符合晚期者。如今在化疗时代,此型在临床上颇为多见。

四、实验室及辅助检查

(一)血液检查

少数伴有轻度贫血,与长期低热、食欲缺乏、呕吐及营养不良有关。白细胞大都正常或轻度升高,少数严重病例可有明显的中性粒细胞升高,个别可出现类白血病反应。血沉多升高,临床上一直将血沉升高作为判断结核病活动性的依据之一,但血沉并不能把结核病变的活动性部位反映出来。

(二)脑脊液检查

结核性脑膜炎脑脊液的变化出现较早,是诊断和鉴别诊断之一。

1.压力

一般都升高到 1.765～1.961 kPa(180～200 mmH$_2$O)。外观:可为清亮或呈淡黄色,甚至呈草黄色,或稍浑浊或毛玻璃状。有时因纤维蛋白原含量过多,脑脊液放出后可立即凝固于试管内。有的静置数小时至 24 小时后液面可形成薄膜,对诊断结核性脑膜炎很有价值,但此现象并非结核性脑膜炎所特有。

2.脑脊液细胞学检查

结核性脑膜炎的脑脊液,绝大多数白细胞升高到$(300\sim500)\times10^6/L$甚至少数可达 $1.5\times10^9/L$ 以上,嗜中性粒细胞的比例较高,$60\%\sim80\%$。

3.脑脊液生化改变

(1)糖含量降低,一般常低于 4.5 mmol/L。病程早期糖量可以不低。随着病程的进展出现糖降低。糖越低越有诊断价值。其机制在于炎症时,细菌及白细胞对葡萄糖的利用增加;细菌毒素引起神经系统代谢改变;脑膜炎症细胞的代谢产物抑制了膜携带运转功能,致使糖由血向脑脊液运转发生障碍,脑脊液内糖量减少。但单独糖量降低一项指标不能作为诊断结核性脑膜炎的依据。因为影响糖量降低的因素很多,如脑脊液置放过久、呕吐、进食过少及化脓性脑膜炎、隐球菌性脑膜炎等都可以影响脑脊液中糖的含量,而使糖量降低。

(2)氯化物降低,一般低于 120 mmol/L。氯化物含量降低,比糖的指标灵敏,其诊断意义比糖量降低更大,可作为结核性脑膜炎诊断的重要参考。病程越长,氯化物含量越低,诊断价值越大。特别在氯化物含量降低与糖含量平行降低时,更有诊断价值。其机制与葡萄糖降低相同。也有人认为由于结核性脑膜炎患者频发呕吐,大量出汗,服盐过少,与血浆氯化物减少有直接关系。

(3)蛋白质含量增高,对诊断、处理和预后观察具有重要作用。一般在 450 mg/L 以上。后期若发生椎管内蛛网膜粘连,蛋白质可增至 10 000 mg/L 以上。但脑脊液蛋白变化没有葡萄糖、氯化物和细胞学检查敏感。如果结核性脑膜炎在治疗过程中,脑脊液蛋白持续增高或长期不能下降,则有可能成为慢性的危险,预后十分不良。同时,脑脊液蛋白增高不是结核性脑膜炎特有,只要脑膜及脉络丛有炎性改变或腰穿时外伤性出血,脑脊液蛋白含量就会增加甚至很高,且能持续很久不能吸收,故须结合葡萄糖及氯化物的变化综合分析判断。

4.脑脊液细菌学检查

细菌学检查为结核性脑膜炎的重要诊断依据,可用直接涂片,或用薄膜法找细菌,或培养结核菌生长。但目前无论集菌或培养阳性率均不很高,近年报道脑脊液 TB-PCR 及 TB-Ab 阳性率较高,对诊断有较高的意义。

5.脑脊液的实验室检查

近来,许多学者努力在免疫学方面进行研究,探索新的有效诊断方法,以解决结核性脑膜炎早期实验室诊断的问题。脑脊液中免疫球蛋白测定及淋巴细胞转化试验对结核性脑膜炎的诊断、鉴别诊断及预后判定上有一定意义。脑脊液中醛缩酶活性在结核性脑膜炎初期即显示升高,可作为早期诊断参考。溶菌酶的测定可作为结核性脑膜炎诊断及判定预后的参考。利用结核菌特异性免疫反应来检测脑脊液中结核菌可溶性抗原或特异性抗体,无疑会对确定诊断提供更有力的证据。此外,其他方法,如荧光素钠试验和溴化测定有助于结核性脑膜炎的早期诊断。色氨酸试验对结核性脑膜炎的诊断亦有一定意义。脑脊液中乳酸含量测定,可用于结核性脑膜炎的诊断和鉴别诊断的辅助方法。脑脊液中氨基酸的分析可作为早期诊断的参考。色谱仪的应用为近来诊断结核性脑膜炎提供了线索。

(三)CT 扫描

结核性脑膜炎 CT 扫描虽无特异性,但有其规律性变化。一般在 CT 扫描上可显示直接及间接两方面的变化。直接变化主要有结核瘤、基底池渗出物及脑实质粟粒性结核;间接变化主要有脑积水、脑水肿及脑梗死等。CT 的主要表现如下。

1.脑实质粟粒性病灶

脑实质粟粒性病灶是结核性脑膜炎早期组织内形成的粟粒样肉芽肿。CT 表现为广泛分布于大脑皮质或脑组织内细小的密度均等的结节,强化扫描时密度增加。

2.脑膜密度增强

当位于大脑皮质或脑膜的粟粒样肉芽肿破入蛛网膜下腔后,脑膜产生大量渗出物,积聚于脑底各脑池内。早期病理变化以浆液性为主,此时 CT 扫描无变化;当浆液渗出被纤维素性渗出代替,并有结核性肉芽肿形成时,CT 扫描在脑底部可显示已有改变的各脑池轮廓及脑膜广泛密度增强。最常见的部位是鞍上池、环池、大脑外侧裂等。

3.环状、盘状、团块状和点状阴影

环状、盘状、团块状和点状阴影是结核瘤的 CT 表现。结核瘤可发生于大脑或小脑的任何部位,多位于小脑幕上,分布在额叶、颞叶、顶叶;小脑幕下多在小脑半球或蚓部。结核性脑膜炎早期有较多的炎性反应,边缘胶原组织较少,周围为程度不等的炎性水肿区,此时 CT 平扫表现为高密度、等密度或低密度区,一般呈盘状或不规则团块状。等密度结核瘤平扫时仅可见一环形低密度带,即周围脑水肿区,如果没有周围脑水肿区,则等密度的结核瘤在平扫时不能辨认。平扫呈低密度的结核瘤不能与脑梗死鉴别,但强化扫描后结核瘤密度增强,脑梗死则不能增强。因此,强化扫描应视为确定结核瘤的必不可少的 CT 检查步骤。随病程延长,结核瘤边缘渐形成胶原组织,内部物质干酪化,周围组织水肿消失,平扫一般呈高密度盘状阴影,强化扫描表现中心密度较低,周边密度明显增强的环形影,少数可呈串珠样影,这是一种特征性表现。

4.脑室扩张和缩小

脑底部的渗出物阻塞脑脊液流通,导致脑脊液循环障碍,因而各脑室出现积水而扩张。CT 扫描即可见各脑室有不同程度的扩张积水,其程度可随病程延长而加重,随抗结核治疗而减轻,直至恢复正常大小。但如脑池或其他梗阻部位形成纤维粘连时,则脑积水不能减轻甚至加重。在结核性脑膜炎的 CT 扫描中,脑积水发生率最高,出现时间亦早,国内报道阳性率占 52.38%。此外尚见有脑室缩小,为急性广泛性脑实质水肿或为低颅压综合征所致。

5.脑室周围密度减低

脑室周围为沿脑室周围分布的低密度带,强化扫描影像不增强,脑室周围密度减低与脑积水有密切关系。

6.局部或广泛低密度水肿区

结核性脑膜炎时因脑水肿程度不同,CT 检查可有局部或广泛性低密度影或伴随中线移位。强化扫描影像不增强。

7.脑实质密度减低梗死区

这是脑软化的 CT 表现,是由于结核性脑膜炎时结核性动脉炎或动脉周围炎导致局部脑组织缺血、软化而形成,多见为大脑中动脉支配区受累。CT 扫描所见为脑实质局部或广泛性低密度区,形状不规则,范围大小不一,强化扫描不增强。

8.索状、结节状高密度影像

索状密度增高影像是由于结核性炎症累及动脉内膜及外壁所形成,强化扫描密度增强;结节状高密度影像是由结节性小肉芽肿所构成,强化扫描后密度增强。索状与结节混合高密度影像表明脑动脉、脑实质同时具有结核性改变强化,扫描后密度增强。索状与结节混合高密度影像表明脑动脉、脑实质同时具有结核性改变,强化扫描后密度增强。索状影像为早期结核性脑膜炎特征性表现,具有诊断上的意义。

此外,对于结核性脑膜炎各型,CT 能显示的病变部位与临床表现基本一致。因此 CT 扫描还可协助判断病变的部位和范围,为结核性脑膜炎的诊断提供了一种重要的检测手段。

五、诊断与鉴别诊断

(一)诊断

诊断结核性脑膜炎除脑脊液内结核菌检出阳性外,还没有其他特异性检查方法,从而在诊断方面还存在着一定的困难。但结核性脑膜炎脑脊液内结核菌的阳性率很低,因此单靠脑脊液结核菌检出以确定诊断是不明智的。综合判断是必需的,如症状的特征、颅内压高低;脑脊液氯化物、糖减低及蛋白含量的增多,脑脊液细胞学呈混合细胞反应;意识障碍与麻痹的出现;与临床表现一致的规律性 CT 变化等迄今是惯用的诊断手段,其中动态观察脑脊液的生化及细胞学检查具有重要诊断价值,特别强调如下数值界限:①颅压增高在 1.961 kPa(200 mmH$_2$O)以上。②脑脊液氯化物下降到 65 mmol/L 以下时,且有逐渐递减或持续之趋势。③脑脊液糖含量下降到 4.5 mmol/L 以下时,且有逐渐递减或持续之趋势。④脑脊液蛋白含量增高到 450 mg/L 以上,且有逐渐递增之趋势。⑤脑脊液白细胞总数局限于(300～500)×10^6/L 个,持续时间较长的以淋巴细胞、激活淋巴细胞为主混合细胞反应。⑥用玻片离心沉淀法收集脑脊液标本,发现结核菌,对诊断有重要意义。①～⑤项均超出正常数值对诊断有肯定意义;其中有 4 项异常对诊断有重要意义;②～③项异常仅具有参考意义。

为做到早期诊断,凡有以下情况者应高度怀疑结核性脑膜炎:①微热一周以上伴无症状者。②未查明原因的烦躁、嗜睡或哭闹、失眠等脑症状。③出现不明原因的神经定位症状。④癫痫样抽搐伴发热者。⑤呕吐伴有微热查不到原因者。⑥持续 2 周以上头痛查不到原因者。此时,需及时反复腰穿行脑脊液检查。

(二)鉴别诊断

典型的结核性脑膜炎临床诊断并不困难,但在结核性脑膜炎的早期或不典型病例,诊断不十分容易,常与结核性脑膜炎发生混淆而难于鉴别的疾病如下。

1.化脓性脑膜炎

起病急,除发热外很快出现呕吐、抽风、嗜睡、昏迷,早期即有脑膜刺激征,可伴感染性休克或全身败血症表现及硬膜下积液;血白细胞高,中性粒细胞高,有核左移现象及中毒性颗粒;胸部 X 线片可有肺炎、肺脓肿、脓胸;结核菌素试验多为阴性;脑脊液检查最为重要,化脓性脑膜炎时脑脊液外观早期仍清亮,稍后显浑浊或呈脓性。细胞数每立方毫米可达数千至数万;氯化物降低不如结核性脑膜炎明显,但糖降低更著,蛋白升高相似。离心后的脑脊液涂片及培养可找到化脓细菌。脑脊液细胞学检查在渗出期,以嗜中性粒细胞反应为主。由于致病因素的持续作用,有些嗜中性粒细胞胞体变小,染色变灰,核染色质浓密呈块状,胞质浑浊,颗粒消失,胞体破碎或轮廓模糊,而成为脓细胞,感染严重时嗜中性粒细胞胞质内可见中毒性颗粒及相应的致病菌;增生期以单核-吞噬细胞反应为主,嗜中性粒细胞急剧减少;修复期以淋巴细胞反应为主,直至嗜中性粒细胞完全消失,小淋巴细胞和单核细胞比例正常化。

2.病毒性脑膜炎

发热、呕吐、抽风、意识障碍、精神症状发展较快,伴有各种病毒感染的特殊症状,有些显示季节性,结核菌素试验多阴性,胸部 X 线片多正常,血白细胞总数及中性粒细胞可正常或偏高,脑积水罕见。脑脊液检查对鉴别极其重要。外观五色透明,白细胞计数为$(50\sim500)\times10^{6}/L$,糖及氯化物含量正常,蛋白正常或轻度增高。脑脊液细胞学检查早期可有明显的嗜中性粒细胞反应,但因持续时间短(可仅数小时,一般为 24～48 小时),又因患者往往来诊较迟,致使化验检查很难见到病毒性脑膜炎时脑脊液的嗜中性粒细胞反应。而由淋巴细胞、激活淋巴细胞和浆细胞的增加所代替,形成病毒性脑膜炎的典型的脑脊液细胞学图像——淋巴样细胞反应。随着病情发展而进入修复阶段时,可出现单核细胞反应。在单纯疱疹病毒性脑膜炎的淋巴样细胞中常可见到特征性的胞质内包涵体。国内已有学者用单克隆抗体(McAb)酶联免疫吸附试验(ELISA)和免疫荧光快速诊断法检测脑脊液单纯病毒抗原和抗体,使早期诊断成为可能。

3.新型隐球菌性脑膜炎

新型隐球菌性脑膜炎与结核性脑膜炎的临床表现和脑脊液改变很相似,唯一可靠的鉴别方法,是脑脊液经细胞玻片离心后,对所收集物行 MGG 染色,常可在脑脊液标本中直接发现隐球菌,菌体圆形,直径 5～15 μm,MGG 染色呈蓝色,无核,常于圆形菌体上长出有较小的芽孢,菌体中心折光性较强;或做墨汁染色黑底映光法可见圆形,具有厚荚膜折光之隐球菌孢子;脑脊液培养亦可发现隐球菌。脑脊液细胞学变化以激活淋巴细胞和单核-吞噬细胞反应为主,后者常可吞噬隐球菌,类似脂肪吞噬细胞和红细胞吞噬细胞。

4.癌性脑膜炎

有一些中枢神经系统转移癌为脑软膜的弥散性癌转移,而脑内并无肿块,称为癌性脑膜炎,多见于中年以上患者,系由肺癌或身体其他器官的恶性肿瘤转移到脑膜而引起,发病急,病程进展快,迅速恶化死亡。如为肺癌转移时,X 线检查可显示癌性病灶,且无临床结核病中毒症状。脑脊液细胞学检查常常发现有癌细胞。而对部分此类患者采用 CT 扫描也常常难以发现。

5.淋巴细胞脉络丛脑膜炎

结核性脑膜炎的脑脊液除了细胞数增加外,还有糖、氯化物的减少。而本病脑脊液糖和氯化物含量一般少有改变;淋巴细胞增多并占绝对优势,无粒细胞反应期;预后良好。

六、治疗

结核性脑膜炎应采取综合治疗,治疗必须及时和彻底。

(一)抗结核药物治疗

结核性脑膜炎的抗结核药物治疗原则同肺结核一样,即早期、适量、联合、规律及全程用药。为了提高疗效,结核性脑膜炎化疗药物选择应考虑脑膜的结构,从药物动力学和药物的通透性来决定。此外,一般有炎症的脑膜,其血管的通透性是增加的,有利于抗生素及化疗药物进入脑脊液。

以药物通透性及总体有效性的标准选择结核性脑膜炎系统治疗的药物,首选 5 化治疗,强化期治疗方案为异烟肼(INH)、利福平(RFP)、链霉素(SM)、吡嗪酰胺(PZA)、乙胺丁醇 EMB(PAS)使用 3～4 个月,在此期脑脊液基本恢复正常,然后转入巩固期治疗,INH、RFP、PZA 或 INH、RFP、EMB 使用 5～6 个月。脊髓型或部分危重者疗程适当延长到 12 个月。一般经 9～12 个月的治疗可取得良好的效果。

用药剂量:成人每天 INH 0.6～0.9 g,SM 0.75～1.00 g,PZA 1.5 g,PAS 8～12 g,EMB 0.75～1.00 g,RFP 0.45～0.60 g,儿童每天每千克体重 INH 15～30 mg,SM 15～30 mg,RFP 10～20 mg,PZA 20～30 mg,PAS 200～300 mg。

近年来,国内外有关耐药菌逐年增加的报道,如从患儿接触史中提示有原发耐药或通过治疗发生继发耐药时,应及时改用其他抗结核药,如氧氟沙星、卷曲霉素、利福喷汀、阿米卡星、力排肺疾等。

对有下列情况之一者应考虑耐药的可能:①脑脊液培养出结核菌,并证实为耐药菌株。②不规则治疗超过 3 个月或中途自行停药者。③不规则化疗 6 个月疗效不佳者。④传染源是久治不愈的结核患者或不规则治疗者,复发的结核性脑膜炎患者。⑤肺结核或肺外结核合并结核性脑膜炎者。可根据药物敏感试验,治疗反应,必要时再改动治疗方案。

(二)激素治疗

激素具有抗炎、抗感染、抗纤维化、抗过敏及抑制海士曼(Herxheimer)反应的作用。激素与抗结核药物合用可提高结核性脑膜炎之疗效,对此目前认识基本一致。

1.应用激素的作用

减少脑膜的炎性渗出,促进脑和脑膜的炎症的消散和吸收,对防止纤维组织增生有良好的效果。减轻继发的动脉内膜炎和脑软化及神经根炎;减轻炎症反应,抑制结缔组织增生。

激素能抑制海士曼反应,防止患者在急性期死亡,有人解释这种现象是由于大量结核菌死亡,释放出大量结核蛋白引起反应所致;改善机体的应激能力和一般状态,促进食欲,增加消化液的分泌,有利于疾病的恢复,使患者较顺利地度过危险期;激素尚可补充某些严重的结核患者存在的肾上腺皮质功能不全,并可减少抗结核药物的毒性反应。

2.激素使用原则

(1)使用激素应有明确目的,一般是促使脑和脑膜的炎症消散和吸收,防止纤维组织增生和动脉炎等,它主要对渗出性病变疗效最好,因此,在急性期越早应用越好,急性期使用激素的剂量应该充分,以求迅速控制急性渗出性炎症。

(2)对于不同类型使用激素的原则也不尽相同,对脑膜炎型开始可用短期突击性的大剂量激素,以后维持时间也要长。此型不仅全身应用激素,还要积极配合鞘内注入激素,才能收到良好的效果。

(3)使用激素的具体剂量和时限根据机体的反应、病变的性质和轻重、体重大小等因素来确定,以达到上述临床效果为目的,经巩固一个阶段后应考虑及时减少激素的剂量和逐步停药的问题。

(4)对晚期患者虽疗效较差也可适当应用。因晚期者以增生的干酪性病变占优势,但仍有渗出性病变,其临床征象主要是由于脑水肿和脑膜渗出性病变引起的。

(5)使用激素静脉输注比口服效果好。

3.应用剂量及疗程

对急性期患者多用短期突击大剂量的激素,以求迅速控制炎性反应。因患者多有呕吐,服药后不能保证吸收,所以对重症患者常采用静脉输注给药。

用法:氢化可的松(亦可用地塞米松)静脉输注,成人剂量为 150～200 mg/d,小儿 5～7 mg/(kg·d),情况好转后改用口服泼尼松,成人口服 30 mg/d,儿童口服 15 mg/d。临床症状和脑脊液检查明显好转,病情稳定时开始减量,一般首次减量在用药后第 3～5 周,以后每

7～10天减量一次,每次减量为5 mg。总疗程为8～12周(早期及部分患者8～10周即可),总疗程不宜超过3个月,若病情实属需要而难以停药时,也可适当延长至半年,但用药时间超过3个月患者尸检证实,肾上腺皮质萎缩程度与激素应用时间长短成正比。

激素减量的时间不应呆板地确定,主要根据具体情况而定。在激素减量过程中,由于减量过快脑膜炎症状未得到控制或由于患者对激素形成了依赖,此时可重新出现脑膜刺激征或颅高压的症状,脑脊液化验又出现反跳现象。这种情况观察数天后,如仍未消退,应增加激素的用量至最低有效量,待上述症状完全消失,脑脊液基本变到原来水平再缓慢减量。

(三)抗脑水肿治疗

无论急性期或慢性期出现颅压增高时,采取适当措施来降低颅内压,控制脑水肿是结核性脑膜炎治疗极其重要的环节。

脱水疗法主要作用是利用高渗溶液提高血浆渗透压,使血与脑脊液和脑组织内不同浓度所造成的渗透压差异进行脱水,使脑组织及脑脊液中的部分液体通过血循环经肾脏排出,从而达到减轻脑水肿,降低颅内压的目的。

1.甘露醇

甘露醇是临床最常用的脱水药,广泛使用于结核性脑膜炎伴有颅压增高的患者。甘露醇通过血与脑和血与脑脊液间渗透压差而产生脱水作用。一般配成20%过饱和溶液,同时须加温使其溶解,否则可发生休克。每次1～2 g/kg,于15分钟内静脉滴注。静脉给药后20分钟开始起作用,2～3小时作用最强,维持4～6小时,一般每天用2～4次。不良反应甚少,偶可引起一时性头痛和心律失常。

2.甘油

复方甘油注射液,系由甘油和氯化钠配制而成的灭菌水溶液。使脑脊液同血液间形成暂时性渗透压梯度,从而将细胞间及组织间隙中的水分吸入血中,使组织发生脱水状态。其优点:①降低颅内压迅速,且因进入脑组织的量不多,并参与代谢,故一般不伴"反跳"。②选择性地脱去脑组织中的水分,对身体其他组织中的水分影响不大。③不引起过多的水及电解质的丢失,可较长时间使用。④能改善脑代谢及脑血流量,可提供热量。成人,一次500 mL,每天1～2次,静脉滴注。也可口服,配成50%甘油盐水60 mL,每天4次,适用于结核性脑膜炎所致慢性脑积水时,或甘露醇脱水后维持脱水。该药毒性反应甚少,偶出现血红蛋白尿,其发生率与滴注速度过快有关,故应严格控制滴注速度,以每分钟2 mL为宜。一旦发生血红蛋白尿,应及时停药,很快即可消失,恢复后可继续使用。

3.葡萄糖

能提高血浆渗透压,具有脱水利尿作用,使颅压迅速降低,血容量改善,提高血糖,供给能量,促进神经细胞的氧化过程,改善脑细胞代谢,有利于脑功能的恢复,且无不良反应,故常用于不需强烈脱水或适用于其他脱水剂的2次用药之间,以防止"反跳"出现,一般用50%葡萄糖60 mL,静脉滴注,每天2～4次。

4.血白蛋白或浓缩血浆

直接使血胶体渗透压增高而引起脱水,降低颅内压;使抗利尿激素分泌减少而利尿;血黏度降低而有助于脑循环,还能补充蛋白质,参与氨基酸代谢,产生能量,故有其优点。一般用20%～25%人血清白蛋白50 mL,或浓缩血浆100～200 mL,每天静脉滴注1～2次,适用于重症结核性脑膜炎且营养及免疫功能低下者。由于脱水作用较差且价格高,故常不作为常规脱水剂用。

5.利尿药

主要通过增加肾小球滤过率,抑制肾小管对钠、钾及氯离子的重吸收,使肾小管内保持较高的渗透压,减少水的再吸收,使尿量显著增加,而造成机体脱水,从而间接使脑组织脱水,降低颅内压。利尿剂的脱水功效远不及高渗脱水药,先决条件是肾功能良好和血压正常,适用于结核性脑膜炎时与甘露醇、葡萄糖合并使用,以增加脱水效果。

常用药物如下:①呋塞米,20~40 mg,每天3~4次,也有主张用大剂量250 mg,加入500 mL林格液,静脉滴注,1小时内滴完。利尿作用持久,降低颅内压显著,可用于结核性脑膜炎急救。不良反应相对较少,偶见呕吐、皮疹、直立性低血压、粒细胞减少等。②乙酰唑胺,一般用量0.25~0.50 g,每天2~3次,连服一周。不良反应较少,长期大剂量可发生代谢性酸中毒,少见血尿、腹痛。适用于结核性脑膜炎急性脑积水进行不甚急剧及慢性进行性脑积水者,或用于高渗液静脉滴注疗程之前后。

(四)脑代谢活化剂治疗

结核性脑膜炎炎症、水肿和充血可使脑细胞功能受到严重的损害,为积极改善脑代谢紊乱,促进脑功能恢复,防止和减少脑损害的后遗症,可在急性期已过,病情稳定后应用促进脑细胞代谢,改善脑功能的药物即脑代谢活化剂。

1.胞磷胆碱

胞磷胆碱可促进磷脂代谢,改善神经细胞功能;提高脑干网状结构上行激活系统的作用,促进意识恢复;改善脑血管运动张力,增加脑血流,提高脑内氧分压,改善脑缺氧。一般以250~500 mg加入25%~50%葡萄糖20~40 mL静脉注射或10%葡萄糖液500 mL静脉滴注,也可肌内注射250 mg,一天两次。

2.细胞色素C

细胞色素C对组织的氧化和还原起促进作用。可增加脑血流和脑氧代谢率,从而改善脑代谢,一般15~30 mg加入25%~50%葡萄糖20~40 mL缓慢静脉推注或10%葡萄糖液500 mL静脉滴注,每天1~2次,连用7~30天。

3.三磷酸腺苷

三磷酸腺苷是机体能量的主要来源,可通过血-脑脊液屏障,为脑细胞的主要能源,可增加脑血循环,且能直接作用于脑组织,激活脑细胞的代谢,每次20 mg肌内注射,每天1~2次,或每次20~40 mg加入25%~50%葡萄糖40 mL静脉注射,或加入5%~10%葡萄糖500 mL静脉滴注,每天1次,2~3周。

4.辅酶A

辅酶A对糖、脂肪、蛋白质的代谢起重要作用,可促进受损细胞恢复功能,一般以50~100 U加25%~50%葡萄糖液40 mL静脉注射,或加入5%~10%葡萄糖液500 mL静脉滴注,每天1次,连用2~3周。常与三磷酸腺苷、细胞色素C合用可提高疗效。

(五)鞘内注射

目前,临床上多采用INH+地塞米松鞘内注射,这样既可减少抗结核药物的局部刺激作用,又可迅速地控制脑膜炎局部炎症反应。在实际工作中鞘内注射有如下优点。

(1)可提高脑脊液中INH和激素有效浓度,形成局部高浓度的杀灭结核菌的环境,有利于治疗。

(2)避免INH全身给药通过肝脏乙酰化形成乙酰异烟肼。

（3）迅速降低脑脊液中细胞数和蛋白含量，使脑脊液恢复正常时间快 1/2。并有效地预防和治疗椎管内脑脊液的阻塞。

（4）腰穿后放脑脊液降低颅内压，减轻脑水肿，防止脑疝形成，降低病死率。

因此，在全身应用抗结核药物和激素基础上并用鞘内注射可大大缩短结核性脑膜炎的疗程。鞘内注药：INH 50～100 mg，地塞米松 1～2 mg，一次注入。开始每天 1 次，3 天后隔天 1 次，7 次为 1 个疗程。待病情好转、脑脊液恢复正常，则逐渐停用。注药前要放脑脊液 5～6 mL，如颅内压很高时放液要慎重，可将腰穿针芯不要全部拔出，以使脑脊液缓慢流出后再注药。患者昏迷前夕、晚期结核性脑膜炎是鞘内注射的最好适应证。

七、外科手术

侧脑室引流：适用于结核性脑膜炎所致急性脑积水，内科治疗无效者，特别是脑疝将要形成，或刚形成时，可起到抢救生命的明显效果；慢性脑积水急性发作时或慢性进行性脑积水用其他降颅压措施无效时也可考虑使用。不良反应是引流过速可致脑内静脉破裂，造成脑出血；引流过多可造成脑脊液分泌过多；引流过久可继发颅内细菌感染。在结核性脑膜炎治疗过程中，经常发生粘连梗阻而致难以控制的脑积水。可采用脑室、脑池分流术以达持久性的减低颅内压作用。

八、预后与转归

结核性脑膜炎发病急慢不定，但病程都较长，自愈者少，恶化、死亡者较多。自化疗应用以来，不良的预后大有改善。结核性脑膜炎的预后取决于抗结核药物治疗的早晚，以及开始治疗的方法正确与否；所感染的结核菌是否为耐药菌株；患者的发病年龄；治疗时期的病期、病型；是否合并脑积水；初治或复治（恶化或复发）；脑脊液生化和细胞学变化等都能影响治疗的效果。这些综合因素和预后都有密切的关系。

结核性脑膜炎早期，脑底渗出物可因及时治疗而完全吸收，临床可无症状或症状完全好转，治疗后可无任何后遗症。脑脊液恢复正常，结核菌转阴，中枢神经系统的病灶亦可完全吸收。但是如果诊断和治疗被延误，则结核性脑膜炎颅底炎症由脑膜延及脑实质，引起意识障碍和精神症状。累及脑血管，引起脑软化、偏瘫、癫痫发作、失语。炎症波及间脑，引起严重自主神经功能紊乱。累及锥体外系出现各种异常运动。累及脑桥及延髓引起吞咽、迷走和副神经损害。患者因渗出物的粘连和压迫引起呼吸不畅或出现陈-施氏呼吸，可因呼吸中枢麻痹而死亡。上述不同程度的临床征象既是造成死亡的原因，也是出现后遗症的主要原因。常见有肢体运动障碍、视听觉障碍、智力障碍。当发生后遗症时，根据病情，选择使用新针疗法、推拿按压、中医中药、康复锻炼。药物方面可根据病情选用脑细胞代谢活化剂、脱水药物、内分泌制剂及镇静地西泮剂型。

九、护理

（一）一般护理

（1）绝对卧床休息。卧床时间一般为半年，卧床给以头高位 15°～20°，颈项强直者去枕。

（2）保持病室安静，避免强光强声刺激。

（3）保持床单位整齐、清洁、干燥，加强皮肤护理，防止压疮的发生。

（4）注意保持大便通畅。3 天无大便，遵医嘱给予缓泻剂，预防颅内压增高。

（5）如呕吐或惊厥时，将患者侧卧，以免呕吐物吸入气管。

(6)饮食护理:易进高蛋白、高热量、高维生素、高糖、低脂的食物。

(7)心理护理:保持患者情绪稳定,避免精神紧张,帮助患者树立战胜疾病的信心,配合治疗。

(8)配合医师做好腰椎穿刺前、中、后的护理工作。

(9)密切观察神志、瞳孔、体温、脉搏、呼吸血压等变化,以及时记录。瞳孔忽大忽小时提示中脑受损。注意颅内高压及肢体活动情况。观察药物的不良反应。

(10)遵医嘱给予持续低流量吸氧。

(11)发热患者遵医嘱给予降温。做好口腔护理。

(12)昏迷患者注意眼睛的保护,做好各种管道的护理,保持通畅;严格无菌操作,防感染。对烦躁不安、抽搐的患者,给以保护性措施。保持呼吸道通畅,头偏向一侧,定期翻身叩背防坠积性肺炎。

(13)加强肢体功能锻炼,制订有效的肢体训练计划。

(二)颅内高压的护理

(1)观察患者头痛的程度及持续时间,有无呕吐,呕吐是否为喷射性及呕吐物的性质,患者的呼吸情况,判断颅内压升高的程度,为降颅压治疗提供依据。

(2)观察脱水剂的临床反应。①观察脱水前后患者头痛、呕吐物情况。②脱水剂快慢对病情的影响。③脱水剂间隔时间的影响。④严重颅内高压患者甘露醇与呋塞米间隔使用。⑤肾功能不全应观察尿量变化,以防肾功能恶化。

(3)侧脑室引流的护理。①首先做好侧脑室引流术前准备、术中护理。②术后观察脑脊液颜色及每天脑脊液引流量。③正确判断脑室内压力。④观察脑室内压力与临床症状的关系。⑤注意引流后的消毒、无菌处理。

十、健康教育

(1)讲解结脑患者的早期症状及特点,以便早发现早治疗。

(2)宣传结核病的传染传播途径、传染方式,注意个人卫生,杜绝随地吐痰,加强个人防护。

(3)讲解卧床休息的重要性,避免过早下床活动。

(4)坚持长期、规律服药原则。

(5)新生儿接种卡介苗是预防儿童结脑的有效措施。

(6)合理膳食,进高热量、高蛋白、高维生素、低脂、易消化的饮食。

(7)加强肢体功能锻炼。

(8)定期复查肝、肾功能,以及脑脊液、尿、痰、血常规。

(9)禁烟酒。

(王　静)

第九节　神经梅毒

梅毒是由梅毒螺旋体感染引起的慢性传染性疾病,累及全身各脏器组织,中枢神经系统(包括大脑、脑膜或脊髓)受累称为神经梅毒。梅毒的病原体是苍白密螺旋体。梅毒螺旋体体外存活能力差,普通消毒剂或热肥皂水可将其杀死,干燥或阳光下极易死亡。梅毒的传染源是人,主要通过性交传播,皮肤黏膜病损传染性强;还可通过接吻、哺乳等传播。传播途径还有母婴传播或共用注射器等引起的血源性传播。

我国人群中梅毒发病率尚不清楚,近年来发病率增高。国外资料显示早期未治疗的梅毒患者约 10% 最终发展为神经梅毒。根据病程可分为第一期、第二期和第三期梅毒。第一期梅毒主要表现为硬性下疳,多在感染后 3 周左右发生。第二期梅毒以梅毒疹为特征,病程 2～3 个月,如未彻底治愈可复发。在 2 年以上复发者呈第三期梅毒。一期和二期梅毒称为早期梅毒。三期梅毒称晚期梅毒。神经梅毒多发生在三期梅毒阶段。

一、病因和发病机制

神经梅毒的病因为感染了苍白密螺旋体,感染途径有两种,后天感染主要传播方式是不正当的性行为,男同性恋者是神经梅毒的高发人群。先天梅毒则是通过胎盘由患病母亲传染给胎儿。约 10% 未经治疗的早期梅毒患者最终发展为神经梅毒。感染后脑膜炎改变可导致蛛网膜粘连,从而引起脑神经受累或循环受阻发生阻塞性脑积水。增生性动脉内膜炎可导致血管腔闭塞,脑组织的缺血、软化,神经细胞的变性、坏死和神经纤维的脱髓鞘。

二、临床表现

根据病变部位,神经梅毒分为脑脊膜血管型梅毒和脑实质型梅毒。

(一)脑脊膜血管型神经梅毒

病变主要累及脑膜、脊膜和血管内膜。脑膜受累为主时表现为无菌性脑膜炎,多为慢性起病,全身不适,间歇性头痛,头晕,记忆减退,有时可出现急性梅毒性脑膜炎,患者持续低热,头痛,畏光、颈强直、意识障碍及癫痫发作等,脑脊液通路梗阻时出现颅内压增高的表现。无临床定位体征或出现脑神经麻痹(如双侧面神经麻痹)、瘫痪、视力减退或听力丧失。多在原发感染后 1 年内出现。血管病变以动脉炎为常见,可导致脑梗死,出现相应的临床表现。血管性梅毒损害多发生于原发感染后 5～30 年。脊髓的脊膜血管梅毒比较少见,主要为梅毒性脊膜炎和急性梅毒性横贯性脊髓炎。临床上患者出现进展的肢体无力,感觉障碍(位置觉和振动觉突出)、二便障碍或急性迟缓性瘫痪。疾病后期为痉挛性瘫痪。

(二)脑、脊髓实质型梅毒

它是由梅毒螺旋体直接侵袭神经组织所致。原发感染后 15～20 年起病,多伴有脑膜血管梅毒。临床上主要有两种类型:麻痹性痴呆和脊髓痨。

1.麻痹性痴呆

麻痹性痴呆亦称梅毒性脑膜炎,发生于未经正确治疗的患者中。慢性起病,缓慢进展,患者出现神经精神症状,以精神异常症状突出,情绪不稳,人格改变,淡漠,幻觉,妄想,虚构,记忆、学习能力下降,定向力障碍,言语不清,呈进行性痴呆。神经症状可见偏瘫,眼肌麻痹,失语,意识障碍及癫痫发作等。查体见瞳孔对光反射迟钝,发展为阿-罗瞳孔。如不治疗,可在 3～15 年内死亡。

2.脊髓痨

脊髓后索受累。临床表现为特征的"肢体远端的闪电样疼痛",症状剧烈,呈刺痛、放射痛、撕裂痛。患者步基宽,摇摆步态,Charcot关节,营养障碍所致无痛性足底溃疡,阳痿,二便障碍,可伴有脑神经损害,如视神经萎缩、阿-罗瞳孔、动眼神经麻痹等。某些患者出现自主神经功能紊乱。

(三)其他

临床上可见梅毒感染后无神经系统症状,仅依靠实验室检查诊断为无症状性梅毒的患者。无症状性梅毒可有脑脊液异常,头颅MRI示脑膜有增强效应。先天性神经梅毒罕见。由梅毒螺旋体经母体传播至胎儿,出现类似成人梅毒的临床表现。脊髓痨少见,其他表现还有脑积水、间质性角膜炎、牙齿畸形和听力丧失等。

三、辅助检查

(一)脑脊液检查

轻中度淋巴细胞增加,蛋白升高,糖含量降低或正常,IgG升高,寡克隆区带常阳性,对判断疾病活动性有一定作用。

(二)免疫学检查

梅毒血清与脑脊液免疫学检查是重要的诊断方法。性病研究实验在血清中可以产生假阳性,但脑脊液中极少假阳性,不过敏感性较低。快速血浆反应抗体试验曾用于筛选检查,但脑脊液中假阳性率高。血清荧光螺旋体抗体吸附试验阳性常提示梅毒的诊断,但仅仅是定性试验,无法了解滴度。脑脊液FTA-IgM可确定诊断。苍白密螺旋体血细胞凝集素检测也可确立诊断。

(三)影像学

头颅CT、MRI对发现病变部位有一定帮助。MRI优于CT。脑膜受累时可见脑膜增强效应。

(四)病原学检查

可在脑脊液中分离螺旋体,但受条件限制,仅有限的实验室能进行。

四、治疗原则

(一)早期梅毒

正规治疗早期梅毒,有助于预防神经梅毒的发生。苯甲青霉素 G 240万单位,肌内注射,单剂治疗。治疗后患者定期回院重复检测至血清学阴性。少数患者通常在早期梅毒治疗2年后脑脊液正常时才能预防神经梅毒。治疗后仍出现梅毒应重复治疗。对青霉素过敏患者可使用四环素,每次500 mg,每天4次,口服14天;多西环素,每次100 mg,每天2次,口服14天。药物不良反应:过敏等。应注意治疗初期出现的雅-赫反应,在治疗早期大量梅毒螺旋体进入循环引起。突然发病,寒战,颜面潮红,呼吸困难,血压下降,通常出现在选用青霉素治疗病例。首次使用后2小时内出现,7小时达高峰,24小时后缓解。一般在首次运用抗生素治疗24小时内常规予皮质激素预防。

(二)无症状性梅毒

水溶性青霉素治疗,1 200万～2 400万单位/天,持续14天。

(三)晚期梅毒

疗效尚有争论。

1.水溶性青霉素

每 4 小时 200 万～400 万单位,每天 1 200 万～2 400 万单位,连续用 10～14 天。

2.氨苄西林

每次 240 万单位,每周 1 次,连续治疗 3 周。

3.青霉素过敏使用四环素

每次 500 mg,每天 4 次,连续 30 天。

4.头孢曲松

每次 1.0～2.0 g,肌内注射或静脉滴注,每天 1 次,连续 14 天。

(四)先天性梅毒

水溶性青霉素治疗,每天 25 万单位/千克,静脉滴注,连续使用 10 天以上。

五、护理评估

(一)健康史

不洁性病史,性向,先天性患者母亲梅毒感染史。

(二)症状

1.无症状型神经梅毒

无症状,脑脊液呈轻度炎性反应,梅毒血清反应阳性。

2.梅毒性脑膜炎

梅毒性脑膜炎多发生在梅毒感染未经治疗的 2 期,主要为青年男性,发热、头痛和颈强等症状颇似急性病毒性脑炎。

3.血管性梅毒

血管性梅毒可见偏瘫、偏身感觉障碍、偏盲失语等,偶可有局限性癫痫、脑积水和脑神经麻痹;脊髓血管梅毒可表现为横贯性脊髓炎,运动、感觉及排尿障碍。

4.脊髓痨

下肢脊神经根支配区域短促、阵发、电击样疼痛,可有感觉异常,随病情进展,可出现深感觉障碍、感觉性共济失调。部分患者可有内脏危象,如胃及膀胱危象。

5.麻痹性痴呆

于初期感染后 10～30 年发病,主要为进行性痴呆合并神经损害征象为主。

(三)身体状况

1.生命体征及意识

有无发热,意识不清,瞳孔大小对光反射。

2.疼痛

有无头痛、肌肉痛。

3.肢体活动障碍

有无肢体活动障碍、偏瘫,肌力、肌张力是否正常,有无共济失调,步态是否正常。

4.视力障碍

有无视力下降、丧失,偏盲,视野改变。

5.语言障碍

有无失语,失语类型。

6.排尿障碍

有无排尿障碍,尿频。

7.吞咽障碍

有无吞咽障碍、饮水呛咳,洼田饮水试验分级。

(四)心理状况

(1)有无焦虑、恐惧、抑郁等情绪。

(2)疾病对生活、工作有无影响。

六、护理诊断/问题

(一)有误吸的危险

误吸与病变引起的吞咽困难有关。

(二)意识障碍

意识障碍与病变所致神经精神症状有关。

(三)生活自理能力缺陷

生活自理能力缺陷与病变所致肢体功能障碍有关。

(四)有受伤的危险

受伤与病变所致肢体功能障碍有关。

(五)语言沟通障碍

语言沟通障碍与病变引起的失语、精神障碍有关。

(六)知识缺乏

缺乏与疾病相关的知识。

七、护理措施

(1)环境与休息:保持病室安静舒适,病房内空气清新,温湿度适宜。患者疾病早期不限制活动,但应预防跌倒、坠床的发生。病情危重并有意识障碍的患者卧床休息,长期卧床者应防压疮。

(2)饮食护理:指导患者进高热量、易消化、高维生素饮食。有意识障碍无法进食者应根据医嘱放置胃管,给予鼻饲饮食,保证营养供应,促进疾病康复。

(3)严密观察病情变化,生命体征是否平稳,有无突发肌力下降、偏瘫、癫痫发作,急性意识障碍,及时通知主管医师,给予对症处理。

(4)病情危重卧床期间注意协助患者更换体位,预防压疮的发生。躁动者必要时遵医嘱使用保护性约束措施。

(5)做好消毒隔离工作,预防交叉感染。有创操作注意防护,避免职业暴露。

(6)肢体活动障碍者注意做好跌倒评估,预防跌倒。

(7)尿失禁的患者定时给予便器,锻炼自主排尿功能。留置导尿管的患者保持会阴部皮肤及尿管清洁,观察尿液的颜色、性质、量。每月在无菌操作下更换尿管,使用抗反流尿袋,根据患者不同情况定时规律地夹闭、开放尿管,以维持膀胱收缩、充盈功能。注意保护患者隐私。

(8)使用大剂量青霉素等抗生素,进行驱梅治疗原则为及时、足量、足疗程。应向患者做好用药宣教,包括注意事项及不良反应,保证患者院外治疗足疗程。定期抽血,监测血常规及肝功能、肾功能。首次应用抗生素时,注意预防雅-赫反应。

（9）护士应加强患者的心理护理,及时了解患者的心理变化,对不同时期的心理变化给予患者不同的心理支持。同时做好疾病知识宣教,帮助患者树立战胜疾病的信心,减轻心理负担。同时也应做好患者家属的心理工作,使患者能够获得更多的心理支持。

八、健康指导

（1）做好疾病知识宣教,患者在相应治疗完成后,还须进行长期临床及血清学的观察,患者应了解定期复查复治的重要性,按照医嘱规定时间复诊。

（2）讲明梅毒的传染方式和对个人及社会的危害,早发现、早正规治疗的重要性。

（3）患者治疗期间禁止性生活,伴侣也应进行检查或治疗。

（4）嘱患者做好个人卫生,彻底治愈前不要到公共浴池洗澡或泳池游泳,内衣裤单独清洗,预防交叉感染。

（王　静）

第十节　多发性硬化

多发性硬化(multiple sclerosis,MS)是中枢神经系统白质脱髓鞘疾病,其病因不清,病理特征为中枢神经系统白质区域多个部位的炎症、脱髓鞘及胶质增生病灶。临床上多为青壮年起病,症状和体征提示中枢神经系统多部位受累,病程有复发缓解的特征。

一、病因及发病机制

病因及发病机制尚未完全清楚。有研究认为该病与病毒感染有关,但尚未从患者的脑组织中发现和分离出病毒;亦有认为 MS 可能是中枢神经系统病毒感染引起的自身免疫性疾病。MS还具有明显的家族性倾向,MS 患者的一级亲属中患病的危险比一般人群要高得多,其遗传易感性可能是多基因产物相互作用的结果。环境、种族、免疫接种、外伤、怀孕等因素均可能与该病的发病或复发有关。

二、临床表现

(一)发病年龄

发病通常在青壮年,20~30 岁是发病的高峰年龄。10 岁以前或 60 岁以后很少发病。但有3 岁和67 岁发病的报道。

(二)发病形式

起病快慢不一,通常急性或亚急性起病。病程有加重与缓解交替。临床病程会由数年至数十年,亦有极少数重症患者在发病后数月内死亡。部分患者首次发作症状可以完全缓解,但随着复发,缓解会不完全。

(三)症状和体征

可出现中枢神经系统各部位受累的症状和体征。其特征是症状和体征复杂,且随着时间变化,其性质和严重程度也发生着变化。

（1）视觉症状包括复视、视觉模糊、视力下降、视野缺损。眼底检查可见有视神经炎的改变，晚期可出现视神经萎缩。内侧纵束病变可造成核间性眼肌麻痹，是多发性硬化的重要体征。其特征表现为内直肌麻痹而造成一侧眼球不能内收，并有对侧外直肌无力和眼震。

（2）某些患者三叉神经根部可能会损害，表现为面部感觉异常，角膜反射消失。三叉神经痛应考虑多发性硬化的可能。

（3）其他如眩晕、面瘫、构音障碍、假性延髓性麻痹均可以出现。

（4）肢体无力是最常见的体征。单瘫、轻偏瘫、四肢瘫均能见到，还可能有不对称性四肢瘫。肌力常与步行困难不成比例。某些患者，特别是晚发性患者，会表现为慢性进行性截瘫，可能只出现锥体束征及较轻的本体感觉异常。

（5）小脑及其与脑干的联系纤维常常受累，引起构音障碍、共济失调、震颤及肢体协调不能，其语言具有特征性的扫描式语言，系腭和唇肌的小脑性协调不能加上皮质脑干束受累所致，出现所谓夏科三联征：构音不全、震颤及共济失调。

（6）排尿障碍症状包括尿失禁、尿急、尿频等。排便障碍少于排尿障碍。男性患者可以出现性欲减低和阳痿。女性性功能障碍亦不少见。

（7）感觉异常较常见。颈部被动或主动屈曲时会出现背部向下放射的闪电样疼痛，即Lhermitte征，提示颈髓后柱的受累。各种疼痛除 Lhermitte 征外，还有三叉神经痛、咽喉部疼痛、肢体的痛性痉挛、肢体的局部疼痛及头痛等。

（8）精神症状亦不少见，常见有抑郁、欣快，亦有可能合并情感性精神病。认知、思维、记忆等均可受累。

三、辅助检查

（一）影像学检查

磁共振是最有用的诊断手段。90％以上的患者可以通过 MRI 发现白质多发病灶，因而是诊断多发性硬化的首选检查。T_2 加权相是常规检查，质子相或压水相能提高检查的正确率。典型改变应在白质区域有 4 处直径大于 3 mm 的病灶，或 3 处病灶至少有一处在脑室旁。

（二）脑脊液检查

对于诊断可以提供支持证据。脑脊液 γ 球蛋白改变及出现寡克隆区带，提示鞘内有免疫球蛋白合成，这是 MS 的脑脊液改变之一。

（三）电生理检查

视觉诱发电位及脑干诱发电位对发现临床病灶有重要意义。视觉诱发电位对视神经、视交叉、视束病灶非常敏感。

四、治疗原则

治疗原则包括针对病因和对症治疗。

（一）激素治疗

糖皮质激素具有抗炎和免疫抑制作用，用于治疗 MS 可以缩短病程和减少复发。急性发作较严重，可给予甲泼尼龙 1 000 mg，加入 5％葡萄糖 500 mL 中静脉滴注，3～4 小时滴完，连续 3 天，然后口服泼尼松治疗：80 mg/d，10～14 天，以后可根据病情调整剂量和用药时间，逐渐减量。亦可予地塞米松 10～20 mg/d，或氢化可的松 200～300 mg/d，静脉滴注，一般使用 10～

14 天后改服泼尼松。从对照研究来看,激素治疗可加速急性发作的缓解,但对于最终预后的影响尚不清楚。促皮质激素多数人认为不宜使用。

(二)干扰素

目前认为可能改变 MS 病程和病情。有两种制剂,β-1a、β-1b。这些药物治疗可能降低复发缓解期的发作次数 30%,也可降低症状的严重程度。β-干扰素治疗的不良反应较小,有些患者可能产生肝功能异常及骨髓抑制。

(三)免疫抑制剂

1.环磷酰胺

成人剂量一般 0.2～0.4 g 加入 0.9% 生理盐水 20 mL 中静脉注射,隔天一次,累计总量 8～10 g 为 1 个疗程。

2.硫唑嘌呤

口服剂量 1～2 mg/kg,累积剂量 8～10 g 为 1 个疗程。

3.甲氨蝶呤

对于进展性 MS 可能有效,剂量为 7.5～15.0 mg,每周一次。使用免疫抑制剂时应注意其毒性反应。

(四)Copolymer-1

Copolymer-1 是一种由 L-丙氨酸、L-谷氨酸、L-赖氨酸和 L-酪氨酸按比例合成的一种多肽混合物。它在免疫化学特性上模拟多发性硬化的推测抗原,可清除自身抗原分子,对早期复发缓解性多发性硬化患者可减少复发次数,但对重症患者无效。用法为每天皮下注射 120 mg。

(五)对症治疗

减轻痉挛,可用 Baclofen 40～80 mg/d,分数次给予,地西泮和其他肌松药也可给予。尿失禁患者应注意预防泌尿道感染。有痛性强直性痉挛发作或其他发作性症状,可予卡马西平 0.1～0.2 g,每天 3 次口服,应注意该药对血液系统和肝功能的不良反应。功能障碍患者应进行康复训练,加强营养。注意预防肺部感染。感冒、妊娠、劳累可能诱发复发,应注意避免。

五、护理评估

(一)健康史

有无家族史;有无病毒感染史。

(二)症状

1.视力障碍

表现为急性视神经炎或球后视神经炎,常伴眼球疼痛。部分有眼肌麻痹和复视。

2.运动障碍

四肢瘫、偏瘫、截瘫或单瘫,以不对称瘫痪最常见。易疲劳,可为疾病首发症状。

3.感觉异常

浅感觉障碍,肢体、躯干或面部针刺麻木感,异常的肢体发冷、蚁走感、瘙痒感或尖锐、烧灼样疼痛及定位不明确的感觉异常。

4.共济失调

不同程度的共济运动障碍。

5.自主神经功能障碍

尿频、尿失禁、便秘,或便秘与腹泻交替出现,性欲减退、半身多汗和流涎等。

6.精神症状和认知功能障碍

抑郁、易怒、脾气暴躁,也可表现为淡漠、嗜睡、强哭强笑等。

7.发作性症状

发作性症状指持续时间短暂、可被特殊因素诱发的感觉或运动异常。如构音障碍、共济失调、单肢痛性发作及感觉迟钝、面肌痉挛、阵发性瘙痒和强直性发作等。

(三)身体状况

(1)生命体征,尤其是呼吸、血氧饱和度。

(2)肢体活动障碍:肌力分级、肌力有无下降。

(3)二便障碍:有无尿失禁、尿潴留,有无尿管,有无便秘。

(4)呼吸:有无呼吸困难、咳嗽咳痰费力。

(5)视力:有无视力障碍、复视。

(四)心理状况

(1)有无焦虑、恐惧、抑郁等情绪。

(2)疾病对生活、工作有无影响。

六、护理诊断/问题

(一)生活自理能力缺陷

生活自理能力缺陷与肢体无力有关。

(二)躯体移动障碍

躯体移动障碍与脊髓受损有关。

(三)有受伤的危险

危险与视神经受损有关。

(四)有皮肤完整性受损的危险

危险与瘫痪及大小便失禁有关。

(五)便秘

便秘与脊髓受累有关。

(六)潜在并发症——感染

感染与长期应用激素导致机体抵抗力下降有关。

七、护理措施

(1)环境与休息:保持病室安静舒适,病房内空气清新,温湿度适宜。病情危重患者应卧床休息。病情平稳时应鼓励患者下床活动,预防跌倒、坠床等不良事件的发生。

(2)饮食护理:指导患者进高热量、易消化、高维生素的食物,少食多餐,多吃新鲜蔬菜和水果。出现吞咽困难等症状时,进食应抬高床头,速度宜慢,并观察进食情况,避免呛咳,必要时遵医嘱留置胃管,并进行吞咽康复锻炼。

(3)严密观察病情变化,保持呼吸道通畅,出现咳嗽无力、呼吸困难症状给予吸氧、吸痰,并观察缺氧的程度,备好抢救物品。

(4)视力下降、视野缺损的患者要注意用眼卫生,不用手揉眼,保持室内光线良好,环境简洁整齐。将呼叫器、水杯等必需品放在患者视力范围内,暖瓶等危险物品远离患者。复视患者活动时建议戴眼罩遮挡一侧眼部,以减轻头晕症状。

(5)感觉异常的患者,指导其选择宽松、棉质衣裤,以减轻束带感。洗漱时,以温水为宜,可以缓解疲劳。禁止给予患者使用热水袋,避免泡热水澡。避免因过热而导致症状波动。

(6)排泄异常的患者嘱其养成良好的排便习惯,定时排便。每天做腹部按摩,促进肠蠕动,排便困难时可使用开塞露等缓泻药物。平时多食含粗纤维食物,以保证大便通畅。留置尿管的患者,保持会阴部清洁、干燥。定时夹闭尿管,协助患者每天做膀胱、盆底肌肉训练,帮助患者控制膀胱功能。

(7)卧床患者加强基础护理。保持床单位清洁、干燥,保证患者"六洁四无"。定时翻身、拍背、吸痰,保持呼吸道通畅,保持皮肤完好。肢体处于功能位,每天进行肢体的被动活动及伸展运动训练。能行走的患者,鼓励进行主动锻炼。锻炼要适度,并保证患者安全,避免外伤。

(8)注射干扰素时,选择正确的注射方式,避免重复注射同一部位,选择注射部位轮流注射。注射前15～30分钟将药物从冰箱取出,置室温环境复温,以减少注射部位反应。注射前冰敷注射部位1～2分钟,以缓解疼痛。注射部位在注射后先轻柔按摩1分钟再冰敷(勿大于5分钟),以降低红肿及硬块的发生。

(9)使用激素时要注意观察生命体征、血糖变化。保护胃黏膜,避免进食坚硬、有刺激的食物。长期应用者,要注意预防感染。

(10)要做好患者心理护理,介绍有关疾病知识,鼓励患者配合医护人员的治疗,树立战胜疾病的信心,减轻恐惧、焦虑、抑郁等不良情绪,以促进疾病康复。

八、健康指导

(1)合理安排工作、学习,生活有规律。

(2)保证充足睡眠,保持积极乐观的精神状态,增加自我照顾能力和应对疾病的信心。

(3)避免紧张和焦虑。

(4)进行康复锻炼,以保持活动能力,强度要适度。

(5)避免诱发因素,如感冒、发热、外伤、过劳、手术、疫苗接种。控制感染。

(6)正确用药,合理饮食。

(7)女性患者首次发作后2年内避免妊娠。

(王　静)

第十一节　帕金森病

帕金森病(PD)又称震颤麻痹,是中老年人常见的一种神经系统变性疾病,以静止性震颤、运动迟缓、肌强直和姿势步态异常等为主要临床特征。65岁以上人群患病率为1 000/10万,并随年龄增长而增高,男性多于女性。

一、护理评价

(一)病因及发病机制

本病的病因未明,目前认为非单因素引起,可能为多因素共同参与所致。一般认为与下列因素有关。

1.遗传

约10％的PD患者有家族史,呈不完全外显的常染色体显性或隐性遗传。

2.环境因素

流行病学调查显示,长期接触杀虫剂、除草剂或某些工业化学品等可能是PD发病的危险因素。

3.年龄老化

PD主要发生于中老年人,40岁以前少见,提示老龄与发病有关。

(二)健康史

1.了解起病的形式

患者多起病隐袭,发展缓慢,逐渐加剧。

2.了解生活方式和饮食习惯

询问患者的职业和工作环境,了解是否有长期毒物接触史;询问患者是否有烟酒嗜好;了解有无家族史;了解患者休息和睡眠情况。

3.评估既往史和用药情况

询问患者既往身体情况如何,了解是否接受过正规和系统的药物治疗,是否坚持服药,有无明显的毒副作用。

(三)身体评估

1.了解首发症状

静止性震颤常为首发症状,多由一侧上肢远端开始,手指呈节律性伸展和拇指对掌运动,如同"搓丸样"动作。静止时震颤明显,精神紧张时加重,随意动作时减轻,入睡后消失,故称为"静止性震颤"。随病程进展,震颤可逐步扩展到同侧及对侧上下肢,下颌、口唇、舌及头部较少受累。少数老年患者无震颤。

2.评估有无神经功能受损

(1)检查肌力、肌张力的变化,了解其障碍的类型、范围、持续时间,了解有无肌强直及其类型。如肌强直表现屈肌与伸肌张力同时增高,关节被动运动时始终保持阻力增高,称为"铅管样强直";如肌强直与伴随的震颤叠加,检查时可感觉在均匀阻力中出现断续停顿,称为"齿轮样强直"。多从一侧上肢或下肢近端开始,逐渐蔓延至远侧、对侧和全身的肌肉。

(2)检查患者姿势、平衡及全身协调情况。了解异常姿势步态,如行走时步距缩短,常见碎步、往前冲,愈走愈快,不能立刻停步,称为"慌张步态"。

(3)询问患者的日常进食情况,了解有无饮水呛咳、吞咽困难、言语障碍等现象。

(4)了解有无自主神经症状。询问患者有无汗腺分泌亢进所致的多汗、流涎;有无顽固性便秘和排尿困难的现象出现。

3.观察神志、瞳孔及生命体征的情况

观察神志是否清醒,有无明显的意识障碍;观察瞳孔大小和对光反射是否正常。监测生命体征的变化。

(四)心理-社会评估

帕金森病患者因迟钝笨拙、表情淡漠、语言断续、流涎,甚至丧失劳动能力、生活自理能力下降等,产生自卑忧郁心理,甚至恐惧绝望。

二、护理诊断

(一)躯体移动障碍

躯体移动障碍与黑质病变、锥体外系功能障碍有关。

(二)语言沟通障碍

语言沟通障碍与咽喉部、面部肌肉强直,运动减少、减慢有关。

(三)自尊紊乱

自尊紊乱与震颤、流涎、面肌强直等身体形象改变有关。

(四)生活自理缺陷

生活自理缺陷与震颤、肌强直、运动减少有关。

(五)知识缺乏

缺乏疾病相关知识。

(六)营养失调

低于机体需求量与吞咽困难有关。

三、护理目标

(1)患者能最大限度地保持运动功能。

(2)患者能表达自己的需要,建立有效的交流方式。

(3)患者及其家属能理解病情、病程及预后,能够积极配合并主动参与治疗护理活动。

(4)患者情绪稳定,能够摄入足够营养素。

四、护理措施

(一)一般护理

鼓励患者采取主动舒适卧位。对于完全卧床者,应适当抬高床头;进食、饮水时尽量使患者保持坐位或半卧位,集中注意力。对生活不能自理的患者应满足舒适和基本生活需要。给患者足够的时间去完成日常活动(说话、写字、吃饭);移开环境中障碍物,指导并协助患者移动,克服胆怯心理;行走时起动和终止应给予协助,防止跌倒。

(二)饮食护理

给予高热量、高维生素、低盐、低脂、低胆固醇、适量优质蛋白(高蛋白饮食摄入可降低左旋多巴的疗效)的易消化饮食,少量多餐,多食蔬菜、水果和粗纤维食物等。对于流涎过多的患者可使用吸管,如手颤严重可协助患者进食。避免刺激性食物,戒烟、酒、槟榔等。

(三)安全护理

对有震颤、肌强直表现的患者,应防止发生坠床、擦伤、烫伤等意外,尽量避免使用约束带,以免发生骨折;对于平衡失调的患者,应注意其活动中的安全保护,防湿防滑,祛除路面和周围环境中的障碍,以防跌倒;走廊和卫生间等活动场所应设置扶手。

（四）康复护理

加强肢体运动锻炼，经常活动躯体的各个关节，尽量参与各种形式的活动，如散步、打太极拳等。鼓励患者进行面肌训练，如鼓腮、噘嘴、示齿、伸舌、吹吸等训练，以改善面部表情和吞咽困难现象，协调发音，保持呼吸平稳顺畅。

（五）用药护理

指导患者掌握正确服药方法、注意事项，观察药效及不良反应。以便医师合理地调整用药方案，做好患者的个体化用药指导，避免患者和家属盲目用药。

（1）抗胆碱能药物常见不良反应有口干，唾液、汗液分泌减少，肠鸣音减弱，排尿困难，视物模糊等。青光眼及前列腺肥大者禁用。

（2）金刚烷胺的不良反应较少见，有不安、意识模糊、下肢网状青斑、水肿和心律失常等。有肾功能不全、癫痫病者禁用。

（3）左旋多巴常见不良反应为恶心、呕吐、低血压、不安和意识模糊等，还可有失眠、多梦、幻觉、妄想等精神症状，但最常见者为运动障碍和症状波动等长期治疗综合征。运动障碍亦称"异动症"，是舞蹈样或异常不随意运动，表现为面、舌嚼动，摇头以及双臂、双腿和躯干的各种异常运动。

（4）多巴胺受体激动剂不良反应与左旋多巴类似。剂量过大时，可有错觉和幻觉等精神症状及直立性低血压，有精神病史患者禁用。一般从小剂量开始，逐步增加剂量。

（六）心理护理

护理人员应针对患者的不同心理状态予以心理疏导和心理支持，鼓励患者及家属正确面对病情变化与形象改变，多做解释工作，消除其心理障碍，为其创造良好亲情和人际关系氛围，减轻患者的心理压力。

五、健康指导

（1）保持健康心态和规律的生活，均衡饮食，积极预防便秘。

（2）不要独自外出，防跌倒、摔伤。

（3）经常活动躯体的各个关节，防止强直与僵硬，在家属陪同下适当地进行运动锻炼，以提高生活质量。

（4）在医师指导下根据病情选用药物，按时服药，在服用左旋多巴时定时测量血压。

（5）注意定期门诊复查，了解血压、肝肾功能、心脏功能、智能等变化，并在医师的指导下合理用药，做好病情记录。

（6）如患者出现发热、骨折、疗效减退或出现运动障碍，应及时就诊，切忌自行盲目用药。

六、护理评价

患者能够保持一定的运动能力；能与人进行有效沟通；患者情绪稳定，有良好的营养状态。

（王　静）

第十二节　癫　痫

癫痫是慢性反复发作性短暂脑功能失调综合征,以脑神经元异常放电引起反复痫性发作为特征的慢性脑部疾病,是发作性意识丧失的常见原因。痫性发作是脑神经元过度同步放电引起的短暂脑功能障碍,通常指一次发作过程,患者可同时有几种痫性发作。癫痫是神经系统疾病中仅次于脑卒中的第二大常见疾病。一般人群的癫痫年发病率为(50~70)/10万,患病率约为5‰。

一、护理评估

(一)病因及发病机制

痫性发作的机制十分复杂,影响因素颇多。

1.特发性癫痫

特发性癫痫主要有遗传倾向,多数患者在儿童或青春期首次发病,药物治疗效果良好。

2.症状性癫痫

症状性癫痫是各种中枢神经系统病变所致,如染色体异常、先天性畸形、围生期损伤、颅脑外伤、中枢神经系统感染、中毒、脑肿瘤、脑血管疾病、代谢性遗传疾病、变性疾病等。

3.隐源性癫痫

临床表现提示为症状性癫痫,但未找到明确病因,这类患者占相当大的比例。

4.状态关联性癫痫发作

发作与特殊状态有关,如高热、缺氧、内分泌改变、电解质失调、药物过量、长期饮酒戒断、睡眠剥夺、过度饮水等,在正常人也可导致发作。

(二)健康史

(1)应询问发病前身体的健康情况,包括有无脑部疾病、药物中毒史、代谢障碍病史、癫痫家族史等。

(2)发作时有无前驱症状,比如头晕、头痛等。

(3)了解发作的频率、时间和地点;询问患者的年龄、有无妊娠或正在行经期。

(4)发作前有无睡眠不足、疲乏、饥饿、饮酒、便秘、感情冲动、过度换气、过度饮水等诱发因素。

(5)有无在某种特定条件下(如闪光、音乐、下棋、刷牙等)发作的情况。

(三)身体评估

癫痫的临床表现极多,但均有短暂性、刻板性、反复发作性的特征。常见的发作类型有以下几种。

1.部分性发作

部分性发作为最常见的类型。根据患者的表现可分为以下3种发作。

(1)单纯部分性发作:多为症状性癫痫,痫性发作的起始症状常提示痫性灶在对侧脑部,发作时程较短,一般不超过1分钟,无意识障碍。常以发作性一侧肢体、局部肌肉感觉障碍或节律性抽动为特征,或表现为特殊感觉性发作。

如抽搐按大脑皮质运动区的分布顺序扩延,发作自一侧拇指、脚趾、口角开始,渐传至半身,称为 Jackson 发作。

(2)复杂部分性发作:又称精神运动性发作,其主要特征是意识障碍,常出现精神症状及自动症。病灶多在颞叶,故又称颞叶癫痫。

(3)部分性发作继发全面性强直-阵挛发作:大发作后如可回忆起部分发作时的情景,即称先兆。

2.全身性发作

(1)全身性强直-阵挛发作(GTCS):又称大发作,是最常见的发作类型之一,以意识丧失和全身抽搐为特征。发作前可有前驱症状如头晕、气血上涌、上腹部异常感、幻觉等。发作可分三期。①强直期:患者突然意识丧失,跌倒在地,所有骨骼肌呈持续性收缩,表现为眼球上翻、喉部痉挛发出尖叫、口先强张而后突闭、颈部和躯干先屈曲后反张、上肢屈曲、双拇指对掌握拳、下肢伸直、呼吸暂停、瞳孔扩大及对光反射消失,此期持续 10～20 秒,可有跌倒、外伤、尿失禁。②阵挛期:全身肌肉节律性一张一弛地抽动、阵挛频率由快变慢,松弛期逐渐延长,最后一次强烈阵挛后抽搐突然终止,此期持续约 1 分钟。③惊厥后期:抽搐停止后患者生命体征逐渐恢复正常,患者进入昏睡,然后逐渐清醒,清醒后常感头昏、头痛、全身酸痛和疲乏无力,对发作过程全无记忆,个别患者在完全清醒前可有自动动作或情感变化。自发作开始至意识恢复历时 5～10 分钟。

(2)失神发作:又称小发作,多见于儿童,表现意识短暂中断,持续 3～15 秒,患者停止当时的活动,呼之不应,两眼瞪视不动,一般不会跌倒,手中持物可坠落,事后立即清醒,继续原先的活动,但对发作无记忆。

(3)肌阵挛发作:多为遗传性疾病,表现为突然、快速、短暂的肌肉或肌群收缩,一般无意识障碍。

(4)阵挛性发作:仅见于婴幼儿,表现为全身重复性阵挛性抽搐,恢复较 GTCS 快。

(5)强直性发作:常在睡眠中发作,表现为全身强直性肌痉挛。

3.癫痫持续状态

癫痫持续状态是指一次癫痫发作持续 30 分钟以上,或连续多次发作、发作间期意识或神经功能未恢复至正常水平。任何类型癫痫均可出现癫痫持续状态,但通常是指全面强直-阵挛发作持续状态。多由于突然停用抗癫痫药或因饮酒、合并感染、孕产等所致,常伴有高热、脱水和酸中毒。

(四)实验室及其他检查

1.脑电图检查

对本病诊断有重要价值,且有助于分型、估计预后及手术前定位。

2.头颅 X 线、脑血管造影、头颅 CT 及 MRI 检查

有助于发现继发性癫痫的病因。

3.血常规、血糖、血寄生虫检查

可了解患者有无贫血、低血糖、寄生虫病等。

(五)心理-社会评估

癫痫某些类型发作有碍自身形象,尤其是发作时伴尿失禁,常严重挫伤了患者的自尊心。此外,癫痫反复发作影响正常生活与工作,使患者终日忧心忡忡,害怕及担忧发作,对生活缺乏自

信。如家庭、社会对患者抛弃、隔离,更可使其出现自卑、孤独离群的异常心态。

二、护理诊断

(一)清理呼吸道无效

清理呼吸道无效与癫痫发作时意识丧失有关。

(二)生活自理缺陷

生活自理缺陷与癫痫发作时意识丧失有关。

(三)知识缺乏

缺乏长期正确服药的知识。

(四)有受伤的危险

有受伤的危险与癫痫发作时意识突然丧失、全身抽搐有关。

(五)有窒息的危险

有窒息的危险与癫痫发作时喉头痉挛、意识丧失、气道分泌物增多误入气管有关。

(六)潜在并发症

脑水肿、酸中毒或水电解质失衡。

三、护理目标

(1)患者呼吸道通畅。

(2)未发生外伤、窒息等并发症。

(3)患者的生活需要得到满足。

(4)对疾病的过程、预后、预防有一定了解。

四、护理措施

(一)一般护理

保持环境安静,避免过劳、便秘、睡眠不足、感情冲动及强光刺激等;适当参加体力和脑力活动,劳逸结合,做力所能及的工作,间歇期可下床活动,出现先兆即刻卧床休息;癫痫发作时应有专人护理,并加以防护,以免坠床及碰伤。切勿用力按压患者的肢体以免骨折。

(二)饮食护理

给予清淡饮食,避免过饱,戒烟、酒。因发作频繁不能进食者给予鼻饲流质。

(三)症状护理

当患者正处在意识丧失和全身抽搐时,首先应采取保护性措施,防止发生意外,而不是先给药。

1.防止外伤

迅速使患者就地躺下,用厚纱布包裹的压舌板或筷子、纱布、手绢等置于上、下臼齿间以防咬伤舌头及颊部;癫痫发作时切勿用力按压抽搐的肢体,以免造成骨折及脱臼;抽搐停止前,护理人员应守护在床边观察患者是否意识恢复,有无疲乏、头痛等。

2.防止窒息

患者应取头低侧卧位,下颌稍向前,解开衣领和腰带,取下活动性假牙,及时吸出痰液。必要时托起下颌,将舌用舌钳拉出,以防舌后坠引起呼吸道阻塞。不可强行喂食、喂水,以免误入气管窒息或致肺内感染。

(四)用药护理

根据癫痫发作的类型遵医嘱用药,切不可突然停药、间断、不规则服药,注意观察用药疗效和不良反应。常见的抗癫痫药物见表3-5。

表 3-5　抗癫痫药的剂量及不良反应

药物	有效发作类型	成人剂量(mg/d)		儿童剂量 mg/(kg·d)	不良反应
		起始	维持		
苯妥英钠	GTCS,部分性发作	200	300~500	4~12	胃肠道症状,毛发增多,齿龈增生,面容粗糙,小脑征,复视,精神症状
卡马西平	部分性发作首选	200	600~2 000	10~40	胃肠道症状,小脑征,复视,嗜睡,体重增加
丙戊酸钠	全面性发作,GTCS,合并典型失神发作首选	500	1 000~3 000	10~70	肥胖,震颤,毛发减少,合并典型踝肿胀,嗜睡,肝损伤
苯巴比妥	小儿癫痫首选		60~300	2~6	嗜睡,小脑征,复视,认知与行为异常
托吡酯	部分性发作,GTCS	25	200~400	3~6	震颤,头痛,头晕,小脑征,肾结石,胃肠道症状,体重减轻,认知或精神症状
拉莫三嗪	部分性发作,GTCS	25	100~500		头晕,嗜睡,恶心,精神症状

(五)癫痫持续状态护理

严密观察病情变化,一旦发生癫痫持续状态,应立即采取相应的抢救措施。

(1)立即按医嘱地西泮10~20 mg缓慢静脉推注,速度每分钟不超过2 mg,用药中密切观察呼吸、心律、血压的变化,如出现呼吸变浅、昏迷加深、血压下降,应暂停注射。

(2)保持病室环境安静,避免外界各种刺激,应设专人守护,床周加设护栏以保护患者免受外伤。护理人员的所有操作动作要轻柔,尽量集中。

(3)严密观察病情变化,做好生命体征、意识、瞳孔等方面的监测,及时发现并处理高热、周围循环衰竭、脑水肿等严重并发症。

(4)连续抽搐者应控制入液量,按医嘱快速静脉滴注脱水剂,并给氧气吸入,以防缺氧所致脑水肿。

(5)保持呼吸道通畅和口腔清洁,防止继发感染。

(六)心理护理

癫痫患者常因反复发作、长期服药而精神负担加重,感到生气、焦虑、无能为力。护理人员应了解患者的心理状态,有针对性提供帮助。避免采取强制性措施等损害患者自尊心的行为。鼓励患者正确认识疾病,克服自卑心理,努力消除诱发因素,以乐观心态接受治疗。鼓励家属、亲友向患者表达不嫌弃和关爱的情感,解除患者的精神负担,增强其自信心。

五、健康指导

(一)避免诱发因素

向患者及家属介绍本病基本知识及发作时家庭紧急护理方法。避免诱发因素如过度疲劳、睡眠不足、便秘、感情冲动、受凉感冒、饥饿过饱等,反射性癫痫还应避免突然的声光刺激、惊吓、外耳道刺激等因素。

（二）合理饮食

保持良好的饮食习惯，给予清淡且营养丰富的饮食为宜，不宜辛辣、过咸，避免饥饿或过饱，戒烟酒。

（三）适当活动

鼓励患者参加有益的社交活动，适当参与体力和脑力活动，做力所能及的工作，注意劳逸结合，保持乐观情绪。

（四）注意安全

避免单独行动，禁止参与危险性的工作和活动，如攀高、游泳、驾驶车辆、带电作业等；随身携带简要病情诊疗卡，注明姓名、地址、病史、联系电话等，以备发作时取得联系，便于抢救。

（五）用药指导

应向患者及家属说明遵守用药原则的重要性，要坚持长期、规律服药，不得突然停药、减药、漏服药等。注意药物不良反应，一旦发现立即就医。

六、护理评价

患者的基本生活需要得到满足，能够避免诱因，有效地预防发作，积极配合治疗。未发生并发症。

（王　静）

第十三节　急性脊髓炎

急性脊髓炎是非特异性炎症引起脊髓白质脱髓鞘病变或坏死所致的急性横贯性脊髓损害，也称为急性横贯性脊髓炎，临床特征为病变水平以下肢体瘫痪、传导束性感觉障碍和尿便障碍为临床特征。若病变迅速上升波及高颈段脊髓或延髓，称为急性上升性脊髓炎。

一、护理评估

（一）病因及发病机制

病因不清，大部分病例可能是因病毒感染或疫苗接种后引起自身免疫反应。脊髓血管缺血和病毒感染后，抗病毒抗体所形成的免疫复合物在脊髓血管内沉积也可能是本病的发病原因。

（二）健康史

（1）是否为急性起病，发病时有何异常感觉。本病多为急性起病，常在数小时至3天发展至完全性瘫痪，首发症状多为双下肢麻木无力。

（2）了解有无前驱症状：病前数天或1~2周有无发热、全身不适或呼吸道感染症状，或有无过劳、外伤或受凉等诱因。

（三）身体评估

检查患者有无运动障碍，有无感觉障碍，有无自主神经功能障碍，评估其大、小便排泄情况，评估患者皮肤是否干燥或湿润。首发症状多为双下肢麻木无力，病变相应部位有背痛、病变节段束带感。典型的临床表现为病变水平以下肢体瘫痪、感觉缺失和括约肌障碍。严重者常出现脊髓休克,即瘫痪肢体肌张力低、腱反射消失、病理征引不出、尿潴留等。休克期多为2～4周,如合并肺部及尿路感染和压疮等并发症,则可延长至数月。若无并发症,3～4周进入恢复期,表现为瘫痪肢体肌张力增高、腱反射亢进,出现病理征,肌力由远端逐渐恢复,感觉障碍平面逐渐下降。上升性脊髓炎起病急骤,病情发展迅速,出现吞咽困难、构音障碍、呼吸肌瘫痪,甚至死亡。

(四)实验室及其他检查

腰穿脑脊液压力正常,细胞数、蛋白含量正常或轻度增高;少数脊髓水肿严重者,脊髓腔可部分梗阻;脊髓造影或磁共振成像可见病变部位脊髓增粗等改变。

(五)心理-社会评估

是否因瘫痪而焦虑,是否因呼吸麻痹、濒死感而恐惧、紧张或害怕。

二、护理诊断

(一)躯体移动障碍

躯体移动障碍与脊髓病变所致截瘫有关。

(二)排尿异常

排尿异常与自主神经功能障碍有关。

(三)低效性呼吸型态

低效性呼吸型态与高位脊髓病变所致呼吸肌麻痹有关。

(四)自理能力缺陷

自理能力缺陷与躯体运动功能障碍有关。

(五)感知改变

感知改变与脊髓病变、感觉传导通路受损有关。

(六)有皮肤受损的危险

危险与长期卧床有关。

(七)潜在并发症

肺炎、压疮、尿路感染。

三、护理目标

患者能够配合治疗,情绪稳定;防止肌肉萎缩、关节畸形;不发生误吸、受伤、压疮、呼吸困难等并发症。

四、护理措施

(一)一般护理

急性期卧床休息,有呼吸困难者应抬高床头;避免厚棉被等重物压迫肢体,瘫痪肢体应保持功能位,每天给予肢体按摩,防止肢体痉挛和关节挛缩;定时翻身,保持床单清洁、干燥,避免皮肤受压和机械性刺激,防止压疮。

(二)饮食护理

给予高营养、高蛋白且易消化的食物,供给足够的热量和水分。多食瘦肉、豆制品,多饮水,多食新鲜蔬菜、水果及含纤维素多的食物,以刺激肠蠕动,减轻便秘及肠胀气。

（三）用药护理

大剂量使用激素时,注意观察有无消化道出血倾向,观察大便颜色,必要时做大便隐血试验。

（四）症状护理

（1）对躯体功能障碍的患者,应协助其生活护理,做好晨、晚间护理。尽早进行康复,帮助患者进行肢体被动和主动运动,并辅以肢体按摩,防止肌肉挛缩和关节强直。

（2）对感觉障碍的患者,禁用热水袋,防烫伤和冻伤,每天用温水擦洗,以促进血液循环和感觉恢复,给患者做知觉训练。

（3）对有排尿功能障碍的患者,应留置导尿管,及时更换导尿管及引流袋,定期夹闭导尿管以训练膀胱的舒缩功能,严格无菌操作。

（4）密切观察呼吸的频率、节律变化,及时发现上升性脊髓炎的征兆,如瘫痪从下肢迅速波及上肢或延髓支配肌群,出现吞咽困难、构音障碍、呼吸无力等立即通知医师并做好相应护理。

（五）心理护理

患者常因卧床、生活不能自理而焦虑,心理负担重,护理人员应以高度的同情心和责任心加强与患者沟通,倾听他们的感受,解释疾病的过程和预后,帮助患者树立战胜疾病的信心。

五、健康指导

加强营养,增强体质;加强肢体的主动和被动运动,促进肌力恢复。锻炼时要加以保护,以防跌伤等意外。急性脊髓炎患者若无严重并发症,常在 3～6 个月可恢复到生活自理。如发生压疮、肺部及泌尿系统感染则往往影响康复,或留有不同程度的后遗症。

六、护理评价

患者接受治疗,配合肢体康复训练;未发生并发症。

（王　静）

第十四节　脊髓压迫症

脊髓压迫症是各种原因的病变引起脊髓或供应脊髓的血管受压所出现的受累脊髓以下脊髓功能障碍的一组病症。病变发展呈进行性,最后导致不同程度的脊髓横贯损害和椎管阻塞。

一、护理评估

（一）病因及发病机制

肿瘤最常见,占 1/3 以上,绝大多数起源于脊髓组织及邻近结构,如神经鞘膜瘤、脊膜瘤、髓内恶性胶质瘤等。其次为炎症,包括脊髓非特异性炎症、结核性脑脊髓膜炎等。另外还有脊柱外伤(如骨折、脱位及椎管内血肿形成)和脊柱退行性病变(如椎间盘脱出等导致椎管狭窄)。

脊髓受压早期可通过移位、排挤脑脊液和表面静脉血液得到代偿,外形虽有明显改变,但神经传导路径并未中断,不出现神经功能受损。后期代偿可出现骨质吸收,使局部椎管扩大,则出现明显的神经系统症状、体征。

(二)身体评估

脊髓压迫症的病因多样,故发病形式、临床表现差别很大。主要评估发病的缓急、疾病的临床表现、诱发因素等。急性脊髓压迫症发病及进展迅速,常于数小时至数天内脊髓功能完全丧失,多表现为脊髓横贯性损害,出现脊髓休克,病变以下呈弛缓性瘫痪。慢性脊髓压迫症病情缓慢进展,通常可分为三期。

1.根痛期

出现神经根痛及脊膜刺激症状。

2.脊髓部分受压期

表现脊髓半切综合征。

3.脊髓完全受压期

出现脊髓完全性横贯性损害。

(三)实验室及其他检查

腰穿脑脊液检查显示梗阻越完全,蛋白含量则越高,压颈试验可证实有无椎管梗阻,对脊髓压迫症诊断有重要意义。脊柱 X 线片可发现骨折、脱位、错位、结核、骨质破坏及椎管狭窄。CT 和MRI 检查对疾病的定位、定性诊断有重要参考价值。

(四)心理-社会评估

是否因瘫痪而焦虑,是否因呼吸麻痹、濒死感而恐惧、紧张或害怕。

二、护理诊断

(一)焦虑

焦虑与缺乏疾病的相关知识或对治疗及预后不可知有关。

(二)躯体移动障碍

躯体移动障碍与脊髓受压所致截瘫有关。

(三)感知改变

感知改变与脊髓受压、感觉传导通路受损有关。

(四)尿潴留

尿潴留与自主神经功能障碍有关。

(五)疼痛

疼痛与手术所致组织损伤有关。

三、护理措施

见本章"急性脊髓炎患者的护理"。

（王　健）

第十五节　三叉神经痛

三叉神经痛是三叉神经分布区短暂的反复发作性剧痛。

一、护理评估

(一)病因及发病机制

原发性三叉神经痛病因不明,多数人认为由脑干三叉神经感觉主核或半月神经节细胞发作性放电,也有人认为是半月节附近的动脉硬化,小血管团压迫三叉神经根等原因引起。继发性三叉神经痛常为脑桥小脑占位性病变、多发性硬化等所致。

(二)健康史

询问患者疼痛的部位、性质和频率;仔细询问患者疼痛的部位是一侧还是两侧,痛点位于哪里;询问患者是否有特别敏感的区域;是否有诱发因素;疼痛的感觉如何,持续时间有多久。

(三)身体评估

了解起病形式及病程特点;三叉神经痛者多呈周期性发作,每次发作期可为数天、数周或数月不等;缓解期亦可数天至数年不等。

(四)心理-社会评估

疼痛严重时可昼夜发作,使患者夜不能眠,常导致患者面色憔悴甚至精神抑郁或情绪低落。

(五)实验室及其他检查

了解神经系统有无阳性体征;原发性三叉神经痛一般无神经系统阳性体征。

二、护理诊断

(一)疼痛

疼痛与三叉神经受损有关。

(二)焦虑

焦虑与疼痛反复、频繁发作有关。

三、护理措施

(一)一般护理

保持室内光线柔和,周围环境安静、安全,避免患者因周围环境刺激而产生焦虑加重疼痛。

(二)饮食护理

饮食宜清淡,保证机体营养,避免粗糙、干硬、辛辣食物,严重者予以流质饮食。

(三)症状护理

观察患者疼痛的部位、性质,与患者进行交谈,帮助患者了解疼痛的原因与诱因;指导患者运用想象、分散注意力、放松、适当按摩疼痛部位等技巧减轻疼痛;指导患者生活有规律,合理休息,鼓励患者参加一些娱乐活动(如看电视、杂志,听音乐,跳交谊舞等),以减轻疼痛和消除紧张情绪。

(四)用药护理

按时服药,并将药物不良反应向患者说明,使之更好配合。如使用卡马西平可致眩晕、嗜睡、恶心、步态不稳,多在数天后消失;偶有皮疹、白细胞减少,需停药。迅速有效的止痛是治疗本病的关键。

1.药物治疗

卡马西平为三叉神经痛的首选药物,其次可选用苯妥英钠、氯硝西泮、巴氯芬等;轻者也可服用解热镇痛药。

2.封闭治疗

服药无效者可行三叉神经纯乙醇封闭治疗。

3.射频电凝疗法

采用射频电凝治疗对大多数患者有效,可缓解疼痛数月至数年。

以上治疗均无效时可考虑三叉神经感觉根部分切断术,止痛效果为目前首选。

（五）心理护理

护士应怀着同情心去理解和体谅患者的情况,对缺乏知识的恐惧,应做耐心的解释工作。

（六）健康指导

帮助患者及家属掌握本病有关治疗和训练方法。如洗脸、刷牙时动作轻柔,进软食,禁食较硬的食物,以免诱发疼痛;遵医嘱合理用药,学会识别药物不良反应;不要随意更换药物或停药;若有眩晕、步态不稳、皮疹等应及时就诊。

四、护理评价

患者疼痛有所减轻,并且能够说出疼痛的诱发因素。

（刘　珂）

第十六节　面神经炎

面神经炎又称特发性面神经麻痹或 Bell 麻痹,是茎乳孔内面神经非特异性炎症导致的周围性面瘫,是自发性面神经瘫痪中最常见的疾病。

一、护理评估

（一）病因及发病机制

本病的病因与发病机制尚未完全阐明。由于骨性面神经管仅能容纳面神经通过,面神经一旦发生炎性水肿,可导致面神经受压。风寒、病毒感染（如带状疱疹）和自主神经功能紊乱等可引起局部神经营养血管痉挛,导致神经缺血水肿。早期病理改变为神经水肿和脱髓鞘,严重者可出现轴索变性。

（二）健康史

本病可发生于任何年龄,男性略多。通常急性发病,于数小时或 1～3 天内达高峰。病初可有麻痹侧乳突区、耳内或下颌角后疼痛。常于起床后刷牙时从病侧口角漏水而发现。

（三）身体评估

临床症状主要表现为患侧面部表情肌瘫痪,额纹消失,不能皱额整眉,眼裂增宽,闭合不能或闭合不全。闭眼时眼球向上外方转动,显露白色巩膜,称为 Bell 征。病侧鼻唇沟变浅,口角下垂,示齿时口角偏向健侧,不能吹口哨,不能鼓腮等。面神经病变在中耳鼓室段者可出现讲话时回响过度和患侧舌前 2/3 味觉丧失,影响膝状神经节者,除上述表现外,还出现患侧乳头部疼痛、耳郭与外耳道感觉减退、外耳道或鼓膜疱疹,称 Hunt 综合征。

（四）心理-社会评估

突然的口角歪斜、流涎等面部形象改变常可导致焦急、烦躁或情绪低落。

二、护理诊断

（一）自我形象紊乱

自我形象紊乱与面神经受损而致口眼歪斜有关。

（二）疼痛

疼痛与面神经病变累及膝状神经节有关。

（三）焦虑

焦虑与疾病相关治疗的知识缺乏有关。

三、护理措施

（一）一般护理

急性期注意休息，避免风寒，特别是患侧茎乳孔周围应加以保护，如出门穿风衣或系围巾等。

（二）饮食护理

饮食宜清淡，保证机体营养，严重者予以流质饮食；应注意食物的冷热度，防止烫伤与冻伤口腔黏膜。保持口腔清洁，饭后及时漱口，预防口腔感染。

（三）对症护理

对不能闭眼者，应以眼罩加以保护，局部涂眼膏、滴眼药水，以防角膜感染；尽早加强面肌的主动和被动运动，可教患者对着镜子做皱眉、举额、闭眼、露齿、鼓腮和吹口哨等动作，每天数次，每次 5～15 分钟，并辅以面部肌肉按摩。

（四）用药护理

使用糖皮质激素治疗的患者，应注意药物的不良反应，观察有无胃肠道出血、感染征象，并及时测量血压。治疗原则为改善局部血液循环，减轻面神经水肿，促进功能恢复。

1.药物治疗

急性期应尽早使用糖皮质激素。并用大剂量维生素 B_1、维生素 B_{12} 等肌内注射，改善神经营养。如系带状疱疹病毒感染引起 Hunt 综合征，可口服阿昔洛韦。

2.理疗

急性期可用茎乳孔附近红外线照射或超短波透热疗法，恢复期可行碘离子透入疗法、针刺或电针治疗。

3.康复治疗

患侧面肌活动开始恢复时应尽早进行功能训练，进行面肌的被动或主动运动。

（五）心理护理

因患者突然出现口角歪斜，尤其是在说话时面神经抽搐加剧，造成心理负担加重，应鼓励患者表达自身的感受，给予正确指导。鼓励患者尽早治疗并告诉患者疾病的过程、治疗手段及预后，以增强患者的信心。护士注意语言柔和、态度亲切，避免伤害患者自尊的行为。

四、健康指导

预防面神经炎应针对诱因采取措施。除保持生活规律，适当锻炼，增强体质，预防病毒等微生物感染外，还要注意防止着凉和调节情绪，保持心境平和。

（姚慧娟）

第十七节 吉兰-巴雷综合征

吉兰-巴雷综合征(GBS)是可能与感染有关和免疫抑制参与的急性(或亚急性)特发性多发性神经病。以周围神经和神经根脱髓鞘,以及小血管周围淋巴细胞及吞噬细胞的炎性反应为病理特点。

一、护理评估

(一)病因及发病机制

本病的确切病因不清,多数认为属神经系统的一种迟发性过敏性自身免疫性疾病。可发生于感染性疾病、疫苗接种或外科处理后,也可无明显诱因。与先期空肠弯曲菌感染有关,还可能与巨细胞病毒、EB病毒、肺炎支原体、乙型肝炎病毒和人类免疫缺陷病毒等感染有关。

(二)健康史

了解疾病发生是否为急性起病,病前有无感染史。此病各年龄组均可发病,以儿童和青壮年多见,一年四季均可发病。多数患者病前1~4周有上呼吸道、消化道感染症状或有疫苗接种史。

(三)身体评估

1.运动障碍

急性或亚急性起病,出现肢体对称性弛缓性瘫痪,通常自双下肢开始,多于数天至2周达到高峰。病情危重者在1~2天内迅速加重,出现四肢完全性瘫痪、呼吸肌和吞咽肌麻痹,危及生命。腱反射减低或消失,发生轴索变性可出现肌萎缩。

2.感觉障碍

比运动障碍轻,表现为肢体远端感觉异常如烧灼感、麻木、刺痛和不适感和/或手套袜子型感觉缺失。

3.脑神经损害

以双侧面瘫多见。

4.自主神经症状

可有发汗异常,皮肤潮红、发凉、发热,手足肿胀及营养障碍;严重病例可有心动过速、直立性低血压。

(四)实验室及其他检查

典型的脑脊液改变为起病1周后蛋白质含量明显增高而细胞数正常,称蛋白-细胞分离现象,为本病特征性表现。

(五)心理-社会评估

是否因瘫痪而焦虑,是否因呼吸麻痹、濒死感而恐惧、紧张或害怕,是否因恢复慢而出现消极情绪。

二、护理诊断

(一)低效性呼吸型态
低效性呼吸型态与呼吸肌麻痹有关。

(二)躯体移动障碍
躯体移动障碍与四肢肌肉进行性瘫痪有关。

(三)吞咽困难
吞咽困难与脑神经受损所致延髓麻痹、咀嚼肌无力及气管切开等因素有关。

(四)有发生废用综合征的危险
危险与躯体运动障碍有关。

(五)有皮肤完整性受损的危险
危险与长期卧床有关。

(六)焦虑、恐惧
焦虑、恐惧与呼吸困难、濒死感有关。

三、护理目标

患者的呼吸功能能够维持正常;患者的肢体保持功能位,未出现废用综合征;患者的基本生活需求得到满足;患者未出现压疮;患者和家属的焦虑感得到缓解。

四、护理措施

(一)一般护理
急性期卧床休息,重症患者应在重症监护病房治疗;鼓励患者多咳嗽和深呼吸。当患者有四肢瘫时给予使用床档,需要加强陪护,保证患者的安全,防止坠床或跌倒。

(二)饮食护理
给予高蛋白、高维生素、高热量且易消化的食物,保证机体足够的营养,吞咽困难者予以鼻饲流质饮食,进食时和进食后 30 分钟应抬高床头,防止窒息。

如有缺氧症状如呼吸困难、烦躁、出汗、指(趾)甲及口唇发绀,肺活量降至 1 L 以下或动脉氧分压低于 9.3 kPa(70 mmHg)时宜及早使用呼吸机。一般先用气管内插管,如 1 天以上无好转,则行气管切开,使用呼吸机。

(三)症状护理
1.密切观察患者的生命体征

尤其是呼吸的变化,严格掌握使用呼吸机的指征。护理人员应熟悉血气分析的正常值,如发现异常及时报告医师,调整呼吸机各项指标。保持呼吸道通畅,使其头偏向一侧。定时翻身、叩背、吸痰,给予雾化吸入,及时排除呼吸道分泌物,预防肺不张和肺部感染。

2.肢体运动障碍的护理

应对患者说明早期肢体锻炼的重要性,保持肢体的轻度伸展,帮助患者被动运动,防止肌肉挛缩,维持肢体正常运动功能及正常功能位置,防止足下垂。

3.感觉障碍患者的护理

注意保护皮肤勿被烫伤、冻伤及擦破,定时翻身,每小时 1 次,加用按摩气垫床,防止发生压疮。

（四）用药护理

按医嘱正确给药,注意药物的作用、不良反应。某些安眠、镇静药可产生呼吸抑制,告知患者不能轻易使用,以免掩盖或加重病情。治疗要点主要为如下。

1.病因治疗

血浆交换(PE)及免疫球蛋白静脉滴注(IVIG)是 AIDP 的一线治疗,可消除外周血免疫活性细胞、细胞因子和抗体等,减轻神经损害。此两种疗法的费用昂贵,且 PE 需在有特殊设备的医疗中心进行。糖皮质激素通常认为对 GBS 无效,并有不良反应,但无条件应用 IVIG 和 PE 时可试用。应用免疫球蛋白治疗时应注意点滴速度不宜太快,注意观察患者有无头痛、发冷、寒战等变态反应。

2.辅助呼吸

呼吸肌麻痹是 GBS 的主要危险,呼吸麻痹的抢救是增加本病的治愈率、降低病死率的关键。因此,密切观察呼吸情况,对有呼吸困难者及时行气管切开及插管,使用呼吸机进行人工辅助呼吸。

（五）心理护理

本病发病急,病情进展快,恢复期较长,加之长期活动受限,患者常产生孤独、焦虑、恐惧、失望等情绪,不利于疾病的康复。护理人员应及时了解患者的心理状况,主动关心患者,告诉患者本病经积极治疗和康复锻炼,绝大多数可以恢复,以增强患者与疾病作斗争的信心,降低患者的焦虑、恐惧及失望感。

五、健康指导

病愈后仍应坚持适当的运动,增强机体抵抗力,避免受凉及感冒;给予高热量饮食,保证足够的营养;肢体锻炼应持之以恒,防止肌肉失用性萎缩;患者出院后要按时服药,并注意药物不良反应。

六、护理评价

患者的呼吸功能正常,无呼吸困难;患者未发生并发症,生活需要得到满足;患者和家属的焦虑情绪得到缓解,获得适当心理支持。

（王 卫）

第十八节 重症肌无力

重症肌无力(MG)是乙酰胆碱受体抗体(AchR-Ab)介导的,细胞免疫依赖及补体参与者的神经-肌肉接头处传递障碍的自身免疫性疾病。病变主要累及神经-肌肉接头突触后膜上乙酰胆碱受体(AchR)。临床特征为部分或全身骨骼肌易疲劳,通常在活动后加重、休息后减轻,具有晨轻暮重等特点。MG 在一般人群中发病率为 8/10 万～20/10 万,患病率约为 50/10 万。

一、病因

(1)重症肌无力确切的发病机制目前仍不明确,但是有关该病的研究还是很多的,其中,研究最多的是有关重症肌无力与胸腺的关系,以及乙酰胆碱受体抗体在重症肌无力中的作用。大量的研究发现,重症肌无力患者神经-肌肉接头处突触后膜上的乙酰胆碱受体(AchR)数目减少,受体部位存在抗 AchR 抗体,且突触后膜上有 IgG 和 C3 复合物的沉积。

(2)血清中的抗 AchR 抗体的增高和突触后膜上的沉积所引起的有效的 AchR 数目的减少,是本病发生的主要原因。而胸腺是 AchR 抗体产生的主要场所,因此,本病的发生一般与胸腺有密切的关系。所以,调节人体 AchR,使之数目增多,化解突触后膜上的沉积,抑制抗 AchR 抗体的产生是治愈本病的关键。

(3)很多临床现象也提示本病和免疫机制紊乱有关。

二、诊断要点

(一)临床表现

本病根据临床特征诊断不难。起病隐袭,主要表现受累肌肉病态疲劳,肌肉连续收缩后出现严重肌无力甚至瘫痪,经短暂休息后可见症状减轻或暂时好转。肌无力多于下午或傍晚劳累后加重,晨起或休息后减轻,称之为"晨轻暮重"。首发症状常为眼外肌麻痹,出现非对称性眼肌麻痹和上睑下垂,斜视和复视,严重者眼球运动明显受限,甚至眼球固定,瞳孔光反射不受影响。面肌受累表现皱纹减少,表情困难,闭眼和示齿无力;咀嚼肌受累使连续咀嚼困难,进食经常中断;延髓肌受累导致饮水呛咳,吞咽困难,声音嘶哑或讲话鼻音;颈肌受损时抬头困难。严重时出现肢体无力,上肢重于下肢,近端重于远端。呼吸肌、膈肌受累,出现咳嗽无力、呼吸困难,重症可因呼吸肌麻痹继发吸入性肺炎可导致死亡。偶有心肌受累可突然死亡,平滑肌和膀胱括约肌一般不受累。感染、妊娠、月经前常导致病情恶化,精神创伤、过度疲劳等可为诱因。

(二)临床试验

肌疲劳试验,如反复睁闭眼、握拳或两上肢平举,可使肌无力更加明显,有助诊断。

(三)药物试验

1.新斯的明试验

以甲基硫酸新斯的明 0.5 mg 肌内注射或皮下注射。如肌力在半至 1 小时内明显改善时可以确诊,如无反应,可次日用 1 mg、1.5 mg,直至 2 mg 再试,如 2 mg 仍无反应,一般可排除本病。为防止新期的明的毒碱样反应,需同时肌内注射阿托品 0.5～1.0 mg。

2.依酚氯铵试验

适用于病情危重、有延髓性麻痹或肌无力危象者。用 10 mg 溶于 10 mg 生理盐水中缓慢静脉注射,至 2 mg 后稍停 20 秒,若无反应可注射 8 mg,症状改善者可确诊。

(四)辅助检查

1.电生理检查

常用感应电持续刺激,受损肌反应及迅速消失。此外,也可行肌电图重复频率刺激试验,低频刺激波幅递减超过 10%,高频刺激波幅递增超过 30% 为阳性。单纤维肌电图出现颤抖现象延长,延长超过 50 微秒者也属于阳性。

2.其他

血清中抗 AchR 抗体测定约 85％患者增高。胸部 X 线摄片或胸腺 CT 检查,胸腺增生或伴有胸腺肿瘤,也有辅助诊断价值。

三、鉴别要点

(1)本病眼肌型需与癔症、动眼神经麻痹、甲状腺毒症、眼肌型营养不良症、眼睑痉挛鉴别。

(2)延髓肌型者,需与真假延髓性麻痹鉴别。

(3)四肢无力者需与神经衰弱、周期性瘫痪、感染性多发性神经炎、进行性脊肌萎缩症、多发性肌炎和癌性肌无力等鉴别。特别由支气管小细胞肺癌所引起的 Lambert-Eaton 综合征与本病十分相似,但药物试验阴性。肌电图(EMG)有特征异常,静息电位低于正常,低频重复电刺激活动电位渐次减小,高频重复电刺激活动电位渐次增大。

四、规范化治疗

(一)胆碱酯酶抑制剂

主要药物是溴吡斯的明,剂量为 60 mg,每天 3 次,口服。可根据患者症状确定个体化剂量,若患者吞咽困难,可在餐前 30 分钟服药;如晨起行走无力,可起床前服长效溴吡斯的明 180 mg。

(二)皮质激素

皮质激素适用于抗胆碱酯酶药反应较差并已行胸腺切除的患者。由于用药早期肌无力症状可能加重,患者最初用药时应住院治疗,用药剂量及疗程应根据患者具体情况做个体化处理。

1.大剂量泼尼松

开始剂量为 60～80 mg/d,口服,当症状好转时可逐渐减量至相对低的维持量,隔天服 5～15 mg/d,隔天用药可减轻不良反应发生。通常 1 个月内症状改善,常于数月后疗效达到高峰。

2.甲泼尼龙冲击疗法

反复发生危象或大剂量泼尼松不能缓解,住院危重病例、已用气管插管或呼吸机可用,每天 1 g,口服,连用 3～5 天。如 1 个疗程不能取得满意疗效,隔 2 周可再重复 1 个疗程,共治疗 2～3 个疗程。

(三)免疫抑制剂

严重的或进展型病例必须做胸腺切除术,并用抗胆碱酯酶药。症状改善不明显者可试用硫唑嘌呤;小剂量皮质激素未见持续疗效的患者也可用硫唑嘌呤替代大剂量皮质激素,常用剂量为 2～3 mg/(kg·d),最初自小剂量 1 mg/(kg·d) 开始,应定期检查血常规和肝、肾功能。白细胞计数低于 $3×10^9$/L 应停用;可选择性抑制 T 细胞和 B 细胞增生,每次 1 g,每天 2 次,口服。

(四)血浆置换

用于病情急骤恶化或肌无力危象患者,可暂时改善症状,于胸腺切除术前处理,避免或改善术后呼吸危象,疗效持续数天或数月,该法安全,但费用昂贵。

(五)免疫球蛋白

通常剂量为 0.4 g/(kg·d),静脉滴注,连用 3～5 天,用于各种类型危象。

(六)胸腺切除

60 岁以下的 MG 患者可行胸腺切除术,适用于全身型 MG 包括老年患者,通常可使症状改善或缓解,但疗效常在数月或数年后显现。

(七)危象的处理

1.肌无力危象

肌无力危象最常见,常因抗胆碱酯药物剂量不足引起,注射依酚氯铵或新斯的明后症状减轻,应加大抗胆碱酯药的剂量。

2.胆碱能危象

抗胆碱酯酶药物过量可导致肌无力加重,出现肌束震颤及毒蕈碱样反应,依酚氯铵静脉注射无效或加重,应立即停用抗胆碱酯酶药,待药物排出后重新调整剂量或改用其他疗法。

3.反拗危象

抗胆碱酯酶药不敏感所致。依酚氯铵试验无反应。应停用抗胆碱酯酶药,输液维持或改用其他疗法。

(八)慎用和禁用的药物

奎宁、吗啡及氨基糖苷类抗生素、新霉素、多黏菌素、巴龙霉素等应禁用,地西泮、苯巴比妥等应慎用。

五、护理

(一)护理诊断

1.活动无耐力

活动无耐力与神经-肌肉联结点传递障碍;肌肉萎缩、活动能力下降;呼吸困难、氧供需失衡有关。

2.废用综合征

废用综合征与神经肌肉障碍导致活动减少有关。

3.吞咽障碍

吞咽障碍与神经肌肉障碍(呕吐反射减弱或消失;咀嚼肌肌力减弱;感知障碍)有关。

4.生活自理缺陷

生活自理缺陷与眼外肌麻痹、眼睑下垂或四肢无力、运动障碍有关。

5.营养不足

低于机体需要量与咀嚼无力、吞咽困难致摄入减少有关。

(二)护理措施

(1)轻症者适当休息,避免劳累、受凉、感染、创伤、激怒。病情进行性加重者须卧床休息。

(2)在急性期,鼓励患者充分卧床休息。将患者经常使用的日常生活用品(便器、卫生纸、茶杯等)放在患者容易拿取的地方。根据病情或患者的需要协助其日常生活活动,以减少能量消耗。

(3)指导患者使用床档、扶手、浴室椅等辅助设施,以节省体力和避免摔伤。鼓励患者在能耐受的活动范围内,坚持身体活动。患者活动时,注意保持周围环境安全,无障碍物,以防跌倒,路面防滑,防止滑倒。

(4)给患者和家属讲解活动的重要性,指导患者和家属对受累肌肉进行按摩和被动/主动运动,防止肌肉萎缩。

(5)选择软饭或半流质饮食,避免粗糙干硬、辛辣等刺激性食物。根据患者需要供给高蛋白、高热量、高维生素的食物。吃饭或饮水时保持端坐、头稍微前倾的姿势。给患者提供充足的进餐时间、喂饭速度要慢,少量多餐,交替喂液体和固体食物,让患者充分咀嚼、吞咽后再继续喂。把药片碾碎后制成糊状再喂药。

(6)注意保持进餐环境安静、舒适;进餐时,避免讲话或进行护理活动等干扰因素。进食宜在口服抗胆碱酯酶药物后 30~60 分钟,以防呛咳。如果有食物滞留,鼓励患者把头转向健侧,并控制舌头向受累的一侧清除残留的食物或喂食数口汤,让食物咽下。如果误吸液体,让患者上身稍前倾,头稍微低于胸口,便于分泌物引流,并擦去分泌物。在床旁备吸引器,必要时吸引。患者不能由口进食时,遵医嘱给予营养支持或鼻饲。

(7)注意观察抗胆碱酯酶药物的疗效和不良反应,严格执行用药时间和剂量,以防因用量不足或过量导致危象的发生。

(三)应急措施

(1)一旦出现重症肌无力危象,应迅速通知医师;立即给予吸痰、吸氧、简易呼吸器辅助呼吸,做好气管插管或切开,人工呼吸机的准备工作;备好新斯的明等药物,按医嘱给药,尽快解除危象。

(2)避免应用一切加重神经肌肉传导障碍的药物,如吗啡、利多卡因、链霉素、卡那霉素、庆大霉素和磺胺类药物。

(四)健康指导

1.入院教育

(1)给患者讲解疾病的名称,病情的现状、进展及转归。

(2)根据患者需要,给患者和家属讲解饮食营养的重要性,取得他们的积极配合。

2.住院教育

(1)仔细向患者解释治疗药物的名称、药物的用法、作用和不良反应。

(2)告知患者常用药治疗方法、不良反应、服药注意事项,避免因服药不当而诱发肌无力危象。

(3)肌无力症状明显时,协助做好患者的生活护理,保持口腔清洁防止外伤和感染等并发症。

3.出院指导

(1)保持乐观情绪、生活规律、饮食合理、睡眠充足,避免疲劳、感染、情绪抑郁和精神创伤等诱因。

(2)注意根据季节、气候,适当增减衣服,避免受凉、感冒。

(3)按医嘱正确服药,避免漏服、自行停服和更改药量。

(4)患者出院后应随身带有卡片,写明姓名、年龄、住址、诊断证明,目前所用药物及剂量,以便在抢救时参考。

(5)病情加重时及时就诊。

(范利燕)

第四章 呼吸内科护理

第一节 急性上呼吸道感染

急性上呼吸道感染是鼻腔、咽或喉部急性炎症的总称。常见病原体为病毒,仅有少数由细菌引起。本病全年皆可发病,但冬春季节多发,具有一定的传染性,有时引起严重的并发症,应积极防治。

一、护理评估

(一)病因及发病机制

急性上呼吸道感染有70%～80%由病毒引起。其中主要包括流感病毒、副流感病毒、呼吸道合胞病毒、腺病毒、鼻病毒等。由于感染病毒类型较多,又无交叉免疫,人体产生的免疫力较弱且短暂,同时在健康人群中有病毒携带者,故一个人可有多次发病。细菌感染占20%～30%,可直接或继病毒感染之后发生,以溶血性链球菌最为多见,其次为流感嗜血杆菌、肺炎球菌和葡萄球菌等。偶见革兰阴性杆菌。当全身或呼吸道局部防御功能降低时,尤其是年老体弱或有慢性呼吸道疾病者更易患病,原先存在于上呼吸道或外界侵入的病毒和细菌迅速繁殖,引起本病。通过含有病毒的飞沫或被污染的用具传播,引起发病。

(二)健康史

有无受凉、淋雨、过度疲劳等使机体抵抗力降低等情况,应注意询问本次起病情况,既往健康情况,有无呼吸道慢性疾病史等。

(三)身体状况

急性上呼吸道感染主要症状和体征个体差异大,根据病因不同可有不同类型,各型症状、体征之间无明显界定,也可互相转化。

1.普通感冒

普通感冒又称急性鼻炎或上呼吸道卡他,以鼻咽部卡他症状为主要表现,俗称"伤风"。成人多为鼻病毒所致,起病较急,初期有咽干、咽痒或咽痛,同时或数小时后有打喷嚏、鼻塞、流清水样鼻涕,2～3天后分泌物变稠,伴咽鼓管炎可引起听力减退,伴流泪、味觉迟钝、声嘶、少量咳嗽、低热不适、轻度畏寒和头痛。检查可见鼻腔黏膜充血、水肿、有分泌物,咽部轻度充血。如无并发症,一般经 5～7 天痊愈。

2.流行性感冒

流行性感冒(简称流感)则由流感病毒引起,起病急,鼻咽部症状较轻,但全身症状较重,伴高热、全身酸痛和眼结膜炎症状,而且常有较大或大范围的流行。

流行性感冒应及早应用抗流感病毒药物:起病 1～2 天内应用抗流感病毒药物治疗,才能取得最佳疗效。目前抗流感病毒药物包括离子通道 M_2 阻滞剂和神经氨酸酶抑制剂两类。①离子通道 M_2 阻滞剂包括金刚烷胺和金刚乙胺,主要对甲型流感病毒有效。金刚烷胺类药物是治疗甲型流感的首选药物,有效率达 70%～90%。金刚烷胺的有神经质、焦虑、注意力不集中和轻微头痛等中枢神经系统不良反应,一般在用药后几小时出现,金刚乙胺的毒副作用较小。胃肠道反应主要为恶心和呕吐,停药后可迅速消失。肾功能不全的患者需要调整金刚烷胺的剂量,对于老年人或肾功能不全者需要密切监测不良反应。②神经氨酸酶抑制剂:奥司他韦(商品名达菲),作用机制是通过干扰病毒神经氨酸酶保守的唾液酸结合位点,从而抑制病毒的复制,对 A(包括 H5N1)和 B 不同亚型流感病毒均有效。奥司他韦成人每次口服 75 mg,每天 2 次,连服 5 天,但须在症状出现 2 天内开始用药。奥司他韦不良反应少,一般为恶心、呕吐等消化道症状,也有腹痛、头痛、头晕、失眠、咳嗽、乏力等不良反应的报道。

3.病毒性咽炎和喉炎

临床特征为咽部发痒、不适和灼热感、声嘶、讲话困难、咳嗽、咳嗽时咽喉疼痛,无痰或痰呈黏液性,有发热和乏力,伴有咽下疼痛时,常提示有链球菌感染,体检发现咽部明显充血和水肿、局部淋巴结肿大且触痛,提示流感病毒和腺病毒感染,腺病毒咽炎可伴有眼结膜炎。

4.疱疹性咽峡炎

主要由柯萨奇病毒 A 引起,夏季好发。有明显咽痛、常伴有发热,病程约一周。体检可见咽充血,软腭、腭垂、咽和扁桃体表面有灰白色疱疹及浅表溃疡,周围有红晕。多见儿童,偶见于成人。

5.咽结膜热

常为柯萨奇病毒、腺病毒等引起。夏季好发,游泳传播为主,儿童多见。表现为发热、咽痛、畏光、流泪、咽及结膜明显充血。病程 4～6 天。

6.细菌性咽-扁桃体炎

多由溶血性链球菌感染所致,其次为流感嗜血杆菌、肺炎球菌、葡萄球菌等引起。起病急,咽痛明显、伴畏寒、发热,体温超过 39 ℃。检查可见咽部明显充血,扁桃体充血肿大,其表面有黄色点状渗出物,颌下淋巴结肿大伴压痛,肺部无异常体征。

本病如不及时治疗可并发急性鼻窦炎、中耳炎、急性气管-支气管炎。部分患者可继发病毒性心肌炎、肾炎、风湿热等。

(四)实验室及其他检查

1.血常规

病毒感染者白细胞正常或偏低,淋巴细胞比例升高;细菌感染者白细胞计数和中性粒细胞增高,可有核左移现象。

2.病原学检查

可做病毒分离和病毒抗原的血清学检查,确定病毒类型,以区别病毒和细菌感染。细菌培养及药物敏感试验,可判断细菌类型,并可指导临床用药。

3.X 线检查

胸部 X 线多无异常改变。

二、主要护理诊断及医护合作性问题

(一)舒适的改变

鼻塞、流涕、咽痛、头痛与病毒和/或细菌感染有关。

(二)潜在并发症

鼻窦炎、中耳炎、心肌炎、肾炎、风湿性关节炎。

三、护理目标

患者躯体不适缓解,日常生活不受影响;体温恢复正常;呼吸道通畅;睡眠改善;无并发症发生或并发症被及时控制。

四、护理措施

(一)一般护理

注意隔离患者,减少探视,避免交叉感染。患者咳嗽或打喷嚏时应避免对着他人。患者使用的餐具、痰盂等用具应按规定消毒,或用一次性器具,回收后焚烧弃去。多饮水,补充足够的热量,给予清淡易消化、高热量、丰富维生素、富含营养的食物。避免刺激性食物,戒烟、酒。患者以休息为主,特别是在发热期间。部分患者往往因剧烈咳嗽而影响正常的睡眠,可给患者提供容易入睡的休息环境,保持病室适宜温度、湿度和空气流通。保证周围环境安静,关闭门窗。指导患者运用促进睡眠的方式,如睡前泡脚、听音乐等。必要时可遵医嘱给予镇咳、祛痰或镇静药物。

(二)病情观察

关注疾病流行情况、鼻咽部发生的症状、体征及血常规和 X 线胸片改变。注意并发症,如耳痛、耳鸣、听力减退、外耳道流脓等提示中耳炎;如头痛剧烈、发热、伴脓涕、鼻窦有压痛等提示鼻窦炎;如在恢复期出现胸闷、心悸、眼睑水肿、腰酸和关节痛等提示心肌炎、肾炎或风湿性关节炎,应及时就诊。

(三)对症护理

1.高热护理

体温超过 37.5 ℃,应每 4 小时测体温 1 次,观察体温过高的早期症状和体征,体温突然升高或骤降时,应随时测量和记录,并及时报告医师。体温＞39 ℃时,要采取物理降温。降温效果不好可遵照医嘱选用适当的解热剂进行降温。患者出汗后应及时处理,保持皮肤的清洁和干燥,并注意保暖。鼓励多饮水。

2.保持呼吸道通畅

清除气管、支气管内分泌物,减少痰液在气管、支气管内的聚积。指导患者采取舒适的体位进行有效咳嗽。观察咳痰情况,如痰液较多且黏稠,可嘱患者多饮水,或遵照医嘱给予雾化吸入治疗,以湿润气道、利于痰液排出。

(四)用药护理

1.对症治疗

选用抗感冒复合剂或中成药减轻发热、头痛,减少鼻、咽充血和分泌物,如对乙酰氨基酚、银翘解毒片等。干咳者可选用右美沙芬、喷托维林等；咳嗽有痰可选用复方氯化铵合剂、溴己新，或雾化祛痰。咽痛者可含服喉片或草珊瑚片等。气喘者可用平喘药，如特布他林、氨茶碱等。

2.抗病毒药物

早期应用抗病毒药有一定疗效，可选用利巴韦林、奥司他韦、金刚烷胺、吗啉胍和抗病毒中成药等。

3.抗生素

如有细菌感染，最好根据药物敏感试验选择有效抗生素治疗，常可选用大环内酯类、青霉素类、氟喹诺酮类及头孢菌素类。

根据医嘱选用药物，告知患者药物的作用、可能发生的不良反应和服药的注意事项，如按时服药；应用抗生素者，注意观察有无迟发变态反应发生；对于应用解热镇痛药者注意避免大量出汗引起虚脱等。发现异常及时就诊等。

（五）心理护理

急性呼吸道感染预后良好，多数患者于一周内康复，仅少数患者可因咳嗽迁延不愈而发展为慢性支气管炎，患者一般无明显心理负担。但如果咳嗽较剧烈，加之伴有发热，可能会影响患者的休息、睡眠，进而影响工作和学习，个别患者产生急于缓解咳嗽等症状的焦虑情绪。护理人员应与患者进行耐心、细致的沟通，通过对病情的客观评价，解除患者的心理顾虑，建立治疗疾病的信心。

（六）健康指导

1.疾病知识指导

帮助患者和家属掌握急性呼吸道感染的诱发因素及本病的相关知识，避免受凉、过度疲劳，注意保暖；外出时可戴口罩，避免寒冷空气对气管、支气管的刺激。积极预防和治疗上呼吸道感染，症状改变或加重时应及时就诊。

2.生活指导

平时应加强耐寒锻炼，增强体质，提高机体免疫力。有规律生活，避免过度劳累。室内空气保持新鲜、阳光充足。少去人群密集的公共场所。戒烟、酒。

五、护理评价

患者舒适度改善；睡眠质量提高；未发生并发症或发生后被及时控制。

（杜志丹）

第二节　急性气管-支气管炎

急性气管-支气管炎是由生物、物理、化学刺激或变态反应等因素引起的气管-支气管黏膜的急性炎症。临床主要症状有咳嗽和咳痰。本病常见于寒冷季节或气候突变时，可以由病毒、细菌直接感染，也可由病毒或细菌引发的急性上呼吸道感染慢性迁延不愈所致。

一、病因

(一)生物性因素

急性气管-支气管炎生物性病因中最重要的是病毒感染,包括腺病毒、冠状病毒、流感病毒甲和乙、副流感病毒、呼吸道合胞病毒、柯萨奇病毒A21、鼻病毒等。肺炎支原体、肺炎衣原体和百日咳杆菌,也可以是本病的病原体,常见于年轻人。呼吸道感染的常见病原菌有肺炎球菌、流感嗜血杆菌,金黄色葡萄球菌和卡他莫拉菌也常怀疑为本病的致病菌,但除新生儿、人工气道或免疫抑制患者外,至今没有"细菌性支气管炎"的确切证据。

(二)非生物性因素

非生物性致病因子有矿、植物粉尘,刺激性气体(强酸、氨、某些挥发性溶液、氯、硫化氢、二氧化硫和溴化物等),环境刺激物包括臭氧、二氧化氮、香烟和烟雾等。

二、诊断要点

(1)常见症状有鼻塞、流涕、咽痛、畏寒、发热、声嘶和肌肉酸痛等。

(2)咳嗽为主要症状。开始为干咳、胸骨下刺痒或闷痛感。1～2天后有白色黏痰,以后可变脓性,甚至伴血丝。

(3)胸部听诊呼吸音粗糙,并有干、湿性啰音。用力咳嗽后,啰音性质可改变或消失。

(4)外周血常规正常或偏低,细菌感染时外周血白细胞升高。痰培养如检出病原菌,则可确诊病因。

(5)X线胸部检查正常或仅有肺纹理增粗。

三、鉴别要点

(1)流行性感冒起病急骤,发热较高,有全身酸痛、头痛、乏力的全身中毒症状,有流行病史。

(2)急性上呼吸道感染一般鼻部症状明显,无咳嗽、咳痰。肺部无异常体征。

(3)其他如支气管肺炎、肺结核、肺癌、肺脓肿、麻疹、百日咳等多种肺部疾病可伴有急性支气管的症状,通过详细询问病史、体格检查,多能做出诊断。

四、治疗

(一)一般治疗

休息、保暖、多饮水、补充足够的热量。

(二)对症治疗

一般可根据患者的症状予以对症治疗。

1.干咳无痰者

可用喷托维林25 mg,每天3次,口服;或可卡因15～30 mg,每天3次,口服。

2.咳嗽有痰不易咳出者

可选用氨溴素30 mg,每天3次,口服;也可服用棕色合剂10 mL,每天3次,口服。

3.伴喘息发生支气管痉挛

可用平喘药如氨茶碱100 mg或沙丁胺醇2～4 mg,每天3次,口服。

4.发热

可用解热镇痛药,如复方阿司匹林片,每次 1 片,每天 3～4 次。口服。

(三)抗感染治疗

根据感染的病原体及药物敏感试验选择抗生素治疗。如有明显发热或痰转为脓性者,应选用适当抗生素治疗。常用青霉素 80 万单位,每天 2 次,肌内注射,或酌情选用大环内酯类及头孢类抗生素。退热1～3 天后即可停药。

五、护理措施

(一)保持心身舒适

(1)保持室内空气新鲜,通风 1～2 次/天,室内湿度在 60%～65%,温度在 20～25 ℃。

(2)鼓励患者多饮水,高热时每天摄入量应为 3 000～4 000 mL,心、肾功能障碍时,每天饮水量应在 1 500～2 000 mL。

(3)指导患者选择高维生素、清淡易消化的食物,如瘦肉、豆腐、蛋、鱼、水果、新鲜蔬菜等。

(4)急性期应绝对卧床休息,治疗和护理操作尽量集中在同一时间内,使患者有充足的时间休息。

(二)病情观察

(1)观察咳嗽、咳痰、喘息的症状及诱发因素,尤其是痰液的性质和量。

(2)有无胸闷、发绀、呼吸困难等症状。

(三)保持呼吸道通畅

(1)对痰多黏稠、较难咳出的患者,指导采取有效的咳嗽方式,协助翻身、叩背和体位引流,嘱其多饮水,遵医嘱雾化吸入。

(2)根据患者的缺氧程度、血气分析结果调节氧流量。

(杜志丹)

第三节　慢性支气管炎

慢性支气管炎是由于感染或非感染因素引起气管、支气管黏膜及其周围组织的慢性非特异性炎症。临床以咳嗽、咳痰或伴有喘息反复发作为特征,每年持续 3 个月以上,且连续 2 年以上。

一、病因和发病机制

慢性支气管炎的病因极为复杂,迄今尚有许多因素还不够明确,往往是多种因素长期相互作用的综合结果。

(一)感染

病毒、支原体和细菌感染是本病急性发作的主要原因。病毒感染以流感病毒、鼻病毒、腺毒和呼吸道合胞病毒常见;细菌感染以肺炎链球菌、流感嗜血杆菌和卡他莫拉菌及葡萄球菌常见。

(二)大气污染

化学气体如氯气、二氧化氮、二氧化硫等刺激性烟雾,空气中的粉尘等均可刺激支气管黏膜,使呼吸道清除功能受损,为细菌入侵创造条件。

(三)吸烟

吸烟为本病发病的主要因素。吸烟时间的长短与吸烟量决定发病率的高低,吸烟者的患病率较不吸烟者高 2~8 倍。

(四)变态反应因素

喘息型支气管患者,多有过敏史。患者痰中嗜酸性粒细胞和组胺的含量及血中 IgE 明显高于正常。此类患者实际上应属慢性支气管炎合并哮喘。

(五)其他因素

气候变化,特别是寒冷空气对慢支的病情加重有密切关系。自主神经功能失调,副交感神经功能亢进,老年人肾上腺皮质功能减退,慢性支气管炎的发病率增加。维生素 C 缺乏,维生素 A 缺乏,易患慢性支气管炎。

二、临床表现

(一)症状

患者常在寒冷季节发病,出现咳嗽、咳痰,尤以晨起显著,白天多于夜间。病毒感染痰液为白色黏液泡沫状,继发细菌感染,痰液转为黄色或黄绿色黏液脓性,偶可带血。慢性支气管炎反复发作后,支气管黏膜的迷走神经感受器反应性增高,副交感神经功能亢进,可出现变态反应现象而发生喘息。

(二)体征

早期多无体征。急性发作期可有肺底部闻及干、湿性啰音。喘息型支气管炎在咳嗽或深吸气后可闻及哮鸣音,发作时,有广泛哮鸣音。

(三)并发症

(1)阻塞性肺气肿:为慢性支气管炎最常见的并发症。

(2)支气管肺炎:慢性支气管炎蔓延至支气管周围肺组织中,患者表现寒战、发热、咳嗽加剧、痰量增多且呈脓性;白细胞总数及中性粒细胞增多;X 线胸片显示双下肺野有斑点状或小片阴影。

(3)支气管扩张症。

三、诊断

(一)辅助检查

1.血常规

白细胞总数及中性粒细胞数可升高。

2.胸部 X 线

单纯型慢性支气管炎,X 线片检查阴性或仅见双下肺纹理增多、增粗、模糊、呈条索状或网状。继发感染时为支气管周围炎症改变,表现为不规则斑点状阴影,重叠于肺纹理之上。

3.肺功能检查

早期病变多在小气道,常规肺功能检查多无异常。

(二)诊断要点

凡咳嗽、咳痰或伴有喘息,每年发作持续 3 个月,连续 2 年或 2 年以上者,并排除其他心、肺疾患(如肺结核、肺尘埃沉着病、支气管哮喘、支气管扩张症、肺癌、肺脓肿、心脏病、心功能不全等)、慢性鼻咽疾患后,即可诊断。如每年发病不足 3 个月,但有明确的客观检查依据(如胸部 X 线片、肺功能等)亦可诊断。

(三)鉴别诊断

1.支气管扩张

多于儿童或青年期发病,常继发于麻疹、肺炎或百日咳后,并有咳嗽、咳痰反复发作的病史,合并感染时痰量增多,并呈脓性或伴有发热,病程中常反复咯血。在肺下部周围可闻及不易消散的湿性啰音。晚期重症患者可出现杵状指(趾)。胸部 X 线上可见双肺下野纹理粗乱或呈卷发状。薄层高分辨 CT(HRCT)检查有助于确诊。

2.肺结核

活动性肺结核患者多有午后低热、消瘦、乏力、盗汗等中毒症状。咳嗽痰量不多,常有咯血。老年肺结核的中毒症状多不明显,常被慢性支气管炎的症状所掩盖而误诊。胸部 X 线上可发现结核病灶,部分患者痰结核菌检查可获阳性。

3.支气管哮喘

支气管哮喘常为特质性患者或有变态反应性疾病家族史,多于幼年发病。一般无慢性咳嗽、咳痰史。哮喘多突然发作,且有季节性,血和痰中嗜酸性粒细胞常增多,治疗后可迅速缓解。发作时双肺布满哮鸣音,呼气延长,缓解后可消失,且无症状,但气道反应性仍增高。慢性支气管炎合并哮喘的患者,病史中咳嗽、咳痰多发生在喘息之前,迁延不愈较长时间后伴有喘息,且咳嗽、咳痰的症状多较喘息更为突出,平喘药物疗效不如哮喘等可资鉴别。

4.肺癌

肺癌多发生于 40 岁以上男性,并有多年吸烟史的患者,刺激性咳嗽常伴痰中带血和胸痛。胸部 X 线检查肺部常有块影或反复发作的阻塞性肺炎。痰脱落细胞及支气管镜等检查,可明确诊断。

5.慢性肺间质纤维化

慢性咳嗽,咳少量黏液性非脓性痰,进行性呼吸困难,双肺底可闻及爆裂音(Velcro 啰音),严重者发绀并有杵状指。X 线胸片见中下肺野及肺周边部纹理增多紊乱呈网状结构,其间见弥漫性细小斑点阴影。肺功能检查呈限制性通气功能障碍,弥散功能降低,PaO_2 下降。肺活检是确诊的手段。

四、治疗

(一)急性发作期及慢性迁延期的治疗

以控制感染、祛痰、镇咳为主,同时解痉平喘。

1.抗感染药物

及时、有效、足量,感染控制后及时停用,以免产生细菌耐药或二重感染。一般患者可按常见致病菌用药。可选用青霉素 G 80 万单位肌内注射;复方磺胺甲噁唑(SMZ),每次 2 片,2 次/天;阿莫西林 2～4 g/d,3～4 次口服;氨苄西林 2～4 g/d,分 4 次口服;头孢氨苄 2～4 g/d 或头孢拉定 1～2 g/d,分 4 次口服;头孢呋辛 2 g/d 或头孢克洛 0.5～1 g/d,分 2～3 次口服。亦可选择新一代大环内酯类抗生素,如罗红霉素,0.3 g/d,2 次口服。抗菌治疗疗程一般 7～10 天,反复感染病例可适当延长。严重感染时,可选用氨苄西林、环丙沙星、氧氟沙星、阿米卡星、奈替米星或头孢菌素类联合静脉滴注给药。

2.祛痰镇咳药

刺激性干咳者不宜单用镇咳药物,否则痰液不易咳出。可给盐酸溴环己胺醇 30 mg 或羧甲基半胱氨酸 500 mg,3 次/天口服。乙酰半胱氨酸及氯化铵甘草合剂均有一定的疗效。α-糜蛋白酶雾化吸入亦有消炎祛痰的作用。

3.解痉平喘

解痉平喘主要为解除支气管痉挛,利于痰液排出。常用药物为氨茶碱 0.1～0.2 g,8 次/小时口服;丙卡特罗 50 mg,2 次/天;特布他林 2.5 mg,2～3 次/天。慢性支气管炎有可逆性气道阻塞者应常规应用支气管舒张剂,如异丙托溴铵气雾剂、特布他林等吸入治疗。阵发性咳嗽常伴不同程度的支气管痉挛,应用支气管扩张药后可改善症状,并有利于痰液的排出。

(二)缓解期的治疗

应以增强体质,提高机体抗病能力和预防发作为主。

(三)中药治疗

采取扶正固本原则,按肺、脾、肾的虚实辨证施治。

五、护理措施

(一)常规护理

1.环境

保持室内空气新鲜,流通,安静,舒适,温湿度适宜。

2.休息

急性发作期应卧床休息,取半卧位。

3.给氧

持续低流量吸氧。

4.饮食

给予高热量、高蛋白、高维生素易消化饮食。

(二)专科护理

1.解除气道阻塞,改善肺泡通气。

及时清除痰液,神志清醒患者应鼓励咳嗽,痰稠不易咯出时,给予雾化吸入或雾化泵药物喷入,减少局部淤血水肿,以利痰液排出。危重体弱患者,定时更换体位,叩击背部,使痰易于咯出,餐前应给予胸部叩击或胸壁震荡。

方法:患者取侧卧位,护士两手手指并拢,手背隆起,指关节微屈,自肺底由下向上,由外向内叩拍胸壁,震动气管,边拍边鼓励患者咳嗽,以促进痰液的排出,每侧肺叶叩击 3～5 分钟。对神志不清者,可进行机械吸痰,需注意无菌操作,抽吸压力要适当,动作轻柔,每次抽吸时间不超过15 秒,以免加重缺氧。

2.合理用氧减轻呼吸困难。

根据缺氧和二氧化碳潴留的程度不同,合理用氧,一般给予低流量、低浓度、持续吸氧,如病情需要提高氧浓度,应辅以呼吸兴奋剂刺激通气或使用呼吸机改善通气,吸氧后如呼吸困难缓解、呼吸频率减慢、节律正常、血压上升、心率减慢、心律正常、发绀减轻、皮肤转暖、神志转清、尿量增加等,表示氧疗有效。若呼吸过缓,意识障碍加深,需考虑二氧化碳潴留加重,必要时采取增加通气量措施。

(杜志丹)

第四节 慢性阻塞性肺疾病

慢性阻塞性肺疾病(chronic obstructive pulmonary disease,COPD)是一种以不完全可逆性气流受限为特征,呈进行性发展的肺部疾病。COPD是呼吸系统疾病中的常见病和多发病,由于患者数多,病死率高,社会经济负担重,已成为一个重要的公共卫生问题。在世界范围内,COPD的死亡率居所有死因的第四位。根据世界银行/世界卫生组织发表的研究,至2020年COPD成为世界疾病经济负担的第五位。在我国,COPD同样是严重危害人民群体健康的重要慢性呼吸系统疾病,1992年对我国北部及中部地区农村102 230名成人调查显示,COPD约占15岁以上人群的3%,近年来对我国7个地区20 245名成年人进行调查,COPD的患病率占40岁以上人群的8.2%,患病率之高是十分惊人的。

COPD与慢性支气管炎及肺气肿密切相关。慢性支气管炎(简称慢支)是指气管、支气管黏膜及其周围组织的慢性、非特异性炎症。如患者每年咳嗽、咳痰达3个月以上,连续两年或以上,并排除其他已知原因的慢性咳嗽,即可诊断为慢性支气管炎。阻塞性肺气肿(简称肺气肿)是指肺部终末细支气管远端气腔出现异常持久的扩张,并伴有肺泡壁和细支气管的破坏而无明显肺纤维化。当慢性支气管炎和/或肺气肿患者肺功能检查出现气流受限并且不能完全可逆时,可视为COPD。如患者只有慢性支气管炎和/或肺气肿,而无气流受限,则不能视为COPD,而视为COPD的高危期。支气管哮喘也具有气流受限。但支气管哮喘是一种特殊的气道炎症性疾病,其气流受限具有可逆性,它不属于COPD。

一、护理评估

(一)病因及发病机制

确切的病因不清,可能与下列因素有关。

1.吸烟

吸烟是最危险的因素。国内外的研究均证明吸烟与慢支的发生有密切关系,吸烟者慢性支气管炎的患病率比不吸烟者高2~8倍,吸烟时间越长,量越大,COPD患病率越高。烟草中的多种有害化学成分,可损伤气道上皮细胞使巨噬细胞吞噬功能降低和纤毛运动减退;黏液分泌增加,使气道净化能力减弱;支气管黏膜充血水肿、黏液积聚,而易引起感染。慢性炎症及吸烟刺激黏膜下感受器,引起支气管平滑肌收缩,气流受限。烟草、烟雾还可使氧自由基增多,诱导中性粒细胞释放蛋白酶,抑制抗蛋白酶系统,使肺弹力纤维受到破坏,诱发肺气肿形成。

2.职业性粉尘和化学物质

职业性粉尘及化学物质,如烟雾、变应原、工业废气及室内污染空气等,浓度过大或接触时间过长,均可导致与吸烟无关的COPD。

3.空气污染

大气污染中的有害气体(如二氧化硫、二氧化氮、氯气等)可损伤气道黏膜,并有细胞毒作用,使纤毛清除功能下降,黏液分泌增多,为细菌感染创造条件。

4.感染

感染是COPD发生发展的重要因素之一。长期、反复感染可破坏气道正常的防御功能,损伤细支气管和肺泡。主要病毒为流感病毒、鼻病毒和呼吸道合胞病毒等;细菌感染以肺炎链球菌、流感嗜血杆菌、卡他莫拉菌及葡萄球菌为多见,支原体感染也是重要因素之一。

5.蛋白酶-抗蛋白酶失衡

蛋白酶对组织有损伤和破坏作用;抗蛋白酶对弹性蛋白酶等多种蛋白酶有抑制功能。在正常情况下,弹性蛋白酶与其抑制因子处于平衡状态。其中 α_1-抗胰蛋白酶(α_1-AT)是活性最强的一种。蛋白酶增多和抗蛋白酶不足均可导致组织结构破坏产生肺气肿。

6.其他

机体内在因素如呼吸道防御功能及免疫功能降低、自主神经功能失调、营养、气温的突变等都可能参与COPD的发生、发展。

(二)病理生理

COPD的病理改变主要为慢性支气管炎和肺气肿的病理改变。COPD对呼吸功能的影响,早期病变仅局限于细小气道,表现为闭合容积增大。病变侵入大气道时,肺通气功能明显障碍;随肺气肿的日益加重,大量肺泡周围的毛细血管受膨胀的肺泡挤压而退化,使毛细血管大量减少,肺泡间的血流量减少,导致通气与血流比例失调,使换气功能障碍。由通气和换气功能障碍引起缺氧和二氧化碳潴留,进而发展为呼吸衰竭。

(三)健康史

询问患者是否存在引起慢支的各种因素如感染、吸烟、大气污染、职业性粉尘和有害气体的长期吸入、变态反应等;是否有呼吸道防御功能及免疫功能降低、自主神经功能失调等。

(四)身体状况

1.主要症状

(1)慢性咳嗽:晨间起床时咳嗽明显,白天较轻,睡眠时有阵咳或排痰。随病程发展可终生不愈。

(2)咳痰:一般为白色黏液或浆液性泡沫痰,偶可带血丝,清晨排痰较多。急性发作伴有细菌感染时,痰量增多,可有脓性痰。

(3)气短或呼吸困难:早期仅在体力劳动或上楼等活动时出现,随着病情发展逐渐加重,日常活动甚至休息时也感到气短。是COPD的标志性症状。

(4)喘息和胸闷:重度患者或急性加重时出现喘息,甚至静息状态下也感气促。

(5)其他:晚期患者有体重下降,食欲减退等全身症状。

2.护理体检

早期可无异常,随疾病进展慢性支气管炎病例可闻及干啰音或少量湿啰音。有喘息症状者可在小范围内出现轻度哮鸣音。肺气肿早期体征不明显,随疾病进展出现桶状胸,呼吸活动减弱,触觉语颤减弱或消失;叩诊呈过清音,心浊音界缩小或不易叩出,肺下界和肝浊音界下移,听诊心音遥远,两肺呼吸音普遍减弱,呼气延长,并发感染时,可闻及湿啰音。

3.COPD 严重程度分级

根据第一秒用力呼气容积占用力肺活量的百分比(FEV$_1$/FVC％)、第一秒用力呼气容积占预计值百分比(FEV$_1$％预计值)和症状对 COPD 的严重程度做出分级。

(1)Ⅰ级:轻度,FEV$_1$/FVC＜70％、FEV$_1$≥80％预计值,有或无慢性咳嗽、咳痰症状。

(2)Ⅱ级:中度,FEV$_1$/FVC＜70％、50％预计值≤FEV$_1$＜80％预计值,有或无慢性咳嗽、咳痰症状。

(3)Ⅲ级:重度,FEV$_1$/FVC＜70％、30％预计值≤FEV$_1$＜50％预计值,有或无慢性咳嗽、咳痰症状。

(4)Ⅳ级:极重度,FEV$_1$/FVC＜70％、FEV$_1$＜30％预计值或 FEV$_1$＜50％预计值,伴慢性呼吸衰竭。

4.COPD 病程分期

COPD 按病程可分为急性加重期和稳定期,前者指在短期内咳嗽、咳痰、气短和/或喘息加重、脓痰量增多,可伴发热等症状;稳定期指咳嗽、咳痰、气短症状稳定或轻微。

5.并发症

COPD 可并发慢性呼吸衰竭、自发性气胸、慢性肺源性心脏病。

(五)实验室及其他检查

1.肺功能检查

肺功能检查是判断气流受限的主要客观指标,对 COPD 诊断、严重程度评价、疾病进展、预后及治疗反应等有重要意义。第一秒用力呼气容积(FEV$_1$)占用力肺活量(FVC)的百分比(FEV$_1$/FVC％)是评价气流受限的敏感指标。第一秒用力呼气容积(FEV$_1$)占预计值百分比(FEV$_1$％预计值),是评估 COPD 严重程度的良好指标。当 FEV$_1$/FVC＜70％及 FEV$_1$＜80％预计值者,可确定为不能完全可逆的气流受限。FEV$_1$ 的逐渐减少,大致提示肺部疾病的严重程度和疾病进展的阶段。

肺气肿呼吸功能检查示残气量增加,残气量占肺总量的百分比增大,最大通气量低于预计值的 80％;第一秒时间肺活量常低于 60％;残气量占肺总量的百分比增大,往往超过 40％;对阻塞性肺气肿的诊断有重要意义。

2.胸部 X 线检查

早期胸片可无变化,可逐渐出现肺纹理增粗、紊乱等非特异性改变,肺气肿的典型 X 线表现为胸廓前后径增大,肋间隙增宽,肋骨平行,膈低平。两肺透亮度增加,肺血管纹理减少或有肺大疱征象。X 线检查对 COPD 诊断特异性不高。

3.动脉血气分析

早期无异常,随病情进展可出现低氧血症、高碳酸血症、酸碱平衡失调等,用于判断呼吸衰竭的类型。

4.其他

COPD 合并细菌感染时,血白细胞增高,核左移。痰培养可能检出病原菌。

(六)心理-社会评估

COPD 由于病程长、反复发作,每况愈下,给患者带来较重的精神和经济负担,病现焦虑、悲观、沮丧等心理反应,甚至对治疗丧失信心。病情一旦发展到影响工作和会导致患者心理压力增加,生活方式发生改变,也会影响到工作,甚至因无法工作孤独。

二、主要护理诊断及医护合作性问题

(一)气体交换受损

气体交换受损与气道阻塞、通气不足、呼吸肌疲劳、分泌物过多和肺泡呼吸有关。

(二)清理呼吸道无效

清理呼吸道无效与分泌物增多而黏稠、气道湿度降低和无效咳嗽有关。

(三)低效性呼吸型态

低效性呼吸型态与气道阻塞、膈肌变平以及能量不足有关。

(四)活动无耐力

活动无耐力与疲劳、呼吸困难、氧供与氧耗失衡有关。

(五)营养失调,低于机体需要量

营养失调,低于机体需要量与食欲降低、摄入减少、腹胀、呼吸困难、痰液增多关。

(六)焦虑

焦虑与健康状况的改变、病情危重、经济状况有关。

三、护理目标

患者痰能咳出,喘息缓解;活动耐力增强;营养得到改善;焦虑减轻。

四、护理措施

(一)一般护理

1.休息和活动

患者采取舒适的体位,晚期患者宜采取身体前倾位,使辅助呼吸肌参与呼吸。发热、咳喘时应卧床休息,视病情安排适当的活动量,活动以不感到疲劳、不加重症状为宜。室内保持合适的温湿度,冬季注意保暖,避免直接吸入冷空气。

2.饮食护理

呼吸功的增加可使热量和蛋白质消耗增多,导致营养不良。应制订出高热量、高蛋白、高维生素的饮食计划。正餐进食量不足时,应安排少量多餐,避免餐前和进餐时过多饮水。餐后避免平卧,有利于消化。为减少呼吸困难,保存能量,患者饭前至少休息30分钟。每天正餐应安排在患者最饥饿、休息最好的时间。指导患者采用缩唇呼吸和腹式呼吸减轻呼吸困难。为促进食欲,提供给患者舒适的就餐环境和喜爱的食物,餐前及咳痰后漱口,保持口腔清洁;腹胀的患者应进软食,细嚼慢咽。避免进食产气的食物,如汽水、啤酒、豆类、马铃薯和胡萝卜等;避免易引起便秘的食物,如油煎食物、干果、坚果等。如果患者通过进食不能吸收足够的营养,可应用管喂饮食或全胃肠外营养。

(二)病情观察

观察咳嗽、咳痰的情况,痰液的颜色、量及性状,咳痰是否顺畅;呼吸困难的程度,能否平卧,与活动的关系,有无进行性加重;患者的营养状况、肺部体征及有无慢性呼吸衰竭、自发性气胸、慢性肺源性心脏病等并发症产生。监测动脉血气分析和水、电解质、酸碱平衡情况。

(三)氧疗的护理

呼吸困难伴低氧血症者,遵医嘱给予氧疗。一般采用鼻导管持续低流量吸氧,氧流量1~

2 L/min。对 COPD 慢性呼吸衰竭者提倡进行长期家庭氧疗(LTOT)。LTOT 为持续低流量吸氧它能改变疾病的自然病程,改善生活质量。LTOT 是指一昼夜吸入低浓度氧 15 小时以上,并持续较长时间,使 $PaO_2 \geqslant 8.0$ kPa(60 mmHg),或 SaO_2 升至 90% 的一种氧疗方法。LTOT 指征:①$PaO_2 \leqslant 7.3$ kPa(55 mmHg)或 $SaO_2 \leqslant 88\%$,有或没有高碳酸血症。②PaO_2 7.9~7.3 kPa(55~60 mmHg)或 $SaO_2 < 88\%$,并有肺动脉高压、心力衰竭所致的水肿或红细胞增多症(血细胞比容>0.55)。LTOT 对血流动力学、运动耐力、肺生理和精神状态均会产生有益的影响,从而提高 COPD 患者的生活质量和生存率。

COPD 患者因长期二氧化碳潴留,主要靠缺氧刺激呼吸中枢,如果吸入高浓度的氧,反而会导致呼吸频率和幅度降低,引起二氧化碳潴留。而持续低流量吸氧维持 $PaO_2 \geqslant 7.9$ kPa(60 mmHg),既能改善组织缺氧,也可防止因缺氧状态解除而抑制呼吸中枢。护理人员应密切注意患者吸氧后的变化,如观察患者的意识状态、呼吸的频率及幅度、有无窒息或呼吸停止和动脉血气复查结果。氧疗有效指标:患者呼吸困难减轻、呼吸频率减慢、发绀减轻、心率减慢、活动耐力增加。

(四)用药护理

1.稳定期治疗用药

(1)支气管舒张药:短期应用以缓解症状,长期规律应用预防和减轻症状。常选用 β_2 肾上腺素受体激动剂、抗胆碱药、氨茶碱或其缓(控)释片。

(2)祛痰药:对痰不易咳出者可选用盐酸氨溴索或羧甲司坦。

2.急性加重期的治疗用药

使用支气管舒张药及对低氧血症者进行吸氧外,应根据病原菌类型及药物敏感情况合理选用抗生素治疗。如给予 β 内酰胺类/β 内酰胺酶抑制剂;第二代头孢菌素、大环内酯类或喹诺酮类。如出现持续气道阻塞,可使用糖皮质激素。

3.遵医嘱用药

遵医嘱应用抗生素,支气管舒张药,祛痰药物,注意观察疗效及不良反应。

(五)呼吸功能锻炼

COPD 患者需要增加呼吸频率来代偿呼吸困难,这种代偿多数是依赖于辅助呼吸肌参与呼吸,即胸式呼吸,而非腹式呼吸。然而胸式呼吸的有效性要低于腹式呼吸,患者容易疲劳。因此,护理人员应指导患者进行缩唇呼气、腹式呼吸、膈肌起搏(体外膈神经电刺激)、吸气阻力器等呼吸锻炼,以加强胸、膈呼吸肌肌力和耐力,改善呼吸功能。

1.缩唇呼吸

缩唇呼吸的技巧是通过缩唇形成的微弱阻力来延长呼气时间,增加气道压力,延缓气道塌陷。患者闭嘴经鼻吸气,然后通过缩唇(吹口哨样)缓慢呼气,同时收缩腹部。吸气与呼气时间比为 1:2 或 1:3。缩唇大小程度与呼气流量,以能使距口唇 15~20 cm 处,与口唇等高点水平的蜡烛火焰随气流倾斜又不至于熄灭为宜。

2.膈式或腹式呼吸

患者可取立位、平卧位或半卧位,两手分别放于前胸部和上腹部。用鼻缓慢吸气时,膈肌最大程度下降,腹肌松弛,腹部凸出,手感到腹部向上抬起。呼气时用口呼出,腹肌收缩,膈肌松弛,膈肌随腹腔内压增加而上抬,推动肺部气体排出,手感到腹部下降。

另外,可以在腹部放置小枕头、杂志或书锻炼腹式呼吸。如果吸气时,物体上升,证明是腹式呼吸。缩唇呼吸和腹式呼吸每天训练 3～4 次,每次重复 8～10 次。腹式呼吸需要增加能量消耗,因此指导患者只能在疾病恢复期如出院前进行训练。

(六)心理护理

COPD 患者因长期患病,社会活动减少、经济收入降低等方面发生的变化,容易形成焦虑和压抑的心理状态,失去自信,躲避生活。也可由于经济原因,患者可能无法按医嘱常规使用某些药物,只能在病情加重时应用。医护人员应详细了解患者及其家庭对疾病的态度,关心体贴患者,了解患者心理、性格、生活方式等方面发生的变化,与患者和家属共同制订和实施康复计划,定期进行呼吸肌功能锻炼、合理用药等,减轻症状,增强患者战胜疾病的信心;对表现焦虑的患者,教会患者缓解焦虑的方法,如听轻音乐、下棋、做游戏等娱乐活动,以分散注意力,减轻焦虑。

(七)健康指导

1.疾病知识指导

使患者了解 COPD 的相关知识,识别和消除使疾病恶化的因素,戒烟是预防 COPD 的重要且简单易行的措施,应劝导患者戒烟;避免粉尘和刺激性气体的吸入;避免和呼吸道感染患者接触,在呼吸道传染病流行期间,尽量避免去人群密集的公共场所。指导患者要根据气候变化,及时增减衣物,避免受凉感冒。学会识别感染或病情加重的早期症状,尽早就医。

2.康复锻炼

使患者理解康复锻炼的意义,充分发挥患者进行康复的主观能动性,制订个体化的锻炼计划,选择空气新鲜、安静的环境,进行步行、慢跑、气功等体育锻炼。在潮湿、大风、严寒气候时,避免室外活动。教会患者和家属依据呼吸困难与活动之间的关系,判断呼吸困难的严重程度,以便合理的安排工作和生活。

3.家庭氧疗

对实施家庭氧疗的患者,护理人员应指导患者和家属做到以下几点。

(1)了解氧疗的目的、必要性及注意事项;注意安全,供氧装置周围严禁烟火,防止氧气燃烧爆炸;吸氧鼻导管需每天更换,以防堵塞,防止感染;氧疗装置定期更换、清洁、消毒。

(2)告诉患者和家属宜采取低流量(氧流量 1～2 L/min 或氧浓度 25％～29％)吸氧,且每天吸氧的时间不宜少于 10 小时,因夜间睡眠时,部分患者低氧血症更为明显,故夜间吸氧不宜间断;监测氧流量,防止随意调高氧流量。

4.心理指导

引导患者适应慢性病并以积极的心态对待疾病,培养生活乐趣,如听音乐、培养养花种草等爱好,以分散注意力,减少孤独感,缓解焦虑、紧张的精神状态。

五、护理评价

氧分压和二氧化碳分压维持在正常范围内;能坚持药物治疗;能演示缩唇呼吸和腹式呼吸技术;呼吸困难发作时能采取正确体位,使用节能法;清除过多痰液,保持呼吸道通畅;使用控制咳嗽方法;增加体液摄入;减少症状恶化;根据身高和年龄维持正常体重;减少急诊就诊和入院的次数。

(杜志丹)

第五节 肺 炎

一、概述

肺炎是指终末气道、肺泡和肺间质的炎症,可由病原微生物、理化因素、免疫损伤、过敏及药物所致。细菌性肺炎是最常见的肺炎,也是最常见的感染性疾病之一。尽管新的强效抗生素不断投入应用,但其发病率和病死率仍很高,其原因可能有社会人口老龄化、吸烟人群的低龄化、伴有基础疾病、免疫功能低下,加之病原体变迁、医院获得性肺炎发病率增加、病原学诊断困难、抗生素的不合理使用导致细菌耐药性增加和部分人群贫困化加剧等因素有关。

(一)分类

肺炎可按解剖、病因或患病环境加以分类。

1.解剖分类

(1)大叶性(肺泡性)肺炎:为肺实质炎症,通常并不累及支气管。病原体先在肺泡引起炎症,经肺泡间孔向其他肺泡扩散,导致部分或整个肺段、肺叶发生炎症改变。致病菌多为肺炎链球菌。

(2)小叶性(支气管)肺炎:指病原体经支气管入侵,引起细支气管、终末细支气管和肺泡的炎症。病原体有肺炎链球菌、葡萄球菌、病毒、肺炎支原体以及军团菌等。常继发于其他疾病,如支气管炎、支气管扩张、上呼吸道病毒感染以及长期卧床的危重患者。

(3)间质性肺炎:以肺间质炎症为主,病变累及支气管壁及其周围组织,有肺泡壁增生及间质水肿。可由细菌、支原体、衣原体、病毒或肺孢子菌等引起。

2.病因分类

(1)细菌性肺炎:如肺炎链球菌、金黄色葡萄球菌、甲型溶血性链球菌、肺炎克雷伯菌、流感嗜血杆菌、铜绿假单胞菌、棒状杆菌、梭形杆菌等引起的肺炎。

(2)非典型病原体所致肺炎:如支原体、军团菌和衣原体等。

(3)病毒性肺炎:如冠状病毒、腺病毒、呼吸道合胞病毒、流感病毒、麻疹病毒、巨细胞病毒、单纯疱疹病毒等。

(4)真菌性肺炎:如白念珠菌、曲霉、放射菌等。

(5)其他病原体所致的肺炎:如立克次体(如 Q 热立克次体)、弓形虫(如鼠弓形虫)、寄生虫(如肺棘球蚴、肺吸虫、肺血吸虫)等。

(6)理化因素所致的肺炎:如放射性损伤引起的放射性肺炎、胃酸吸入、药物等引起的化学性肺炎等。

3.患病环境分类

由于病原学检查阳性率低,培养结果滞后,病因分类在临床上应用较为困难,目前多按肺炎的获得环境分成两类,有利于指导经验治疗。

(1)社区获得性肺炎(community acquired pneumonia,CAP)是指在医院外罹患的感染性肺实质炎症,也称院外肺炎,包括具有明确潜伏期的病原体感染而在入院后平均潜伏期内发病的肺炎。常见致病菌为肺炎链球菌、流感嗜血杆菌、卡他莫拉菌和非典型病原体。

（2）医院获得性肺炎（hospital acquired pneumonia，HAP）简称医院内肺炎，是指患者入院时既不存在、也不处于潜伏期，而于入院48小时后在医院（包括老年护理院、康复院等）内发生的肺炎，也包括出院后48小时内发生的肺炎。无感染高危因素患者的常见病原体依次为肺炎链球菌、流感嗜血杆菌、金黄色葡萄球菌、铜绿假单胞菌、大肠埃希菌、肺炎克雷伯菌等；有感染高危因素患者的常见病原体依次为金黄色葡萄球菌、铜绿假单胞菌、肠杆菌属、肺炎克雷伯菌等。

（二）病因及发病机制

正常的呼吸道免疫防御机制（支气管内黏液-纤毛运载系统、肺泡巨噬细胞防御的完整性等）使气管隆凸以下的呼吸道保持无菌。肺炎的发生主要由病原体和宿主两个因素决定。如果病原体数量多、毒力强和/或宿主呼吸道局部和全身免疫防御系统损害，即可发生肺炎。病原体可通过空气吸入、血行播散、邻近感染部位蔓延、上呼吸道定植菌的误吸引起社区获得性肺炎。医院获得性肺炎还可通过误吸胃肠道的定植菌（胃食管反流）和通过人工气道吸入环境中的致病菌引起。

二、肺炎链球菌肺炎

肺炎链球菌肺炎或称肺炎球菌肺炎，是由肺炎链球菌或称肺炎球菌所引起的肺炎，占社区获得性肺炎的半数以上。通常急骤起病，以高热、寒战、咳嗽、血痰及胸痛为特征。X线胸片呈肺段或肺叶急性炎性实变，近年来因抗生素的广泛使用，致使本病的起病方式、症状及X线改变均不典型。

肺炎链球菌为革兰染色阳性球菌，多成双排列或短链排列。有荚膜，其毒力大小与荚膜中的多糖结构及含量有关。根据荚膜多糖的抗原特性，肺炎链球菌可分为86个血清型。成人致病菌多属1～9及12型，以第3型毒力最强，儿童则多为6、14、19及23型。肺炎链球菌在干燥痰中能存活数月，但在阳光直射1小时，或加热至52℃ 10分钟即可杀灭，对石炭酸等消毒剂亦甚敏感。机体免疫功能正常时，肺炎链球菌是寄居在口腔及鼻咽部的一种正常菌群，其带菌率常随年龄、季节及免疫状态的变化而有差异。机体免疫功能受损时，有毒力的肺炎链球菌入侵人体而致病。肺炎链球菌除引起肺炎外，少数可发生菌血症或感染性休克，老年人及婴幼儿的病情尤为严重。

本病以冬季与初春多见，常与呼吸道病毒感染相伴行。患者常为原先健康的青壮年或老年与婴幼儿，男性较多见。吸烟者、痴呆者、慢性支气管炎、支气管扩张、充血性心力衰竭、慢性病患者以及免疫抑制宿主均易受肺炎链球菌侵袭。肺炎链球菌不产生毒素，不引起原发性组织坏死或形成空洞。其致病力是由于有高分子多糖体的荚膜对组织的侵袭作用，首先引起肺泡壁水肿，出现白细胞与红细胞渗出，含菌的渗出液经肺泡间孔（Cohn）向肺的中央部分扩展，甚至累及几个肺段或整个肺叶，因病变开始于肺的外周，故叶间分界清楚，易累及胸膜，引起渗出性胸膜炎。

病理改变有充血期、红肝变期、灰肝变期及消散期。表现为肺组织充血水肿，肺泡内浆液渗出及红、白细胞浸润，白细胞吞噬细菌，继而纤维蛋白渗出物溶解、吸收、肺泡重新充气。在肝变期病理阶段实际上并无确切分界，经早期应用抗生素治疗，此种典型的病理分期已很少见。病变消散后肺组织结构多无损坏，不留纤维瘢痕。极个别患者肺泡内纤维蛋白吸收不完全，甚至有成纤维细胞形成，形成机化性肺炎。老年人及婴幼儿感染可沿支气管分布（支气管肺炎）。若未及时使用抗生素，5%～10%的患者可并发脓胸，10%～20%的患者因细菌经淋巴管、胸导管进入血循环,可引起脑膜炎、心包炎、心内膜炎、关节炎和中耳炎等肺外感染。

(一)护理评估

1.健康史

肺炎的发生与细菌的侵入和机体防御能力的下降有关。吸入口咽部的分泌物或空气中的细菌、周围组织感染的直接蔓延、菌血症等均可成为细菌入侵的途径;吸烟、酗酒、年老体弱、长期卧床、意识不清、吞咽和咳嗽反射障碍、慢性或重症患者、长期使用糖皮质激素或免疫抑制剂、接受机械通气及大手术者均可因机体防御机制降低而继发肺炎。注意询问患者起病前是否存在机体抵抗力下降、呼吸道防御功能受损的因素,了解患者既往的健康状况。

2.身体状况

发病前常有受凉、淋雨、疲劳、醉酒、病毒感染史,多有上呼吸道感染的前驱症状。

(1)主要症状:起病多急骤,高热、寒战、全身肌肉酸痛,体温通常在数小时内升至39～40 ℃,高峰在下午或傍晚,或呈稽留热,脉率随之增速。可有患侧胸部疼痛,放射到肩部或腹部,咳嗽或深呼吸时加剧。痰少,可带血或呈铁锈色,食欲锐减,偶有恶心、呕吐、腹痛或腹泻,易被误诊为急腹症。

(2)护理体检:患者呈急性病容,面颊绯红,鼻翼翕动,皮肤灼热、干燥,口角及鼻周有单纯疱疹;病变广泛时可出现发绀。有败血症者,可出现皮肤、黏膜出血点,巩膜黄染。早期肺部体征无明显异常,仅有胸廓呼吸运动幅度减小,叩诊稍浊,听诊可有呼吸音降低及胸膜摩擦音。肺实变时叩诊浊音、触觉语颤增强并可闻及支气管呼吸音。消散期可闻及湿啰音。心率增快,有时心律不齐。重症患者有肠胀气,上腹部压痛多与炎症累及膈胸膜有关。重症感染时可伴休克、急性呼吸窘迫综合征及神经精神症状,表现为神志模糊、烦躁、呼吸困难、嗜睡、谵妄、昏迷等。累及脑膜时有颈抵抗及出现病理性反射。

本病自然病程大致1～2周。发病5～10天,体温可自行骤降或逐渐消退;使用有效的抗生素后可使体温在1～3天内恢复正常。患者的其他症状与体征亦随之逐渐消失。

(3)并发症:肺炎链球菌肺炎的并发症近年来已很少见。严重败血症或毒血症患者易发生感染性休克,尤其是老年人。表现为血压降低、四肢厥冷、多汗、发绀、心动过速、心律失常等,而高热、胸痛、咳嗽等症状并不突出。其他并发症有胸膜炎、脓胸、心包炎、脑膜炎和关节炎等。

3.实验室及其他检查

(1)血常规检查:血白细胞计数(10～20)×10^9/L,中性粒细胞多在80%以上,并有核左移,细胞内可见中毒颗粒。年老体弱、酗酒、免疫功能低下者的白细胞计数可不增高,但中性粒细胞的百分比仍增高。

(2)痰直接涂片:做革兰染色及荚膜染色镜检发现典型的革兰染色阳性、带荚膜的双球菌或链球菌,即可初步做出病原诊断。

(3)痰培养:24～48小时可以确定病原体。痰标本送检应注意器皿洁净无菌,在抗生素应用之前漱口后采集,取深部咳出的脓性或铁锈色痰。

(4)聚合酶链反应(PCR)检测及荧光标记抗体检测:可提高病原学诊断率。

(5)血培养:10%～20%患者合并菌血症,故重症肺炎应做血培养。

(6)细菌培养:如合并胸腔积液,应积极抽取积液进行细菌培养。

(7)X线检查:早期仅见肺纹理增粗,或受累的肺段、肺叶稍模糊。随着病情进展,肺泡内充满炎性渗出物,表现为大片炎症浸润阴影或实变影,在实变阴影中可见支气管充气征,肋膈角可有少量胸腔积液。在消散期,X线显示炎性浸润逐渐吸收,可有片状区域吸收较快,呈现"假空洞"征,多数病例在起病3～4周后才完全消散。老年患者肺炎病灶消散较慢,容易出现吸收不完全而成为机化性肺炎。

4.心理-社会评估

肺炎起病多急骤,短期内病情严重,加之高热和全身中毒症状明显,患者及家属常深感不安。当出现严重并发症时,患者会表现出忧虑和恐惧。

(二)主要护理诊断及医护合作性问题

1.体温过高

体温过高与肺部感染有关。

2.气体交换受损

气体交换受损与肺部炎症、痰液黏稠等引起呼吸面积减少有关。

3.清理呼吸道无效

清理呼吸道无效与胸痛、气管、支气管分泌物增多、黏稠及疲乏有关。

4.疼痛

胸痛与肺部炎症累及胸膜有关。

5.潜在并发症

感染性休克。

(三)护理目标

体温恢复正常范围;患者呼吸平稳,发绀消失;症状减轻呼吸道通畅;疼痛减轻,感染控制未发生休克。

(四)护理措施

1.一般护理

(1)休息与环境:保持室内空气清新,病室保持适宜的温、湿度,环境安静、清洁、舒适。限制患者活动,限制探视,避免因谈话过多影响体力。要集中安排治疗和护理活动,保证足够的休息,减少氧耗量,缓解头痛、肌肉酸痛、胸痛等症状。

(2)体位:协助或指导患者采取合适的体位。对有意识障碍患者,如病情允许可取半卧位,增加肺通气量;或侧卧位,以预防或减少分泌物吸入肺内。为促进肺扩张,每2小时变换体位1次,减少分泌物淤积在肺部而引起并发症。

(3)饮食与补充水分:给予高热量、高蛋白质、高维生素、易消化的流质或半流质饮食,以补充高热引起的营养物质消耗。宜少食多餐,避免压迫膈肌。若有明显麻痹性肠梗阻或胃扩张,应暂时禁食,遵医嘱给予胃肠减压,直至肠蠕动恢复。鼓励患者多饮水(1～2 L/d),来补充发热、出汗和呼吸急促所丢失的水分,并利于痰液排出。轻症者无须静脉补液,脱水严重者可遵医嘱补液,补液有利于加快毒素排泄和热量散发,尤其是食欲差或不能进食者。心脏病或老年人应注意补液速度,过快过多易导致急性肺水肿。

2.病情观察

监测患者神志、体温、呼吸、脉搏、血压和尿量,并做好记录。尤其应注意密切观察体温的变化。观察有无呼吸困难及发绀,及时适宜给氧。重点观察儿童、老年人、久病体弱者的病情变化,注意是否伴有感染性休克的表现。观察痰液颜色、性状和量,如肺炎球菌肺炎呈铁锈色,葡萄球菌肺炎呈粉红色乳状,厌氧菌感染者痰液多有恶臭等。

3.对症护理

(1)高热的护理。

(2)咳嗽、咳痰的护理:协助和鼓励患者有效咳嗽、排痰,及时清除口腔和呼吸道内痰液、呕吐物。痰液黏稠不易咳出时,在病情允许情况下可扶患者坐起,给予拍背,协助咳痰,遵医嘱应用祛痰药以及超声雾化吸入,稀释痰液,促进痰的排出。必要时吸痰,预防窒息。吸痰前,注意告知病情。

(3)气急发绀的护理:监测动脉血气分析值,给予吸氧,提高血氧饱和度,改善发绀,增加患者的舒适度。氧流量一般为每分钟 4～6 L,若为 COPD 患者,应给予低流量低浓度持续吸氧。注意观察患者呼吸频率、节律、深度等变化,皮肤色泽和意识状态有无改变,如果病情恶化,准备气管插管和呼吸机辅助通气。

(4)胸痛的护理:维持患者舒适的体位。患者胸痛时,常随呼吸、咳嗽加重,可采取患侧卧位,在咳嗽时可用枕头等物夹紧胸部,必要时用宽胶布固定胸廓,以降低胸廓活动度,减轻疼痛。疼痛剧烈者,遵医嘱应用镇痛、止咳药,缓解疼痛和改善肺通气,如口服可卡因。此外可用物理止痛和中药止痛擦剂。物理止痛,如按摩、针灸、经皮肤电刺激止痛穴位或局部冷敷等,可降低疼痛的敏感性。中药经皮肤吸收,无创伤,且发挥药效快,对轻度疼痛效果好。中药止痛擦剂具有操作简便、安全、毒副作用小,无药物依赖现象等优点。

(5)其他:鼓励患者经常漱口,做好口腔护理。口唇疱疹者局部涂液体石蜡或抗病毒软膏,防止继发感染。烦躁不安、谵妄、失眠者酌情使用地西泮或水合氯醛,禁用抑制呼吸的镇静药。

4.感染性休克的护理

(1)观察休克的征象:密切观察生命体征、实验室检查和病情的变化。发现患者神志模糊、烦躁、发绀、四肢湿冷、脉搏细数、脉压变小、呼吸浅快、面色苍白、尿量减少(每小时少于 30 mL)等休克早期症状时,及时报告医师,采取救治措施。

(2)环境与体位:应将感染性休克的患者安置在重症监护室,注意保暖和安全。取仰卧中凹位,抬高头胸部 20°,抬高下肢约 30°,有利于呼吸和静脉回流,增加心排血量。尽量减少搬动。

(3)吸氧:应给高流量吸氧,维持动脉氧分压在 8.0 kPa(60 mmHg)以上,改善缺氧状况。

(4)补充血容量:快速建立两条静脉通路,遵医嘱给予右旋糖酐或平衡液以维持有效血容量,降低血液的黏稠度,防止弥散性血管内凝血。随时监测患者一般情况、血压、尿量、尿比重、血细胞比容等;监测中心静脉压,作为调整补液速度的指标,中心静脉压<5 cmH_2O(0.49 kPa)可放心输液,达到 10 cmH_2O(0.98 kPa)应慎重。以中心静脉压不超过 10 cmH_2O(0.98 kPa)、尿量每小时在 30 mL 以上为宜。补液不宜过多过快,以免引起心力衰竭和肺水肿。若血容量已补足而 24 小时尿量仍<400 mL、尿比重<1.018 时,应及时报告医师,注意是否合并急性肾衰竭。

(5)纠正酸中毒:有明显酸中毒可静脉滴注 5% 的碳酸氢钠,因其配伍禁忌较多,宜单独输入。随时监测和纠正电解质和酸碱失衡等。

(6)应用血管活性药物的护理:遵医嘱在应用血管活性药物,如多巴胺、间羟胺时,滴注过程中应注意防止液体溢出血管外,引起局部组织坏死和影响疗效。可应用输液泵单独静脉输入血管活性药物,根据血压随时调整滴速,维持收缩压在 12.0～13.3 kPa(90～100 mmHg),保证重要器官的血液供应,改善微循环。

(7)对因治疗:应联合、足量应用强有力的广谱抗生素控制感染。

(8)病情转归观察:随时监测和评估患者意识、血压、脉搏、呼吸、体温、皮肤、黏膜、尿量的变化,判断病情转归。如患者神志逐渐清醒、皮肤及肢体变暖、脉搏有力、呼吸平稳规则、血压回升、尿量增多,预示病情已好转。

5.用药护理

遵医嘱及时使用有效抗感染药物,注意观察药物疗效及不良反应。

(1)抗生素治疗:一经诊断即应给予抗生素治疗,不必等待细菌培养结果。首选青霉素 G,用药途径及剂量视病情轻重及有无并发症而定:对于成年轻症患者,可用 240 万单位/天,分 3 次肌内注射,或用普鲁卡因青霉素每 12 小时肌内注射 60 万单位。病情稍重者,宜用青霉素 G 240 万～480 万单位/天,分次静脉滴注,每 6～8 小时 1 次;重症及并发脑膜炎者,可增至 1 000 万～3 000 万单位/天,分 4 次静脉滴注。对青霉素过敏者或耐青霉素或多重耐药菌株感染者,可用呼吸氟喹诺酮类、头孢噻肟或头孢曲松等药物,多重耐药菌株感染者可用万古霉素、替考拉宁等。药物治疗 48～72 小时后应对病情进行评价,治疗有效表现为体温下降、症状改善、白细胞计数逐渐降低或恢复正常等。如用药 72 小时后病情仍无改善,需及时报告医师并做相应处理。

(2)支持疗法:患者应卧床休息,注意补充足够蛋白质、热量及维生素。密切监测病情变化,注意防止休克。剧烈胸痛者,可酌情用少量镇痛药,如可卡因 15 mg。不用阿司匹林或其他解热药,以免过度出汗、脱水及干扰真实热型,导致临床判断错误。鼓励饮水每天 1～2 L,轻症患者无须常规静脉输液,确有失水者可输液,保持尿比重在 1.020 以下,血清钠保持在 145 mmol/L 以下。中等或重症患者[$PaO_2 < 8.0$ kPa(60 mmHg)或有发绀]应给氧。若有明显麻痹性肠梗阻或胃扩张,应暂时禁食、禁饮和胃肠减压,直至肠蠕动恢复。烦躁不安、谵妄、失眠者酌用地西泮 5 mg 或水合氯醛 1～1.5 g,禁用抑制呼吸的镇静药。

(3)并发症的处理:经抗生素治疗后,高热常在 24 小时内消退,或数天内逐渐下降。若体温降而复升或 3 天后仍不降者,应考虑肺炎链球菌的肺外感染,如脓胸、心包炎或关节炎等。持续发热的其他原因尚有耐青霉素的肺炎链球菌或混合细菌感染、药物热或并存其他疾病。肿瘤或异物阻塞支气管时,经治疗后肺炎虽可消散,但阻塞因素未除,肺炎可再次出现。10%～20%肺炎链球菌肺炎伴发胸腔积液者,应酌情取胸液检查及培养以确定其性质。若治疗不当,约 5%并发脓胸,应积极排脓引流。

6.心理护理

患病前健康状态良好的患者会因突然患病而焦虑不安;病情严重或患有慢性基础疾病的患者则可能出现消极、悲观和恐慌的心理反应。要耐心给患者讲解疾病的有关知识,解释各种症状和不适的原因,讲解各项诊疗、护理操作目的、操作程序和配合要点,使患者清楚大部分肺炎治疗、预后良好。询问和关心患者的需要,鼓励患者说出内心感受,与患者进行有效的沟通。帮助患者祛除不良心理反应,树立治愈疾病的信心。

7.健康指导

(1)疾病知识指导:让患者及家属了解肺炎的病因和诱因,有皮肤疖、痈、伤口感染、毛囊炎、蜂窝织炎时应及时治疗。避免受凉、淋雨、酗酒和过度疲劳,特别是年老体弱和免疫功能低下者,如糖尿病、慢性肺病、慢性肝病、血液病、营养不良、艾滋病等。天气变化时随时增减衣服,预防上呼吸道感染。可注射流感或肺炎免疫疫苗,使之产生免疫力。

(2)生活指导:劝导患者要注意休息,劳逸结合,生活有规律。保证摄取足够的营养物质,适当参加体育锻炼,增强机体抗病能力。对有意识障碍、慢性病、长期卧床者,应教会家属注意帮助患者经常改变体位、翻身、拍背,协助并鼓励患者咳出痰液,有感染征象时及时就诊。

(3)出院指导:出院后需继续用药者,应指导患者遵医嘱按时服药,向患者介绍所服药物的疗效、用法、疗程、不良反应,不能自行停药或减量。教会患者观察疾病复发症状,如出现发热、咳嗽、呼吸困难等不适表现时,应及时就诊。告知患者随诊的时间及需要准备的有关资料,如X线胸片等。

(五)护理评价

患者体温恢复正常;能进行有效咳嗽,痰容易咳出,显示咳嗽次数减少或消失,痰量减少;休克发生时及时发现并给予及时的处理。

三、其他类型肺炎

(一)葡萄球菌肺炎评估

葡萄球菌肺炎是由葡萄球菌引起的急性肺部化脓性炎症。葡萄球菌的致病物质主要是毒素与酶,具有溶血、坏死、杀白细胞和致血管痉挛等作用。其致病力可用血浆凝固酶来测定,阳性者致病力较强,是化脓性感染的主要原因。但其他凝固酶阴性的葡萄球菌亦可引起感染。随着医院内感染的增多,由凝固酶阴性葡萄球菌引起的肺炎也不断增多。

医院获得性肺炎中,葡萄球菌感染占11%～25%。常发生于有糖尿病、血液病、艾滋病、肝病或慢性阻塞性肺疾病等原有基础疾病者。若治疗不及时或不当,病死率甚高。

1.临床表现

起病多急骤,寒战、高热,体温高达39～40 ℃,胸痛,咳大量脓性痰,带血丝或呈脓血状。全身肌肉和关节酸痛,精神萎靡,病情严重者可出现周围循环衰竭。院内感染者常起病隐袭,体温逐渐上升,咳少量脓痰。老年人症状可不明显。

早期可无体征,晚期可有双肺散在湿啰音。病变较大或融合时可出现肺实变体征。但体征与严重的中毒症状和呼吸道症状不平行。

2.实验室及其他检查

(1)血常规:白细胞计数及中性粒细胞显著增加,核左移,有中毒颗粒。

(2)细菌学检查:痰涂片可见大量葡萄球菌和脓细胞,血、痰培养多为阳性。

(3)X线检查:胸部X线显示短期内迅速多变的特征,肺段或肺叶实变,可形成空洞,或呈小叶状浸润,可有单个或多个液气囊腔,2～4周后完全消失,偶可遗留少许条索状阴影或肺纹理增多等。

3.治疗要点

为早期清除原发病灶,强有力的抗感染治疗,加强支持疗法,预防并发症。通常首选耐青霉素酶的半合成青霉素或头孢菌素,如苯唑西林、头孢呋辛等。对甲氧西林耐药株(MRSA)可用万古霉素、替考拉宁等治疗。疗程为2～3周,有并发症者需4～6周。

(二)肺炎支原体肺炎评估

肺炎支原体肺炎是由肺炎支原体引起的呼吸道和肺部的急性炎症。常同时有咽炎、支气管炎和肺炎。肺炎支原体是介于细菌和病毒之间、兼性厌氧、能独立生活的最小微生物。健康人吸入患者咳嗽、打喷嚏时喷出的口鼻分泌物可感染,即通过呼吸道传播。病原体通常吸附宿主呼吸道纤毛上皮细胞表面,不侵入肺实质,抑制纤毛活动和破坏上皮细胞。其致病性可能与患者对病原体及其代谢产物的变态反应有关。

支原体肺炎占非细菌性肺炎的1/3以上,或各种原因引起的肺炎的10%。以秋冬季发病较多,可散发或小流行,患者以儿童和青年人居多,婴儿间质性肺炎亦应考虑本病的可能。

1.临床表现

通常起病缓慢,潜伏期 2～3 周,症状主要为乏力、咽痛、头痛、咳嗽、发热、食欲缺乏、肌肉酸痛等。多为刺激性咳嗽,咳少量黏液痰,发热可持续 2～3 周,体温恢复正常后可仍有咳嗽。偶伴有胸骨后疼痛。

可见咽部充血、颈部淋巴结肿大等体征。肺部可无明显体征,与肺部病变的严重程度不相称。

2.实验室及其他检查

(2)血常规:血白细胞计数正常或略增高,以中性粒细胞为主。

(2)免疫学检查:起病 2 周后,约 2/3 的患者冷凝集试验阳性,滴度效价大于 1：32,尤以滴度逐渐升高更有价值。约半数患者对链球菌 MG 凝集试验阳性。还可评估肺炎支原体直接检测、支原体 IgM 抗体、免疫印迹法和聚合酶链反应(PCR)等检查结果。

(3)X 线检查:肺部可呈多种形态的浸润影,呈节段性分布,以肺下野为多见,有的从肺门附近向外伸展。3～4 周后病变可自行消失。

3.治疗要点

肺炎支原体肺炎首选大环内酯类抗生素,如红霉素。疗程一般为 2～3 周。

(三)病毒性肺炎评估

病毒性肺炎评估是由上呼吸道病毒感染,向下蔓延所致的肺部炎症。常见病毒为甲、乙型流感病毒、腺病毒、副流感病毒、呼吸道合胞病毒和冠状病毒等。患者可同时受一种以上病毒感染,气道防御功能降低,常继发细菌感染。病毒性肺炎为吸入性感染,常有气管-支气管炎。呼吸道病毒通过飞沫与直接接触而迅速传播,可暴发或散发流行。

病毒性肺炎约占需住院的社区获得性肺炎的 8%,大多发生于冬春季节。密切接触的人群或有心肺疾病者、老年人等易受感染。

1.临床表现

一般临床症状较轻,与支原体肺炎症状相似。起病较急,发热、头痛、全身酸痛、乏力等较突出。有咳嗽、少痰或白色黏液痰、咽痛等症状。老年人或免疫功能受损的重症患者,可表现为呼吸困难、发绀、嗜睡、精神萎靡,甚至并发休克、心力衰竭和呼吸衰竭,严重者可发生急性呼吸窘迫综合征。

本病常无显著的胸部体征,病情严重者有呼吸浅速、心率增快、发绀、肺部干湿性啰音。

2.实验室及其他检查

(1)血常规:白细胞计数正常、略增高或偏低。

(2)病原体检查:呼吸道分泌物中细胞核内的包涵体可提示病毒感染,但并非一定来自肺部。需进一步评估下呼吸道分泌物或肺活检标本培养是否分离出病毒。

(3)X 线检查:可见肺纹理增多,小片状或广泛浸润。病情严重者,显示双肺呈弥漫性结节浸润,而大叶实变及胸腔积液者不多见。

3.治疗要点

病毒性肺炎以对症治疗为主,板蓝根、黄芪、金银花、连翘等中药有一定的抗病毒作用。对某些重症病毒性肺炎应采用抗病毒药物,如选用利巴韦林、阿昔洛韦等。

(四)真菌性肺炎评估

肺部真菌感染是最常见的深部真菌病。真菌感染的发生是机体与真菌相互作用的结果,最终取决于真菌的致病性、机体的免疫状态及环境条件对机体与真菌之间关系的影响。广谱抗生素、糖皮质激素、细胞毒性药物及免疫抑制剂的广泛使用,人免疫缺陷病毒(HIV)感染和艾滋病增多使肺部真菌感染的机会增加。

真菌多在土壤中生长,孢子飞扬于空气中,极易被人体吸入而引起肺真菌感染(外源性),或使机体致敏,引起表现为支气管哮喘的过敏性肺泡炎。有些真菌为寄生菌,如念珠菌和放线菌,当机体免疫力降低时可引起感染。静脉营养疗法的中心静脉插管如留置时间过长,白念珠菌能在高浓度葡萄糖中生长,引起念珠菌感染中毒症。空气中到处有曲霉属孢子,在秋冬及阴雨季节,储藏的谷草发热霉变时更多,若大量吸入可能引起急性气管-支气管炎或肺炎。

1.临床表现

真菌性肺炎多继发于长期应用抗生素、糖皮质激素、免疫抑制剂、细胞毒性药物或因长期留置导管、插管等诱发,其症状和体征无特征性变化。

2.实验室及其他检查

(1)真菌培养:其形态学辨认有助于早期诊断。

(2)X线检查:可表现为支气管肺炎、大叶性肺炎、弥漫性小结节及肿块状阴影和空洞。

3.治疗要点

真菌性肺炎目前尚无理想的药物,两性霉素 B 对多数肺部真菌仍为有效药物,但由于其不良反应较多,使其应用受到限制。其他药物尚有氟胞嘧啶、米康唑、酮康唑、制霉菌素等也可选用。

(杜志丹)

第六节　支气管哮喘

支气管哮喘是一种慢性气管炎症性疾病,其支气管壁存在以肥大细胞、嗜酸性粒细胞和 T 淋巴细胞为主的炎性细胞浸润,可经治疗缓解或自然缓解。本病多发于青少年,儿童多于成人,城市多于农村。近年的流行病学显示,哮喘的发病率或病死率均有所增加,我国哮喘发病率为 $1\%\sim2\%$。支气管哮喘的病因较为复杂,大多在遗传因素的基础上,受到体内外多种因素激发而发病,并反复发作。

一、临床表现

(一)症状和体征

典型的支气管哮喘,发作前多有鼻痒、打喷嚏、流涕、咳嗽、胸闷等先兆症状,进而出现呼气性的呼吸困难伴喘鸣,患者被迫呈端坐呼吸,咳嗽、咳痰。发作持续几十分钟至数小时后自行或经治疗缓解。此为速发性哮喘反应。迟发性哮喘反应时,患者气管呈持续高反应性状态,上述表现更为明显,较难控制。

少数患者可出现哮喘重度或危重度发作,表现为重度呼气性呼吸困难、焦虑,烦躁、端坐呼吸、大汗淋漓、嗜睡或意识模糊,经应用一般支气管扩张药物不能缓解。此类患者不及时救治,可危及生命。

(二)辅助检查

1.血液检查

嗜酸性粒细胞、血清总免疫球蛋白 E(IgE)及特异性免疫球蛋白 E 均可增高。

2.胸部 X 线检查

哮喘发作期由于肺脏充气过度,肺部透亮度增高,合并感染时可见肺纹理增多及炎症阴影。

3.肺功能检查

哮喘发作期有关呼气流速的各项指标,如第一秒用力呼气容积(FEV)、最大呼气流速峰值(PEF)等均降低。

二、治疗原则

本病的防治原则是去除病因,控制发作和预防发作。控制发作应根据患者发作的轻重程度,抓住解痉、抗炎两个主要环节,迅速控制症状。

(一)解痉

哮喘轻、中度发作时,常用氨茶碱稀释后静脉注射或加入液体中静脉滴注。根据病情吸入或口服 β_2 受体激动剂。常用的 β_2 受体激动剂气雾吸入剂有特布他林、沙丁胺醇等。

哮喘重度发作时,应及早静脉给予足量氨茶碱及琥珀酸氢化可的松或甲泼尼龙琥珀酸钠,待病情得到控制后再逐渐减量,改为口服泼尼松龙,或根据病情吸入糖皮质激素,应注意不宜骤然停药,以免复发。

(二)抗感染

肺部感染的患者,应根据细菌培养及药敏结果选择应用有效抗生素。

(三)稳定内环境

及时纠正水、电解质及酸碱失衡。

(四)保证气管通畅

痰多而黏稠不易咳出或有严重缺氧及二氧化碳潴留者,应及时行气管插管吸出痰液,必要时行机械通气。

三、护理

(一)一般护理

(1)将患者安置在清洁、安静、空气新鲜、阳光充足的房间,避免接触变应原,如花粉、皮毛、油烟等。护理操作时防止灰尘飞扬。喷洒灭蚊蝇剂或某些消毒剂时要转移患者。

(2)患者哮喘发作呼吸困难时应给予适宜的靠背架或过床桌,让患者伏桌而坐,以帮助呼吸,减少疲劳。

(3)给予营养丰富的易消化的饮食,多食蔬菜、水果,多饮水。同时注意保持大便通畅,减少因用力排便所致的疲劳。严禁食用与患者发病有关的食物,如鱼、虾、蟹等,并协助患者寻找变应原。

(4)危重期患者应保持皮肤清洁干燥,定时翻身,防止压疮发生。因大剂量使用糖皮质激素,应做好口腔护理,防止发生口腔炎。

(5)哮喘重度发作时,由于大汗淋漓,呼吸困难甚至有窒息感,所以患者极度紧张、烦躁、疲倦。要耐心安慰患者,及时满足患者需求,缓解紧张情绪。

(二)观察要点

1.观察哮喘发作先兆

如患者主诉有鼻、咽、眼部发痒及咳嗽、流鼻涕等黏膜变态反应症状时,应及时报告医师采取措施,减轻发作症状,尽快控制病情。

2.观察药物毒副作用

氨茶碱 0.25 g 加入 25％～50％葡萄糖注射液 20 mL 中静脉推注,时间要在 5 分钟以上,因浓度过高或推注过快可使心肌过度兴奋而产生心悸、惊厥、血压骤降等严重反应。使用时要现配现用,静脉滴注时,不宜和维生素 C、促皮质激素、去甲肾上腺素、四环素类等配伍。糖皮质激素类药物久用可引起钠潴留、血钾降低、消化道溃疡病、高血压、糖尿病、骨质疏松、停药反跳等,须加强观察。

3.根据患者缺氧情况调整氧流量

一般为 3～5 L/min。保持气体充分湿化,氧气湿化瓶每天更换、消毒,防止医源性感染。

4.观察痰液黏稠度

哮喘发作患者由于过度通气,出汗过多,因而身体丢失水分增多,致使痰液黏稠形成痰栓,阻塞小支气管,导致呼吸不畅,感染难以控制。应通过静脉补液和饮水补足水分和电解质。

5.严密观察有无并发症

如自发性气胸、肺不张、脱水、酸碱失衡、电解质紊乱、呼吸衰竭、肺性脑病等并发症。监测动脉血气、生化指标,如发现异常需及时对症处理。

6.注意呼吸频率、深浅幅度和节律

重度发作患者喘鸣音减弱乃至消失,呼吸变浅,神志改变,常提示病情危急,应及时处理。

(三)家庭护理

1.增强体质,积极防治感染

平时注意增加营养,根据病情做适量体力活动,如散步、做简易操、打太极拳等,以提高机体免疫力。当感染发生时应及时就诊。

2.注意防寒避暑

寒冷可引起支气管痉挛,分泌物增加,同时感冒易致支气管及肺部感染。因此,冬季应适当提高居室温度,秋季进行耐寒锻炼防治感冒,夏季避免大汗,防止痰液过稠不易咳出。

3.尽量避免接触变应原

患者应戒烟,尽量避免到人员众多、空气污浊的公共场所。保持居室空气清新,室内可安装空气净化器。

4.防止呼吸肌疲劳

坚持进行呼吸锻炼。

5.稳定情绪

一旦哮喘发作,应控制情绪,保持镇静,及时吸入支气管扩张气雾剂。

6.家庭氧疗

家庭氧疗又称缓解期氧疗,对于患者的病情控制,存活期的延长和生活质量的提高有着重要意义。家庭氧疗时应注意氧流量的调节,严禁烟火,防止火灾。

7.缓解期处理

哮喘缓解期的防治非常重要,对于防止哮喘发作及恶化,维持正常肺功能,提高生活质量,保持正常活动量等均具有重要意义。哮喘缓解期患者,应坚持吸入糖皮质激素,可有效控制哮喘发作,吸入色甘酸钠和口服酮替酚亦有一定的预防哮喘发作的作用。

(杜志丹)

第七节　支气管扩张

支气管扩张是指直径大于 2 mm 的支气管由于管壁的肌肉和弹性组织破坏引起的慢性异常扩张。临床特点为慢性咳嗽、咳大量脓性痰和/或反复咯血。患者常有童年麻疹、百日咳或支气管肺炎等病史。随着人民生活条件的改善,麻疹、百日咳疫苗的预防接种,以及抗生素的应用,本病发病率已明显降低。

一、病因及发病机制

(一)支气管-肺组织感染和支气管阻塞

它是支气管扩张的主要病因。感染和阻塞症状相互影响,促使支气管扩张的发生和发展。其中婴幼儿期支气管-肺组织感染是最常见的病因,如婴幼儿麻疹、百日咳、支气管肺炎等。

由于儿童支气管较细,易阻塞,且管壁薄弱,反复感染破坏支气管壁各层结构,尤其是平滑肌和弹性纤维的破坏削弱了对管壁的支撑作用。支气管炎使支气管黏膜充血、水肿、分泌物阻塞管腔,导致引流不畅而加重感染。支气管内膜结核、肿瘤、异物引起管腔狭窄、阻塞,也是导致支气管扩张的原因之一。由于左下叶支气管细长,且受心脏血管压迫引流不畅,容易发生感染,故支气管扩张左下叶比右下叶多见。肺结核引起的支气管扩张多发生在上叶。

(二)支气管先天性发育缺陷和遗传因素

此类支气管扩张较少见,如巨大气管-支气管症、Kartagener 综合征(支气管扩张、鼻窦炎和内脏转位)、肺囊性纤维化、先天性丙种球蛋白缺乏症等。

(三)全身性疾病

目前已发现类风湿关节炎、Crohn 病、溃疡性结肠炎、系统性红斑狼疮、支气管哮喘等疾病可同时伴有支气管扩张;有些不明原因的支气管扩张患者,其体液免疫和/或细胞免疫功能有不同程度的异常,提示支气管扩张可能与机体免疫功能失调有关。

二、临床表现

(一)症状

1.慢性咳嗽、大量脓痰

痰量与体位变化有关。晨起或夜间卧床改变体位时,咳嗽加剧、痰量增多。痰量多少可估计病情严重程度。感染急性发作时,痰量明显增多,每天可达数百毫升,外观呈黄绿色脓性痰,痰液静置后出现分层的特征:上层为泡沫;中层为脓性黏液;下层为坏死组织沉淀物。合并厌氧菌感染时痰有臭味。

2.反复咯血

50％～70％的患者有程度不等的反复咯血,咯血量与病情严重程度和病变范围不完全一致。大量咯血最主要的危险是窒息,应紧急处理。部分发生于上叶的支气管扩张,引流较好,痰量不多或无痰,以反复咯血为唯一症状,称为"干性支气管扩张"。

3.反复肺部感染

其特点是同一肺段反复发生肺炎并迁延不愈。

4.慢性感染中毒症状

反复感染者可出现发热、乏力、食欲减退、消瘦、贫血等,儿童可影响发育。

(二)体征

早期或干性支气管扩张多无明显体征,病变重或继发感染时在下胸部、背部常可闻及局限性、固定性湿啰音,有时可闻及哮鸣音;部分慢性患者伴有杵状指(趾)。

三、辅助检查

(一)胸部 X 线检查

早期无异常或仅见患侧肺纹理增多、增粗现象。典型表现是轨道征和卷发样阴影,感染时阴影内出现液平面。

(二)胸部 CT 检查

管壁增厚的柱状扩张或成串成簇的囊状改变。

(三)纤维支气管镜检查

有助于发现患者出血的部位,鉴别腔内异物、肿瘤或其他支气管阻塞原因。

四、诊断要点

根据患者有慢性咳嗽、大量脓痰、反复咯血的典型临床特征,以及肺部闻及固定而局限性的湿啰音,结合儿童时期有诱发支气管扩张的呼吸道病史,一般可做出初步临床诊断。胸部影像学检查和纤维支气管镜检查可进一步明确诊断。

五、治疗要点

治疗原则是保持呼吸道引流通畅,控制感染,处理咯血,必要时手术治疗。

(一)保持呼吸道通畅

1.药物治疗

祛痰药及支气管舒张药具有稀释痰液、促进排痰作用。

2.体位引流

对痰多且黏稠者作用尤其重要。

3.经纤维支气管镜吸痰

若体位引流排痰效果不理想,可经纤维支气管镜吸痰及生理盐水冲洗痰液,也可局部注入抗生素。

(二)控制感染

它是支气管扩张急性感染期的主要治疗措施。应根据症状、体征、痰液性状,必要时参考细菌培养及药物敏感试验结果选用抗生素。

（三）手术治疗

对反复呼吸道急性感染或大咯血，病变局限在一叶或一侧肺组织，经药物治疗无效，全身状况良好的患者，可考虑手术切除病变肺段或肺叶。

六、常用护理诊断

（一）清理呼吸道无效

咳嗽、大量脓痰、肺部湿啰音与痰液黏稠和无效咳嗽有关。

（二）有窒息的危险

有窒息的危险与痰多、痰液黏稠或大咯血造成气道阻塞有关。

（三）营养失调

乏力、消瘦、贫血、发育迟缓与反复感染导致机体消耗增加以及患者食欲缺乏、营养物质摄入不足有关。

（四）恐惧

精神紧张、面色苍白、出冷汗与突然或反复大咯血有关。

七、护理措施

（一）一般护理

1.休息与环境

急性感染或咯血时应卧床休息，大咯血患者需绝对卧床，取患侧卧位。病室内保持空气流通，维持适宜的温、湿度，注意保暖。

2.饮食护理

提供高热量、高蛋白、高维生素饮食，发热患者给予高热量流质或半流质饮食，避免冰冷、油腻、辛辣食物诱发咳嗽。鼓励患者多饮水，每天 1 500 mL 以上，以稀释痰液。指导患者在咳痰后及进食前后用清水或漱口液漱口，保持口腔清洁，促进食欲。

（二）病情观察

观察痰液量、颜色、性质、气味和与体位的关系，记录 24 小时痰液排出量；定期测量生命体征，记录咯血量，观察咯血的颜色、性质及量；病情严重者需观察有无窒息前症状，发现窒息先兆，立即向汇报并配合处理。

（三）对症护理

1.促进排痰

(1)指导有效咳嗽和正确的排痰方法。

(2)采取体位引流者需依据病变部位选择引流体位，使病肺居上，引流支气管开口向下，利于痰液流出。一般于饭前 1 小时进行。引流时可配合胸部叩击，提高引流效果。

(3)必要时遵医嘱选用祛痰剂或 β_2 受体激动剂喷雾吸入，扩张支气管、促进排痰。

2.预防窒息

(1)痰液排除困难者，鼓励多饮水或雾化吸入，协助患者翻身、拍背或体位引流，以促进痰液排除，减少窒息发生的危险。

(2)密切观察患者的表情、神志、生命体征，观察并记录痰液的颜色、量与性质，及时发现和判断患者有无发生窒息的可能。如患者突然出现烦躁不安、神志不清、面色苍白或发绀、出冷汗、呼吸急促、咽喉部明显的痰鸣音,应警惕窒息的发生,并及时通知。

(3)对意识障碍、年老体弱、咳嗽咳痰无力、咽喉部明显的痰鸣音、神志不清者、突然大量呕吐物涌出等高危患者,立即做好抢救准备,如迅速备好吸引器、气管插管或气管切开等用物,积极配合抢救工作。

(四)心理护理

病程较长,咳嗽、咳痰、咯血反复发作或逐渐加重时,患者易产生焦虑、沮丧情绪。护士应多与其交谈,讲明支气管扩张反复发作的原因及治疗进展,帮助患者树立战胜疾病的信心,缓解焦虑不安情绪。咯血时医护人员应陪伴、安慰患者,帮助情绪稳定,避免因情绪波动加重出血。

(五)健康教育

1.疾病知识指导

帮助患者及家属了解疾病发生、发展与治疗、护理过程。与其共同制订长期防治计划。宣传防治百日咳、麻疹、支气管肺炎、肺结核等呼吸道感染的重要性;及时治疗上呼吸道慢性病灶;避免受凉,预防感冒;戒烟、减少刺激性气体吸入,防止病情恶化。

2.生活指导

讲明加强营养对机体康复的作用,使患者能主动摄取必需的营养素,以增强机体抗病能力。鼓励患者参加体育锻炼,建立良好的生活习惯,劳逸结合,以维护心、肺功能状态。

3.用药指导

向患者介绍常用药物的用法和注意事项,观察疗效及不良反应。指导患者及家属学习和掌握有效咳嗽、胸部叩击、雾化吸入和体位引流的方法,以利于长期坚持,控制病情的发展;了解抗生素的作用、用法和不良反应。

4.自我监测指导

定期复查。嘱患者按医嘱服药,教患者学会观察药物的不良反应。教会患者识别病情变化的征象,观察痰液量、颜色、性质、气味和与体位的关系,并记录 24 小时痰液排出量。如有咯血、窒息先兆,立即前往医院就诊。

(王 宁)

第八节 肺 脓 肿

肺脓肿是由多种病原菌引起肺实质坏死的肺部化脓性感染。早期为肺组织的化脓性炎症,继而坏死、液化,由肉芽组织包绕形成脓肿。高热、咳嗽和咳大量脓臭痰为其临床特征。本病可见于任何年龄,青壮年男性及年老体弱有基础疾病者多见。自抗生素广泛应用以来,发病率有明显降低。

一、护理评估

(一)病因及发病机制

急性肺脓肿的主要病原体是细菌,常为上呼吸道、口腔的定植菌,包括需氧、厌氧和兼性厌氧菌。厌氧菌感染占主要地位,较重要的厌氧菌有核粒梭形杆菌、消化球菌等。常见的需氧和兼性厌氧菌为金黄色葡萄球菌、化脓链球菌(A 组溶血性链球菌)、肺炎克雷伯菌和铜绿假单胞菌等。免疫力低下者,如接受化学治疗、白血病或艾滋病患者其病原菌也可为真菌。根据不同病因和感染途径,肺脓肿可分为以下三种类型。

1.吸入性肺脓肿

吸入性肺脓肿是临床上最多见的类型,病原体经口、鼻、咽吸入致病,误吸为最主要的发病原因。正常情况下,吸入物可由呼吸道迅速清除,但当由于受凉、劳累等诱因导致全身或局部免疫力下降时;在有意识障碍,如全身麻醉或气管插管、醉酒、脑血管意外时,吸入的病原菌即可致病。此外,也可由上呼吸道的慢性化脓性病灶,如扁桃体炎、鼻窦炎、牙槽脓肿等脓性分泌物经气管被吸入肺内致病。吸入性肺脓肿发病部位与解剖结构有关,常为单发性,由于右主支气管较陡直,且管径较粗大,因而右侧多发。病原体多为厌氧菌。

2.继发性肺脓肿

继发性肺脓肿可继发于:①某些肺部疾病如细菌性肺炎、支气管扩张、空洞型肺结核、支气管肺癌、支气管囊肿等感染。②支气管异物堵塞也是肺脓肿尤其是小儿肺脓肿发生的重要因素。③邻近器官的化脓性病变蔓延至肺,如食管穿孔感染、膈下脓肿、肾周围脓肿及脊柱脓肿等波及肺组织引起肺脓肿。阿米巴肝脓肿可穿破膈肌至右肺下叶,形成阿米巴肺脓肿。

3.血源性肺脓肿

因皮肤外伤感染、痈、疖、骨髓炎、静脉吸毒、感染性心内膜炎等肺外感染病灶的细菌或脓毒性栓子经血行播散至肺部引起小血管栓塞,产生化脓性炎症、组织坏死导致肺脓肿。金黄色葡萄球菌、表皮葡萄球菌及链球菌为常见致病菌。

(二)病理

肺脓肿早期为含致病菌的污染物阻塞细支气管,继而形成小血管炎性栓塞,进而致病菌繁殖引起肺组织化脓性炎症、坏死,形成肺脓肿,继而肺坏死组织液化破溃经支气管部分排出,形成有气液平的脓腔。另因病变累及部位不同,可并发支气管扩张、局限性纤维蛋白性胸膜炎、脓胸、脓气胸、支气管胸膜瘘等。急性肺脓肿经积极治疗或充分引流,脓腔缩小甚至消失,或仅剩少量纤维瘢痕。如治疗不彻底或支气管引流不畅,炎症持续存在,超过 3 个月称为慢性肺脓肿。

(三)健康史

多数吸入性肺脓肿患者有齿、口咽部的感染灶,故要了解患者是否有口腔、上呼吸道慢性感染病灶如龋齿、化脓性扁桃体炎、鼻窦炎、牙周溢脓等;或手术、劳累、受凉等;是否应用了大量抗生素。

(四)身体状况

1.症状

急性肺脓肿患者,起病急,寒战、高热,体温高达 39～40 ℃,伴有咳嗽、咳少量黏液痰或黏液脓性痰,典型痰液呈黄绿色、脓性,有时带血。炎症累及胸膜可引起胸痛。伴精神不振、全身乏力、食欲减退等全身毒性症状。如感染未能及时控制,于发病后 10～14 天可突然咳出大量脓臭痰及坏死组织,痰量可达 300～500 mL/d,痰静置后分三层。厌氧菌感染时痰带腥臭味。一般在咳出大量脓痰后,体温明显下降,全身毒性症状随之减轻。约 1/3 患者有不同程度的咯血,偶有中、大量咯血而突然窒息死亡者。部分患者发病缓慢,仅有一般的呼吸道感染症状。血源性肺脓肿多先有原发病灶引起的畏寒、高热等全身脓毒血症的表现,经数天或数周后出现咳嗽、咳痰,痰量不多,极少咯血。慢性肺脓肿患者除咳嗽、咳脓痰、不规则发热、咯血外,还有贫血、消瘦等慢性消耗症状。

2.体征

肺部体征与肺脓肿的大小、部位有关。早期病变较小或位于肺深部,多无阳性体征;病变发展较大时可出现肺实变体征,有时可闻及异常支气管呼吸音;病变累及胸膜时,可闻及胸膜摩擦音或胸腔积液体征。慢性肺脓肿常有杵状指(趾)、消瘦、贫血等。血源性肺脓肿多无阳性体征。

(五)实验室及其他检查

1.实验室检查

急性肺脓肿患者血常规白细胞计数明显增高,中性粒细胞在90%以上,多有核左移和中毒颗粒。慢性肺脓肿血白细胞可稍升高或正常,红细胞和血红蛋白减少。血源性肺脓肿患者的血培养可发现致病菌。并发脓胸时,可做胸腔脓液培养及药物敏感试验。

2.痰细菌学检查

气道深部痰标本细菌培养可有厌氧菌和/或需氧菌存在。血培养有助于确定病原体和选择有效的抗生素。

3.影像学检查

X线胸片早期可见肺部炎性阴影,肺脓肿形成后,脓液排出,脓腔出现圆形透亮区和气液平面,四周有浓密炎症浸润。炎症吸收后遗留有纤维条索状阴影。慢性肺脓肿呈厚壁空洞,周围有纤维组织增生及邻近胸膜增厚。CT能更准确定位及发现体积较小的脓肿。

4.纤维支气管镜检查

纤维支气管镜检查有助于明确病因、病原学诊断及治疗。

(六)心理、社会评估

部分肺脓肿患者起病多急骤,畏寒、高热伴全身中毒症状明显,厌氧菌感染时痰有腥臭味等,使患者及家属常深感不安。患者会表现出忧虑、悲观、抑郁和恐惧。

二、主要护理诊断及医护合作性问题

(一)体温过高

体温过高与肺组织炎症性坏死有关。

(二)清理呼吸道无效

清理呼吸道无效与脓痰聚积有关。

(三)营养失调,低于机体需要量

营养失调,低于机体需要量与肺部感染导致机体消耗增加有关。

(四)气体交换受损

气体交换受损与气道内痰液积聚、肺部感染有关。

(五)潜在并发症

咯血、窒息、脓气胸、支气管胸膜瘘。

三、护理目标

体温降至正常,营养改善,呼吸系统症状减轻或消失,未发生并发症。

四、护理措施

(一)一般护理

保持室内空气流通、适宜温湿度、阳光充足。晨起、饭后、体位引流后及睡前协助患者漱口，做好口腔护理。鼓励患者多饮水，进食高热量、高蛋白、高维生素等营养丰富的食物。

(二)病情观察

观察痰的颜色、性状、气味和静置后是否分层。准确记录 24 小时排痰量。当大量痰液排出时，要注意观察患者咳痰是否顺畅、咳嗽是否有力，避免脓痰引起窒息；当痰液减少时，要观察患者中毒症状是否好转，若中毒症状严重，提示痰液引流不畅，做好脓液引流的护理，以保持呼吸道通畅。若发现血痰，应及时报告医师，咯血量较多时，应严密观察体温、脉搏、呼吸、血压以及神志的变化，准备好抢救药品和用品，嘱患者患侧卧位，头偏向一侧，警惕大咯血或窒息的突然发生。

(三)用药及体位引流护理

肺脓肿治疗原则是抗生素治疗和痰液引流。

1.抗生素治疗

吸入性肺脓肿一般选用青霉素，对青霉素过敏或不敏感者可用林可霉素、克林霉素或甲硝唑等药物。开始给药采用静脉滴注，体温通常在治疗后 3～10 天降至正常，然后改为肌内注射或口服。如抗生素有效，宜持续 8～12 周，直至胸片上空洞和炎症完全消失，或仅有少量稳定的残留纤维化。若疗效不佳，要注意根据细菌培养和药物敏感试验结果选用有效抗生素。遵医嘱使用抗生素、祛痰药、支气管扩张剂等药物，注意观察疗效及不良反应。

2.痰液引流

痰液引流可缩短病程，提高疗效。无大咯血、中毒症状轻者可进行体位引流排痰，每天 2～3 次，每次 10～15 分钟。痰黏稠者可用祛痰药、支气管舒张药或生理盐水雾化吸入以利脓液引流。有条件应尽早应用纤维支气管镜冲洗及吸引治疗，脓腔内还可注入抗生素，加强局部治疗。

3.手术治疗

内科积极治疗 3 个月以上效果不好，或有并发症可考虑手术治疗。

(四)心理护理

向患者及家属及时介绍病情，解释各种症状和不适的原因，说明各项诊疗、护理操作目的、操作程序和配合要点。由于疾病带来口腔脓臭气味使患者害怕与人接近，在帮助患者口腔护理的同时消除患者的紧张心理。主动关心并询问患者的需要，使患者增加治疗的依从性和信心，指导患者正确对待本病，使其勇于说出内心感受，并积极进行疏导。教育患者家属配合医护人员做好患者的心理指导，使患者树立治愈疾病的信心，以促进疾病早日康复。

(五)健康指导

1.疾病知识指导

指导患者及家属了解肺脓肿发生、发展、治疗和有效预防方面的知识。积极治疗肺炎、皮肤疖、痈或肺外化脓性等原发病灶。教会患者练习深呼吸，鼓励患者咳嗽并采取有效的咳嗽方式进行排痰，保持呼吸道的通畅，促进病变的愈合。对重症患者做好监护，教育家属及时发现病情变化，并及时向医师报告。

2.生活指导

指导患者生活要有规律，注意休息，劳逸结合，应增加营养物质的摄入。提倡健康的生活方式,重视口腔护理,在晨起、饭后、体位引流后、晚睡前要漱口、刷牙,防止污染分泌物误吸入下呼吸道。鼓励平日多饮水,戒烟、酒。保持环境整洁、舒适,维持适宜的室温与湿度,注意保暖,避免受凉。

3.用药指导

抗生素治疗非常重要,但需要时间较长,为防止病情反复,应遵从治疗计划。指导患者及家属根据医嘱服药,向患者讲解抗生素等药物的用药疗程、方法、不良反应,发现异常及时向医师报告。

4.加强易感人群护理

对意识障碍、慢性病、长期卧床者,应注意指导家属协助患者经常变换体位、翻身、拍背促进痰液排出,疑有异物吸入时要及时清除。有感染征象时应及时就诊。

五、护理评价

患者体温平稳,呼吸系统症状消失,营养改善,无并发症发生或发生后及时得到处理。

(王　宁)

第九节　肺　结　核

肺结核是由结核分枝杆菌感染引起的肺部慢性传染性疾病。排菌患者为重要传染源,病原菌通过呼吸道传播感染,当机体抵抗力降低时发病。可累及全身多个脏器,以肺部感染最为常见。发病以青壮年居多,男性多于女性。结核病为全球流行的传染病之一,为传染疾病的主要死因,在我国仍属于需要高度重视的公共卫生问题。

一、病因及发病机制

(一)结核菌

肺炎致病菌为结核分枝杆菌,又称抗酸杆菌。可分为人型、牛型、非洲型和鼠型4类,引起人类感染的为人型结核分枝杆菌,少数为牛型菌感染。结核菌抵抗力强,在阴湿处能生存5个月以上,但在烈日暴晒下2小时,5%～12%甲酚(来苏水)接触2～12小时,70%乙醇接触2分钟,或煮沸1分钟,即被杀死。该病原菌有较强的耐药性,最简单灭菌方法是将痰吐在纸上直接焚烧。

(二)感染途径

肺结核通过呼吸道传染,患者随地吐痰,痰液干燥后随尘埃飞扬;病原菌也可通过飞沫传播,免疫力低下者吸入传染源喷出的带菌飞沫可发病。少数患者可经饮用未消毒的带菌牛奶引起消化道传染。其他感染途径少见。

(三)人体反应性

机体对入侵结核菌的反应有两种。

1.免疫力

机体对结核菌的免疫力分非特异性和特异性免疫力两种。后者通过接种卡介苗或感染结核菌后获得免疫力。机体免疫力强可不发病或病情较轻,免疫力低下者易感染发病,或引发原病灶重新发病。

2.变态反应

结核菌入侵4～8周后,机体针对致病菌及其代谢产物所发生的变态反应,属Ⅳ型(迟发型)变态反应。

(四)结核感染及肺结核的发生发展

1.原发性结核

初次感染结核,病菌毒力强、机体抵抗力弱,病原菌在体内存活并大量繁殖引起局部炎性病变,称原发病灶。可经淋巴引起血行播散。

2.继发性结核

原发病灶遗留的结核分枝杆菌重新活动引起结核病,属内源性感染;由结核分枝杆菌再次感染而发病,由于机体具备特异性免疫力,一般不引起局部淋巴结肿大和全身播散,但可导致空洞形成和干酪性坏死。

(五)临床类型

1.Ⅰ型肺结核(原发性肺结核)

Ⅰ型肺结核多发生于儿童或边远山区、农村初次进入城市的成人。初次感染肺结核即发病,以上叶底部、中叶或下叶上部多见,X线典型征象为哑铃型阴影。通常病灶逐渐自行吸收或钙化。

2.Ⅱ型肺结核(血行播散型肺结核)

Ⅱ型肺结核分急性、慢性或亚急性血行播散型肺结核。成人多见,结核病灶破溃,致病菌短时间内大量进入血液循环可引起肺内广泛播散引起急性病征,X线显示肺内病灶细如粟米、均匀散布于两肺。若机体免疫力强,少量致病菌经血分批侵入肺部,形成亚急性或慢性血行性播散型肺结核。

3.Ⅲ型肺结核(浸润型肺结核)

Ⅲ型肺结核包括干酪性肺炎和结核球两种特殊类型。以成人多见,抵抗力降低时,原发病灶重新活动,引起渗出和细胞浸润,是最常见的继发性肺结核。病灶多位于上肺野,X线显示渗出和浸润征象,可有不同程度的干酪样病变和空洞形成。

4.Ⅳ型肺结核(慢性纤维空洞型肺结核)

Ⅳ型肺结核为各种原因使肺结核迁延不愈,症状起伏所致,属于肺结核晚期,痰中常有结核菌,为结核病的重要传染源。X线显示单或双侧肺有厚壁空洞,伴明显胸膜肥厚。由于肺组织纤维收缩,肺门向上牵拉,肺纹理呈垂柳状阴影,纵隔向患侧移位,健侧呈代偿性肺气肿。

5.Ⅴ型肺结核(结核性胸膜炎)

Ⅴ型肺结核多见于青少年,结核菌累及胸膜引起渗出性胸膜炎。X线显示病变部位均匀致密阴影,可随体位变换而改变。

二、临床表现

(一)症状与体征

1.全身症状

起病缓慢,病程长。常有午后低热、面颊潮红、乏力、食欲缺乏、体重减轻、盗汗等结核毒性症状。当肺部病灶急剧进展播散时,可出现持续高热。妇女可有月经失调、结节性红斑。

2.呼吸系统症状

干咳或有少量黏液痰。继发感染时,痰呈黏液性或脓性。痰中偶有干酪样物,约 1/3 患者有痰血或不同程度咯血。少数患者可出现大量咯血。胸痛、干酪样肺炎或大量胸腔积液者,可有发绀和渐进性呼吸困难。病灶范围大而表浅者可有实变体征,叩诊呈浊音。大量胸腔积液局部叩诊浊音或实音。锁骨上下及肩胛间区可闻及湿啰音。慢性纤维空洞型肺结核及胸膜增厚者可有胸廓内陷,肋间变窄,气管偏移等。

(二)并发症

可并发自发性气胸、脓气胸、支气管扩张、慢性肺源性心脏病等。

三、辅助检查

(一)血常规检查

活动性肺结核有轻度白细胞计数升高,红细胞沉降率增快,急性粟粒型肺结核时白细胞计数可减少,有时出现类白血病反应的血象。

(二)结核菌检查

痰中查到结核菌是确诊肺结核的主要依据。涂片抗酸染色镜检快捷方便,痰菌量较少可用集菌法。痰培养、聚合酶链反应(PCR)检查更为敏感。痰菌检查阳性,提示病灶为开放性有传染性。

(三)影像学检查

胸部 X 线检查可早期发现肺结核。常见肺结核 X 线检查表现:有纤维钙化的硬结病灶者呈高密度、边缘清晰的斑点、条索或结节;浸润性病灶则呈现出低密度、边缘模糊的云雾状阴影;X 线征象呈现出较高密度、浓淡不一,有环形边界的透光空洞者,提示干酪样病灶。胸部 CT 检查可发现微小、隐蔽性病变。

(四)结核菌素(简称结素)试验

用于测定人体是否感染过结核菌。常用 PPD 试验,方法为取 0.1 mL 纯结素(5 U)稀释液,常规消毒后于左前臂屈侧中、上 1/3 交界处行皮内注射,48～72 小时后观察皮肤硬结的直径,<5 mm 为阴性,5～9 mm 为弱阳性,10～19 mm 为阳性反应,超过 20 mm 或局部发生水疱与坏死者为强阳性反应。

我国城镇居民的结核感染率高,5 U 阳性表示已有结核感染,若 1 U 皮试强阳性提示体内有活动性结核病灶。成人结素试验阳性表示曾感染过结核菌或接种过卡介苗,并不一定患病;反之,则提示未感染过结核菌,或感染初期机体变态反应尚未建立。机体免疫功能低下或受抑制,可显示结素试验阴性。

(五)其他检查

纤维支气管镜检查对诊断有重要价值。

(六)诊治结果的描述和记录

描述内容包括肺结核类型、病变范围、痰菌检查、治疗史等。

1.肺结核类型的记录

血行播散型肺结核应注明"急性"或"慢性";继发性肺结核应注明"浸润型"或"纤维空洞"。

2.病变范围的描述

按左、右侧,以第 2 肋和第 4 肋下缘内侧端为分界线又分为上、中、下肺野。

3.痰菌检查结果的描记

分别用"（－）"或"（＋）"描述；痰涂片、痰集菌和痰培养检查分别用"涂""集""培"表示，患者无痰或未查痰，应注明"无痰"或"未查"。

4.治疗史的描记

可分为"初治""复治"。初治指未开始抗结核治疗；正进行标准化疗疗程未满；不规则化疗未满1个月者。复治则指初治失败；规则满疗程用药后痰菌复阳性；不规范化疗超过1个月；慢性排菌者。

以上条件符合其中任何1条即为初治或复治。

5.并发症或手术情况描述

并发症如"自发性气胸、肺不张"等；并存病如"糖尿病"等以及手术情况。

描述举例：右侧浸润型肺结核涂（＋），初治，支气管扩张、糖尿病。

四、诊断要点

根据患者症状体征和病史，结合体格检查、痰结核菌检查及胸部X线检查结果可做出诊断。确诊后应进一步明确肺结核是否处于活动期，有无排菌等，以确定是否属于传染源。

（1）经确定为活动性病变必须给予治疗。活动性病变胸片可显示有中心溶解和空洞或播散病灶。无活动性肺结核胸片显示钙化、硬结或纤维化，痰检查不排菌，无肺结核症状。

（2）肺结核的转归的综合判断。①进展期：新发现的活动性病变；病变较前增多、恶化；新出现空洞或空洞增大；痰菌转阳性。凡有其中任何1条，即属进展期。②好转期：病变较前吸收好转；空洞缩小或闭合；痰菌减少或转阴。凡具备其中1条，即为好转期。③稳定期：病变无活动性，空洞关闭，痰菌连续6个月均为阴性者（每月至少查1次），若有空洞存在者，则痰菌连续阴性1年以上。

五、治疗要点

治疗原则为监督患者全程化疗，加强支持疗法，根治病灶，达痊愈目的。

（一）抗结核化学药物治疗（简称化疗）

化疗对疾病控制起关键作用，凡为活动性肺结核患者均需化疗。

（1）化疗原则：治疗强调早期、规律、全程、联合和适量用药，即肺结核一经确诊立即给予化疗，根据病情及药物特点，联合使用两种以上的药物，以增强疗效，减少耐药性的产生。严格遵医嘱按时按量用药，指导患者执行治疗方案，途中无遗漏或间断，坚持完成规定疗程，以达彻底杀菌和减少疾病复发的目的。

（2）常规用药见表4-1。

表4-1　常用抗结核药物剂量、不良反应和注意事项

药名	每天剂量(g)	间歇疗法(g/d)	主要不良反应	注意事项
异烟肼 （H，INH）	0.3 空腹顿服	0.6～0.8 2～3次/周	周围神经炎、偶有肝功能损害、精神异常、皮疹、发热	避免与抗酸药同服，注意消化道反应，肢体远端感觉及精神状态，定期查肝功能
利福平 （R，REP）	0.45～0.6 空腹顿服	0.6～0.9 2～3次/周	肝、肾功能损害、胃肠不适、腹泻	体液及分泌物呈橘黄色，监测肝脏毒性及变态反应，会加速口服避孕药、茶碱等药物的排泄，降低药效

续表

药名	每天剂量(g)	间歇疗法(g/d)	主要不良反应	注意事项
链霉素 (S,SM)	0.75~1.0 一次肌内 注射	0.75~1.0 2次/周	听神经损害、眩晕、听力减退、口唇麻木、发热、肝功能损害、痛风	进行听力检查，了解有无平衡失调及听力改变，了解尿常规及肾功能变化
吡嗪酰胺 (Z,PZA)	1.5~2.0 顿服	2~3 2~3次/周	可引起发热、黄疸、肝功能损害、痛风	警惕肝脏毒性，注意关节疼痛、皮疹反应，定期监测 ALT 及血清尿酸，避免日光过度照射
乙胺丁醇 (E,EMB)	0.75~1.0 顿服	1.5~2.0 3次/周	视神经炎	检查视觉灵敏度和颜色的鉴别力
对氨基水杨酸钠 (P,PAS)	8~12 分 3 次饭后服	10~12 3次/周	胃肠道反应、变态反应、肝功能损害	定期查肝功能，监测不良反应的症状和体征

(3)化疗方法：两阶段化疗法。开始 1~3 个月为强化阶段，联合应用 2 种或 2 种以上的抗生素，迅速控制病情，至痰菌检查阴性或病灶吸收好转后，维持治疗或称巩固期治疗，疗程为 9~15 个月。①间歇疗法：有规律用药，每周 2~3 次，由于用药后结核菌生长受抑制，当致病菌重新生长繁殖时再度高剂量用药，使病菌最终被消灭。此法与每天给药效果相同，其优点在于可减少用药的次数，节约经费，减少药物毒性作用。一般主张在巩固期采用。②顿服：即一次性将全天药物剂量全部服用，使血药浓度维持相对高峰，效果优于分次口服。

(4)化疗方案：应根据病情轻重、痰菌检查和细菌耐药情况，结合药源供应和个人经济条件等，选择化疗方案。分长程和短程化疗。①长程化疗为联合应用异烟肼、链霉素及对氨基水杨酸钠，疗程为 12~18 个月。常用方案为 2HSP/10HP、2HSE/16H₃E₃，即前 2 个月为强化阶段，后 10 个月为巩固阶段，H_3E_3 表示间歇用药，每周 3 次。其中英文字母为各种药物外文缩写，数字为用药疗程"月"，下标数字代表每周用药的次数。②短程化疗总疗程为 6~9 个月，联合应用 2 个或 2 个以上的杀菌剂。常用方案有 2SHR/4HR、2HRZ/4HR、2HRZ/4H₃R₃ 等，短程化疗与标准化疗相比，患者容易接受和执行，因而已在全球推广。

(二)对症治疗

(1)毒性症状：轻度结核毒性症状会在有效治疗 1~3 周消退，重症者可酌情加用肾上腺糖皮质激素对症治疗。

(2)胸腔积液：胸腔积液过多引起呼吸困难者，可行胸腔穿刺抽液，每次抽液量不超过 1 L，抽液速度不宜过快，操作中患者出现头晕、心悸、四肢发凉等胸膜反应时，应立即停止操作，让患者平卧，密切观察血压变化，必要时皮下注射肾上腺素，防止休克。

(三)手术治疗

肺结核以内科治疗为主，手术适用于合理化疗无效，多重耐药的厚壁空洞、大块干酪灶、支气管胸膜瘘和大咯血非手术治疗无效者。

六、护理评估

(一)健康史

患者既往健康状况，有无结核病史，了解患病及治疗经过，有无接受正规治疗，有无传染源接触史,有无接受卡介苗注射,有无长期使用激素或免疫抑制药,居住环境如何,日常活动与休息、饮食情况等。

(二)身体状况

测量生命体征,了解全身有无盗汗、乏力、午后低热及消瘦等中毒症状,有无咳嗽、咳痰、呼吸困难及咯血,咯血量的大小等。

(三)心理及社会因素

了解患者及家属对疾病的认知及态度,有无心理障碍,经济状况如何,家庭支持程度如何,需要何种干预。

(四)实验室及其他检查

痰培养结果,X 线胸片及血常规检查是否异常。

七、护理诊断及合作性问题

(一)知识缺乏

缺乏疾病预防及化疗方面的知识。

(二)营养失调

低于机体需要量与长期低热消耗增多及摄入不足有关。

(三)活动无耐力

活动无耐力与长期低热、咳嗽,体重逐渐下降有关。

(四)社交孤立

社交孤立与呼吸道隔离沟通受限及健康状况改变有关。

八、护理目标

(1)加强相关知识宣教,提高患者及家属对疾病的认知、治疗依从性增加。

(2)患者体重增加,恢复基础水平,清蛋白、血红蛋白值在正常范围内。

(3)进行适当的户外活动,无气促疲乏感。

(4)能描述新的应对行为所带来的积极效果,能尽快恢复健康与人沟通和交流。

九、护理措施

(一)一般护理

室内保持良好的空气流通。肺结核活动期,有咯血、高热等重症者,应卧床休息,症状轻者适当增加户外活动,保证充足的睡眠,做到劳逸结合。盗汗者及时擦汗和更衣,避免受凉。

(二)饮食护理

供给高热量、高蛋白、高维生素、富含钙质饮食,促进机体康复。成人每天蛋白质为 1.5～2.0 g/kg,以优质蛋白为主。适量补充矿物质和水分,如铁、钾、钠和水分。注意饮食调配,患者不需忌口,食物应多样化,荤素搭配,色、香、味俱全,刺激患者食欲。患者在化疗期间尤其注意营养的补充。每周测量体重 1 次。

(三)用药护理

本病疗程长,短期化疗不少于 10 个月。应提供药物治疗知识,强调早期、联合、适量、规律、全程化学治疗的重要性,告知耐药产生与加重经济负担等不合理用药的后果,使患者理解规范治疗的重要意义,提高用药的依从性。督促患者按时按量用药,告知并密切观察药物疗效及药物不良反应,如有胃肠不适、眩晕、耳鸣、巩膜黄染等症状时,应及时与医师沟通,不可擅自停药。

(四)咯血的护理

患者大咯血出现窒息征象时,立即协助其取头低足高位,头偏一侧,快速清除气道和口咽部血块,及时解除呼吸道阻塞。必要时气管插管、气管切开或气管镜直视下吸出血凝块。

(五)消毒隔离

痰涂片阳性的肺结核患者住院治疗期间须进行呼吸道隔离,要求病室光线充足,通风良好,定时进行空气消毒。患者衣被要经常清洗,被褥、书籍在烈日下暴晒 6 小时以上。餐具要专用,经煮沸或消毒液浸泡消毒,剩下饭菜应煮沸后弃掉。注意个人卫生,打喷嚏时应用纸巾遮掩口鼻,纸巾焚烧处理;不要随地吐痰,痰液吐在有盖容器中,患者的排泄物、分泌物应消毒后排放。减少探视,避免患者与健康人频繁接触,探视者应戴口罩。患者外出应戴口罩,口罩要每天煮沸清洗。医护人员与患者接触可戴呼吸面罩、接触患者应穿隔离衣、戴手套。处置前、后应洗手。传染性消失应及时解除隔离措施。

(六)心理护理

结核病是慢性传染病,病程长,恢复慢,在工作、生活等方面对患者乃至整个家庭产生不良影响,患者情绪变化呈多样性,护士及家属应主动了解患者的心理状态,应给予良好的心理支持,督促患者按要求用药,告知不规则用药的后果,使患者树立战胜疾病的信心,安心休息,积极配合治疗。一般情况下,痰涂片阴性和经有效抗结核治疗 4 周以上,无传染性或仅有极低传染性者,鼓励患者回归家庭和社会,以消除隔离感。

十、护理评价

(1)患者治疗的依从性是否提高,能否自觉按时按量服药。

(2)营养状况如何,饮食摄入量是否充足,体重有无改变。

(3)日常活动耐受水平是否有改变。

(4)是否有孤独感,与周围环境的关系如何。

十一、健康教育

(1)加强疾病传播知识的宣教,普及新生儿接种卡介苗制度,疾病的高危人群应定期到医院体检或进行相应预防性处理。

(2)培养良好的卫生习惯,不随地吐痰和凌空打喷嚏,同桌共餐应使用公筷。

(3)注意营养,忌烟酒,避免疲劳,增强体质,预防呼吸道感染。

(4)处于传染活动期的患者,应进行隔离治疗。

(5)全程督导结核患者坚持化学治疗,避免复发,定期复查肝功能和胸片。

(王　宁)

第十节　急性呼吸窘迫综合征

急性呼吸窘迫综合征(acute respiratory distress syndrome,ARDS)是指严重感染、创伤、休克等非心源性疾病过程中,肺毛细血管内皮细胞和肺泡上皮细胞损伤造成弥漫性肺间质及肺泡水肿,导致的急性低氧性呼吸功能不全或衰竭,属于急性肺损伤(acute lung injury,ALI)的严重阶段。以肺容积减少、肺顺应性降低、严重的通气/血流比例失调为病理生理特征。临床上表现为进行性低氧血症和呼吸窘迫,肺部影像学表现为非均一性的渗出性病变。本病起病急、进展快、病死率高。

ALI 和 ARDS 是同一疾病过程中的两个不同阶段,ALI 代表早期和病情相对较轻的阶段,而 ARDS 代表后期病情较为严重的阶段。发生 ARDS 时患者必然经历过 ALI,但并非所有的 ALI 都要发展为 ARDS。引起 ALI 和 ARDS 的原因和危险因素很多,根据肺部直接和间接损伤对危险因素进行分类,可分为肺内因素和肺外因素。

肺内因素是指致病因素对肺的直接损伤,包括:①化学性因素,如吸入毒气、烟尘、胃内容物及氧中毒等。②物理性因素,如肺挫伤、放射性损伤等。③生物性因素,如重症肺炎。

肺外因素是指致病因素通过神经体液因素间接引起肺损伤,包括严重休克、感染中毒症、严重非胸部创伤、大面积烧伤、大量输血、急性胰腺炎、药物或麻醉品中毒等。ALI 和 ARDS 的发生机制非常复杂,目前尚不完全清楚。多数学者认为,ALI 和 ARDS 是由多种炎性细胞、细胞因子和炎性介质共同参与引起的广泛肺毛细血管急性炎症性损伤过程。

一、临床特点

ARDS 的临床表现可以有很大差别,取决于潜在疾病和受累器官的数目和类型。

(一)症状体征

(1)发病迅速:ARDS 多发病迅速,通常在发病因素攻击(如严重创伤、休克、败血症、误吸)后12~48 小时发病,偶尔有长达 5 天者。

(2)呼吸窘迫:是 ARDS 最常见的症状,主要表现为气急和呼吸频率增快,呼吸频率大多在25~50 次/分。其严重程度与基础呼吸频率和肺损伤的严重程度有关。

(3)咳嗽、咳痰、烦躁和神志变化:ARDS 可有不同程度的咳嗽、咳痰,可咳出典型的血水样痰,可出现烦躁、神志恍惚。

(4)发绀:是未经治疗 ARDS 的常见体征。

(5)ARDS 患者也常出现呼吸类型的改变,主要为呼吸浅快或潮气量的变化。病变越严重,这一改变越明显,甚至伴有吸气时鼻翼翕动及三凹征。在早期自主呼吸能力强时,常表现为深快呼吸,当呼吸肌疲劳后,则表现为浅快呼吸。

(6)早期可无异常体征,或仅有少许湿啰音;后期多有水疱音,也可出现管状呼吸音。

(二)影像学表现

1.胸部 X 线检查

早期病变以间质性为主,胸部 X 线片常无明显异常或仅见血管纹理增多,边缘模糊,双肺散在分布的小斑片状阴影。随着病情进展,上述的斑片状阴影进一步扩展,融合成大片状,或两肺均匀一致增加的毛玻璃样改变,伴有支气管充气征,心脏边缘不清或消失,称为"白肺"。

2.胸部 CT 检查

与 X 线胸片相比,胸部 CT 尤其是高分辨 CT(HRCT)可更为清晰地显示出肺部病变分布、范围和形态,为早期诊断提供帮助。由于肺毛细血管膜通透性一致性增高,引起血管内液体渗出,两肺斑片状阴影呈现重力依赖性现象,还可出现变换体位后的重力依赖性变化。在 CT 上表现为病变分布不均匀:①非重力依赖区(仰卧时主要在前胸部)正常或接近正常。②前部和中间区域呈毛玻璃样阴影。③重力依赖区呈现实变影。这些提示肺实质的实变出现在受重力影响最明显的区域。无肺泡毛细血管膜损伤时,两肺斑片状阴影均匀分布,既不出现重力依赖现象,也无变换体位后的重力依赖性变化。这一特点有助于与感染性疾病鉴别。

(三)实验室检查

1.动脉血气分析

PaO_2<8.0 kPa(60 mmHg),有进行性下降趋势,在早期 $PaCO_2$ 多不升高,甚至可因过度通气而低于正常;早期多为单纯呼吸性碱中毒;随病情进展可合并代谢性酸中毒,晚期可出现呼吸性酸中毒。氧合指数较动脉氧分压更能反映吸氧时呼吸功能的障碍,而且与肺内分流量有良好的相关性,计算简便。氧合指数参照范围为 53.2～66.5 kPa(400～500 mmHg),在 ALI 时≤40.0 kPa(300 mmHg),ARDS 时≤26.7 kPa(200 mmHg)。

2.血流动力学监测

通过漂浮导管,可同时测定并计算肺动脉压(PAP)、肺动脉楔压(PAWP)等,不仅对诊断、鉴别诊断有价值,而且对机械通气治疗也为重要的监测指标。肺动脉楔压一般<1.6 kPa(12 mmHg),若>2.4 kPa(18 mmHg),则支持左侧心力衰竭的诊断。

3.肺功能检查

ARDS 发生后呼吸力学发生明显改变,包括肺顺应性降低和气道阻力增高,肺无效腔/潮气量是不断增加的,肺无效腔/潮气量增加是早期 ARDS 的一种特征。

二、诊断及鉴别诊断

1999 年,中华医学会呼吸病学分会制定的诊断标准如下。

(1)有 ALI 和/或 ARDS 的高危因素。

(2)急性起病、呼吸频数和/或呼吸窘迫。

(3)低氧血症:ALI 时氧合指数≤40.0 kPa(300 mmHg);ARDS 时氧合指数≤26.7 kPa(200 mmHg)。

(4)胸部 X 线检查显示两肺浸润阴影。

(5)肺动脉楔压≤2.4 kPa(18 mmHg)或临床上能除外心源性肺水肿。

符合以上 5 项条件者,可以诊断 ALI 或 ARDS。必须指出,ARDS 的诊断标准并不具有特异性,诊断时必须排除大片肺不张、自发性气胸、重症肺炎、急性肺栓塞和心源性肺水肿(表 4-2)。

表 4-2 ARDS 与心源性肺水肿的鉴别

类别	ARDS	心源性肺水肿
特点	高渗透性	高静水压
病史	创伤、感染等	心脏疾病
双肺浸润阴影	+	+
重力依赖性分布现象	+	+
发热	+	可能
白细胞计数增多	+	可能
胸腔积液	－	+
吸纯氧后分流	较高	可较高
肺动脉楔压	正常	高
肺泡液体蛋白	高	低

三、急诊处理

ARDS 是呼吸系统的一个急症,必须在严密监护下进行合理治疗。治疗目标是改善肺的氧合功能,纠正缺氧,维护脏器功能和防治并发症。治疗措施如下。

(一)氧疗

应采取一切有效措施尽快提高 PaO_2,纠正缺氧。可给高浓度吸氧,使 $PaO_2 \geqslant 8.0$ kPa(60 mmHg)或 $SaO_2 \geqslant 90\%$。轻症患者可使用面罩给氧,但多数患者需采用机械通气。

(二)去除病因

病因治疗在 ARDS 的防治中占有重要地位,主要是针对涉及的基础疾病。感染是 ALI 和 ARDS 常见原因也是首位高危因素,而 ALI 和 ARDS 又易并发感染。如果 ARDS 的基础疾病是脓毒症,除了清除感染灶外,还应选择敏感抗生素,同时收集痰液或血液标本分离培养病原菌和进行药敏试验,指导下一步抗生素的选择。一旦建立人工气道并进行机械通气,即应给予广谱抗生素,以预防呼吸道感染。

(三)机械通气

机械通气是最重要的支持手段。如果没有机械通气,许多 ARDS 患者会因呼吸衰竭在数小时至数天内死亡。机械通气的指征目前尚无统一标准,多数学者认为一旦诊断为 ARDS,就应进行机械通气。在 ALI 阶段可试用无创正压通气,使用无创机械通气治疗时应严密监测患者的生命体征及治疗反应。神志不清、休克、气道自洁能力障碍的 ALI 和 ARDS 患者不宜应用无创机械通气。如无创机械通气治疗无效或病情继续加重,应尽快建立人工气道,行有创机械通气。

为了防止肺泡萎陷,保持肺泡开放,改善氧合功能,避免机械通气所致的肺损伤,目前常采用肺保护性通气策略,主要措施包括以下两方面。

1.呼气末正压

适当加用呼气末正压可使呼气末肺泡内压增大,肺泡保持开放状态,从而达到防止肺泡萎陷,减轻肺泡水肿,改善氧合功能和提高肺顺应性的目的。应用呼气末正压应首先保证有效循环血容量足够,以免因胸内正压增加而降低心排血量,而减少实际的组织氧运输;呼气末正压先从低水平 0.29～0.49 kPa(3～5 cmH_2O)开始,逐渐增加,直到 $PaO_2 > 8.0$ mmHg(60 mmHg)、SaO_2

>90%时的呼气末正压水平,一般呼气末正压水平为0.49~1.76 kPa(5~18 cmH$_2$O)。

2.小潮气量通气和允许性高碳酸血症

ARDS患者采用小潮气量(6~8 mL/kg)通气,使吸气平台压控制在2.94~34.3 kPa(30~35 cmH$_2$O),可有效防止因肺泡过度充气而引起的肺损伤。为保证小潮气量通气的进行,可允许一定程度的CO$_2$潴留[PaCO$_2$一般不宜高于13.3 kPa(100 mmHg)]和呼吸性酸中毒(pH 7.25~7.30)。

(四)控制液体入量

在维持血压稳定的前提下,适当限制液体入量,配合利尿药,使出入量保持轻度负平衡(每天500 mL左右),使肺脏处于相对"干燥"状态,有利于肺水肿的消除。液体管理的目标是在最低(0.7~1.1 kPa或5~8 mmHg)的肺动脉楔压下维持足够的心排血量及氧运输量。在早期可给予高渗晶体液,一般不推荐使用胶体液。存在低蛋白血症的ARDS患者,可通过补充清蛋白等胶体溶液和应用利尿药,有助于实现液体负平衡,并改善氧合。若限液后血压偏低,可使用多巴胺和多巴酚丁胺等血管活性药物。

(五)加强营养支持

营养支持的目的在于不但纠正现有的患者的营养不良,还应预防患者营养不良的恶化。营养支持可经胃肠道或胃肠外途径实施。如有可能应尽早经胃肠补充部分营养,不但可以减少补液量,而且可获得经胃肠营养的有益效果。

(六)加强护理、防治并发症

有条件时应在ICU中动态监测患者的呼吸、心律、血压、尿量及动脉血气分析等,及时纠正酸碱失衡和电解质紊乱。注意预防呼吸机相关性肺炎的发生,尽量缩短病程和机械通气时间,加强物理治疗,包括体位、翻身、拍背、排痰和气道湿化等。积极防治应激性溃疡和多器官功能障碍综合征。

(七)其他治疗

糖皮质激素、肺泡表面活性物质替代治疗、吸入一氧化氮在ALI和ARDS的治疗中可能有一定价值,但疗效尚不肯定。不推荐常规应用糖皮质激素预防和治疗ARDS。糖皮质激素既不能预防ARDS的发生,对早期ARDS也没有治疗作用。ARDS发病>14天应用糖皮质激素会明显增加病死率。感染性休克并发ARDS的患者,如合并肾上腺皮质功能不全,可考虑应用替代剂量的糖皮质激素。肺表面活性物质,有助于改善氧合,但是还不能将其作为ARDS的常规治疗手段。

四、急救护理

在救治ARDS过程中,精心护理是抢救成功的重要环节。护士应做到及早发现病情,迅速协助采取有力的抢救措施。密切观察患者生命体征,做好各项记录,准确完成各种治疗,备齐抢救器械和药品,防止机械通气和气管切开的并发症。

(一)护理目标

(1)及早发现ARDS的迹象,及早有效地协助抢救。维持生命体征稳定,挽救患者生命。

(2)做好人工气道的管理,维持患者最佳气体交换,改善低氧血症,减少机械通气并发症。

(3)采取俯卧位通气护理,缓解肺部压迫,改善心脏的灌注。

(4)积极预防感染等各种并发症,提高救治成功率。

（5）加强基础护理,增加患者舒适感。

（6）减轻患者心理不适,使其合作、平静。

（二）护理措施

1.及早发现病情变化

ARDS通常在疾病或严重损伤的最初24～48小时后发生。首先出现呼吸困难,通常呼吸浅快。吸气时可存在肋间隙和胸骨上窝凹陷。皮肤可出现发绀和斑纹,吸氧不能使之改善。

护士发现上述情况要高度警惕,及时报告,进行动脉血气和胸部X线等相关检查。一旦诊断考虑ARDS,立即积极治疗。若没有机械通气的相应措施,应尽早转至有条件的医院。患者转运过程中应有专职和护士陪同,并准备必要的抢救设备,氧气必不可少。若有指征行机械通气治疗,可以先行气管插管后转运。

2.生命体征护理

迅速连接监测仪,密切监护心率、心律、血压等生命体征,尤其是呼吸的频率、节律、深度及血氧饱和度等。观察患者意识、发绀情况、末梢温度等。注意有无呕血、黑粪等消化道出血的表现。

3.氧疗和机械通气的护理

治疗ARDS最紧迫问题在于纠正顽固性低氧,改善呼吸困难,为治疗基础疾病赢得时间。需要对患者实施氧疗甚至机械通气。

（1）严密监测患者呼吸情况及缺氧症状。若单纯面罩吸氧不能维持满意的血氧饱和度,应予辅助通气。首先可尝试采用经面罩持续气道正压吸氧等无创通气,但大多需要机械通气吸入氧气。遵医嘱给予高浓度氧气吸入或使用呼气末正压呼吸（positive end expiratory pressure,PEEP）并根据动脉血气分析值的变化调节氧浓度。

（2）使用PEEP时应严密观察,防止患者出现气压伤。PEEP是在呼气终末时给予气道以一恒定正压使之不能回复到大气压的水平。可以增加肺泡内压和功能残气量改善氧合,防止呼气使肺泡萎陷,增加气体分布和交换,减少肺内分流,从而提高PaO_2。由于PEEP使胸膜腔内压升高,静脉回流受阻,致心搏减少,血压下降,严重时可引起循环衰竭,另外正压过高,肺泡过度膨胀、破裂有导致气胸的危险。所以在监护过程中,注意PEEP观察有无心率增快、突然胸痛、呼吸困难加重等相关症状,发现异常立即调节PEEP压力并报告处理。

（3）帮助患者采取有利于呼吸的体位,如端坐位或高枕卧位,人工气道的管理有以下几方面。①妥善固定气管插管,观察气道是否通畅,定时对比听诊双肺呼吸音。经口插管者要固定好牙垫,防止阻塞气道。每班检查并记录导管刻度,观察有无脱出或误入一侧主支气管。套管固定松紧适宜,以能放入一指为准。②气囊充气适量。充气过少易产生漏气,充气过多可压迫气管黏膜导致气管食管瘘,可以采用最小漏气技术,用来减少并发症发生。方法:用10 mL注射器将气体缓慢注入,直至在喉及气管部位听不到漏气声,向外抽出气体每次0.25～0.5 mL,至吸气压力到达峰值时出现少量漏气为止,再注入0.25～0.5 mL气体,此时气囊容积为最小封闭容积,气囊压力为最小封闭压力,记录注气量。观察呼吸机上气道峰压是否下降及患者能否发音说话,长期机械通气患者要观察气囊有无破损、漏气现象。③保持气道通畅。严格无菌操作,按需适时吸痰。过多反复抽吸会刺激黏膜,使分泌物增加。先吸气道再吸口、鼻腔,吸痰前给予充分气道湿化、翻身叩背、吸纯氧3分钟,吸痰管最大外径不超过气管导管内径的1/2,迅速插吸痰管至气管插管,感到阻力后撤回吸痰管1～2 cm,打开负压边后退边旋转吸痰管,吸痰时间不应超过15秒。吸痰后密切观察痰液的颜色、性状、量及患者心率、心律、血压和血氧饱和度的变化,一旦出现心律失常和呼吸窘迫,立即停止吸痰,给予吸氧。④用加温湿化器对吸入气体进行湿化,根据病情需要加入盐酸氨溴索、异丙托溴铵等,每天3次雾化吸入。湿化满意标准为痰液稀薄、无泡沫、不附壁能顺利吸出。⑤呼吸机使用过程中注意电源插头要牢固,不要与其他仪器共用一个插座;机器外部要保持清洁,上端不可放置液体;开机使用期间定时倒掉管道及集水瓶内的积水,集水瓶安装要牢固;定时检查管道是否漏气、有无打折、压缩机工作是否正常。

4.维持有效循环,维持出入液量轻度负平衡。

循环支持治疗的目的是恢复和提供充分的全身灌注,保证组织的灌流和氧供,促进受损组织的恢复。在能保持酸碱平衡和肾功能前提下达到最低水平的血管内容量。①护士应迅速帮助完成该治疗目标。选择大血管,建立2个以上的静脉通道,正确补液,改善循环血容量不足。②严格记录出入量、每小时尿量。出入量管理的目标是在保证血容量、血压稳定前提下,24小时出量大于入量500~1 000 mL,利于肺内水肿液的消退。充分补充血容量后,护士遵医嘱给予利尿剂,消除肺水肿。观察患者对治疗的反应。

5.俯卧位通气护理

由仰卧位改变为俯卧位,可使75%ARDS患者的氧合改善。可能与血流重新分布,改善背侧肺泡的通气,使部分萎陷肺泡再膨胀达到"开放肺"的效果有关。随着通气/血流比例的改善进而改善了氧合。但存在血流动力学不稳定、颅内压增高、脊柱外伤、急性出血、骨科手术、近期腹部手术、妊娠等为禁忌实施俯卧位。①患者发病24~36小时后取俯卧位,翻身前给予纯氧吸入3分钟。预留足够的管路长度,注意防止气管插管过度牵拉致脱出。②为减少特殊体位给患者带来的不适,用软枕垫高头部15°~30°角,嘱患者双手放在枕上,并在髋、膝、踝部放软枕,每1~2小时更换1次软枕的位置,每4小时更换1次体位,同时考虑患者的耐受程度。③注意血压变化,因俯卧位时支撑物放置不当,可使腹压增加,下腔静脉回流受阻而引起低血压,必要时在翻身前提高吸氧浓度。④注意安全、防坠床。

6.预防感染的护理

(1)注意严格无菌操作,每天更换气管插管切口敷料,保持局部清洁干燥,预防或消除继发感染。

(2)加强口腔及皮肤护理,以防护理不当而加重呼吸道感染及发生压疮。

(3)密切观察体温变化,注意呼吸道分泌物的情况。

7.心理护理

减轻恐惧,增加心理舒适度:①评估患者的焦虑程度,指导患者学会自我调整心理状态,调控不良情绪。主动向患者介绍环境,解释治疗原则,解释机械通气、监测及呼吸机的报警系统,尽量消除患者的紧张感。②耐心向患者解释病情,对患者提出的问题要给予明确、有效和积极的信息,消除心理紧张和顾虑。③护理患者时保持冷静和耐心,表现出自信和镇静。④如果患者由于呼吸困难或人工通气不能讲话,可提供纸笔或以手势与患者交流。⑤加强巡视,了解患者的需要,帮助患者解决问题。⑥帮助并指导患者及家属应用松弛疗法、按摩等。

8.营养护理

ARDS患者处于高代谢状态,应及时补充热量和高蛋白、高脂肪营养物质。能量的摄取既应满足代谢的需要,又应避免糖类的摄取过多,蛋白摄取量一般为每天1.2~1.5 g/kg。

尽早采用肠内营养,协助患者取半卧位,充盈气囊,证实胃管在胃内后,用加温器和输液泵匀速泵入营养液。若有肠鸣音消失或胃潴留,暂停鼻饲,给予胃肠减压。一般留置5~7天后拔除,更换到对侧鼻孔,以减少鼻窦炎的发生。

(三)健康指导

在疾病的不同阶段,根据患者的文化程度做好有关知识的宣传和教育,让患者了解病情的变化过程。

(1)提供舒适安静的环境以利于患者休息,指导患者正确卧位休息,讲解由仰卧位改变为俯卧位的意义,尽可能减少特殊体位给患者带来的不适。

(2)向患者解释咳嗽、咳痰的重要性,指导患者掌握有效咳痰的方法,鼓励并协助患者咳嗽,排痰。

(3)指导患者自己观察病情变化,如有不适及时通知医护人员。

(4)嘱患者严格按医嘱用药,按时服药,不要随意增减药物剂量及种类。服药过程中,需密切观察患者用药后反应,以指导用药剂量。

(5)出院指导:指导患者出院后仍以休息为主,活动量要循序渐进,注意劳逸结合。此外,患者病后生活方式的改变需要家人的积极配合和支持,应指导患者家属给患者创造一个良好的身心休养环境。出院后1个月内来院复查1～2次,出现情况随时来院复查。

（王　宁）

第十一节　急性肺血栓栓塞症

肺栓塞是以各种栓子阻塞肺动脉系统为其发病原因的一组疾病或临床综合征的总称,包括肺血栓栓塞症、脂肪栓塞综合征、羊水栓塞、空气栓塞等。其中,肺血栓栓塞症占肺栓塞中的绝大多数,该病在我国绝非少见病,且发病率有逐年增高的趋势,病死率高,但临床上易漏诊或误诊,如果早期诊断和治疗得当,生存的希望甚至康复的可能性是很大的。

肺血栓栓塞症为来自静脉系统或右心的血栓阻塞肺动脉或其分支所致疾病,以肺循环和呼吸功能障碍为其主要临床和病理生理特征。引起肺血栓栓塞症的血栓主要来源于深静脉血栓形成。

急性肺血栓栓塞症造成肺动脉较广泛阻塞时,可引起肺动脉高压,至一定程度导致右心失代偿、右心扩大,出现急性肺源性心脏病。

一、病理与病理生理

引起肺血栓栓塞症的血栓可以来源于下腔静脉径路、上腔静脉径路或右心腔,其中,大部分来源于下肢深静脉,特别是从腘静脉上端到髂静脉段的下肢近端深静脉。肺血栓栓塞症栓子的大小有很大的差异,可单发或多发,一般多部位或双侧性的血栓栓塞更为常见。

(一)对循环的影响

栓子阻塞肺动脉及其分支达一定程度后,通过机械阻塞作用,加之神经体液因素和低氧所引起的肺动脉收缩,使肺循环阻力增加,肺动脉高压,继而引起右室扩大与右侧心力衰竭。右心扩大致室间隔左移,使左室功能受损,导致心排血量下降,进而可引起体循环低血压或休克;主动脉内低血压和右心房压升高,使冠状动脉灌注压下降,心肌血流减少,特别是右心室内膜下心肌处于低灌注状态。

(二)对呼吸的影响

肺动脉栓塞后不仅引起血流动力学的改变,同时还可因栓塞部位肺血流减少,肺泡无效腔量增大;肺内血流重新分布,通气/血流比例失调;神经体液因素引起支气管痉挛;肺泡表面活性物质分泌减少,肺泡萎陷,呼吸面积减小,肺顺应性下降等因素导致呼吸功能不全,出现低氧血症和低碳酸血症。

二、危险因素

肺血栓栓塞症的危险因素包括任何可以导致静脉血液淤滞、静脉系统内皮损伤和血液高凝状态的因素。原发性危险因素由遗传变异引起。继发性危险因素包括骨折、严重创伤、手术、恶性肿瘤、口服避孕药、充血性心力衰竭、心房颤动、因各种原因的制动或长期卧床、长途航空或乘车旅行和高龄等。上述危险因素可以单独存在,也可同时存在,协同作用。年龄可作为独立的危险因素,随着年龄的增长,肺血栓栓塞症的发病率逐渐增高。

三、临床特点

肺血栓栓塞症临床表现的严重程度差别很大,可以从无症状到血流动力学不稳定,甚至发生猝死,主要取决于栓子的大小、多少、所致的肺栓塞范围、发作的急缓程度,以及栓塞前的心肺状况。肺血栓栓塞症的临床症状也多种多样,不同患者常有不同的症状组合,但均缺乏特异性。

(一)症状

1.呼吸困难及气促(80%~90%)

呼吸困难及气促是肺栓塞最常见的症状,呼吸频率>20次/分,伴或不伴有发绀。呼吸困难严重程度多与栓塞面积有关,栓塞面积较小,可基本无呼吸困难,或呼吸困难发作较短暂。栓塞面积大,呼吸困难较严重,且持续时间长。

2.胸痛

其包括胸膜炎性胸痛(40%~70%)或心绞痛样胸痛(4%~12%),胸膜炎性胸痛多为钝痛,是由于栓塞部位附近的胸膜炎症所致,常与呼吸有关。心绞痛样胸痛为胸骨后疼痛,与肺动脉高压和冠状动脉供血不足有关。

3.晕厥(11%~20%)

其主要表现为突然发作的一过性意识丧失,多合并有呼吸困难和气促表现。多由于巨大栓塞所致,晕厥与脑供血不足有关;巨大栓塞可导致休克,甚至猝死。

4.烦躁不安、惊恐甚至濒死感(55%)

其主要由严重的呼吸困难和胸痛所致。当出现该症状时,往往提示栓塞面积较大,预后差。

5.咯血(11%~30%)

其常为小量咯血,大咯血少见;咯血主要反映栓塞局部肺泡出血性渗出。

6.咳嗽(20%~37%)

其多为干咳,有时可伴有少量白痰,合并肺部感染时可咳黄色脓痰。主要与炎症反应刺激呼吸道有关。

(二)体征

(1)呼吸急促(70%):是常见的体征,呼吸频率>20次/分。

（2）心动过速（30％～40％）：心率>100 次/分。

（3）血压变化：严重时出现低血压甚至休克。

（4）发绀（11％～16％）：并不常见。

（5）发热（43％）：多为低热，少数为中等程度发热。

（6）颈静脉充盈或搏动（12％）。

（7）肺部可闻及哮鸣音或细湿啰音。

（8）胸腔积液的相应体征（24％～30％）。

（9）肺动脉瓣区第二音亢进，$P_2>A_2$，三尖瓣区收缩期杂音。

四、辅助检查

（一）动脉血气分析

其常表现为低氧血症，低碳酸血症，肺泡-动脉血氧分压差[$P_{(A-a)}O_2$]增大。部分患者的结果可以正常。

（二）心电图

大多数患者表现有非特异性的心电图异常。较为多见的表现包括 $V_1～V_4$ 的 T 波改变和 ST 段异常；部分患者可出现 $S_1Q_{III}T_{III}$ 征（即 I 导 S 波加深，III 导出现 Q/q 波及 T 波倒置）；其他心电图改变包括完全或不完全右束支传导阻滞、肺型 P 波、电轴右偏、顺钟向转位等。心电图的动态演变对于诊断具有更大意义。

（三）血浆 D-二聚体

D-二聚体是交联纤维蛋白在纤溶系统作用下产生的可溶性降解产物。对急性肺血栓栓塞有排除诊断价值。若其含量<500 $\mu g/L$，可基本除外急性肺血栓栓塞症。

（四）胸部 X 线片

胸部 X 线片多有异常表现，但缺乏特异性。可表现为：①区域性肺血管纹理变细、稀疏或消失，肺野透亮度增加。②肺野局部浸润性阴影，尖端指向肺门的楔形阴影，肺不张或膨胀不全。③右下肺动脉干增宽或伴截断征，肺动脉段膨隆以及右心室扩大征。④患侧横膈抬高。⑤少到中量胸腔积液征等。仅凭 X 线胸片不能确诊或排除肺栓塞，但在提供疑似肺栓塞线索和除外其他疾病方面具有重要作用。

（五）超声心动图

超声心动图是无创的能够在床旁进行的检查，为急性肺血栓栓塞症的诊断提供重要线索。不仅能够诊断和除外其他心血管疾患，而且对于严重的肺栓塞患者，可以发现肺动脉高压、右室高负荷和肺源性心脏病的征象，提示或高度怀疑肺栓塞。若在右心房或右心室发现血栓，同时患者临床表现符合肺栓塞，可以做出诊断。超声检查偶可因发现肺动脉近端的血栓而确定诊断。

（六）核素肺通气/灌注扫描（V/Q 显像）

其是肺血栓栓塞症重要的诊断方法。典型征象是呈肺段分布的肺灌注缺损，并与通气显像不匹配。但由于许多疾病可以同时影响患者的通气及血流状况，使通气灌注扫描在结果判定上较为复杂，需密切结合临床。通气/灌注显像的肺栓塞诊断分为高度可能、中度可能、低度可能及正常。如显示中度可能及低度可能，应进一步行其他检查以明确诊断。

（七）螺旋 CT 和电子束 CT 造影（CTPA）

由于电子束 CT 造影是无创的检查且方便，现指南中将其作为首选的肺栓塞诊断方法。该项检查能够发现段以上肺动脉内的栓子,是确诊肺栓塞的手段之一,但 CT 对亚段肺栓塞的诊断价值有限。直接征象为肺动脉内的低密度充盈缺损,部分或完全包在不透光的血流之间,或者呈完全充盈缺损,远端血管不显影;间接征象包括肺野楔形密度增高影,条带状的高密度区或盘状肺不张,中心肺动脉扩张及远端血管分支减少或消失等。CT 扫描还可以同时显示肺及肺外的其他胸部疾患。电子束 CT 扫描速度更快,可在很大程度上避免因心搏和呼吸的影响而产生伪影。

(八)肺动脉造影

肺动脉造影为诊断肺栓塞的金标准,是一种有创性检查,且费用昂贵。发生致命性或严重并发症的可能性分别为 0.1% 和 1.5%,应严格掌握其适应证。

(九)下肢深静脉血栓形成的检查

超声技术、肢体阻抗容积图(IPG)、放射性核素静脉造影等。

五、诊断与鉴别诊断

(一)诊断

肺血栓栓塞症诊断分三个步骤,疑诊—确诊—求因。

1.根据临床情况疑诊肺血栓栓塞症

(1)对存在危险因素,特别是并存多个危险因素的患者,要有强的诊断意识。

(2)结合临床症状、体征,特别是在高危患者出现不明原因的呼吸困难、胸痛、晕厥和休克,或伴有单侧或双侧不对称性下肢肿胀、疼痛。

(3)结合心电图、X 线胸片、动脉血气分析、D-二聚体、超声心动图下肢深静脉超声。

2.对疑诊肺栓塞患者安排进一步检查以明确肺栓塞诊断

(1)核素肺通气/灌注扫描。

(2)CT 肺动脉造影(CTPA)。

(3)肺动脉造影。

3.寻找肺血栓栓塞症的成因和危险因素

只要疑诊肺血栓栓塞症,就要明确有无深静脉血栓形成,并安排相关检查尽可能发现其危险因素,并加以预防或采取有效的治疗措施。

(二)急性肺血栓栓塞症临床分型

1.大面积肺栓塞

临床上以休克和低血压为主要表现,即体循环动脉收缩压<12.0 kPa(90 mmHg)或较基础血压下降幅度≥5.3 kPa(40 mmHg),持续 15 分钟以上。需除外新发生的心律失常、低血容量或感染中毒症等其他原因所致的血压下降。

2.非大面积肺栓塞

不符合以上大面积肺血栓栓塞症的标准,即未出现休克和低血压的肺血栓栓塞症。非大面积肺栓塞中有一部分患者属于次大面积肺栓塞,即超声心动图显示右心室运动功能减退或临床上出现右心功能不全。

(三)鉴别诊断

肺血栓栓塞症应与急性心肌梗死、ARDS、肺炎、胸膜炎、支气管哮喘、自发性气胸等鉴别。

六、急诊处理

急性肺血栓栓塞症病情危重的,须积极抢救。

(一)一般治疗

(1)应密切监测呼吸、心率、血压、心电图及血气分析的变化。

(2)要求绝对卧床休息,不要过度屈曲下肢,保持大便通畅,避免用力。

(3)对症处理:有焦虑、惊恐症状的可给予适当使用镇静药;胸痛严重者可给吗啡 5～10 mg皮下注射,昏迷、休克、呼吸衰竭者禁用。对有发热或咳嗽的给予对症治疗。

(二)呼吸循环支持

对有低氧血症者,给予吸氧,严重者可使用经鼻(面)罩无创性机械通气或经气管插管行机械通气,应避免行气管切开,以免在抗凝或溶栓过程发生不易控制的大出血。

对出现右心功能不全,心排血量下降,但血压尚正常的患者,可予多巴酚丁胺和多巴胺治疗。合并休克者给予增大剂量,或使用其他血管加压药物,如间羟胺、肾上腺素等。可根据血压调节剂量,使血压维持在 12.0/8.0 kPa(90/60 mmHg)以上。对支气管痉挛明显者,应给予氨茶碱0.25 g静脉滴注,必要时加地塞米松,同时积极进行溶栓、抗凝治疗。

(三)溶栓治疗

可迅速溶解血栓,恢复肺组织再灌注,改善右心功能,降低病死率。溶栓时间窗为 14 天,溶栓治疗指征:主要适用于大面积肺栓塞患者,对于次大面积肺栓塞,若无禁忌证也可以进行溶栓;对于血压和右心室运动功能均正常的患者,则不宜溶栓。

1.溶栓治疗的禁忌证

(1)绝对禁忌证:有活动性内出血,近期自发性颅内出血。

(2)相对禁忌证:2 周内的大手术、分娩、器官活检或不能以压迫止血部位的血管穿刺;2 个月内的缺血性脑卒中;10 天内的胃肠道出血;15 天内的严重创伤;1 个月内的神经外科和眼科手术;难以控制的重度高血压;近期曾行心肺复苏;血小板计数低于 $100×10^9/L$;妊娠;细菌性心内膜炎及出血性疾病;严重肝肾功能不全。

对于大面积肺血栓栓塞症,因其对生命的威胁性大,上述绝对禁忌证应视为相对禁忌证。

2.常用溶栓方案

(1)尿激酶 2 小时法:尿激酶 20 000 U/kg 加入 0.9％氯化钠液 100 mL 持续静脉滴注2 小时。

(2)尿激酶 12 小时法:尿激酶负荷量 4 400 U/kg,加入 0.9％氯化钠液 20 mL 静脉注射10 分钟,随后以 2 200 U/(kg·h)加入 0.9％氯化钠液 250 mL 持续静脉滴注 12 小时。

(3)重组组织型纤溶酶原激活剂 50 mg 加入注射用水 50 mL 持续静脉滴注 2 小时。使用尿激酶溶栓期间不可同用肝素。溶栓治疗结束后,应每 2～4 小时测定部分活化凝血活酶时间,当其水平低于正常值的 1/2,即应开始规范的肝素治疗。

3.溶栓治疗的主要并发症为出血

为预防出血的发生,或发生出血时得到及时处理,用药前要充分评估出血的危险性,必要时应配血,做好输血准备。溶栓前宜留置外周静脉套管针,以方便溶栓中能够取血化验。

(四)抗凝治疗

抗凝治疗可有效地防止血栓再形成和复发,是肺栓塞和深静脉血栓的基本治疗方法。常用的抗凝药物为普通肝素、低分子量肝素、华法林。

1.普通肝素

采取静脉滴注和皮下注射的方法。持续静脉泵入法：首剂负荷量 80 U/kg（或 5 000～10 000 U）静脉注射，然后以 18 U/(kg·h)持续静脉滴注。在开始治疗后的最初 24 小时内，每 4～6 小时测定 APTT，根据 APTT 调整肝素剂量，尽快使 APTT 达到并维持于正常值的 1.5～2.5 倍(表 4-3)。

表 4-3　根据 APTT 监测结果调整静脉肝素用量的方法

APTT	初始剂量及调整剂量	下次 APTT 测定的间隔时间
测基础 APTT	初始剂量：80 U/kg 静脉注射，然后按 18 U/(kg·h)静脉滴注	4～6 小时
APTT<35 秒	予 80 U/kg 静脉注射，然后增加静脉滴注剂量 4 U/(kg·h)	6 小时
APTT 35～45 秒	予 40 U/kg 静脉注射，然后增加静脉滴注剂量 2 U/(kg·h)	6 小时
APTT 46～70 秒	无须调整剂量	6 小时
APTT 71～90 秒	减少静脉滴注剂量 2 U/(kg·h)	6 小时
APTT>90 秒	停药 1 小时，然后减少剂量 3 U/(kg·h)后恢复静脉滴注	6 小时

2.低分子量肝素

采用皮下注射。应根据体重给药，每天 1～2 次。对于大多数患者不需监测 APTT 和调整剂量。

3.华法林

在肝素或低分子量肝素开始应用后的第 24～48 小时加用口服抗凝剂华法林，初始剂量为 3.0～5.0 mg/d。由于华法林需要数天才能发挥全部作用，因此与肝素需至少重叠应用 5 天，当连续 2 天测定的国际标准化比率(INR)达到 2.5(2.0～3.0)时，或 PT 延长至 1.5～2.5 倍时，即可停止使用肝素或低分子量肝素，单独口服华法林治疗，应根据 INR 或 PT 调节华法林的剂量。在达到治疗水平前，应每天测定 INR，其后 2 周每周监测 2～3 次，以后根据 INR 的稳定情况每周监测 1 次或更少。若行长期治疗，每 4 周测定 INR 并调整华法林剂量 1 次。

(五)深静脉血栓形成的治疗

70%～90%急性肺栓塞的栓子来源于深静脉血栓形成的血栓脱落，特别是下肢深静脉尤为常见。深静脉血栓形成的治疗原则是卧床、患肢抬高、溶栓(急性期)、抗凝、抗感染及使用抗血小板聚集药等。为防止血栓脱落肺栓塞再发，可于下腔静脉安装滤器，同时抗凝。

(六)手术治疗

肺动脉血栓摘除术适用于以下几点。

(1)大面积肺栓塞，肺动脉主干或主要分支次全阻塞，不合并固定性肺动脉高压(尽可能通过血管造影确诊)。

(2)有溶栓禁忌证者。

(3)经溶栓和其他积极的内科治疗无效者。

七、急救护理

(一)基础护理

为了防止栓子的脱落，患者绝对卧床休息 2 周。如果已经确认肺栓塞的位置应取健侧卧位。

避免突然改变体位,禁止搬动患者。肺栓塞栓子86％来自下肢深静脉,而下肢深静脉血栓者51％发生肺栓塞。因此有下肢静脉血栓者应警惕肺栓塞的发生。抬高患肢,并高于肺平面20～30 cm。密切观察患肢的皮肤有无青紫、肿胀、发冷、麻木等感觉障碍。一经发现及时通知处理,严禁挤压、热敷、针刺、按摩患肢,防止血栓脱落,造成再次肺栓塞。指导患者进食高蛋白、高维生素、粗纤维、易消化饮食,多饮水,保持大便通畅,避免便秘、咳嗽等,以免增加腹腔压力,影响下肢静脉血液回流。

(二)维持有效呼吸

患者有低氧血症应给予高流量吸氧,5～10 L/min,以文丘里面罩或储氧面罩给氧,既能消除高流量给氧对患者鼻腔的冲击所带来的不适,又能提供高浓度的氧,注意及时根据血氧饱和度指数或血气分析结果来调整氧流量。年老体弱或痰液黏稠难以咳出患者,每天给予生理盐水2 mL加盐酸氨溴索15 mg雾化吸入2次,使痰液稀释,易于咳出,必要时吸痰,注意观察痰液的量、色、气味、性质。呼吸平稳后指导患者深呼吸运动,使肺早日膨胀。

(三)加强症状观察

肺栓塞临床表现多样化、无特异性,据报道典型的胸痛、咯血、呼吸困难三联征所占比例不到1/3,而胸闷、呼吸困难、晕厥、咯血、胸痛等都可为肺栓塞首要症状。因此接诊的护士除了询问现病史外,还应了解患者的基础疾病。目前已知肺栓塞危险因素如静脉血栓、静脉炎、血液黏滞度增加、高凝状态、恶性肿瘤、术后长期静卧、长期使用皮质激素等。患者接受治疗后,注意观察患者发绀、胸闷、憋气、胸部疼痛等症状有无改善。

(四)监测生命体征

持续多参数监护仪监护,专人特别护理。每15～30分钟记录1次,严密观察心率、心律、血氧饱和度、血压、呼吸的变化,发现异常及时报告,平稳后测P、R、BP,每小时1次。

(五)溶栓及抗凝护理

肺栓塞一旦确诊,最有效的方法是用溶栓和抗凝疗法,使栓塞的血管再通,维持有效的循环血量,迅速降低心脏前负荷。溶栓治疗最常见的并发症是出血,平均为5％～7％,致死性出血约为1％。因此要注意观察有无出血倾向,注意皮肤、黏膜、牙龈及穿刺部位有无出血,是否有咯血、呕血、便血等现象。严密观察患者意识、神志的变化,发现有头痛、呕吐症状,要及时报告处理。谨防脑出血的发生。溶栓期间要备好除颤器、利多卡因等各种抢救用品,防止溶栓后血管再通,部分未完全溶解的栓子随血流进入冠状动脉,发生再灌注心律失常。用药期间应监测凝血时间及凝血酶原时间。

(六)注重心理护理

胸闷、胸痛、呼吸困难,易给患者带来紧张、恐惧的情绪,甚至造成濒死感。有文献报道,情绪过于激动也可诱发栓子脱落,因此我们要耐心指导患者保持情绪的稳定。尽量帮助患者适应环境,接受患者这个特殊的角色,同时向患者讲解治疗的目的、要求、方法,使其对诊疗情况心中有数,减少不必要的猜疑和忧虑。及时取得家属的理解和配合。指导加强心理支持,采取心理暗示和现身说教,帮助患者树立信心,使其积极配合治疗。

(王 宁)

第十二节 呼 吸 衰 竭

呼吸衰竭是指各种原因引起的肺通气和/或换气功能严重障碍,在静息状态下也不能维持足够的气体交换,导致缺氧和/或二氧化碳潴留,引起一系列病理生理改变和相应临床表现的综合征,主要表现为呼吸困难和发绀。动脉血气分析可作为诊断的重要依据,即在海平面、静息状态、呼吸空气的条件下,动脉血氧分压(PaO_2)低于 8.0 kPa(60 mmHg),伴或不伴二氧化碳分压($PaCO_2$)超过 6.7 kPa(50 mmHg),并除外心内解剖分流和原发于心排血量降低等因素所致的低氧,即为呼吸衰竭。

按起病急缓,将呼吸衰竭分为急性呼吸衰竭和慢性呼吸衰竭,本节主要介绍慢性呼吸衰竭。根据血气的变化将呼吸衰竭分为Ⅰ型呼吸衰竭(低氧血症型,即 PaO_2 下降而 $PaCO_2$ 正常)和Ⅱ型呼吸衰竭(高碳酸血症型,即 PaO_2 下降伴有 $PaCO_2$ 升高)。

一、护理评估

(一)致病因素

引起呼吸衰竭的病因很多,凡参与肺通气和换气的任何一个环节的严重病变都可导致呼吸衰竭。

1.呼吸系统疾病

常见于慢性阻塞性肺疾病(COPD)、重症哮喘、肺炎、严重肺结核、弥散性肺纤维化、肺水肿、严重气胸、大量胸腔积液、肺尘埃沉着症、胸廓畸形等。

2.神经肌肉病变

如脑血管疾病、颅脑外伤、脑炎、镇静催眠药中毒、多发性神经炎、脊髓颈段或高位胸段损伤、重症肌无力等。

上述病因可引起肺泡通气量不足、氧弥散障碍、通气/血流比例失调,导致缺氧或合并二氧化碳潴留而发生呼吸衰竭。

(二)身体状况

呼吸衰竭除原发疾病症状、体征外,主要为缺氧、二氧化碳潴留所致的呼吸困难和多脏器功能障碍。

1.呼吸困难

呼吸困难是最早、最突出的表现。主要为呼吸频率增快,病情严重时辅助呼吸肌活动增加,出现"三凹征"。若并发二氧化碳潴留,$PaCO_2$ 升高过快或显著升高时,患者可由呼吸过快转为浅慢呼吸或潮式呼吸。

2.发绀

发绀是缺氧的典型表现,可见口唇、指甲和舌发绀。严重贫血患者由于红细胞和血红蛋白减少,还原型血红蛋白的含量降低可不出现发绀。

3.精神神经症状

精神神经症状主要是缺氧和二氧化碳潴留的表现。早期轻度缺氧可表现为注意力分散,定向力减退;缺氧程度加重,出现烦躁不安、神志恍惚、嗜睡、昏迷。轻度二氧化碳潴留,表现为兴奋症状,即失眠、躁动、夜间失眠而白天嗜睡;重度二氧化碳潴留可抑制中枢神经系统导致肺性脑病,表现为神志淡漠、间歇抽搐、肌肉震颤、昏睡,甚至昏迷等二氧化碳麻醉现象。

4.循环系统表现

二氧化碳潴留使外周体表静脉充盈、皮肤充血、温暖多汗、血压升高、心排血量增多而致脉搏洪大;多数患者有心率加快;因脑血管扩张产生搏动性头痛。

5.其他

可表现为上消化道出血、谷丙转氨酶升高、蛋白尿、血尿、氮质血症等。

(三)心理-社会状况

患者常因躯体不适、气管插管或气管切开、各种监测及治疗仪器的使用等感到焦虑或恐惧。

(四)实验室及其他检查

1.动脉血气分析

$PaO_2 < 8.0$ kPa(60 mmHg),伴或不伴 $PaCO_2 > 6.7$ kPa(50 mmHg),为最重要的指标,可作为呼吸衰竭的诊断依据。

2.血 pH 及电解质测定

呼吸性酸中毒合并代谢性酸中毒时,血 pH 明显降低常伴有高钾血症。呼吸性酸中毒合并代谢性碱中毒时,常有低钾和低氯血症。

3.影像学检查

胸部 X 线片、肺 CT 和放射性核素肺通气/灌注扫描等,可协助分析呼吸衰竭的原因。

二、护理诊断及医护合作性问题

(1)气体交换受损:与通气不足、通气/血流失调和弥散障碍有关。

(2)清理呼吸道无效:与分泌物增加、意识障碍、人工气道、呼吸肌功能障碍有关。

(3)焦虑:与呼吸困难、气管插管、病情严重、失去个人控制及对预后的不确定有关。

(4)营养失调:低于机体需要量,与食欲缺乏、呼吸困难、人工气道及机体消耗增加有关。

(5)有受伤的危险:与意识障碍、气管插管及机械呼吸有关。

(6)潜在并发症:如感染、窒息等。

(7)缺乏呼吸衰竭的防治知识。

三、治疗及护理措施

(一)治疗要点

慢性呼吸衰竭治疗的基本原则是治疗原发病,保持气道通畅,纠正缺氧和改善通气,维持心、脑、肾等重要脏器的功能,预防和治疗并发症。

1.保持呼吸道通畅

保持呼吸道通畅是呼吸衰竭最基本、最重要的治疗措施。主要措施:清除呼吸道的分泌物及异物;积极使用支气管扩张药物缓解支气管痉挛;对昏迷患者采取仰卧位,头后仰,托起下颌,并将口打开;必要时采用气管切开或气管插管等方法建立人工气道。

2.合理氧疗

吸氧是治疗呼吸衰竭必需的措施。

3.机械通气

根据患者病情选用无创机械通气或有创机械通气。临床上常用的呼吸机分压力控制型及容量控制型两大类,是一种用机械装置产生通气,以代替、控制或辅助自主呼吸,达到增加通气量,改善通气功能的目的。

4.控制感染

慢性呼吸衰竭急性加重的常见诱因是呼吸道感染,因此应选用敏感有效的抗生素控制感染。

5.呼吸兴奋药的应用

必要时给予呼吸兴奋药如都可喜等兴奋呼吸中枢,增加通气量。

6.纠正酸碱平衡失调

以机械通气的方法能较为迅速地纠正呼吸性酸中毒,补充盐酸精氨酸和氯化钾可同时纠正潜在的碱中毒。

(二)护理措施

1.病情观察

重症患者需持续心电监护,密切观察患者的意识状态、呼吸频率、呼吸节律和深度、血压、心率和心律。观察排痰是否通畅、有无发绀、球结膜水肿、肺部异常呼吸音及啰音;监测动脉血气分析、电解质检查结果、机械通气情况等;若患者出现神志淡漠、烦躁、抽搐时,提示有肺性脑病的发生,应及时通知医师进行处理。

2.生活护理

(1)休息与体位:急性发作时,安排患者在重症监护病室,绝对卧床休息;协助和指导患者取半卧位或坐位,指导、教会病情稳定的患者缩唇呼吸。

(2)合理饮食:给予高热量、高蛋白、富含维生素、低糖类、易消化、少刺激性的食物;昏迷患者常规给予鼻饲或肠外营养。

3.氧疗的护理

(1)氧疗的意义和原则:氧疗能提高动脉血氧分压,纠正缺氧,减轻组织损伤,恢复脏器功能。临床上根据患者病情和血气分析结果采取不同的给氧方法和给氧浓度。原则是在畅通气道的前提下,Ⅰ型呼吸衰竭的患者可短时间内间歇给予高浓度($>35\%$)或高流量($4\sim6$ L/min)吸氧;Ⅱ型呼吸衰竭的患者应给予低浓度($<35\%$)、低流量($1\sim2$ L/min)鼻导管持续吸氧,使 PaO_2 控制在 8.0 kPa(60 mmHg)或 SaO_2 在 90% 以上,以防因缺氧完全纠正,使外周化感受器失去低氧血症的刺激而导致呼吸抑制,加重缺氧和 CO_2 潴留。

(2)吸氧方法:有鼻导管、鼻塞、面罩、气管内和呼吸机给氧。临床常用、简便的方法是鼻导管、鼻塞法吸氧,其优点为简单、方便,不影响患者进食、咳嗽;缺点为氧浓度不恒定,易受患者呼吸影响,高流量对局部黏膜有刺激,氧流量不能大于 7 L/min。吸氧过程中应注意保持吸入氧气的湿化,输送氧气的面罩、导管、气管应定期更换消毒,防止交叉感染。

(3)氧疗疗效的观察:若吸氧后呼吸困难缓解、发绀减轻、心率减慢、尿量增多、皮肤转暖、神志清醒,提示氧疗有效;若呼吸过缓或意识障碍加深,提示二氧化碳潴留加重。应根据动脉血气分析结果和患者的临床表现,及时调整吸氧流量或浓度。若发绀消失、神志清楚、精神好转、$PaO_2>8.0$ kPa(60 mmHg)、$PaCO_2<6.7$ kPa(50 mmHg),可间断吸氧几日后,停止氧疗。

4.药物治疗的护理

用药过程中密切观察药物的疗效和不良反应。使用呼吸兴奋药必须保持呼吸道通畅,脑缺氧、脑水肿未纠正而出现频繁抽搐者慎用;静脉滴注时速度不宜过快,如出现恶心、呕吐、烦躁、面色潮红、皮肤瘙痒等现象,需要减慢滴速。对烦躁不安、夜间失眠患者,禁用对呼吸有抑制作用的药物,如吗啡等,慎用镇静药,以防止引起呼吸抑制。

5.心理护理

呼吸衰竭的患者常对病情和预后有顾虑、心情忧郁、对治疗丧失信心,应多了解和关心患者的心理状况,特别是对建立人工气道和使用机械通气的患者,应经常巡视,让患者说出或写出引起或加剧焦虑的因素,针对性解决。

6.健康指导

(1)疾病知识指导:向患者及家属讲解疾病的发病机制、发展和转归。告诉患者及家属慢性呼吸衰竭患者度过危重期后,关键是预防和及时处理呼吸道感染等诱因,以减少急性发作,尽可能延缓肺功能恶化的进程。

(2)生活指导:从饮食、呼吸功能锻炼、运动、避免呼吸道感染、家庭氧疗等方面进行指导。

(3)病情监测指导:指导患者及家属学会识别病情变化,如出现咳嗽加剧、痰液增多、色变黄、呼吸困难、神志改变等,应及早就医。

(王　宁)

第五章 心内科护理

第一节 高 血 压

一、疾病概述

(一)概念和特点

高血压是一种常见病、多发病,是心、脑血管病的重要病因和危险因素。根据病因常分为原发性高血压和继续发性高血压,95%以上的高血压患者属于原发性高血压,通常将原发性高血压简称为高血压。原发性高血压是以血压升高为主要临床表现伴或不伴有多种心血管危险因素的综合征。

高血压的标准是根据临床及流行病学资料界定的,目前我国高血压定义为收缩压≥18.7 kPa(140 mmHg)和/或舒张压≥12.0 kPa(90 mmHg),根据血压升高水平,又进一步将高血压分为1～3级。

高血压在世界各国都是常见病,其患病率与工业化程度、地区和种族有关。根据我国4次大规模高血压患病率的人群抽样调查结果显示我国人群50年以来高血压患病率明显上升。2002年我国18岁以上成人高血压患病率为18.8%,按我国人口的数量和结构估算,目前我国约有2亿高血压患者,即每10个成年人中就有2个患高血压,约占全球高血压总人数的1/5。然而,我国高血压的总体情况是患病率高,知晓率、治疗率和控制率较低,其流行病学有两个显著特点,即从南方到北方高血压患病率递增,不同民族之间高血压患病率存在一些差异。

(二)相关病理生理

高血压的发病机制目前尚未形成统一认识,但其血流动力学特征主要是总外周血管阻力相对或绝对增高,从这一点考虑,高血压的发病机制主要存在于五个环节,即交感神经系统活性亢进、肾性水钠潴留、肾素-血管紧张素-醛固酮系统(RAAS)激活、细胞膜离子转运异常以及胰岛素抵抗。

相关病理改变主要集中在对心、脑、肾、视网膜的变化。

1.心

左心室肥厚和扩张。

2.脑

脑血管缺血与变性、粥样硬化,形成微动脉瘤或闭塞性病变,从而引发脑出血、脑血栓、腔隙性脑梗死。

3.肾

肾小球纤维化、萎缩、肾动脉硬化,引起肾实质缺血和肾单位不断减少,导致肾衰竭。

4.视网膜

视网膜小动脉痉挛、硬化,甚至可能引起视网膜渗血和出血。

（三）主要病因与诱因

高血压的病因为多因素,主要包括遗传和环境因素两个方面,两者互为结果。

1.遗传因素

高血压具有明显的家庭聚集性,基因对血压的控制是肯定的,这些与高血压产生有关的基因被称为原发性高血压相关基因。在遗传表型上,不仅血压升高发生率体现遗传性,在血压高度、并发症发生以及其他相关因素方面,如肥胖等也具有遗传性。

2.环境因素

（1）饮食:血压水平和高血压的患病率与钠盐平均摄入量显著相关,摄盐越多,血压水平和患病率越高。摄盐过多导致血压升高主要见于对盐敏感的人群。另外,膳食中充足的钾、钙、镁和优质蛋白可防止血压升高,素食为主者血压常低于肉食者。长期饮咖啡、大量饮酒、饮食中缺钙、饱和脂肪酸过多,不饱和脂肪酸与饱和脂肪酸比值降低等均可引起血压升高。

（2）精神心理:社会因素包括职业、经济、劳动种类、文化程度、人际关系等,对血压的影响主要是通过精神和心理因素起作用。因此脑力劳动者高血压发病率高于体力劳动者,从事精神紧张度高的职业和长期生活在噪声环境者高血压也较多。

3.其他因素

肥胖者高血压患病率是体重正常者2～3倍,超重是血压升高的重要独立危险因素。一般采用体重指数（BMI）来衡量肥胖程度,腰围反映向心性肥胖程度,血压与BMI呈显著正相关,腹型肥胖者容易发生高血压。服用避孕药的妇女血压升高发生率及程度与服用药物时间长短有关,但这种高血压一般较轻主,且停药后可逆转。睡眠呼吸暂停低通气综合征的患者50%有高血压,且血压的高度与睡眠呼吸暂停低通气综合征的病程有关。

（四）临床表现

大多数起病缓慢、渐进,缺乏特殊的临床表现。血压随着季节、昼夜、情绪等因素有较大波动。

1.一般表现

（1）症状:头痛是最常见的症状,较常见的还有头晕、头胀、耳鸣眼花、疲劳、注意力不集中、失眠等。这些症状在紧张或劳累后加重,典型的高血压头痛在血压下降后即可消失。

（2）体征:高血压的体征较少,血压升高时可闻及主动脉瓣区第二心音亢进及收缩期杂音。皮肤黏膜、四肢血压、周围血管搏动、血管杂音检查有助于继续性高血压的病因判断。

2.高血压急症和亚急症

高血压急症是指高血压患者在某些诱因作用下,血压急剧升高[一般超过24.0/16.0 kPa（180/120 mmHg）],同时伴有进行性心、脑、肾等重要靶器官功能不全的表现。高血压急症的患者如不能及时降低血压,预后很差,常死于肾衰竭、脑卒中或心力衰竭。高血压亚急症是指血压显著升高但不伴靶器官损害,患者常有血压升高引起的症状。

(五)辅助检查

1.常规检查

尿常规、血糖、血脂、肾功能、血清电解质、心电图和 X 线胸片等检查,有助于发现相关危险因素和靶器官损害。必要时行超声心动图、眼底检查等。

2.特殊检查

为进一步了解患者血压节律和靶器官损害情况,可有选择地进行一些特殊检查。如 24 小时动态血压监测(ABPM),踝/臂血压比值,心率变异,颈动脉内膜中层厚度(IMT),动脉弹性功能测定,血浆肾素活性(PRA)等。

(六)治疗原则

1.治疗目标

高血压是一种以动脉血压持续升高为特征的进行性"心血管综合征",常伴有其他危险因素、靶器官损害或临床疾病,需要进行综合干预。常常采用药物治疗与非药物治疗,以及防治各种心血管病危险因素等相结合。因此,高血压的治疗目标是尽可能地降低心血管事件的发生率和病死率。

2.非药物治疗

(1)合理膳食:低盐饮食,限制钠盐摄入;限制乙醇摄入量。

(2)控制体重:体重指数如超过 24 则需要限制热量摄入和增加体力活动。

(3)适宜运动:增加有氧运动。

(4)其他:定期测量血压,规范治疗,改善治疗依从性,尽可能实现降压达标,坚持长期平稳有效地控制血压。保持健康心态,减少精神压力,戒烟等。

治疗时根据年龄、病程、血压水平、心血管病危险因素、靶器官损害程度、血流动力学状态以及并发症等来选择合适药物。

3.药物治疗

降压药物的选择一般应从一线药物、单一药物开始,疗效不佳时,才联合用药。若非血压较高,或高血压急症,降压时用药以小剂量开始,逐渐加量,使血压逐渐下降,老年患者更需如此。

(1)利尿剂:通过利钠排水、降低细胞外高血容量、减轻外周血管阻力发挥降压作用。作用较平稳、缓慢,持续时间相对较长,作用持久服药 2~3 周后作用达高峰,能增强其他降压的疗效,适用于轻、中度高血压。有噻嗪类、袢利尿剂和保钾利尿剂三类,以噻嗪类使用最多。

(2)β受体阻滞剂:通过抑制过度激活的交感神经活性、抑制心肌收缩力、减轻心率发挥降压作用。降压作用较迅速、强力,适用于不同严重程度的高血压,尤其是心率较快的中、青年患者或合并心绞痛的患者,对老年高血压疗效相对较差。Ⅱ、Ⅲ度心脏传导阻滞和哮喘患者禁用,慢性阻塞性肺病、运动员、周围血管病或糖耐量异常者慎用。有选择性(β_1)、非选择性(β_1和β_2)和兼有 α 受体阻滞 3 类,常用的有美托洛尔、阿替洛尔、比索洛尔、普萘洛尔等。

(3)钙通道阻滞剂:通过阻断血管平滑肌细胞上的钙离子通道,扩张血管降低血压。降压效果起效迅速,降压幅度相对较强,剂量和疗效呈正相关,除心力衰竭患者外较少有治疗禁忌证。分为二氢吡啶类和非三氢吡啶类,前者以硝苯地平为代表,后者有维拉帕米和地尔硫䓬。

(4)血管紧张素转换酶抑制剂:通过抑制血管紧张素转换酶阻断肾素血管紧张素系统,从而达到降压作用。降压起效缓慢,逐渐增强,在 3~4 周时达最大作用,限制摄入或联合使用利尿剂可起效迅速和作用增强。常用的有卡托普利、依那普利、贝那普利等。

(5)血管紧张素Ⅱ受体阻滞剂：通过阻断血管紧张素Ⅱ受体发挥降压作用。起效缓慢，但持久而平稳，一般在6～8周达到最大作用，持续时间达24小时以上。常用的药物有氯沙坦、缬沙坦、厄贝沙坦、替米沙坦等。

(6)α受体阻滞剂：不作为一般高血压的首选药，适用于高血压伴前列腺增生患者，也用于难治性高血压的治疗。如哌唑嗪。

二、护理评估

(一)一般评估

1.生命体征

体温、脉搏、呼吸可正常，但血压测量值升高。必要时可测量立、卧位血压和四肢血压，监测24小时血压以判断血压节律变化情况。高血压诊断的主要依据是患者在静息状态下，坐位时上臂肱动脉部位血压的测量值。但必须是在未服用降压药的情况下，非同日3次测量血压，若收缩压≥18.7 kPa(140 mmHg)和/或舒张压≥12.0 kPa(90 mmHg)则诊断为高血压。患者既往有高血压史，目前正在使用降压药，血压虽然低于18.7/12.0 kPa(140/90 mmHg)，也诊断为高血压。

2.病史和病程

询问患者有无高血压、糖尿病、血脂异常、冠心病、脑卒中或肾脏病的家庭史；患高血压的时间，血压最高水平，是否接受过降压治疗及其疗效与不良反应；有无合并其他相关疾病；是否服用引起血压升高的药物，如口服避孕药、甘珀酸、麻黄碱滴鼻药、可卡因、类固醇等。

3.生活方式

膳食脂肪、盐、酒摄入量，吸烟支数，体力活动量以及体重变化等情况。

4.患者的主诉

约1/5患者无症状，常见的主诉有头痛、头晕、疲劳、心悸、耳鸣等症状，疲劳、激动或紧张、失眠时可加剧，休息后多可缓解。也可出现视力模糊、鼻出血等较重症状，患者主诉症状严重程度与血压水平有一定关联。有脏器受累的患者还会有胸闷、气短、心绞痛、多尿等主诉。

5.相关记录

身高、体重、腰围、臀围、饮食(摄盐量和饮酒量)、活动量、血压等记录结果。评估超重和肥胖最简便和常用的指标是体重指数(BMI)和腰围。BMI反映全身肥胖程度，腰围反映中心型肥胖的程度。BMI的计算公式：BMI＝体重(kg)/身高的平方(m^2)，成年人正常BMI为18.5～23.9 kg/m^2，超重者BMI为24～27.9 kg/m^2，肥胖者BMI≥28 kg/m^2。成年人正常腰围<90/84 cm(男/女)，如腰围≥90/85 cm(男/女)，提示需要控制体重。

(二)身体评估

1.头颈部

部分患者有甲亢突眼征，颈部可听诊到血管杂音提示颈部血管狭窄、不完全性阻塞或代偿性血流量增多、加快。

2.胸背部

结合X线结果综合考虑心界有无扩大，心脏听诊可在主动脉瓣区闻及第二心音亢进、收缩期杂音或收缩早期喀喇音。

3.腹部和腰背部

背部两侧肋脊角、上腹部脐两侧、腰部肋脊处有血管杂音,提示存在血管狭窄。肾动脉狭窄的血管杂音常向腹两侧传导,大多具有舒张期成分。

4.四肢和其他

观察有无神经纤维瘤性皮肤斑,库欣综合征时可有向心性肥胖、紫纹与多毛的现象,下肢可见凹陷性水肿,观察四肢动脉搏动情况。

(三)心理-社会评估

评估患者家庭情况、工作环境、文化程度及有无精神创伤史;患者在疾病治疗过程中的心理反应与需求,家庭及社会支持情况,引导患者正确配合疾病的治疗与护理。

(四)辅助检查结果评估

1.常规检查

有无血液生化(钾、空腹血糖、总胆固醇、甘油三酯、高密度脂蛋白胆固醇、低密度脂蛋白胆固醇和尿酸、肌酐)、全血细胞计数、血红蛋白和血细胞比容、尿蛋白、尿糖的异常;心电图检查有无异常;24小时动脉血压监测检查24小时血压情况及其节律变化。

2.推荐检查

超声心动图和颈动脉超声、餐后血糖、尿蛋白定量、眼底、胸部X线检查、脉搏波传导速度以及踝臂血压指数等可帮助判断是否存在脏器受累。

3.选择检查项目

对怀疑继续性高血压患者可根据需要选择进行相应的脑功能、心功能和肾功能检查。

(五)血压水平分类和心血管风险分层评估

1.按血压水平分类

据血压升高水平,可将血压分为正常血压、正常高值、高血压(分为1级、2级和3级)和单纯收缩期高血压(表5-1)。

表5-1 血压水平分类和定义

分类	收缩压(mmHg)		舒张压(mmHg)
正常血压	<120	和	<90
正常高值	120~139	和/或	89~90
高血压	≥140	和/或	≥90
1级高血压(轻度)	140~159	和/或	90~99
2级高血压(中度)	160~179	和/或	100~109
3级高血压(重度)	≥180	和/或	≥110
单纯收缩期高血压	≥140	和	<90

2.心血管风险分层评估

虽然高血压及血压水平是影响心血管事件发生和预后的独立危险因素,但是并非唯一决定因素。大部分高血压患者还有血压升高以外的心血管危险因素。因此要准确确定降压治疗的时机和方案,实施危险因素的综合管理就应当对患者进行心血管风险的评估并分层。根据2010版中国高血压防治指南的分层方法,根据血压水平、心血管危险因素、靶器官损害、伴临床疾病,高血压患者的心血管风险分为低危、中危、高危和很高危4个层次(表5-2)。

表 5-2　高血压患者心血管风险水平分层

其他危险因素和病史	1 级高血压	2 级高血压	3 级高血压
无	低危	中危	高危
1～2 个其他危险因素	中危	中危	很高危
≥3 个其他危险因素或靶器官损害	高危	高危	很高危
临床并发症或合并糖尿病	很高危	很高危	很高危

(六)常用药物疗效的评估

1.利尿剂

(1)准确记录患者出入量(尤其是 24 小时尿量):大量利尿可引起血容量过度降低,心排血量下降,血尿素氮增高。患者皮肤弹性降低,出现直立性低血压和少尿。

(2)血生化检查的结果:长期使用噻嗪类利尿剂有可能导致水、电解质紊乱,出现低钠、低氯和低钾血症。

2.β受体阻滞剂

(1)患者自觉症状:疲乏、肢体冷感、激动不安、胃肠不适等症状。

(2)心动过缓或传导阻滞:因药物可抑制心肌收缩力、减慢心率,引起心动过缓或传导阻滞。

(3)反跳现象:长期服用该药患者突然停药可发生反跳现象,即原有的症状加重或出现新的表现,较常见的有血压反跳性升高,伴头痛、焦虑等,称之为撤药综合征。

(4)液体潴留:可表现为体重增加、凹陷性水肿。

3.钙通道阻滞剂

(1)监测心率和心律的变化:二氢吡啶类钙通道阻滞剂可反射性激活交感神经,导致心率增加,发生心动过速。而非二氢吡啶类钙通道阻滞剂具有抑制心脏收缩功能和传导功能,有导致传导阻滞的不良反应。

(2)其他体征:可引起面部潮红、脚踝部水肿、牙龈增生等。

4.血管紧张素转换酶抑制剂

(1)患者自觉症状:持续性干咳、头晕、皮疹、味觉障碍及血管神经性水肿等情况。

(2)高血钾:长期应用该类药物可能导致血钾升高,应定期监测血钾和血肌酐的水平。

(3)肾功能的损害:定期监测肾功能。

5.血管紧张素Ⅱ受体拮抗剂

(1)患者自觉症状:有无腹泻等症状。

(2)高血钾:长期应用该类药物可能导致血钾升高,应定期监测血钾和血肌酐的水平。

(3)肾功能的损害:定期监测肾功能。

6.α受体阻滞剂

直立性低血压:服用该类药物的患者可出现直立性晕厥现象,测量坐、立位血压是否差异过大。

三、主要护理诊断/问题

(一)疼痛

头痛:与血压升高有关。

（二）有受伤的危险

危险与头晕、视力模糊、意识改变或发生直立性低血压有关。

（三）营养失调

高于机体需要量：与摄入过多，缺少运动有关。

（四）焦虑

焦虑与血压控制不满意、已发生并发症有关。

（五）知识缺乏

缺乏疾病预防、保健知识和高血压用药知识。

（六）潜在并发症

1.高血压急症

高血压急症与血压突然/显著升高并伴有靶器官损害有关。

2.电解质紊乱

电解质紊乱与长期应用降压药有关。

四、护理措施

（一）控制体重

超重和肥胖是导致血压升高的重要原因之一，而以腹部脂肪堆积为典型特征的中心性肥胖还会进一步增加高血压等心血管与代谢性疾病的风险，适当控制体重，减少脂肪含量，可显著降低血压。最有效的减重措施是控制能量摄入和增加运动。减重的速度因人而异，通常以每周减重 0.5～1.0 kg 为宜。

（二）合理饮食

合理饮食是控制体重的重要手段。高血压患者饮食需遵循平衡膳食的原则，控制高热量食物的摄入，如高脂肪食物、含糖饮料和酒类等；适当控制碳水化合物的摄入；减少钠盐的摄入。

钠盐可显著升高血压，增加高血压发病的风险，而钾盐可对抗钠盐升高血压的作用。世界卫生组织推荐每天钠盐摄入量应少于 5 g。高血压患者应尽可能减少钠盐的摄入，增加食物中钾盐的含量。烹调高血压患者的食物尽可能减少用盐、味精和酱油等调味品，可使用定量的盐勺；少食或不食含钠盐高的各类加工食品，如咸菜、火腿和各类炒货等；增加蔬菜、水果的摄入量；肾功能良好者可使用含钾的烹调用盐。

（三）制订康复运动计划

合理的运动计划不但能控制体重，降低血压，还能改善糖代谢。在运动方面应采用有规律的、中等强度的有氧运动。建议每天体力活动 30 分钟左右，每周至少进行 3 次有氧锻炼，如步行、慢跑、骑车、游泳、跳舞和非比赛性划船等。运动强度指标为运动时最大心率达到（170－年龄），运动的强度、时间和频度以不出现不适反应为度。

典型的运动计划包括 3 个阶段：5～10 分钟的轻度热身活动；20～30 分钟的耐力活动或有氧运动；放松运动 5 分钟，逐渐减少用力，使心脑血管系统的反应和身体产热功能逐渐稳定下来。运动的形式和运动量均应根据个人的兴趣和身体状况而定。

（四）监测血压的变化

血压测量是评估血压水平、诊断高血压和观察降压疗效的主要手段。在临床工作中主要采用诊室血压和动态血压测量，家庭血压测量因为可以测量长期血压变异，避免白大衣效应等作用越来越受到大家的重视。

1.诊室血压监测

由医护人员在诊室按统一规范进行测量,是目前评估血压水平和临床诊断高血压并进行分级的标准方法和主要依据。具体方法和要求如下:①选择符合计量标准的水银柱血压计,或经过验证的电子血压计。②使用大小合适的气囊袖带。③测压前患者至少安静休息5分钟,30分钟内禁止吸烟、饮咖啡、茶,并排空膀胱。④测量时最好裸露上臂,上臂与心脏处于同一水平。怀疑有外周血管病者可测量四肢血压,老年人、糖尿病患者及有直立性低血压情况的应加测立、卧位血压。⑤袖带下缘距肘窝2～3 cm,松紧以能放入一指为宜,听诊器听件置于肱动脉搏动处,⑥使用水银柱血压计时,应快速充气,当肱动脉搏动音消失后将气囊压力再升高2.7～4.0 kPa(20～30 mmHg),以0.5 kPa/s(4 mmHg/s)的速度缓慢放气,听到第一声搏动音所指的刻度为收缩压,搏动音消失或减弱时所指的刻度为舒张压,获得舒张压后快速放气至零。⑦应间隔1～2分钟重复测量,取2次读数的平均值记录。如果2次读数相差0.7 kPa(5 mmHg)以上,应再次测量,取3次读数的平均值。

2.动态血压监测

通过自动的血压测量仪器完成,测量次数较多,无测量者误差,可避免"白大衣"效应,并可监测夜间睡眠期间的血压。因此,可评估血压短时变异和昼夜节律。

3.家庭血压监测

家庭血压监测又称自测血压或家庭自测血压,是由患者本人或家庭成员协助完成测量,可避免白大衣效应。家庭血压监测还可用于评估数天、数周甚至数月、数年血压的长期变异或降压治疗效应,而且有助于增强患者的参与意识,改善治疗依从性,但不适用于精神高度焦虑的患者。

(五)降压目标的确立

帮助患者确立降压目标。在患者能耐受的情况下,逐步降压达标。一般高血压患者血压控制目标值<18.7/12.0 kPa(140/90 mmHg);如合并稳定性冠心病、糖尿病或慢性肾病的患者宜确立个体化降压目标,一般可将血压降至17.3/10.7 kPa(130/80 mmHg)以下,脑卒中后高血压患者一般血压目标<18.7 kPa(140 mmHg);老年高血压降压目标收缩压<20.0 kPa(150 mmHg);对舒张压低于8.0 kPa(60 mmHg)的冠心病患者,应在密切监测血压的前提下逐渐实现收缩压达标。

(六)用药护理

需要使用降压药物的患者包括高血压2级或以上患者;高血压合并糖尿病,或已有心、脑、肾靶器官损害和并发症患者;凡血压持续升高,改善生活行为后血压仍未获得有效控制者。从心血管危险分层的角度,高危和极高危者必须使用降压药物强化治疗。

应严格按医嘱用药,并注意观察常用药的毒副作用,发现问题及时处理,控制输液速度等。

(七)高血压急症的护理

1.避免诱因

安抚患者,避免情绪激动,保持轻松、稳定心态,必要时使用镇静剂。指导其按医嘱服用降压药,不可擅自减量或停服,以免血压急剧升高。另外,避免过度劳累和寒冷刺激。

2.病情监测

监测血压变化,一旦发现有高血压急症的表现,如血压急剧升高、剧烈头痛、呕吐、大汗、视力模糊、面色及神志改变、肢体运动障碍等,应立即通知医师。

3.高血压急症的护理

绝对卧床,抬高床头,避免一切不良刺激和不必要活动,协助生活护理。保持呼吸道通畅,吸氧。进行心电、血压和呼吸监测,建立静脉通道并遵医嘱用药,用药过程中监测血压变化,避免血压骤降。应用硝普钠、硝酸甘油时采用静脉泵入方式,密切观察药物不良反应。

(八)心理护理

长期、过度的心理应激会显著增加心血管风险。应向患者阐述不良情绪可诱发血压升高,帮助患者预防和缓解精神压力以及纠正和治疗病态心理,必要时可寻求专业心理辅导或治疗。

(九)健康教育

1.疾病知识指导

让患者了解自身病情,包括血压水平、危险因素及合并疾病等。告知患者高血压的风险和有效治疗的益处。对患者及家属进行高血压相关知识指导,提高护患配合度。

2.饮食指导

宜清淡饮食,控制能量摄入。营养均衡,减少脂肪摄入,少吃或不吃肥肉和动物内脏。控制钠盐的摄入,增加钾盐的摄入,学会正确烹调食物的要领,并选用定量盐勺。

3.戒烟限酒

吸烟是心血管病的主要危险因素之一,可导致血管内皮损害,显著增加高血压患者发生动脉粥样硬化性疾病的风险。应强烈建议并督促高血压患者戒烟,并指导患者寻求药物辅助戒烟。长期大量饮酒可导致血压升,限制饮酒量可显著降低高血压的发病风险。所有高血压患者均应控制饮酒量,每天饮酒量白酒、葡萄酒、啤酒的量分别应少于 50 mL、100 mL 和 300 mL。

4.适当运动计划

学会制订适当的运动计划,并能自我监测最大运动心率,控制运动强度,按运动计划的 3 个阶段实施运动。

5.用药原则

按时、正确服用相关药物,让患者了解常用药物不良反应及自我观察要点。

6.家庭血压监测

教会患者出院后进行血压的自我监测,提倡进行家庭血压监测,每次就诊携带监测记录。家庭血压监测适用于:一般高血压患者的血压监测,白大衣高血压识别,难治性高血压的鉴别,评价长期血压变异,辅助降压疗效评价,以及预测心血管风险及评估预后等。

对患者进行家庭血压监测的相关知识和技能培训:①使用经过验证的上臂式全自动或半自动电子血压计。②测量方案:每天早晚各测 1 次,每次 2～3 遍,取平均值;血压控制平稳者可每周只测 1 天,初诊高血压或血压不稳定的高血压患者,建立连续测血压 7 天,取后 6 天血压平均值作为参考值。③详细记录每次测量血压的日期、时间及所有血压读数,尽可能向医师提供完整的血压记录。

7.及时就诊的指标

(1)血压过高或过低。

(2)出现弥漫性严重头痛、呕吐、意识障碍、精神错乱,甚至昏迷、局灶性或全身性抽搐。

(3)高血压急症和亚急症。

(4)出现脑血管病、心力衰竭、肾衰竭的表现。

(5)突发剧烈而持续且不能耐受的胸痛,两侧肢体血压及脉搏明显不对称,严重怀疑主动脉夹层动脉瘤。

(6)随访时间:依据心血管风险分层,低危或仅服1种药物治疗者每1~3个月随诊1次;新发现的高危或较复杂病例、高危者至少每2周随诊1次;血压达标且稳定者每个月随诊1次。

五、护理效果评估

(1)患者头痛减轻或消失,食欲增加。

(2)患者情绪稳定,了解自身疾病,并能积极配合治疗。服药依从性好,血压控制在降压目标范围内。

(3)患者能主动养成良好生活方式。

(4)患者掌握家庭血压监测的方法,有效记录监测数据并提供给医护人员。

(5)患者未受伤。

(6)患者未发生相关并发症,或并发症发生后能得到及时治疗与护理。

(王 伟)

第二节 心律失常

一、疾病概述

(一)概念和特点

心律失常是指心脏冲动频率、节律、起源部位、传导速度或激动次序的异常。按其发生原理可分为冲动形成异常和冲动传导异常两大类。按照心律失常发生时心率的快慢,可分为快速性与缓慢性心律失常两大类。

心律失常可发生在没有明确心脏病或其他原因的患者。心律失常的后果取决于其对血流动力学的影响,可从心律失常对心、脑、肾灌注的影响来判断。轻者患者可无症状,一般表现为心悸,但也可出现心绞痛、气短、晕厥等症状。心律失常持续时间不一,有时仅持续数秒、数分,有时可持续数天以上,如慢性心房颤动。

(二)相关病理生理

正常生理状态下,促成心搏的冲动起源于窦房结,并以一定的顺序传导于心房与心室,使心脏在一定频率范围内发生有规律的搏动。如果心脏内冲动的形成异常和/或传导异常,使整个心脏或其一部分的活动变为过快、过慢或不规则,或者各部分活动的程序发生紊乱,即形成心律失常。心律失常有多种不同的发生机制,如折返、自律性改变、触发活动和平行收缩等。然而,由于条件限制,目前能直接对人在体内心脏研究的仅限于折返机制,临床检查尚不能判断大多数心律失常的电生理机制。产生心律失常的电生理机制主要包括冲动发生异常、冲动传导异常以及触发活动。

(三)主要病因与诱因

1.器质性心脏病

心律失常可见于各种器质性心脏病,其中以冠心病、心肌病、心肌炎和风湿性心脏病为多见,尤其在发生心力衰竭或急性心肌梗死时。

2.非心源性疾病

几乎其他系统疾病均可引发心律失常,常见的有内分泌失调、麻醉、低温、胸腔或心脏手术、中枢神经系统疾病及自主神经功能失调等。

3.酸碱失衡和电解质紊乱

各种酸碱代谢紊乱、钾代谢紊乱可使传导系统或心肌细胞的兴奋性、传导性异常而引起心律失常。

4.理化因素和中毒

电击可直接引起心律失常甚至死亡,中暑、低温也可导致心律失常。某些药物可引起心律失常,其机制各不相同,洋地黄、奎尼丁、氨茶碱等直接作用于心肌,洋地黄、夹竹桃、蟾蜍等通过兴奋迷走神经、拟肾上腺素药、三环类抗抑郁药等通过兴奋交感神经,可溶性钡盐、棉酚、排钾性利尿剂等引起低钾血症,窒息性毒物则引起缺氧诱发心律失常。

5.其他

发生在健康者的心律失常也不少见,部分病因不明。

(四)临床表现

心律失常的诊断大多数要靠心电图,但相当一部分患者可根据病史和体征做出初步诊断。详细询问发作时的心率快慢,节律是否规整,发作起止与持续时间,发作时是否伴有低血压、昏厥、心绞痛或心力衰竭等表现,及既往发作的诱因、频率和治疗经过,有助于心律失常的诊断,同时要对患者全身情况、既往治疗情况等进行全面的了解。

(五)辅助检查

1.心电图检查

心电图检查是诊断心律失常最重要的一项无创性检查技术。应记录12导联心电图,并记录清楚显示P波导联的心电图长条以备分析,通常选择V_1导联或Ⅱ导联。必要时采用动态心电图,连续记录患者24小时的心电图。

2.运动试验

患者在运动时出现心悸、可做运动试验协助诊断。运动试验诊断心律失常的敏感性不如动态心电图。

3.食管心电图

解剖上左心房后壁毗邻食管,因此,插入食管电极导管并置于心房水平时,能记录到清晰的心房电位,并能进行心房快速起搏或程序电刺激。

4.心腔内电生理检查

心腔内电生理检查是将几根多电极导管经静脉和/或动脉插入,放置在心腔内的不同部位辅以12通道以上多导生理仪,同步记录各部位电活动,包括右心房、右心室、希氏束、冠状静脉窦(反映左心房、左心室电活动)。其适应证包括:①窦房结功能测定。②房室与室内传导阻滞。③心动过速。④不明原因晕厥。

5.三维心脏电生理标测及导航系统

三维心脏电生理标测及导航系统(三维标测系统)是近年来出现的新的标测技术,能够减少X线曝光时间,提高消融成功率,加深对心律失常机制的理解。

(六)窦性心律失常治疗原则

(1)若患者无心动过缓有关的症状,不必治疗,仅定期随诊观察。对于有症状的病窦综合征患者,应接受起搏器治疗。

(2)心动过缓-心动过速综合征患者发作心动过速,单独应用抗心律失常药物治疗可能加重心动过缓。应用起搏治疗后,患者仍有心动过速发作,可同时应用抗心律失常药物。

(七)房性心律失常治疗原则

1.房性期前收缩

无须治疗。当有明显症状或因房性期前收缩触发室上行心动过速时,应给予治疗。治疗药物包括普罗帕酮、莫雷西嗪或β受体阻滞剂。

2.房性心动过速

(1)积极寻找病因,针对病因治疗。

(2)抗凝治疗。

(3)控制心室率。

(4)转复窦性心律。

3.心房扑动

(1)药物治疗:减慢心室率的药物包括β受体阻滞剂、钙通道阻滞剂(维拉帕米、地尔硫䓬)或洋地黄制剂(地高辛、毛花苷C)。转复心房扑动的药物包括ⅠA(如奎尼丁)或ⅠC(如普罗帕酮)类抗心律失常药,如心房扑动患者合并冠心病、充血性心力衰竭等时,不用ⅠA或ⅠC类药物,应选用胺碘酮。

(2)非药物治疗:直流电复律是终止心房扑动最有效的方法。其次食管调搏也是转复心房扑动的有效方法。射频消融可根治心房扑动。

(3)抗凝治疗:持续性心房扑动的患者,发生血栓栓塞的风险明显增高,应给予抗凝治疗。

4.心房颤动

应积极寻找心房颤动的原发疾病和诱发因素,进行相应处理。

治疗包括:①抗凝治疗。②转复并维持窦性心律。③控制心室率。

(八)房室交界区性心律失常治疗原则

1.房室交界区性期前收缩

通常无须治疗。

2.房室交界区性逸搏与心律

一般无须治疗,必要时可起搏治疗。

3.非阵发性房室交界区性心动过速

主要针对病因治疗。洋地黄中毒引起者可停用洋地黄,可给予钾盐、利多卡因或β受体阻滞剂治疗。

4.与房室交界区相关的折返性心动过速

急性发作期应根据患者的基础心脏状况,既往发作的情况以及对心动过速的耐受程度做出适当处理。

主要药物治疗如下述。

(1)腺苷与钙通道阻滞剂:为首选。起效迅速,不良反应为胸部压迫感、呼吸困难、面部潮红、窦性心动过缓、房室传导阻滞等。

（2）洋地黄与β受体阻滞剂：静脉注射洋地黄可终止发作。对伴有心功能不全患者仍作为首选。β受体阻滞剂也能有效终止心动过速，选用短效β受体阻滞剂较合适如艾司洛尔。

（3）普罗帕酮1～2 mg/kg 静脉注射。

（4）其他：食管心房调搏术、直流电复率等。

预防复发：是否需要给予患者长期药物预防，取决于发作的频繁程度以及发作的严重性。药物的选择可依据临床经验或心内电生理试验结果。

5.预激综合征

对于无心动过速发作或偶有发作但症状轻微的预激综合征患者的治疗，目前仍存有争议。如心动过速发作频繁伴有明显症状，应给予治疗。治疗方法包括药物和导管消融。

（九）室性心律失常治疗原则

1.室性期前收缩

首先应对患者室性期前收缩的类型、症状及其原有心脏病变做全面的了解；然后，根据不同的临床状况决定是否给予治疗，采取何种方法治疗以及确定治疗的终点。

2.室性心动过速

一般遵循的原则：有器质性心脏病或有明确诱因应首先给以针对性治疗；无器质性心脏病患者发生非持续性短暂室速，如无症状或无血流动力学影响，处理的原则与室性期前收缩相同；持续性室性发作，无论有无器质性心脏病，应给予治疗。

3.心室扑动与颤动

快速识别心搏骤停、高声呼救、进行心肺复苏，包括胸外按压、开放气道、人工呼吸、除颤、气管插管、吸氧、药物治疗等。

（十）心脏传导阻滞治疗原则

1.房室传导阻滞

应针对不同病因进行治疗。一度与二度Ⅰ型房室传导阻滞心室率不太慢者，无须特殊治疗。二度Ⅱ型与三度房室传导阻滞如心室率显著缓慢，伴有明显症状或血流动力学障碍，甚至阿-斯综合征发作者，应给予起搏治疗。

2.室内传导阻滞

慢性单侧束支阻滞的患者如无症状，无须接受治疗。双分支与不完全性三分支阻滞有可能进展为完全性房室传导阻滞，但是否一定发生及何时发生均难以预料，不必常规预防性起搏器治疗。急性前壁心肌梗死发生双分支、三分支阻滞或慢性双分支、三分支阻滞，伴有晕厥或阿-斯综合征发作者，则应及早考虑心脏起搏器治疗。

二、护理评估

（一）一般评估

心律失常患者的生命体征，发作间歇期无异常表现。发作期则出现心悸、气短、不敢活动，心电图显示心率过快、过慢、不规则或暂时消失而形成窦性停搏。

（二）身体评估

发作时体格检查应着重于判断心律失常的性质及心律失常对血流动力学状态的影响。听诊心音了解心室搏动率的快、慢和规则与否，结合颈静脉搏动所反映的心房活动情况，有助于做出心律失常的初步鉴别诊断。缓慢（<60 次/分）而规则的心率为窦性心动过缓，快速（>100 次/分）而规则的心率常为窦性心动过速。窦性心动过速较少超过 160 次/分,心房扑动伴 2∶1 房室传导时心室率常固定在 150 次/分左右。不规则的心律中以期前收缩为最常见,快而不规则者以心房颤动或心房扑动、房速伴不规则房室传导阻滞为多。心律规则而第一心音强弱不等(大炮音),尤其是伴颈静脉搏动间断不规则增强(大炮波),提示房室分离,多见于完全性或室速。

(三)心理-社会评估

心律失常患者常有焦虑、恐惧等负性情绪,护理人员应做好以下几点:①帮助患者认识到自己的情绪反应,承认自己的感觉,指导患者使用放松术。②安慰患者,告诉患者较轻的心律失常通常不会威胁生命。有条件时安排单人房间,避免与其他焦虑患者接触。③经常巡视病房,了解患者的需要,帮助其解决问题,如主动给患者介绍环境,耐心解答有关疾病的问题等。

(四)辅助检查结果的评估

1.心电图(ECG)检查

心律失常发作时的心电图记录是确诊心律失常的重要依据。应记录 12 导联心电图,包括较长的 Ⅱ 或 V_1 导联记录。注意 P 和 QRS 波形态、P-QRS 关系、P-P、P-R 与 R-R 间期,判断基本心律是窦性还是异位。通过逐个分析提早或延迟心搏的性质和来源,最后判断心律失常的性质。

2.动态心电图

对心律失常的检出率明显高于常规心电图,尤其是对易引起猝死的恶性心律失常的检出尤为有意义。对心律失常的诊断优于普通心电图。

3.运动试验

运动试验可增加心律失常的诊断率和敏感性,是对 ECG 很好的补充,但运动试验有一定的危险性,需严格掌握禁忌证。

4.食管心电图

食管心电图是食管心房调搏最佳起搏点判定的可靠依据,更能在心律失常的诊断与鉴别诊断方面起到特殊而独到的作用。食管心电图与心内电生理检查具有高度的一致性,为导管射频消融术根治阵发性室上性心动过速(PSVT)提供可靠的分型及定位诊断。亦有助于不典型的预激综合征患者确立诊断。

5.心腔内电生理检查

心腔内电生理检查为有创性电生理检查,除能确诊缓慢性和快速性心律失常的性质外,还能在心律失常发作间隙应用程序电刺激方法判断窦房结和房室传导系统功能,诱发室上性和室性快速性心律失常,确定心律失常起源部位,评价药物与非药物治疗效果,以及为手术、起搏或消融治疗提供必要的信息。

(五)常用药物治疗效果的评估

(1)治疗缓慢性心律失常:一般选用增强心肌自律性和/或加速传导的药物,如拟交感神经药、迷走神经抑制药或碱化剂(摩尔乳酸钠或碳酸氢钠)。护理评估:①服药后心悸、乏力、头晕、胸闷等临床症状有无改善。②有无不良反应发生。

(2)治疗快速性心律失常:选用减慢传导和延长不应期的药物,如迷走神经兴奋剂、拟交感神经药间接兴奋迷走神经或抗心律失常药物。护理评估:①用药后的疗效,有无严重不良反应发生。②药物疗效不佳时,考虑电转复或射频消融术治疗,并做好术前准备。

(3)临床上抗心律失常药物繁多,药物的分类主要基于其对心肌的电生理学作用。治疗缓慢性心律失常的药物,主要提高心脏起搏和传导功能,如肾上腺素类药物(肾上腺素、异丙肾上腺素),拟交感神经药如阿托品、山莨菪碱,β受体兴奋剂如多巴胺类、沙丁胺醇等。

(4)及时就诊的指标:①心动过速发作频繁伴有明显症状如低血压、休克、心绞痛、心力衰竭或晕厥等。②出现洋地黄中毒症状。

三、主要护理诊断/问题

(一)活动无耐力
活动无耐力与心律失常导致心悸或心排血量减少有关。

(二)焦虑
焦虑与心律失常反复发作,对治疗缺乏信心有关。

(三)有受伤的危险
危险与心律失常引起的头晕、晕厥有关。

(四)潜在并发症
心力衰竭、脑栓塞、猝死。

四、护理措施

(一)体位与休息
当心律失常发作导致胸闷、心悸、头晕等不适时采取高枕卧位、半卧位或其他舒适体位,尽量避免左侧卧位,以防左侧卧位时感觉到心脏搏动而加重不适。有头晕、晕厥发作或曾有跌倒病史者应卧床休息。保证患者充分的休息与睡眠,必要时遵医嘱给予镇静剂。

(二)给氧
伴呼吸困难、发绀等缺氧表现时,给予氧气吸入,2~4 L/min。

(三)饮食
控制膳食总热量,以维持正常体重为度,40岁以上者尤应预防发胖。一般以体重指数(BMI)20~24为正常体重。或以腰围为标准,一般以女性≥80 cm,男性≥85 cm为超标。超重或肥胖者应减少每天进食的总热量,以低脂(30%/d)、低胆固醇(200 mg/d)膳食,并限制酒及糖类食物的摄入。严禁暴饮暴食。以免诱发心绞痛或心肌梗死。合并高血压或心力衰竭者,应同时限制钠盐。避免摄入刺激性食物如咖啡、浓茶等,保持大便通畅。

(四)病情观察
严密进行心电监测,出现异常心律变化,如3~5次/分的室性期前收缩或阵发性室性心动过速,窦性停搏、二度Ⅱ型或三度房室传导阻滞等,立即通知医师。应将急救药物备好,需争分夺秒地迅速给药。有无心悸、胸闷、胸痛、头晕、晕厥等。检测电解质变化,尤其是血钾。

(五)用药指导
接受各种抗心律失常药物治疗的患者,应在心电监测下用药,以便掌握心律的变化情况和观察药物疗效。密切观察用药反应,严密观察穿刺局部情况,谨防药物外渗。皮下注射给予抗凝溶栓及抗血小板药时,注意更换注射部位,避免按摩,应持续按压2~3分钟。严格按医嘱给药,避免食用影响药物疗效的食物。用药前、中、后注意心率、心律、PR间期、QT间期等的变化,以判断疗效和有无不良反应。

（六）除颤的护理

持续性室性心动过速患者,应用药物效果不明显时,护士应密切配合医师将除颤器电源接好,检查仪器性能是否完好,备好电极板,以便及时顺利除颤。对于缓慢型心律失常患者,应用药物治疗后仍不能增加心率,且病情有所发展或反复发作阿-斯综合征时,应随时做好安装人工心脏起搏器的准备。

（七）心理护理

向患者说明心律失常的治疗原则,介绍介入治疗如心射频导管消融术或心脏起搏器安置术的目的及方法,以消除患者的紧张心理,使患者主动配合治疗。

（八）健康教育

1.疾病知识指导

向患者及家属讲解心律失常的病因、诱因及防治知识。

2.生活指导

指导患者劳逸结合,生活规律,保证充足的休息与睡眠。无器质性心脏病者应积极参加体育锻炼。保持情绪稳定,避免精神紧张、激动。改变不良饮食习惯,戒烟、酒、避免浓茶、咖啡、可乐等刺激性食物。保持大便通畅,避免排便用力而加重心律失常。

3.用药指导

嘱患者严格按医嘱按时按量服药,说明所用药物的名称、剂量、用法、作用及不良反应,不可随意增减药物的剂量或种类。

4.制订活动计划

评估患者心律失常的类型及临床表现,与患者及家属共同制订活动计划。对无器质性心脏病的良性心律失常患者,鼓励其正常工作和生活,保持心情舒畅,避免过度劳累。窦性停搏、二度Ⅱ型或三度房室传导阻滞、持续性室速等严重心律失常患者或快速心室率引起血压下降者,应卧床休息,以减少心肌耗氧量。卧床期间加强生活护理。

5.自我监测指导

教会患者及家属测量脉搏的方法,心律失常发作时的应对措施及心肺复苏术,以便于自我检测病情和自救。对安置心脏起搏器的患者,讲解自我监测与家庭护理方法。

6.及时就诊的指标

（1）当出现头晕、气促、胸闷、胸痛等不适症状。

（2）复查心电图发现异常时。

五、护理效果评估

（1）患者及家属掌握自我监测脉搏的方法,能复述疾病发作时的应对措施及心肺复苏术。

（2）患者掌握发生疾病的诱因,能采取相应措施尽可能避免诱因的发生。

（3）患者心理状态稳定,养成正确的生活方式。

（4）患者未发生猝死或发生致命性心律失常时能得到及时发现和处理。

（王　伟）

第三节　心　绞　痛

一、稳定型心绞痛

(一)概念和特点

稳定型心绞痛也称劳力性心绞痛,是在冠状动脉固定性严重狭窄基础上,由于心肌负荷的增加引起心肌急剧的、暂时的缺血缺氧的临床综合征。其特点为阵发性的前胸压榨性疼痛或憋闷感觉,主要位于胸骨后部,可放射至心前区和左上肢尺侧,常发生于劳力负荷增加时,持续数分钟,休息或用硝酸酯制剂后疼痛消失。疼痛发作的程度、频度、性质及诱发因素在数周至数月内无明显变化。

(二)相关病理生理

患者在心绞痛发作之前,常有血压增高、心律增快、肺动脉压和肺毛细血管压增高的变化,反映心脏和肺的顺应性减低。发作时可有左心室收缩力和收缩速度降低、射血速度减慢、左心室收缩压下降、每搏输出量和心排血量降低、左心室舒张末期压和血容量增加等左心室收缩和舒张功能障碍的病理生理变化。左心室壁可呈收缩不协调或部分心室壁有收缩减弱的现象。

(三)主要病因及诱因

本病的基本病因是冠脉粥样硬化。正常情况下,冠脉循环血流量具有很大的储备力量,其血流量可随身体的生理情况有显著的变化,休息时无症状。当劳累、激动、心力衰竭等使心脏负荷增加,心肌耗氧量增加时,对血液的需求增加,而冠脉的供血已不能相应增加,即可引起心绞痛。

(四)临床表现

1.症状

心绞痛以发作性胸痛为主要临床表现,典型疼痛的特点如下。

(1)部位:主要在胸骨体中、上段之后,可波及心前区,界限不很清楚。常放射至左肩、左臂尺侧达无名指和小指,偶有至颈、咽或下颌部。

(2)性质:胸痛常有压迫、憋闷或紧缩感,也可有烧灼感,偶尔伴有濒死感。

(3)持续时间:疼痛出现后常逐步加重,持续 3～5 分钟,休息或含服硝酸甘油可迅速缓解,很少超过半小时。可数天或数周发作 1 次,亦可一天内发作数次。

2.体征

心绞痛发作时,患者面色苍白、出冷汗、心率增快、血压升高、表情焦虑。心尖部听诊有时出现"奔马律",可有暂时性心尖部收缩期杂音,是乳头肌缺血以致功能失调引起二尖瓣关闭不全所致。

3.诱因

发作常有体力劳动、情绪激动、饱餐、寒冷、吸烟、心动过速、休克等诱因。

(五)辅助检查

1.心电图

(1)静息时心电图:约有半数患者在正常范围,也可有陈旧性心肌梗死的改变或非特异性ST

段和 T 波异常。有时出现心律失常。

（2）心绞痛发作时心电图：绝大多数患者可出现暂时性心肌缺血引起的 ST 段压低（≥0.1 mV），有时出现 T 波倒置，在平时有 T 波持续倒置的患者，发作时可变为直立（假性正常化）。

（3）心电图负荷试验：运动负荷试验及 24 小时动态心电图，可显著提高缺血性心电图的检出率。

2.X 线检查

心脏检查可无异常，若已伴发缺血性心肌病可见心影增大、肺充血等。

3.放射性核素

利用放射性铊心肌显像所示灌注缺损，提示心肌供血不足或血供消失，对心肌缺血诊断较有价值。

4.超声心动图

多数稳定性心绞痛患者静息时超声心动图检查无异常，有陈旧性心肌梗死者或严重心肌缺血者二维超声心动图可探测到坏死区或缺血区心室壁的运动异常，运动或药物负荷超声心动图检查可以评价心肌灌注和存活性。

5.冠状动脉造影

选择性冠状动脉造影可使左、右冠状动脉及主要分支得到清楚的显影，具有确诊价值。

（六）治疗原则

治疗原则是改善冠脉血供和降低心肌耗氧量以改善患者症状，提高生活质量，同时治疗冠脉粥样硬化，预防心肌梗死和死亡，以延长生存期。

1.发作时的治疗

（1）休息：发作时立即休息，一般患者停止活动后症状即可消失。

（2）药物治疗：宜选用作用快的硝酸酯制剂，这类药物除可扩张冠脉增加冠脉血流量外，还可扩张外周血管，减轻心脏负荷，从而缓解心绞痛。如硝酸甘油 0.3～0.6 mg 或硝酸异山梨酯 3～10 mg 舌下含化。

2.缓解期的治疗

缓解期一般不需卧床休息，应避免各种已知的诱因。

（1）药物治疗：以改善预后的药物和减轻症状、改善缺血的药物为主，如阿司匹林、氯吡格雷、β 受体阻滞剂、他汀类药物、血管紧张素转换酶抑制剂、硝酸酯制剂，其他如代谢性药物、中医中药。

（2）非药物治疗：运动锻炼疗法、血管重建治疗、增强型体外反搏等。

二、不稳定型心绞痛

（一）概念和特点

目前已趋向将典型的稳定型劳力性心绞痛以外的缺血性胸痛统称为不稳定型心绞痛。不稳定型心绞痛根据临床表现可分为静息型心绞痛、初发型心绞痛、恶化型心绞痛 3 种类型。

（二）相关病理生理

与稳定型心绞痛的差别主要在于冠脉内不稳定的粥样斑块继发的病理改变，使局部的心肌血流量明显下降，如斑块内出血、斑块纤维帽出现裂隙、表面有血小板聚集和/或刺激冠脉痉挛，导致缺血性心绞痛,虽然也可因劳力负荷诱发,但劳力负荷终止后胸痛并不能缓解。

(三)主要病因及诱因

少部分不稳定型心绞痛患者心绞痛发作有明显的诱因。

1.增加心肌氧耗

感染、甲状腺功能亢进或心律失常。

2.冠脉血流减少

低血压。

3.血液携氧能力下降

贫血和低氧血症。

(四)临床表现

1.症状

不稳定型心绞痛患者胸部不适的性质与典型的稳定型心绞痛相似,通常程度更重,持续时间更长,可达数十分钟,胸痛在休息时也可发生。

2.体征

体检可发现一过性第三心音或第四心音,以及由于二尖瓣反流引起的一过性收缩期杂音,这些非特异性体征也可出现在稳定性心绞痛和心肌梗死患者,但详细的体格检查可发现潜在的加重心肌缺血的因素,并成为判断预后非常重要的依据。

(五)辅助检查

1.心电图

(1)大多数患者胸痛发作时有一过性 ST 段(抬高或压低)和 T 波(低平或倒置)改变,其中 ST 段的动态改变($\geqslant 0.1$ mV 的抬高或压低)是严重冠脉疾病的表现,可能会发生急性心肌梗死或猝死。

(2)连续心电监护:连续 24 小时心电监测发现,85%～90%的心肌缺血,可不伴有心绞痛症状。

2.冠脉造影剂其他侵入性检查

在长期稳定型心绞痛基础上出现的不稳定型心绞痛患者,常有多支冠脉病变,而新发作静息心绞痛患者,可能只有单支冠脉病变。在所有的不稳定型心绞痛患者中,3 支血管病变占 40%,2 支血管病变占 20%,左冠脉主干病变约占 20%,单支血管病变约占 10%,没有明显血管狭窄者占 10%。

3.心脏标志物检查

心脏肌钙蛋白(cTnT)及心肌蛋白 I 较传统的肌酸激酶(CK)和肌酸激酶同工酶(CK-MB)更为敏感、更可靠。

4.其他

胸部 X 线、心脏超声和放射性核素检查的结果,与稳定型心绞痛患者的结果相似,但阳性发现率会更高。

(六)治疗原则

不稳定型心绞痛是严重、具有潜在危险的疾病,病情发展难以预料,应使患者处于监控之下,疼痛发作频繁或持续不缓解及高危组的患者应立即住院。其治疗包括抗缺血治疗、抗血栓治疗和根据危险度分层进行优创治疗。

1.一般治疗

发作时立即卧床休息,床边 24 小时心电监护,严密观察血压、脉搏、呼吸、心率、心律变化,有呼吸困难、发绀者应给氧吸入,维持血氧饱和度达到 95% 以上。如有必要,重测心肌坏死标志物。

2.止痛

烦躁不安、疼痛剧烈者,可考虑应用镇静剂如吗啡 5～10 mg 皮下注射;硝酸甘油或硝酸异山梨酯持续静脉滴注或微量泵输注,以 10 μg/min 开始,每 3～5 分钟增加 10 μg/min,直至症状缓解或出现血压下降。

3.抗凝(栓)

抗血小板和抗凝治疗是不稳定型心绞痛治疗至关重要的措施,应尽早应用阿司匹林、氯吡格雷和肝素或低分子量肝素,以有效防止血栓形成,阻止病情进展为心肌梗死。

4.其他

对于个别病情极严重患者,保守治疗效果不佳,心绞痛发作时 ST 段≥0.1 mV,持续时间＞20 分钟,或血肌钙蛋白升高者,在有条件的医院可行急诊冠脉造影,考虑经皮冠脉成形术。

三、护理评估

(一)一般评估

(1)患者有无面色苍白、出冷汗、心率加快、血压升高。

(2)患者主诉有无心绞痛发作症状。

(二)身体评估

(1)有无表情焦虑、皮肤湿冷、出冷汗。

(2)有无心律增快、血压升高。

(3)心尖区听诊是否闻及收缩期杂音,或听到第三心音或第四心音。

(三)心理-社会评估

患者能否控制情绪,避免激动或愤怒,以减少心悸耗氧量;家属能否做到给予患者安慰及细心的照顾,并督促定期复查。

(四)辅助检查结果的评估

(1)心电图有无 ST 段及 T 波异常改变。

(2)24 小时连续心电监测有无心肌缺血的改变。

(3)冠脉造影检查结果有无显示单支或多支病变。

(4)心脏标志物肌钙蛋白(cTnT)的峰值是否超过正常对照值的百分位数。

(五)常用药物治疗效果的评估

1.硝酸酯类药物

心绞痛发作时,能及时舌下含化,迅速缓解疼痛。

2.他汀类药物

长期服用可以维持 LDL-C 的目标值＜70 mg/dL,且不出现转氨酶和肌酶升高等不良反应。

四、主要护理诊断/问题

(一)胸痛

胸痛与心肌缺血、缺氧有关。

(二)活动无耐力

活动无耐力与心肌氧的供需失调有关。

(三)知识缺乏

缺乏控制诱发因素及预防心绞痛发作的知识。

(四)潜在并发症

心肌梗死。

五、护理措施

(一)休息与活动

1.适量运动

应以有氧运动为主,运动的强度和时间因病情和个体差异而不同,必要时在监测下进行。

2.心绞痛发作时

立即停止活动,就地休息。不稳定型心绞痛患者,应卧床休息,并密切观察。

(二)用药的指导

1.心绞痛发作时

立即舌下含化硝酸甘油,用药后注意观察患者胸痛变化情况,如 3～5 分钟后仍不缓解,隔 5 分钟后可重复使用。对于心绞痛发作频繁者,静脉滴注硝酸甘油时,患者及家属不要擅自调整滴速,以防低血压发生。部分患者用药后出现面部潮红、头部胀痛、头晕、心动过速、心悸等不适,应告知患者是药物的扩血管作用所致,不必有顾虑。

2.应用他汀类药物时

应严密监测转氨酶及肌酸激酶等生化指标,及时发现药物可能引起的肝脏损害和肌病。采用强化降脂治疗时,应注意监测药物的安全性。

(三)心理护理

安慰患者,解除紧张不安情绪,改变急躁易怒性格,保持心理平衡。告知患者及家属过劳、情绪激动、饱餐、用力排便、寒冷刺激等都是心绞痛发作的诱因,应注意避免。

(四)健康教育

1.疾病知识指导

(1)合理膳食:宜摄入低热量、低脂、低胆固醇、低盐饮食,多食蔬菜、水果和粗纤维食物如芹菜、糙米等,避免暴饮暴食,应少食多餐。

(2)戒烟、限酒。

(3)适量运动:应以有氧运动为主,运动的强度和时间因病情和个体差异而不同,必要时在监测下进行。

(4)心理调适:保持心理平衡,可采取放松技术或与他人交流的方式缓解压力,避免心绞痛发作的诱因。

2.用药指导

指导患者出院后遵医嘱用药,不擅自增减药量,自我检测药物的不良反应。外出时随身携带硝酸甘油以备急用。硝酸甘油遇光易分解,应放在棕色瓶内存放于干燥处,以免潮解失效。药瓶开封后每 6 个月更换 1 次,以确保疗效。

3.病情检测指导

教会患者及家属心绞痛发作时的缓解方法,胸痛发作时应立即停止活动或舌下含服硝酸甘油。如连续含服 3 次仍不缓解,或心绞痛发作比以往频繁、程度加重、疼痛时间延长,应及时就医,警惕心肌梗死的发生。不典型心绞痛发作时,可能表现为牙痛、肩周炎、上腹痛等,为防治误诊,应尽快到医院做相关检查。

4.及时就诊的指标

(1)心绞痛发作时,舌下含化硝酸酯类药物无效或重复用药仍未缓解。

(2)心绞痛发作比以往频繁、程度加重、疼痛时间延长。

六、护理效果评估

(1)患者能坚持长期遵医嘱用药物治疗。

(2)心绞痛发作时,能立即停止活动,并舌下含服硝酸甘油。

(3)能预防和控制缺血症状,减低心肌梗死的发生。

(4)能戒烟、控制饮食和糖尿病治疗。

(5)能坚持定期门诊复查。

（王　伟）

第四节　心 肌 梗 死

一、疾病概述

(一)概念和特点

心肌梗死是心肌长时间缺血导致的心肌细胞死亡。为在冠状动脉病变的基础上,发生冠状动脉血供急剧减少或中断,使相应心肌严重而持久地急性缺血导致的心肌细胞死亡。急性心肌梗死临床表现有持久的胸骨后剧烈疼痛、发热、白细胞计数和血清心肌坏死标志物增高,以及心电图进行性改变;可发生心律失常、休克或心力衰竭,属急性冠脉综合征的严重类型。

(二)相关病理生理

主要出现左心室舒张和收缩功能障碍的一些血流动力学改变,其严重程度和持续时间取决于梗死的部位、程度和范围。心脏收缩力减弱、顺应性降低、心肌收缩不协调,左心室压力曲线最大上升速度($d p / d t$)减低,左心室舒张末期压增高、舒张和收缩末期容量增多。射血分数减低,每搏输出量和心排血量下降,心率增快或有心律失常,血压下降。病情严重者,动脉血氧含量降低。急性大面积心肌梗死者,可发生泵衰竭——心源性休克或急性肺水肿。

(三)主要病因及诱因

急性心肌梗死的基本病因是冠脉粥样硬化。造成一支或多支管腔狭窄和心肌血供不足,而侧支循环未建立。在此基础上,一旦血供急剧减少或中断,使心肌严重而持久地急性缺血达30分钟以上,即可发生急性心肌梗死。

促使斑块破溃出血及血栓形成的诱因:①晨起6时至12时,交感神经活动增加,机体应激反应增强,心肌收缩力、心率、血压增高,冠状动脉张力增高。②饱餐特别是进食多量高脂饮食后。③重体力劳动、情绪过分激动、血压急剧升高或用力排便。④休克、脱水、出血、外科手术或严重心律失常。

(四)临床表现

与梗死的面积大小、部位、冠状动脉侧支循环情况密切相关。

1.先兆

50%～81.2%的患者在发病前数天有乏力、胸部不适、活动时心悸、气急、烦躁、心绞痛等前驱症状。以初发心绞痛或原有心绞痛加重为最突出。心绞痛发作较以往频繁、程度较剧、持续较久、硝酸甘油疗效差、诱发因素不明显。

2.症状

(1)疼痛:出现最早、最突出,多发生于清晨,尤其是晨间运动或排便时。疼痛的性质和部位与心绞痛相似,但程度更剧烈,多伴有大汗、烦躁不安、恐惧及濒死感,持续时间可达数小时或数天,休息和服用硝酸甘油不缓解。部分患者疼痛可向上腹部放射,而被误诊为急腹症或因疼痛向下颌、颈部、背部放射而误诊为其他疾病。少数患者无疼痛,一开始即表现为休克或急性心力衰竭。

(2)全身症状:一般在疼痛发生后24～48小时出现发热、心动过速、白细胞计数增高或和血沉增快等。体温可升高至38 ℃左右,很少超过39 ℃,持续约1周。

(3)胃肠道症状:疼痛剧烈时常伴恶心、呕吐、上腹胀痛。也可有肠胀气或呃逆。

(4)心律失常:75%～95%的患者在起病1～2天内可发生心律失常,24小时内最多见。

(5)低血压和休克:疼痛发作期间血压下降常见,但未必是休克,如疼痛缓解而收缩压仍低于10.7 kPa(80 mmHg),且患者表现为烦躁不安、面色苍白、皮肤湿冷、脉细而快、大汗淋漓、少尿、神志迟钝,甚至晕厥者为休克表现。

(6)心力衰竭:发生率为32%～48%,主要为急性左心衰竭。表现为呼吸困难、咳嗽、发绀、烦躁等症状,重者可发生肺水肿。随后可发生颈静脉怒张、肝大、水肿等右心衰竭表现,伴血压下降。

3.体征

心率多增快,也可减慢,心律不齐。心尖部第一心音减弱,可闻及"奔马律";除急性心肌梗死早期血压可增高外,几乎所有患者都有血压下降。

4.并发症

乳头肌功能失调或断裂、心脏破裂、栓塞、心室壁瘤、心肌梗死后综合征等。

(五)辅助检查

1.心电图

(1)ST段抬高性心肌梗死心电图的特点:①ST段抬高呈弓背向上型,在面向坏死区周围心肌损伤区的导联上出现。②宽而深的Q波(病理性Q波),在面向透壁心肌坏死区的导联上出现。③T波倒置,在面向损伤区周围心肌缺血区的导联上出现。

(2)非ST段抬高性心肌梗死心电图的特点:①无病理性Q波,有普遍性ST段压低≥0.1 mV,但aVR导联ST段抬高,或有对称性T波倒置,为心内膜下心肌梗死所致。②无病理性Q波,也无ST段变化,仅有T波倒置变化。

(3)动态性改变:ST段抬高心肌梗死的心电图演变过程:①在起病数小时内可无异常或出现异常高大两支不对称的T波,为超急性期改变。②数小时后,ST段明显抬高,弓背向上,与直立的T波连接,形成单向曲线;数小时至2天内出现病理性Q波同时R波减低,为急性期改变。③如果早期不进行治疗干预,抬高的ST段可在数天至2周内逐渐回到基线水平,T波逐渐平坦或倒置,为亚急性期改变。④数周至数月后,T波呈V形倒置,两支对称,为慢性期改变。T波倒置可永久存在,也可在数月至数年内逐渐恢复。

2.超声心动图

二维和M型超声心动图有助于了解心室壁的运动和左心室功能,诊断室壁瘤和乳头肌功能失调等。

3.放射性核检查

可显示心肌梗死的部位与范围,观察左心室壁的运动和左心室射血分数,有助于判定心室的功能、诊断梗死后造成的室壁运动失调和心室壁瘤。

(六)治疗原则

尽早使心肌血液再灌注(到达医院后30分钟内开始溶栓或90分钟内行介入治疗),以挽救濒死的心肌,防止梗死面积扩大和缩小心肌缺血范围,保护和维持心脏功能,及时处理严重心律失常,泵衰竭和各种并发症,防治猝死,注重二级预防。

1.一般治疗

(1)休息:患者未行再灌注治疗前,应绝对卧床休息,保持环境安静,防止不良刺激,解除焦虑。

(2)给氧:常规给氧。

(3)监测:急性期应常规安置于心脏重症监护病房,进行心电、血压、呼吸监测3～5天,除颤仪处于随时备用状态。

(4)建立静脉通道:保持给药途径畅通。

2.药物治疗

(1)吗啡或哌替啶:吗啡2～4 mg或哌替啶50～100 mg肌内注射解除疼痛,必要时5～10分钟后重复。注意低血压和呼吸功能抑制。

(2)硝酸酯类药物:通过扩张冠状动脉增加冠状动脉血流以增加静脉容量。但下壁心肌梗死、可疑右室心肌梗死或明显低血压[收缩压低于12.0 kPa(90 mmHg)]的患者,不适合使用。

(3)阿司匹林:无禁忌者立即口服水溶性阿司匹林或嚼服肠溶性阿司匹林。一般首次剂量达到150～300 mg,每天1次,3天后,75～150 mg每天1次长期维持。

3.再灌注心肌

(1)经皮冠状动脉介入治疗(percutaneous coronary intervention,PCI):有条件的医院对具备适应证的患者应尽快实施PCI,可获得更好的治疗效果。

(2)溶栓疗法:无条件实行介入治疗或延误再灌注时机者,无禁忌证应立即(接诊后30分钟之内)溶栓治疗。发病3小时内,心肌梗死溶栓治疗血流完全灌注率高,获益最大。年龄≥75岁者选择溶栓应慎重,并酌情减少溶栓药物剂量。

二、护理评估

(一)一般评估

1.本次发病特点与目前病情

评估患者此次发病有无明显的诱因,胸痛发作的特征,尤其是起病的时间、疼痛剧烈程度、是否进行性加重,有无恶心、呕吐、乏力、头晕、呼吸困难等伴随症状,是否有心律失常、休克、心力衰竭的表现。

2.患病及治疗经过

评估患者有无心绞痛发作史,患病的起始时间,患病后的诊治过程,是否遵医嘱治疗,目前用药及有关的检查等。

3.危险因素评估

危险因素评估包括患者的年龄、性别、职业;有无家族史;了解患者有无肥胖、血脂异常、高血压、糖尿病等危险因素;有无摄入高脂饮食、吸烟等不良生活习惯,是否有充足的睡眠,有无锻炼身体的习惯;排便情况;了解工作与生活压力情况及性格特征等。

(二)身体评估

1.一般状态

观察患者的精神意识状态,尤其注意有无面色苍白、表情痛苦、大汗或神志模糊、反应迟钝甚至晕厥等表现。

2.生命体征

观察体温、脉搏、呼吸、血压有无异常及其程度。

3.心脏听诊

注意心率、心律、心音的变化,有无奔马律、心脏杂音及肺部啰音等。

(三)心理-社会评估

急性心肌梗死时患者胸痛程度异常剧烈,可有濒死感,或行紧急溶栓、介入治疗,由此产生恐惧心理。由于心肌梗死使患者活动耐力和自理能力下降,生活上需要照顾;如患者入住冠心病重症监护室(CCU),面对一系列检查和治疗,加上对预后的担心、对工作于生活的影响等,易产生焦虑。

(四)辅助检查结果的评估

1.心电图检查

是否有心肌梗死的特征性、动态性变化,对心肌梗死者应加做右胸导联,判断有无右心室梗死。连续心电监测有无心律失常等。

2.血液检查

定时抽血检测血清心肌标志物;评估血常规检查有无白细胞计数增高及血清电解质、血糖、血脂等异常。

(五)常用药物治疗效果的评估

1.硝酸酯类

遵医嘱给予舌下含化,动态评估患者胸疼是否缓解,注意血压及心电图的变化。

2.β受体阻滞剂

评估患者是否知晓本药不可以随意停药或漏服,否则可引起心绞痛加剧或心肌梗死。交代患者饭前服,以保证药物疗效及患者安全用药。用药过程中的心率、血压、心电图检测,是否有诱发心力衰竭的可能性。

3.血管紧张素转换酶抑制剂(ACEI)

本药常有刺激性干咳,具有适量降低血压作用,防止心室重构,预防心力衰竭。注意是否出现肾小球滤过率降低引起尿少;评估其有效性。出现干咳时,应评估干咳的原因,可能有以下因素引起:①ACEI本身引起。②肺内感染引起,本原因引起的干咳往往伴有气促。③心力衰竭时也可引起干咳。

三、主要护理诊断/问题

(一)疼痛

胸痛:与心肌缺血坏死有关。

(二)活动无耐力

活动无耐力与氧的供需失调有关。

(三)有便秘的危险

有便秘的危险与进食少、活动少、不习惯床上大小便有关。

(四)潜在并发症

心力衰竭、猝死。

四、护理措施

(一)休息指导

发病12小时内应绝对卧床休息,保持环境安静,限制探视,并告知患者和家属休息可以降低心肌耗氧量和交感神经兴奋性,有利于缓解疼痛,以取得合作。

(二)饮食指导

起病后4～12小时内给予流质饮食,以减轻胃扩张。随后过渡到低脂、低胆固醇清淡饮食,提倡少食多餐。

(三)给氧

鼻导管给氧,氧流量2～5 L/min,以增加心肌氧的供应,减轻缺血和疼痛。

(四)心理护理

疼痛发作时应有专人陪伴,允许患者表达内心感受,给予心理支持,鼓励患者树立战胜疾病的信心。告知患者住进CCU后病情的任何变化都在医护人员的严密监护下,并能得到及时的治疗,以缓解患者的恐惧心理。简明扼要地解释疾病过程与治疗配合,说明不良情绪会增加心肌耗氧量而不利于病情的控制。医护人员应紧张有序的工作,避免忙乱给患者带来的不安全感。监护仪器的报警声应尽量调低,以免影响患者休息,增加患者心理负担。

(五)止痛治疗的护理

遵医嘱给予吗啡或哌替啶止痛,注意有无呼吸抑制等不良反应。给予硝酸酯类药物时应随时检测血压的变化,维持收缩压在13.3 kPa(100 mmHg)及以上。

(六)溶栓治疗的护理

(1)询问患者是否有溶栓禁忌证。

(2)协助医师做好溶栓前血常规、出凝血时间和血型等检查。

(3)迅速建立静脉通路,遵医嘱正确给予溶栓药物,注意观察有无不良反应:①变态反应,表现为寒战、发热、皮疹等;②低血压;③出血,包括皮肤黏膜出血、血尿、便血、咯血、颅内出血等,一旦出现应紧急处理。

(4)溶栓疗效观察,可根据下列指标间接判断溶栓是否成功:①胸痛2小时内基本消失;②心电图ST段于2小时内回降>50%;③2小时内出现再灌注性心律失常;④cTnI或cTnT峰值提前至发病后12小时内,血清CK-MB峰值提前出线(14小时以内)。上述4项中②和④最重要。也可根据冠脉造影直接判断溶栓是否成功。

(七)健康教育

除参见"心绞痛"的健康教育外,还应注意以下几点。

1.疾病知识指导

指导患者积极进行二级预防,防止再次梗死和其他心血管事件。急性心肌梗死恢复后的患者应调节饮食,可减少复发,即低饱和脂肪和低胆固醇饮食,要求饱和脂肪占总热量的7%以下,胆固醇<200 mg/d。戒烟是心肌梗死后的二级预防中的重要措施,研究表明,急性心肌梗死后继续吸烟,再梗死和死亡的危险增高22%～47%,每次随诊都必须了解并登记吸烟情况,积极劝导患者戒烟,并实施戒烟计划。

2.心理指导

心肌梗死后患者焦虑情绪多来自对今后工作及生活质量的担心,应予以充分理解并指导患者保持乐观、平和的心情,正确对待自己的病情。告诉家属对患者要积极配合与支持,为其创造一个良好的身心修养环境,生活中避免对其施加压力,当患者出现紧张、焦虑或烦躁等不良情绪时,应给予理解和疏导,必要时争取患者工作单位领导和同事的支持。

3.康复指导

加强运动康复锻炼,与患者一起制订个体化运动处方,指导患者出院后的运动康复训练。个人卫生、家务劳动、娱乐活动等也对患者有益。无并发症的患者,心肌梗死后6～8周可恢复性生活,性生活以不出现心率、呼吸增快持续20～30分钟、胸痛、心悸持续时间不超过15分钟为度。经2～4个月体力活动锻炼后,酌情恢复部分或轻体力工作。但对重体力劳动、驾驶员、高空作业及其他精神紧张或工作量过大的工种,应予以更换。

4.用药指导与病情监测

心肌梗死后患者因用药多、时间久、药品贵等,往往用药依从性低。需要采取形式多样的健康教育途径,应强调药物治疗的必要性,指导患者按医嘱服药,列举不遵医行为导致严重后果的病例,让患者认识到遵医用药的重要性,告知药物的用法、作用和不良反应,并教会患者定时测脉搏、血压,发护嘱卡或个人用药手册,定期电话随访,使患者"知、信、行"统一,提高用药依从性。若胸痛发作频繁、程度较重、时间较长,服用硝酸酯制剂疗效较差时,提示急性心血管事件,应及时就医。

5.照顾者指导

心肌梗死是心脏性猝死的高危因素,应教会家属心肺复苏的基本技术以备急用。

6.及时就诊的指标

（1）胸口剧痛。

（2）剧痛放射至头、手臂、下颌。

（3）出现出汗、恶心甚至气促。

（4）自测脉搏＜60次/分，应该暂停服药，来院就诊。

五、护理效果评估

（1）患者主诉疼痛症状消失。

（2）能叙述限制最大活动量的指征，参与制订并遵循活动计划，活动过程中无并发症，主诉活动时耐力增强。

（3）能陈述预防便秘的措施，未发生便秘。

（4）未发生猝死，或发生致命性心律失常时得到了及时发现和处理。

（5）能自觉避免心力衰竭的诱发因素，未发生心力衰竭或心力衰竭得到了及时发现和处理。

（王　伟）

第五节　心包疾病

一、疾病概述

（一）概念和特点

心包疾病种类繁多，大部分是继发性心包炎，按病因可分为特发性感染、结缔组织病、全身性疾病、代谢性疾病、肿瘤、药物反应、射线照射、外伤和医源性等。按病程进展可分为急性心包炎（伴或不伴心包积液）、慢性心包积液、粘连性心包炎、亚急性渗出性缩窄性心包炎、慢性缩窄性心包炎等。临床上以急性心包炎和慢性缩窄性心包炎最为常见。

急性心包炎是由心包脏层和壁层急性炎症，可由细菌、病毒、自身免疫、物理、化学等因素引起。心包炎是某种疾病表现的一部分或为其并发症，故常被原发病所掩盖，但也可单独存在。心包炎的尸解诊断发病率为2％～6％，而临床统计占住院病例构成为1％，说明急性心包炎极易漏诊。心包炎发病率男性多于女性，约为3：2。

慢性缩窄性心包炎是指心脏被致密厚实的纤维化或钙化心包所包围，使心室舒张期充盈受限而产生一系列循环障碍的病征。缩窄性心包炎发病率较低，发病年龄以20～30岁最多，男与女比为2：1。

（二）相关病理生理

1.急性心包炎

心包急性炎症反应时，心包脏层和壁层出现炎性渗出，若无明显液体积聚，为纤维蛋白性心包炎。急性纤维蛋白性心包炎或少量积液不致引起心包压力升高，不影响血流动力学。但如液体迅速增多，心包无法伸展以适应其容量的变化，使心包内压力急骤上升，即可引起心脏受压，导致心室舒张期充盈受阻，并使周围静脉压升高，最终使心排血量降低，血压下降，构成急性心脏压塞的临床表现。

2.慢性缩窄性心包炎

急性心包炎后,渗出液逐渐吸收可有纤维组织增生、心包增厚粘连、壁层与脏层融合钙化,使心脏和大血管根部受限。心包缩窄使心室舒张期扩张受阻,心室舒张期充盈减少,使每搏输出量下降。为维持心排血量,心率增快,同时由于上、下腔静脉回流受阻,出现静脉压升高。长期缩窄,心肌可萎缩。

(三)病因

1.急性心包炎

过去常见病因为风湿热、结核和细菌感染性,近年来病毒感染、肿瘤、尿毒症性及心肌梗死性心包炎发病率明显增多。

(1)感染性:由病毒、细菌、真菌、寄生虫、立克次体等感染引起。

(2)非感染性:常见有急性非特异性心包炎、肿瘤、自身免疫(风湿热及其他结缔组织疾病、心肌梗死后综合征、心包切开后综合征及药物性)、代谢疾病、外伤或放射性等物理因素、邻近器官疾病。

2.缩窄性心包炎

继续于急性心包炎,以结构性最为常见,其次为急性非特异性心包炎、化脓性或创伤性心包炎后演变而来。放射性心包炎和心脏直视手术后引起者逐渐增多,少数与心包肿瘤有关,也有部分患者病因不明。

(四)临床表现

1.急性心包炎

(1)纤维蛋白性心包炎:心前区疼痛为主要症状。疼痛性质可尖锐,与呼吸运动有关,常因咳嗽、深呼吸、变换体位或吞咽而加重。疼痛部位在心前区,可放射到颈部、左肩、左臂及左肩胛骨,也可达上腹部。疼痛也可呈压榨样,位于胸骨后。

心包摩擦音是其典型体征,呈抓刮样粗糙音,与心音的发生无相关性。多位于心前区,以胸骨左缘第3、4肋间最为明显;坐位时身体前倾、深吸气或将听诊器胸件加压更容易听到。心包摩擦单可持续数小时或数天、数周,当积液增多时摩擦音消失,但如有部分心包粘连则仍可闻及。

(2)渗出性心包炎:临床表现取决于积液对心脏的压塞程度,轻者可维持正常的血流动力学,重者出现循环障碍或衰竭。

呼吸困难是心包积液最突出的症状,严重时患者呈端坐呼吸,身体前倾、呼吸浅速、面色苍白,可在发绀。也可因压迫气管和食管产生干咳、声音嘶哑和吞咽困难。此外还可有发冷、发热、心前区或上腹部闷胀、乏力、烦躁等症状。

心尖冲动弱或消失,心脏叩诊心浊音界扩大,心音低而遥远。大量积液时可在左肩胛骨下出现浊音及左肺受压迫所引起的支气管呼吸音,称为心包积液征(Ewart征)。大量渗液可使收缩压降低,舒张压变化不大,故脉压变小。可累及静脉回流,出现颈静脉怒张、肝大、腹水及下肢水肿等。

(3)心脏压塞:快速心包积液可引起急性心脏压塞,表现为明显心动过速、血压下降、脉压变小和静脉压明显上升,可产生急性循环衰竭、休克等。如积液较慢可出现亚急性或慢性心脏压塞,表现为体循环静脉淤血、颈静脉怒张、静脉压升高、奇脉等。

2.缩窄性心包炎

多见于急性心包炎后1年内形成。常常表现为劳力性呼吸困难、疲乏、食欲缺乏、上腹胀满或疼痛。体检可见颈静脉怒张、肝大、腹水、下肢水肿、心率增快,可见Kussmaul征;心尖冲动不明显,心浊音界不增大,心音减低,可闻及心包叩击音。心律一般为窦性,有时有心房颤动。脉搏细弱无力,动脉收缩压降低,脉压变小。

(五)辅助检查

1.化验室检查

取决于原发病,感染性者常有白细胞计数增加、血沉增快等炎症反应。

2.X线检查

对渗出性心包炎有一定价值,可见心脏阴影向两侧增大,心脏搏动减弱或消失。成人液体量少于250 mL、儿童少于150 mL时,X经难以检出。缩窄性心包炎X线检查示心影偏小、正常或轻度增大,左右心缘变直,主动脉弓小或难以辨识,上腔静脉常扩张,有时可见心包钙化。

3.心电图

急性心包炎时心电图可出现的异常现象包括除aVR导联以外ST段抬高,呈弓背向下型,aVR导联中ST段压低;数天后ST段回基线,出现T波低平及倒置,持续数周至数月后T波恢复正常;除aVR和V_1导联外P-R段压低,无病理性Q波,常常有窦性心动过速。心包积液时有QRS波低电压和电交替。缩窄性心包炎心电图中有QRS低电压,T波低平或倒置。

4.超声心动图

对诊断心包积液简单易行,迅速可靠。对缩窄性心包炎的诊断价值较低,均为非特异表现。心脏压塞的特征:右心房及右心室舒张期塌陷,吸气时右心室内径增大,左心室内径减少,室间隔左移等。

5.磁共振显像

能清晰显示心包积液的容量和分布情况,并可分辨积液的性质,但费用高,少用。

6.心包穿刺

可证实心包积液的存在并对抽取液体做常规涂片、细菌培养和找肿瘤细胞等检查。心包穿刺的主要指征是心脏压塞和未能明确病因的渗出性心包炎。

7.心包镜及心包活检

有助于明确病因。

8.右心导管检查

对缩窄性心包炎可检查出血流动力学的改变。

(六)治疗原则

1.病因治疗

针对病因,应用抗生素、抗结核药物、化疗药物等。

2.对症治疗

呼吸困难者给予半卧位、吸氧;疼痛者应用镇痛剂,首选非甾体抗炎药(NSAID)。

3.心包穿刺

可解除心脏压塞和减轻大量渗液引起的压迫症状,必要时可经穿刺在心包腔内注入抗菌药物或化疗药物等。

4.心包切开引流及心包切除术等

心包切除术是缩窄性心包炎的唯一治疗措施,切开指征由临床症状、超声心动图、心脏导管等决定。

二、护理评估

(一)一般评估

1.生命体征

体温可正常,急性非特异性心包炎和化脓性心包炎可出现高热。根据心包内渗液对心脏压塞的程度不同,可出现心率增快,血压低、脉压变小、脉搏细弱或奇脉等。

2.患者主诉

有心脏压塞时有无心前区疼痛、疲乏、劳力性呼吸困难、干咳、声音嘶哑及吞咽困难等症状,缩窄性心包炎每搏输出量降低时患者有厌食、上腹胀满或疼痛感。

3.相关记录

体位、心前区疼痛情况(部位、性状和持续时间、影响因素等)、皮肤、出入量等记录结果。

(二)身体评估

1.头颈部

大量渗液累及静脉回流,可出现颈静脉怒张现象。

2.胸部

心前区视诊示心尖冲动不明显。纤维蛋白性心包炎时心前区可扪及心包摩擦感;当渗出液增多时心尖冲动弱,位于心浊音界左缘的内侧或不能扪及。急性渗出性心包炎时心脏叩浊音界向两侧增大,皆为绝对浊音区。缩窄性心包炎患者心浊音界不增大。心包摩擦音是纤维蛋白性心包炎的典型表现,随着心包内渗液增多心音低而遥远,大量积液时可在左肩胛骨下出现浊音及支气管呼吸音,缩窄性心包炎患者在胸骨左缘第3、4肋间可闻及心包叩击音,发生于第二心音后0.09~0.12秒,呈拍击性质,是舒张期充盈血流因心包的缩窄而突然受阻并引起心室壁的振动所致。

3.腹部

大量心包渗液患者可有肝大、腹水或下肢水肿等(腹水较皮下水肿出现的要早而明显)。

4.其他

呼吸困难时可出现端坐呼吸、面色苍白,可有发绀。

(三)心理-社会评估

患者在疾病治疗过程中的心理反应与需求,家庭及社会支持情况,引导患者正确配合疾病的治疗与护理。

(四)辅助检查结果评估

1.心电图

心率(律)是否有改变。

2.X线检查

肺部无明显充血现象而心影显著增大是心包积液的有力证据,可与心力衰竭相区别。

三、主要护理诊断/问题

(一)气体交换受阻
气体交换受阻与肺淤血、肺或支气和受压有关。

(二)疼痛
胸痛与心包炎症有关。

(三)体液过多
体液过多与渗出性、缩窄性心包炎有关。

(四)体温过高
体温过高与心包炎症有关。

(五)活动无耐力
活动无耐力与心排血量减少有关。

四、护理措施

(一)一般护理
协助患者取舒适卧位,出现心脏压塞的患者往往被迫采用前倾端坐位。保持环境安静,注意病室的温度和湿度,避免受凉。观察患者呼吸状况、监测血压气分析结果,患者出现胸闷气急时应给予氧气吸入。控制输液速度,防止加重心脏负荷。

(二)疼痛的护理
评估疼痛情况:疼痛的部位、性质及其变化情况,是否可闻及心包摩擦音。指导患者避免用力咳嗽、深呼吸或突然改变体位等,以免引起疼痛。使用非甾体抗炎药时应观察药物疗效以及患者有无胃肠道反应、出血等不良反应。若疼痛加重,可应用吗啡类药物。

(三)用药护理
使用抗菌、抗结核、抗肿瘤、镇痛等药物时监测疗效、观察不良反应是否发生。

(四)心理护理
多关心体贴患者,使患者保持良好的情绪,积极配合治疗护理。

(五)皮肤护理
有心脏压塞症状的患者常被迫采取端坐卧位,应加强骶尾部骨隆突处皮肤的护理,可协助患者定时更换前倾角度、决不按摩、防止皮肤擦伤,预防压疮。

(六)心包穿刺术的配合和护理

1.术前护理

术前常规行心脏超声检查,以确定积液量和穿刺部位,并标记好最佳穿刺点。备齐用物,向患者说明手术的意义和必要性,解除顾虑,必要时可使用少量镇静剂;如有咳嗽,可给予镇咳药物;建立静脉通道,备好抢救药品如阿托品等;进行心电、血压监测。

2.术中配合

嘱患者避免剧烈咳嗽或深呼吸,穿刺过程中如有不适应立即告知医护人员。严格无菌操作,抽液时随时夹闭胶管,防止空气进入心包腔;抽液要缓慢,第一次抽液量不超过 100 mL,以后每次抽液量不超过 300 mL,以防急性右室扩张。若抽出新鲜血液应立即停止抽吸,密切观察有无心脏压塞症状。记录抽液量、性状,并采集好标本送检。抽液过程中均应密切观察患者的反应和主诉,如有异常,及时处理。

3.术后护理

拔除穿刺针后,于穿刺部位处覆盖无菌纱布并固定。嘱患者休息,穿刺后2小时内继续心电、血压监测,密切观察生命体征。心包引流者需做好引流管护理,待每天引流量<25 mL时可拔除引流管。

(七)健康教育

1.疾病知识指导

嘱患者注意休息,防寒保暖,防止呼吸道感染。加强营养,进食高热量、高蛋白、高维生素的易消化食物,限制钠盐摄入。对缩窄性心包炎患者讲明行心包切除术的重要性,解除思想顾虑,配合好治疗,以利心功能恢复。术后仍应休息半年左右。

2.用药指导与病情监测

鼓励患者坚持足够疗程药物治疗(如抗结核治疗)的重要性,不可擅自停药,防止复发。注意药物的不良反应,定期检查肝肾功能,定期随访。

五、护理效果评估

(1)患者自觉症状好转,包括呼吸困难、疼痛减轻、食欲增加、活动耐力增强等。

(2)患者心排血量能满足机体需要,心排血量减少症状和肺淤血症状减轻或消失。

(3)患者体温降至正常范围。

(4)患者焦虑感减轻,情绪稳定,能复述疾病相关知识及配合治疗护理的方法。

(5)患者能配合并顺利完成心包穿刺术。

(6)患者及早发现心脏压塞征兆,预防休克发生。

(王 伟)

第六章 普外科护理

第一节 胃十二指肠溃疡及并发症

一、胃溃疡和十二指肠溃疡

胃十二指肠溃疡是指发生于胃十二指肠黏膜的局限性圆形或椭圆形的全层黏膜缺损。因溃疡的形成与胃酸-蛋白酶的消化作用有关,故又称为消化性溃疡。纤维内镜技术的不断完善、新型制酸剂和抗幽门螺杆菌药物的合理应用使得大部分患者经内科药物治疗可以痊愈,需要外科手术的溃疡患者显著减少。外科治疗主要用于溃疡穿孔、溃疡出血、瘢痕性幽门梗阻、药物治疗无效及恶变的患者。

(一)病因与发病机制

胃十二指肠溃疡病因复杂,是多种因素综合作用的结果。其中最为重要的是幽门螺杆菌感染、胃酸分泌异常和黏膜防御机制的破坏,某些药物的作用以及其他因素也参与溃疡病的发病。

1.幽门螺杆菌(Hp)感染

幽门螺杆菌(Hp)感染与消化性溃疡的发病密切相关。90%以上的十二指肠溃疡患者与近70%的胃溃疡患者中检出 Hp 感染,Hp 感染者发展为消化性溃疡的累计危险率为15%~20%;Hp 可分泌多种酶,部分 Hp 还可产生毒素,使细胞发生变性反应,损伤组织细胞。Hp 感染破坏胃黏膜细胞与胃黏膜屏障功能,损害胃酸分泌调节机制,引起胃酸分泌增加,最终导致胃十二指肠溃疡。幽门螺杆菌被清除后,胃十二指肠溃疡易被治愈且复发率低。

2.胃酸分泌过多

溃疡只发生在经常与胃酸相接触的黏膜。胃酸过多的情况下,激活胃蛋白酶,可使胃十二指肠黏膜发生自身消化。十二指肠溃疡可能与迷走神经张力及兴奋性过度增高有关,也可能与壁细胞数量的增加以及壁细胞对胃泌素、组胺、迷走神经刺激敏感性增高有关。

3.黏膜屏障损害

非甾体抗炎药(nonsteroidal antiinflammatory drug,NSAID)、肾上腺皮质激素、胆汁酸盐、酒精等均可破坏胃黏膜屏障,造成 H^+ 逆流入黏膜上皮细胞,引起胃黏膜水肿、出血、糜烂,甚至溃疡。长期使用 NSAID 者胃溃疡的发生率显著增加。

4.其他因素

其他因素包括遗传、吸烟、心理压力和咖啡因等。遗传因素在十二指肠溃疡的发病中起一定作用。O 型血者患十二指肠溃疡的概率比其他血型者显著增高。

正常情况下,酸性胃液对胃黏膜的侵蚀作用和胃黏膜的防御机制处于相对平衡状态。如平衡受到破坏,侵害因子的作用增强、胃黏膜屏障等防御因子的作用削弱,胃酸、胃蛋白酶分泌增加,最终导致消化性溃疡的形成。

(二)临床表现

典型消化道溃疡的表现为节律性和周期性发作的腹痛,与进食有关,且呈现慢性病程。

1.症状

(1)十二指肠溃疡:主要表现为上腹部或剑突下的疼痛,有明显的节律性,与进食密切相关,常表现为餐后延迟痛(餐后 3~4 小时发作),进食后腹痛能暂时缓解,服制酸药物能止痛。饥饿痛和夜间痛是十二指肠溃疡的特征性症状,与胃酸分泌过多有关,疼痛多为烧灼痛或钝痛,程度不一。腹痛具有周期性发作的特点,好发于秋冬季。十二指肠溃疡每次发作时,症状持续数周后缓解,间歇 1~2 个月再发。若间歇期缩短,发作期延长,腹痛程度加重,则提示溃疡病变加重。

(2)胃溃疡:腹痛是胃溃疡的主要症状,多于餐后 0.5~1 小时开始疼痛,持续 1~2 小时,进餐后疼痛不能缓解,有时反而加重,服用抗酸药物疗效不明显。疼痛部位在中上腹偏左,但腹痛的节律性不如十二指肠溃疡明显。胃溃疡经抗酸治疗后常容易复发,除易引起大出血、急性穿孔等严重并发症外,约有 5％胃溃疡可发生恶变;其他症状:反酸、嗳气、恶心、呕吐、食欲减退,病程迁延可致消瘦、贫血、失眠、心悸及头晕等症状。

2.体征

溃疡活动期剑突下或偏右有一固定的局限性压痛,十二指肠溃疡压痛点在脐部偏右上方,胃溃疡压痛点位于剑突与脐的正中线或略偏左。缓解期无明显体征。

(三)实验室及其他检查

1.内镜检查

胃镜检查是诊断胃十二指肠溃疡的首选检查方法,可明确溃疡部位,并可经活检做病理学检查及幽门螺杆菌检测。

2.X 线钡餐检查

可在胃十二指肠部位显示一周围光滑、整齐的龛影或见十二指肠壶腹部变形。上消化道大出血时不宜行钡餐检查。

(四)治疗要点

无严重并发症的胃十二指肠溃疡一般均采取内科治疗,外科手术治疗主要针对胃十二指肠溃疡的严重并发症进行治疗。

1.非手术治疗

(1)一般治疗:养成生活规律、定时进餐的良好习惯,避免过度劳累及精神紧张等。

(2)药物治疗:根除幽门螺杆菌、抑制胃酸分泌和保护胃黏膜的药物。

2.手术治疗

(1)适应证:如下所述。

十二指肠溃疡外科治疗:外科手术治疗的主要适应证包括十二指肠溃疡急性穿孔、内科无法控制的急性大出血、瘢痕性幽门梗阻,以及经内科正规治疗无效的十二指肠溃疡,即顽固性溃疡。

胃溃疡的外科治疗。胃溃疡外科手术治疗的适应证:①包括抗幽门螺杆菌措施在内的严格内科治疗 8~12 周,溃疡不愈合或短期内复发者。②发生胃溃疡急性大出血、溃疡穿孔及溃疡穿透至胃壁外者。③溃疡巨大(直径＞2.5 cm)或高位溃疡者。④胃十二指肠复合型溃疡者。⑤溃疡不能除外恶变或已经恶变者。

(2)手术方式:有以下 5 种。

胃大部切除术:这是治疗胃十二指肠溃疡的首选术式。胃大部切除术治疗溃疡的原理:①切除胃窦部,减少 G 细胞分泌的胃泌素所引起的体液性胃酸分泌。②切除大部分胃体,减少了分泌胃酸、胃蛋白酶的壁细胞和主细胞数量。③切除了溃疡本身及溃疡的好发部位。胃大部切除的范围是胃远侧 2/3~3/4,包括部分胃体、胃窦部、幽门和十二指肠壶腹部的近胃部分。胃大部切除术后胃肠道重建的基本术式包括胃十二指肠吻合或胃空肠吻合。术式包括以下 4 种。

1)毕(Billrorh)Ⅰ式胃大部切除术:在胃大部切除后将残胃与十二指肠吻合(图 6-1),多适用于胃溃疡。其优点是重建后的胃肠道接近正常解剖生理状态,胆汁、胰液反流入残胃较少,术后因胃肠功能紊乱而引起的并发症亦较少;缺点是有时为避免残胃与十二指肠吻合口的张力过大致切除胃的范围不够,增加了术后溃疡的复发机会。

2)毕(Billrorh)Ⅱ式胃大部切除术:切除远端胃后,缝合关闭十二指肠残端,将残胃与空肠行断端侧吻合(图 6-2)。适用于各种胃及十二指肠溃疡,特别是十二指肠溃疡。十二指肠溃疡切除困难时,可行溃疡旷置。优点是即使胃切除较多,胃空肠吻合口张力也不致过大,术后溃疡复发率低;缺点是吻合方式改变了正常的解剖生理关系,术后发生胃肠道功能紊乱的可能性较毕Ⅰ式大。

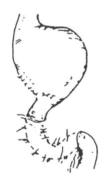

图 6-1 毕Ⅰ式胃大部切除术

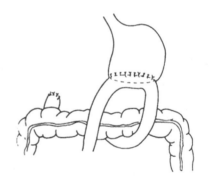

图 6-2 毕Ⅱ式胃大部切除术

3)胃大部切除后胃空肠 Roux-en-Y 吻合术:胃大部切除后关闭十二指肠残端,在距十二指肠悬韧带 10~15 cm 处切断空肠,将残胃和远端空肠吻合,据此吻合口以下 45~60 cm 处将空肠与空肠近侧断端吻合。此法临床应用较少,但有防止术后胆汁、胰液进入残胃的优点。

4)胃迷走神经切断术:此手术方式临床已较少使用。迷走神经切断术治疗溃疡的原理:①阻断迷走神经对壁细胞的刺激,消除神经性胃酸分泌。②阻断迷走神经引起的促胃泌素的分泌,减少体液性胃酸分泌。可分为迷走神经干切断术、选择性迷走神经切断术、高选择性迷走神经切断术。

(五)常见护理诊断/问题

1.焦虑、恐惧

焦虑、恐惧与对疾病缺乏了解,担心治疗效果及预后有关。

2.疼痛

疼痛与胃十二指肠黏膜受侵蚀及手术后创伤有关。

3.潜在并发症

出血、感染、十二指肠残端破裂、吻合口瘘、胃排空障碍、消化道梗阻、倾倒综合征等。

(六)护理措施

1.术前护理

(1)心理护理:关心、了解患者的心理和想法,告知有关疾病治疗和手术的知识、手术前和手术后的配合,耐心解答患者的各种疑问,消除患者的不良心理,使其能积极配合疾病的治疗和护理。

(2)饮食护理:一般择期手术患者饮食宜少食多餐,给予高蛋白、高热量、高维生素等易消化的食物,忌酸辣、生冷、油炸、浓茶、烟酒等刺激性食品。患者营养状况较差或不能进食者常伴有贫血、低蛋白血症,术前应给予静脉输液,补充足够的热量,必要时补充血浆或全血,以改善患者的营养状况,提高其对手术的耐受力。术前1天进流质饮食,术前12小时禁食水。

(3)协助患者做好各种检查及手术前常规准备,做好健康教育,如教会患者深呼吸、有效咳嗽、床上翻身及肢体活动方法等。

(4)术日晨留置胃管,必要时遵医嘱留置胃肠营养管,并铺好麻醉床,备好吸氧装置,综合心电监护仪等。

2.术后护理

(1)病情观察:术后严密观察患者生命体征的变化,每30分钟测量1次,直至血压平稳,如病情较重仍需每1~2小时测量1次,或根据医嘱给予心电监护。同时观察患者神志、体温、尿量、伤口渗血、渗液情况。并且注意有无内出血、腹膜刺激征、腹腔脓肿等迹象,发现异常及时通知医师给予处理。

(2)体位:麻患者去枕平卧头后仰偏向一侧,麻醉清醒、血压平稳后改半卧位,以保持腹部松弛,减少切口缝合处张力,减轻疼痛和不适,以利腹腔引流,也有利于呼吸和循环。

(3)引流管护理:十二指肠溃疡术后患者常留有胃管、尿管及腹腔引流管等。护理时应注意:①妥善固定各种引流管,防止松动和脱出,并做好标识,一旦脱出后不可自行插回。②保持引流通畅、持续有效,防止引流管受压、扭曲及折叠等,可经常挤捏引流管以防堵塞。如若堵塞,可在医师指导下用生理盐水冲洗引流管。③密切观察并记录引流液的性质、颜色和量,发现异常及时通知医师,协助处理。

留置胃管可减轻胃肠道张力,促进吻合口愈合。护理时还应注意:胃大部切除术后24小时内可由胃管内引流出少量血液或咖啡样液体,若引流液有较多鲜血,应警惕吻合口出血,需及时与医师联系并处理;术后胃肠减压量减少,腹胀减轻或消失,肠蠕动功能恢复,肛门排气后可拔除胃管。

(4)疼痛护理:术后切口疼痛的患者,可遵医嘱给予镇痛药物或应用自控止痛泵,应用自控止痛泵的患者应注意预防并处理可能发生的并发症,如尿潴留、恶心、呕吐等。

(5)禁食及静脉补液:禁食期间应静脉补充液体。因胃肠减压期间,引流出大量含有各种电解质的胃肠液,加之患者禁食水,易造成水、电解质及酸碱失调和营养缺乏。因此,术后需及时补充患者所需的各种营养物质,包括糖、脂肪、氨基酸、维生素及电解质等,必要时输血、血浆或清蛋白,以改善患者的营养状况,促进切口的愈合。同时详细记录 24 小时液体出入量,为合理补液提供依据。

(6)早期肠内营养支持的护理:术前或术中放置空肠喂养管的患者,术后早期(术后 24 小时)可经喂养管输注肠内营养制剂,对改善患者的全身营养状况、维持胃肠道屏障结构和功能、促进肠功能恢复等均有益处。护理时应注意:①妥善固定喂养管,避免过度牵拉,防止滑脱、移动、扭曲和受压;保持喂养管的通畅,每次输注前后及输注中间每隔 4～6 小时用温开水或温生理盐水冲洗管道,防止营养液残留堵塞管腔。②肠内营养支持早期,应遵循从少到多、由慢至快和由稀到浓的原则,使肠道能更好地适应。③营养液的温度以 37 ℃ 左右为宜,温度偏低会刺激肠道引起肠痉挛,导致腹痛、腹泻;温度过高则可灼伤肠道黏膜,甚至可引起溃疡或出血。同时观察患者有无恶心、呕吐、腹痛、腹胀、腹泻和水电解质紊乱等并发症的发生。

(7)饮食护理:功能恢复、肛门排气后可拔除胃管,拔除胃管后当日可给少量饮水或米汤;如无不适,第 2 天进半量流食,每次 50～80 mL;第 3 天进全量流食,每次 100～150 mL;进食后若无不适,第 4 天可进半流食,以温、软、易于消化的食物为好;术后第 10～14 天可进软食,忌生、冷、硬和刺激性食物。要少食多餐,开始每天 5～6 餐,以后逐渐减少进餐次数并增加每餐进食量,逐步过渡到正常饮食。术后早期禁食牛奶及甜品,以免引起腹胀及胃酸。

(8)鼓励患者早期活动:围床期间,鼓励并协助患者翻身,病情允许时,鼓励并协助患者早期下床活动。如无禁忌,术日可活动四肢,术后第 1 天床上翻身或坐起做轻微活动,第 2～3 天视情况协助患者床边活动,第 4 天可在室内活动。患者活动量应根据个体差异而定,以不感到劳累为宜。

(9)胃大部切除术后并发症的观察及护理具体如下。

术后出血:包括胃和腹腔内出血。胃大部切除术后 24 小时内可由胃管内引流出少量血液或咖啡样液体,一般 24 小时内不超过 300 mL,且逐渐减少,颜色逐渐变浅变清,出血自行停止;若术后短期内从胃管不断引流出新鲜血液,24 小时后仍未停止,则为术后出血。发生在术后 24 小时以内的出血,多属术中止血不确切;术后 4～6 天发生的出血,常为吻合口黏膜坏死脱落所致;术后 10～20 天发生的出血,与吻合口缝线处感染或黏膜下脓肿腐蚀血管有关。术后要严密观察患者的生命体征变化,包括血压、脉搏、心率、呼吸、神志和体温的变化;加强对胃肠减压及腹腔引流的护理,观察和记录胃液及腹腔引流液的量、颜色和性质,若短期内从胃管引流出大量新鲜血液,持续不止,应警惕有术后胃出血;若术后持续从腹腔引流管引出大量新鲜血性液体,应怀疑腹腔内出血,须立即通知医师协助处理。遵医嘱采用静脉给予止血药物、输血等措施,或用冰生理盐水洗胃,一般可控制。若非手术疗法不能有效止血或出血量大于每小时 500 mL 时,需再次手术止血,应积极完善术前准备,并做好相应的术后护理。

十二指肠残端破裂:一般多发生在术后 24～48 小时,是毕Ⅱ式胃大部切除术后早期的严重并发症,原因与十二指肠残端处理不当及胃空肠吻合口输入袢梗阻引起的十二指肠腔内压力升高有关。临床表现为突发性上腹部剧痛、发热和出现腹膜刺激征以及白细胞计数增加,腹腔穿刺可有胆汁样液体。一旦确诊,应立即进行手术治疗。

胃肠吻合口破裂或吻合口瘘:是胃大部切除术后早期并发症,常发生在术后 1 周左右。原因与术中缝合技术不当、吻合口张力过大、组织供血不足有关,表现为高热、脉速等全身中毒症状,上腹部疼痛及腹膜炎的表现。如发生较晚,多形成局部脓肿或外瘘。临床工作中应注意观察患者生命体征和腹腔引流情况,一般情况下,患者术后体温逐渐趋于正常,腹腔引流液逐日减少和变清。若术后腹腔引流量仍不减、伴有黄绿色胆汁或呈脓性、带臭味,伴腹痛,体温再次升高,应警惕吻合口瘘的可能,须及时通知医师,协助处理。处理包括:①出现吻合口破裂伴有弥漫性腹膜炎的患者须立即手术治疗,做好急症手术准备。②症状较轻无弥漫性腹膜炎的患者,可先行禁食、胃肠减压、充分引流,合理应用抗生素并给予肠外营养支持,纠正水、电解质紊乱和酸碱平衡失调。③保护瘘口周围皮肤,应及时清洁瘘口周围皮肤并保持干燥,局部可涂以氧化锌软膏或使用皮肤保护膜加以保护,以免皮肤破溃继发感染。经上述处理后多数患者吻合口瘘可在4~6周自愈;若经久不愈,须再次手术。

胃排空障碍:也称胃瘫,常发生在术后4~10天,发病机制尚不完全明了。临床表现为拔除胃管后,患者出现上腹饱胀、钝痛和呕吐,呕吐物含食物和胆汁,消化道 X 线造影检查可见残胃扩张、无张力、蠕动波少而弱,且通过胃肠吻合口不畅。处理措施包括:①禁食、胃肠减压,减少胃肠道积气、积液,降低胃肠道张力,使胃肠道得到充分休息,并记录 24 小时出入量。②输液及肠外营养支持,纠正低蛋白血症,维持水、电解质和酸碱平衡。③应用胃动力促进剂如甲氧氯普安、多潘立酮,促进胃肠功能恢复,也可用 3% 温盐水洗胃。一般经上述治疗均可痊愈。

术后梗阻:根据梗阻部位可分为输入袢梗阻、输出袢梗阻和吻合口梗阻。

输入袢梗阻:可分为急、慢性两类:①急性完全性输入袢梗阻,多发生于毕Ⅱ式结肠前输入段对胃小弯的吻合术式。临床表现为上腹部剧烈疼痛,频繁呕吐,呕吐量少、多不含胆汁,呕吐后症状不缓解,且上腹部有压痛性肿块,是因输出袢系膜悬吊过紧压迫输入袢,或是输入袢过长穿入输出袢与横结肠的间隙孔形成内疝所致,属闭袢性肠梗阻,易发生肠绞窄,应紧急手术治疗。②慢性不完全性输入袢梗阻患者,表现为进食后出现右上腹胀痛或绞痛,呈喷射状呕吐大量不含食物的胆汁,呕吐后症状缓解。多由于输入袢过长扭曲或输入袢过短在吻合口处形成锐角,使输入袢内胆汁、胰液和十二指肠液排空不畅而滞留。由于消化液潴留在输入袢内,进食后消化液分泌明显增加,输入袢内压力增高,刺激肠管发生强烈的收缩,引起喷射样呕吐,也称输入袢综合征。

输出袢梗阻:多因粘连、大网膜水肿或坏死、炎性肿块压迫所致。临床表现为上腹饱胀,呕吐食物和胆汁。如果非手术治疗无效,应手术解除梗阻。

吻合口梗阻:因吻合口过小或是吻合时胃肠壁组织内翻过多而引起,也可因术后吻合口炎性水肿出现暂时性梗阻。患者表现为进食后出现上腹部饱胀感和溢出性呕吐等,呕吐物含或不含胆汁。应即刻禁食,给予胃肠减压和静脉补液等保守治疗。若保守治疗无效,可手术解除梗阻。

倾倒综合征:由于胃大部切除术后,胃失去幽门窦、幽门括约肌、十二指肠壶腹部等结构对胃排空的控制,导致胃排空过速所产生的一系列综合征。可分为早期倾倒综合征和晚期倾倒综合征。

早期倾倒综合征:多发生在进食后半小时内,患者以循环系统症状和胃肠道症状为主要表现。患者可出现心悸、乏力、出汗、面色苍白等一过性血容量不足表现,并有恶心、呕吐、腹部绞痛、腹泻等消化道症状。处理:主要采用饮食调整,嘱患者少食多餐,饭后平卧 20~30 分钟,避免过甜食物、减少液体摄入量并降低食物渗透浓度,多数可在术后半年或一年内逐渐自愈。极少数症状严重而持久的患者需手术治疗。

晚期倾倒综合征:主要因进食后,胃排空过快,高渗性食物迅速进入小肠被过快吸收而使血糖急剧升高,刺激胰岛素大量释放,而当血糖下降后,胰岛素并未相应减少,继而发生低血糖,故又称低血糖综合征。表现为餐后 2～4 小时,患者出现心慌、无力、眩晕、出汗、手颤、嗜睡以至虚脱。消化道症状不明显,可有饥饿感,出现症状时稍进饮食即可缓解。饮食中减少糖类含量,增加蛋白质比例,少食多餐可防止其发生。

(七)健康指导

(1)向患者及家属讲解有关胃十二指肠溃疡的知识,使之能更好地配合治疗和护理。

(2)指导患者学会自我情绪调整,保持乐观进取的精神风貌,注意劳逸结合,减少溃疡病的客观因素。

(3)指导患者饮食应定时定量,少食多餐,营养丰富,以后可逐步过渡至正常人饮食。少食腌、熏食品,避免进食过冷、过烫、过辣及油煎炸食物,切勿酗酒、吸烟。

(4)告知患者及家属有关手术后期可能出现的并发症的表现和预防措施。

(5)定期随访,如有不适及时就诊。

二、胃十二指肠溃疡急性穿孔

胃十二指肠溃疡急性穿孔是胃十二指肠溃疡的严重并发症,为常见的外科急腹症。起病急、变化快,病情严重,需要紧急处理,若诊治不当可危及生命。其发生率呈逐年上升趋势,发病年龄逐渐趋于老龄化。十二指肠溃疡穿孔男性患者较多,胃溃疡穿孔则多见于老年妇女。

(一)病因及发病机制

溃疡穿孔是活动期胃十二指肠溃疡向深部侵蚀、穿破浆膜的结果。胃溃疡穿孔 60％发生在近幽门的胃小弯,而 90％的十二指肠溃疡穿孔发生在壶腹部前壁偏小弯侧。急性穿孔后,具有强烈刺激性的胃酸、胆汁、胰液等消化液和食物进入腹腔,引起化学性腹膜炎和腹腔内大量液体渗出,6～8 小时后细菌开始繁殖并逐渐转变为化脓性腹膜炎。病原菌以大肠埃希菌、链球菌多见。因剧烈的腹痛、强烈的化学刺激、细胞外液的丢失及细菌毒素吸收等因素,患者可出现休克。

(二)临床表现

1.症状

穿孔多突然发生于夜间空腹或饱食后,主要表现为突发性上腹部刀割样剧痛,很快波及全腹,但仍以上腹为重。患者疼痛难忍,常伴恶心、呕吐、面色苍白、出冷汗、脉搏细速、血压下降、四肢厥冷等表现。其后由于大量腹腔渗出液的稀释,腹痛略有减轻,继发细菌感染后,腹痛可再次加重;当胃内容物沿右结肠旁沟向下流注时,可出现右下腹痛。溃疡穿孔后病情的严重程度与患者的年龄、全身情况、穿孔部位、穿孔大小和时间以及是否空腹穿孔密切相关。

2.体征

体检时患者呈急性病容,表情痛苦,蜷屈位、不愿移动;腹式呼吸减弱或消失;全腹有明显的压痛、反跳痛,腹肌紧张呈"木板样"强直,以右上腹部最为明显,肝浊音界缩小或消失、可有移动性浊音,肠鸣音减弱或消失。

(三)实验室及其他检查

1.X 线检查

大约 80％的患者行站立位腹部 X 线检查时,可见膈下新月形游离气体影。

2.实验室检查

提示血白细胞计数及中性粒细胞比例增高。

3.诊断性腹腔穿刺

临床表现不典型的患者可行诊断性腹腔穿刺,穿刺抽出液可含胆汁或食物残渣。

(四)治疗要点

根据病情选用非手术或手术治疗。

1.非手术治疗

(1)适应证:一般情况良好,症状及体征较轻的空腹状态下穿孔者;穿孔超过 24 小时,腹膜炎症已局限者;胃十二指肠造影证实穿孔已封闭者;无出血、幽门梗阻及恶变等并发症者。

(2)治疗措施:①禁欲食、持续胃肠减压,减少胃肠内容物继续外漏,以利于穿孔的闭合和腹膜炎症消退。②输液和营养支持治疗,以维持机体水、电解质平衡及营养需求。③全身应用抗生素,以控制感染。④应用抑酸药物,如给予 H_2 受体阻滞剂或质子泵抑制剂等制酸药物。

2.手术治疗

(1)适应证:上述非手术治疗措施 6～8 小时,症状无减轻,而且逐渐加重者要改手术治疗。②饱食后穿孔,顽固性溃疡穿孔和伴有幽门梗阻、大出血、恶变等并发症者,应及早进行手术治疗。

(2)手术方式。①单纯缝合修补术:即缝合穿孔处并加大网膜覆盖。此方法操作简单,手术时间短,安全性高。适用于穿孔时间超过 8 小时,腹腔内感染及炎症水肿严重者;以往无溃疡病史或有溃疡病史但未经内科正规治疗,无出血、梗阻并发者;有其他系统器质性疾病不能耐受急诊彻底性溃疡切除手术者。②彻底的溃疡切除手术(连同溃疡一起切除的胃大部切除术):手术方式包括胃大部切除术,对十二指肠溃疡穿孔行迷走神经切断加胃窦切除术,或缝合穿孔后行迷走神经切断加胃空肠吻合术,或行高选择性迷走神经切断术。

(五)常见护理诊断/问题

1.疼痛

疼痛与胃十二指肠溃疡穿孔后消化液对腹膜的强烈刺激及手术后切口有关。

2.体液不足

体液不足与溃疡穿孔后消化液的大量丢失有关。

(六)护理措施

1.术前护理/非手术治疗的护理

(1)禁食、胃肠减压:溃疡穿孔患者要禁食禁水,有效地胃肠减压,以减少胃肠内容物继续流入腹腔。做好引流期间的护理,保持引流通畅和有效负压,注意观察和记录胃液的颜色、性质和量。

(2)体位:休克者取休克体位(头和躯干抬高 20°～30°、下肢抬高 15°～20°),以增加回心血量;无休克者或休克改善后取半卧位,以利于漏出的消化液积聚于盆腔最低位和便于引流,减少毒素的吸收,同时也可降低腹壁张力和减轻疼痛。

(3)静脉输液,维持体液平衡。

观察和记录 24 小时出入量,为合理补液提供依据。

给予静脉输液,根据出入量和医嘱,合理安排输液的种类和速度,以维持水、电解质及酸碱平衡;同时给予营养支持和相应护理。

(4)预防和控制感染:遵医嘱合理应用抗菌药。

(5)做好病情观察:密切观察患者生命体征、腹痛、腹膜刺激征及肠鸣音变化等。若经非手术治疗6～8小时病情不见好转,症状、体征反而加重者,应积极做好急诊手术准备。

2.术后护理

加强术后护理,促进患者早日康复。

三、胃十二指肠溃疡大出血

胃十二指肠溃疡出血是上消化道大出血中最常见的原因,占50%以上。其中5%～10%需要手术治疗。

(一)病因与病理

因溃疡基底的血管壁被侵蚀而导致破裂出血,患者过去多有典型溃疡病史,近期可有服用非甾体抗炎药物、疲劳、饮食不规律等诱因。胃溃疡大出血多发生在胃小弯,出血源自胃左、右动脉及其分支或肝胃韧带内较大的血管。十二指肠溃疡大出血通常位于壶腹部后壁,出血多来自胃十二指肠动脉或胰十二指肠上动脉及其分支;溃疡基底部的血管侧壁破裂出血不易自行停止,可引发致命的动脉性出血。大出血后,因血容量减少、血压下降、血流变慢,可在血管破裂处形成血凝块而暂时止血。由于胃酸、胃肠蠕动和胃十二指肠内容物与溃疡病灶的接触,部分病例可发生再次出血。

(二)临床表现

1.症状

患者的主要表现是呕血和黑粪,多数患者只有黑粪而无呕血,迅猛的出血则表现为大量呕血和排紫黑色血便。呕血前患者常有恶心,便血前多突然有便意,呕血或便血前后患者常有心悸、目眩、无力甚至昏厥。如出血速度缓慢则血压、脉搏改变不明显。如果短期内失血量超过400 mL时,患者可出现面色苍白、口渴、脉搏快速有力,血压正常或略偏高的循环系统代偿表现;当失血量超过800 mL时,可出现休克症状:患者烦躁不安、出冷汗、脉搏细速、血压下降、呼吸急促、四肢厥冷等。

2.体征

腹稍胀,上腹部可有轻度压痛,肠鸣音亢进。

(三)实验室及其他检查

1.内镜检查

胃十二指肠纤维镜检查可明确出血原因和部位,出血24小时内阳性率可在70%～80%,超过24小时则阳性率下降。

2.血管造影

选择性腹腔动脉或肠系膜上动脉造影可明确病因与出血部位,并可采取栓塞治疗或动脉注射垂体升压素等介入性止血措施。

3.实验室检查

大量出血早期,由于血液浓缩,血常规变化不大;以后红细胞计数、血红蛋白、血细胞比容均呈进行性下降。

(四)治疗要点

胃十二指肠溃疡出血的治疗原则:补充血容量防止失血性休克,尽快明确出血部位并采取有效止血措施。

1.非手术治疗

(1)补充血容量:迅速建立静脉通路,快速静脉输液、输血。失血量达全身总血量的20%时,应输注右旋糖酐、羟乙基淀粉或其他血浆代用品,出血量较大时可输注浓缩红细胞,必要时可输全血,保持血细胞比容不低于30%。

(2)禁食、留置胃管:用生理盐水冲洗胃腔,清除血凝块,直至胃液变清。还可经胃管注入200 mL含8 mg去甲肾上腺素的生理盐水溶液,每4～6小时1次。

(3)应用止血、制酸等药物:经静脉或肌内注射巴曲酶等止血药物;静脉给予H_2受体拮抗剂(西咪替丁等)、质子泵抑制剂(奥美拉唑)或生长抑素等。

(4)胃镜下止血:急诊胃镜检查明确出血部位后同时实施电凝、激光灼凝、注射或喷洒药物、钛夹夹闭血管等局部止血措施。

2.手术治疗

(1)适应证:①重大出血,短期内出现休克,或短时间内(6～8小时)需输入大量血液(>800 mL)方能维持血压和血细胞比容者。②正在进行药物治疗的胃十二指肠溃疡患者发生大出血,说明溃疡侵蚀性大,非手术治疗难于止血,或暂时血止后又复发。③60岁以上伴血管硬化症者自行止血机会较小,应及早手术。④近期发生过类似的大出血或合并溃疡穿孔或幽门梗阻。⑤胃镜检查发现动脉搏动性出血或溃疡底部血管显露、再出血危险性大者。

(2)手术方式:①胃大部切除术,适用于大多数溃疡出血的患者。②贯穿缝扎术,在病情危急,不能耐受胃大部切除手术时,可采用单纯贯穿缝扎止血法。③在贯穿缝扎处理溃疡出血后,可行迷走神经干切断加胃窦切除或幽门成形术。

(五)常见护理诊断/问题

1.焦虑、恐惧

焦虑、恐惧与突发胃十二指肠溃疡大出血及担心预后有关。

2.体液不足

体液不足与胃十二指肠溃疡出血致血容量不足有关。

(六)护理措施

1.非手术治疗的护理(包括术前护理)

(1)缓解焦虑和恐惧:关心和安慰患者,给予心理支持,减轻患者的焦虑和恐惧。及时为患者清理呕吐物。情绪紧张者,可遵医嘱适当给予镇静剂。

(2)体位:取平卧位,卧床休息。有呕血者,头偏向一侧。

(3)补充血容量:迅速建立多条畅通的静脉通路,快速输液、输血,必要时可行深静脉穿刺输液。开始输液时速度宜快,待休克纠正后减慢滴速。

(4)采取止血措施:遵医嘱应用止血药物或冰盐水洗胃,以控制出血。

(5)做好病情观察:严密观察患者生命体征的变化,判断、观察和记录呕血、便血情况,观察患者有无口渴、肢端湿冷、尿量减少等循环血量不足的表现。必要时测量中心静脉压并做好记录。观察有无鲜红色血性胃液从胃管流出,以判断有无活动性出血和止血效果。若出血仍在继续,短时间内(6～8小时)需大量输血(>800 mL)才能维持血压和血细胞比容,或停止输液、输血后,病情又恶化者,应及时报告医师,并配合做好急症手术的准备。

(6)饮食:出血时暂禁食,出血停止后,可进流质或无渣半流质饮食。

2.术后护理

加强术后护理,促进患者早日康复。

四、胃十二指肠溃疡瘢痕性幽门梗阻

胃十二指肠溃疡患者因幽门管、幽门溃疡或十二指肠壶腹部溃疡反复发作形成瘢痕狭窄、幽门痉挛水肿而造成幽门梗阻。

(一)病因与病理

瘢痕性幽门梗阻常见于十二指肠壶腹部溃疡和位于幽门的胃溃疡。溃疡引起幽门梗阻的机制有幽门痉挛、炎性水肿和瘢痕三种,前两种情况是暂时的和可逆的,在炎症消退、痉挛缓解后梗阻解除,无须外科手术;而瘢痕性幽门梗阻属于永久性,需要手术方能解除梗阻。梗阻初期,为克服幽门狭窄,胃蠕动增强,胃壁肌肉代偿性增厚。后期,胃代偿功能减退,失去张力,胃高度扩大,蠕动减弱甚至消失。由于胃内容物潴留引起呕吐而致水、电解质的丢失,导致脱水、低钾低氯性碱中毒;长期慢性不全性幽门梗阻者由于摄入减少,消化吸收不良,患者可出现贫血与营养障碍。

(二)临床表现

1.症状

患者表现为进食后上腹饱胀不适并出现阵发性胃痉挛性疼痛,伴恶心、嗳气与呕吐。呕吐多发生在下午或晚间,呕吐量大,一次在 1 000～2 000 mL,呕吐物内含大量宿食,有腐败酸臭味,但不含胆汁。呕吐后自觉胃部舒适,故患者常自行诱发呕吐以缓解症状。常有少尿、便秘、贫血等慢性消耗表现。体检时可见患者常有消瘦、皮肤干燥、皮肤弹性消失等营养不良的表现。

2.体征

上腹部可见胃型和胃蠕动波,用手轻拍上腹部可闻及振水声。

(三)实验室及其他检查

1.内镜检查

可见胃内有大量潴留的胃液和食物残渣。

2.X 线钡餐检查

可见胃高度扩张,24 小时后仍有钡剂存留(正常 24 小时排空)。已明确幽门梗阻者避免做此检查。

(四)治疗要点

瘢痕性幽门梗阻以手术治疗为主。最常用的术式是胃大部切除术,但年龄较大、身体状况极差或合并其他严重内科疾病者,可行胃空肠吻合加迷走神经切断术。

(五)常见护理诊断/问题

1.体液不足

体液不足与大量呕吐、胃肠减压引起水、电解质的丢失有关。

2.营养失调

低于机体需要量与幽门梗阻致摄入不足、禁食和消耗、丢失体液有关。

(六)护理措施

1.术前护理

(1)静脉输液:根据医嘱和电解质检测结果合理安排输液种类和速度,以纠正脱水及低钾、低氯性碱中毒。密切观察及准确记录 24 小时出入量,为静脉补液提供依据。

（2）饮食与营养支持：非完全梗阻者可给予无渣半流质饮食,完全梗阻者术前应禁食水,以减少胃内容物潴留。根据医嘱于手术前给予肠外营养,必要时输血或其他血液制品,以纠正营养不良、贫血和低蛋白血症,提高患者对手术的耐受力。

（3）采取有效措施,减轻疼痛,增进舒适。①禁食,胃肠减压：完全幽门梗阻患者,给予禁食,保持有效胃肠减压,减少胃内积气、积液,减轻胃内张力。必要时遵医嘱给予解痉药物,以减轻疼痛,增加患者的舒适度。②体位：取半卧位,卧床休息。呕吐时,头偏向一侧。呕吐后及时为患者清理呕吐物。情绪紧张者,可遵医嘱给予镇静剂。

（4）洗胃：完全幽门梗阻者,除持续胃肠减压排空胃内潴留物外,须做术前胃的准备,即术前3天每晚用 300～500 mL 温盐水洗胃,以减轻胃黏膜水肿和炎症,有利于术后吻合口愈合。

2.术后护理

加强术后护理,促进患者早日康复。

（王　卫）

第二节　肝　脓　肿

一、细菌性肝脓肿患者的护理

当全身性细菌感染,特别是腹腔内感染时,细菌侵入肝脏,如果患者抵抗力弱,可发生细菌性肝脓肿。细菌可以从下列途径进入肝脏。①胆道：细菌沿着胆管上行,是引起细菌性肝脓肿的主要原因,包括胆石、胆囊炎、胆道蛔虫、其他原因所致胆管狭窄与阻塞等。②肝动脉：体内任何部位的化脓性病变,细菌可经肝动脉进入肝脏。如败血症、化脓性骨髓炎、痈、疖等。③门静脉：已较少见,如坏疽性阑尾炎、细菌性痢疾等,细菌可经门静脉入肝。④肝开放性损伤：细菌可直接经伤口进入肝,引起感染而形成脓肿。细菌性肝脓肿的致病菌多为大肠埃希菌、金黄色葡萄球菌、厌氧链球菌等。肝脓肿可以是单个脓肿,也可以是多个小脓肿,数个小脓肿可以融合成为一个大脓肿。

（一）护理评估

1.健康史

注意询问有无胆道感染和胆道疾病、全身其他部位的化脓性感染特别是肠道的化脓性感染、肝脏外伤病史。是否有肝脓肿病史,是否进行过系统治疗。

2.身体状况

通常继发于某种感染性先驱疾病,起病急,主要症状为骤起寒战、高热、肝区疼痛和肝大。体温可在 39～40 ℃,多表现为弛张热,伴有大汗、恶心、呕吐、食欲缺乏。肝区疼痛多为持续性钝痛或胀痛,有时可伴有右肩牵涉痛,右下胸及肝区叩击痛,增大的肝有压痛。肝前下缘比较表浅的脓肿,可有右上腹肌紧张和局部明显触痛。巨大的肝脓肿可使右季肋区呈饱满状态,甚至可见局限性隆起,局部皮肤可出现凹陷性水肿。严重时或并发胆道梗阻者,可出现黄疸。

3.心理-社会状况

细菌性肝脓肿起病急剧,症状重,如果治疗不彻底容易反复发作转为慢性,并且细菌性肝脓肿极易引起严重的全身性感染,导致感染性休克,患者产生焦虑。

4.辅助检查

(1)血液检查:化验检查白细胞计数及中性粒细胞增多,有时出现贫血。肝功能检查可出现不同程度的损害和低蛋白血症。

(2)X线胸腹部检查:右叶脓肿可见右膈肌升高,运动受限;肝影增大或局限性隆起;有时伴有反应性胸膜炎或胸腔积液。

(3)B超:在肝内可显示液平段,可明确其部位和大小,阳性诊断率在96%以上,为首选的检查方法。必要时可做CT检查。

(4)诊断性穿刺:抽出脓液即可证实本病。

(5)细菌培养:脓液细菌培养有助于明确致病菌,选择敏感的抗生素,并与阿米巴性肝脓肿相鉴别。

5.治疗要点

(1)全身支持疗法:给予充分营养,纠正水和电解质及酸碱平衡失调,必要时少量多次输血和血浆以纠正低蛋白血症,增强机体抵抗力。

(2)抗生素治疗:应使用大剂量抗生素。由于肝脓肿的致病菌以大肠埃希菌、金黄色葡萄球菌和厌氧性细菌最为常见,在未确定病原菌之前,可首选对此类细菌有效的抗生素,然后根据细菌培养和抗生素敏感试验结果选用有效的抗生素。

(3)经皮肝穿刺脓肿置管引流术:适用于单个较大的脓肿。在B超引导下进行穿刺。

(4)手术治疗:对于较大的单个脓肿,估计有穿破可能,或已经穿破胸腹腔;胆源性肝脓肿;位于肝左外叶脓肿,穿刺易污染腹腔;慢性肝脓肿,应施行经腹切开引流。病程长的慢性局限性厚壁脓肿,也可行肝叶切除或部分肝切除术。多发性小脓肿不宜行手术治疗,但对其中较大的脓肿,也可行切开引流。

(二)护理诊断及合作性问题

1.营养失调

低于机体需要量与高代谢消耗或慢性消耗病程有关。

2.体温过高

其与感染有关。

3.急性疼痛

其与感染及脓肿内压力过高有关。

4.潜在并发症

急性腹膜炎、上消化道出血、感染性休克。

(三)护理目标

患者能维持适当营养,维持体温正常,疼痛减轻;无急性腹膜炎休克等并发症发生。

(四)护理措施

1.术前护理

(1)病情观察,配合抢救中毒性休克。

(2)高热护理:保持病室空气新鲜、通风、温湿度合适,物理降温。衣着适量,及时更换汗湿衣。

(3)维持适当营养:对于非手术治疗和术前的患者,给予高蛋白、高热量饮食,纠正水、电解质平衡失调和低蛋白血症。

（4）遵医嘱正确应用抗生素。

2.术后护理

（1）经皮肝穿刺脓肿置管引流术术后护理：术前做术区皮肤准备，协助医师进行穿刺部位的准确定位。术后向医师询问术中情况及术后有无特殊观察和护理要求。患者返回病房后，观察引流管固定是否牢固，引流液性状，引流管道是否密闭。术后第 2 天或数天开始进行脓腔冲洗，冲洗液选用等渗盐水（或遵医嘱加用抗生素）。冲洗时速度缓慢，压力不宜过高，估算注入液与引出液的量。每次冲洗结束后，可遵医嘱向脓腔内注入抗生素。待到引流出或冲洗出的液体变清澈，B超检查脓腔直径小于 2 cm 即可拔管。

（2）切开引流术术后护理：切开引流术术后护理遵循腹部手术术后护理的一般要求。除此之外，每天用生理盐水冲洗脓腔，记录引流液量，少于 10 mL 或脓腔容积小于 15 mL，即考虑拔除引流管，改凡士林纱布引流，致脓腔闭合。

3.健康指导

为了预防肝脓肿疾病的发生，应教育人们积极预防和治疗胆道疾病，及时处理身体其他部位的化脓性感染。告知患者应用抗生素和放置引流管的目的和注意事项，取得患者的信任和配合。术后患者应加强营养和提高抵抗力，定期复查。

（五）护理评价

患者是否能维持适当营养，体温是否正常；疼痛是否减轻，有无急性腹膜炎、上消化道出血、感染性休克等并发症发生。

二、阿米巴性肝脓肿患者的护理

阿米巴性肝脓肿是阿米巴肠病的并发症，阿米巴原虫从结肠溃疡处经门静脉血液或淋巴管侵入肝内并发脓肿。常见于肝右叶顶部，多数为单发性。原虫产生溶组织酶，导致肝细胞坏死、液化组织和血液、渗液组成脓肿。

（一）护理评估

1.健康史

注意询问有无阿米巴痢疾病史。

2.身体状况

阿米巴性肝脓肿有着跟细菌性肝脓肿相似的表现，两者的区别详见表 6-1。

表 6-1　细菌性肝脓肿与阿米巴性肝脓肿的鉴别

鉴别要点	细菌性肝脓肿	阿米巴性肝脓肿
病史	继发于胆道感染或其他化脓性疾病	继发于阿米巴痢后
症状	病情急骤严重，全身中毒症状明显，有寒战、高热	起病较缓慢，病程较长，可有高热，或不规则发热、盗汗
血液化验	白细胞计数及中性粒细胞可明显增加。血液细菌培养可阳性	白细胞计数可增加，如无继发细菌感染液细菌培养阴性。血清学阿米巴抗体检查阳性
粪便检查	无特殊表现	部分患者可找到阿米巴滋养体或结肠溃疡面（乙状结肠镜检）黏液或刮取涂片可找阿米巴滋养体或包囊

续表

鉴别要点	细菌性肝脓肿	阿米巴性肝脓肿
脓液	多为黄白色脓液,涂片和培养可发现细菌	大多为棕褐色脓液,无臭味,镜检有时可到阿米巴滋养体。若无混合感染,涂片和培养无细菌
诊断性治疗	抗阿米巴药物治疗无效	抗阿米巴药物治疗有好转
脓肿	较小,常为多发性	较大,多为单发,多见于肝右叶

3.心理-社会状况

由于病程长,忍受较重的痛苦,担忧预后或经济拮据等原因,患者常有焦虑、悲伤或恐惧反应。

4.辅助检查

基本同细菌性肝脓肿。

5.治疗要点

阿米巴性肝脓肿以非手术治疗为主。应用抗阿米巴药物,加强支持疗法纠正低蛋白、贫血等,无效者穿刺置管闭式引流或手术切开引流,多可获得良好的疗效。

(二)护理诊断及合作性问题

(1)营养失调:低于机体需要量与高代谢消耗或慢性消耗病程有关。

(2)急性疼痛与脓肿内压力过高有关。

(3)潜在并发症:合并细菌感染。

(三)护理措施

1.非手术疗法和术前护理

(1)加强支持疗法:给予高蛋白、高热量和高维生素饮食必要时少量多次输新鲜血、补充丙种球蛋白,增强抵抗力。

(2)正确使用抗阿米巴药物,注意观察药物的不良反应。

2.术后护理

除继续做好非手术疗法护理外,重点做好引流的护理。宜用无菌水封瓶闭式引流,每天更换消毒瓶,接口处保持无菌,防止继发细菌感染。如继发细菌感染需使用抗生素。

(王 卫)

第三节 胆 囊 炎

胆囊炎是最常见的胆囊疾病,常与胆石症同时存在。女性多于男性。胆囊炎分为急性和慢性两种。

一、临床表现

急性胆囊炎可出现右上腹撑胀疼痛,体位改变和呼吸时疼痛加剧,右肩或后背部放射性疼痛,高热,寒战,并可有恶心,呕吐。慢性胆囊炎,常出现消化不良,上腹不适或钝疼,可有恶心,腹胀及嗳气,进食油腻食物后加剧。

胆囊炎并发胆石症者,结石嵌顿时,可引起穿孔,导致腹膜炎,疼痛加重,甚至出现中毒性休克或衰竭。胆囊炎胆石症可加重或诱发冠心病,引起心肌缺血性改变。专家认为胆囊结石是诱发胆囊癌的重要因素之一。胆囊炎胆石症常可引起胰腺炎,由胆管疾病引起的急性胰腺炎约占 50%。

二、治疗

(1)无症状的胆囊结石:根据结石大小、数目,胆囊壁病变确定是否手术及手术时机。应择期行胆囊切除术,有条件医院应用腹腔镜行胆囊切除术。

(2)有症状的胆囊结石:用开放法或腹腔镜方法。

(3)胆囊结石伴有并发症时,如急性、胆囊积液或积脓,急性胆石性胰腺炎胆管结石或胆管炎,应即刻行胆囊切除术。

三、护理

(一)术前护理

(1)按一般外科术前常规护理。

(2)低脂饮食。

(3)急性期应给予静脉输液,以纠正电解质紊乱,输血或血浆,以改善全身情况。

(4)患者如有中毒性休克表现,应先补足血容量,用升压药等纠正休克,待病情好转后手术治疗。

(5)黄疸严重者,有皮肤瘙痒,做好皮肤护理,防止瘙痒时皮肤破损,出现皮肤感染,同时注意黄疸患者,由于胆管内胆盐缺乏,维生素 K 吸收障碍,容易引起凝血功能障碍,术前应注射维生素 K。出现高热者,按高热护理常规护理。

(6)协助医师做好各项检查,如肝功能、心电图、凝血酶原时间测定、超声波、胆囊造影等,肝功能损害严重者应给予保肝治疗。

(7)需做胆总管与胆管吻合术时,应做胆管准备。

(8)手术前一天晚餐禁食,术晨按医嘱留置胃管,抽尽胃液。

(二)术后护理

(1)按一般外科手术后护理常规及麻醉后护理常规护理。

(2)血压平稳后改为半坐卧位,以利于引流。

(3)禁食期间,给予静脉输液。维持水电解质平衡。

(4)停留胃管,保持胃管通畅,观察引流液性质并记录量,术后 2~3 天肠蠕动恢复正常,可拔除胃管,进食流质,以后逐渐改为低脂半流,注意患者进食后反应。

(5)注意腹部伤口渗液,如渗液多应及时更换敷料。

(6)停留 T 管引流,保持胆管引流管通畅,并记录 24 小时引流量及性质。

(7)引流管停留时间长,引流量多者,要注意患者饮食及消化功能,食欲差者,可口服去氧胆酸、胰酶片或中药。

(8)胆总管内有残存结石或泥沙样结石,术后两周可行 T 管冲洗。

(9)防止 T 管脱落,除手术时要固定牢靠外,应将 T 管用别针固定于腹带上。

（10）防止逆行感染。T管引流所接的消毒引流瓶（袋）每周更换两次，更换引流袋要在无菌操作下进行。腹壁引流伤口每天更换敷料一次。

（11）注意水电解质平衡，注意有无低钾、低钠症状出现，注意黄疸消退情况。

（12）拔T管指征及注意事项：一般术后10～14天，患者无发热、无腹痛、大便颜色正常，黄疸消退，胆汁引流量逐日减少至50 mL以下，胆汁颜色正常，呈金黄色、澄清时，用低浓度的胆影葡胺做T管造影，以了解胆管远端是否通畅，如通畅可试行钳夹T管或提高T管距离腋后线10～20 mL，如有上腹胀痛、发热、黄疸加深等情况出现，说明胆管下端仍有梗阻，应即开放引流管，继续引流，如钳夹T管48小时后无任何不适，方可拔管。拔管后1～2天可有少量胆汁溢出，应及时更换敷料，如有大量胆汁外溢应报告医师处理。拔管后还应观察患者食欲及腹胀、腹痛、黄疸、体温和大便情况。

（王　卫）

第四节　胆　石　症

一、疾病概述

（一）概念

胆石症是指胆管系统任何部位发生的结石，包括发生在胆囊和胆管内的结石，是胆管系统的最普遍疾病。其发病率随年龄增长而增高。在我国，胆石症已由以胆管的胆色素结石为主转变为胆囊的胆固醇结石为主，胆石症的患病率为0.9%～10.1%，平均5.6%；男女比例为1：2.57。近20余年来，随着影像学（B超、CT及MRI等）检查的普及，在自然人群中，胆石症的发病率达10%左右，国内尸检结果报告，胆石症的发生率为7%。随着生活水平的提高及饮食习惯的改变，胆石症的发生率有逐年增高的趋势，我国的胆结石以胆管的胆色素结石为主逐渐转变为以胆囊的胆固醇结石为主。

（二）相关病理生理

多年来的研究已证明，胆石是在多种因素影响下，经过一系列病理生理过程而形成的。这些因素包括胆汁成分的改变、过饱和胆汁或胆固醇呈过饱和状态、胆汁囊泡及胆固醇单水晶体的沉淀、促成核因子与抗成核因子的失调、胆囊功能异常、氧自由基的参与及胆管细菌、寄生虫感染等。部分胆管结石并不引起后果。一般胆石引起胆囊炎、结石嵌顿或阻塞胆管是重要和常见的后果。小的胆囊结石可移动到胆囊管、胆总管而使其发生堵塞，还可到达十二指肠内胆总管的末端。

（三）胆石的成因

胆石的成因非常复杂，迄今仍未完全明确，可能是多种因素综合作用的结果。有大量的研究探讨并从不同的侧面阐述了胆石的成因，提出了诸如胆固醇过饱和学说、β-葡萄糖醛酸苷酶学说、胆红素钙沉淀-溶解平衡学说等。随着生物医学的不断发展，人们对胆石形成诱因的认识也在不断深入。主要归纳为以下几个方面。

1.胆管感染

各种原因所致胆汁滞留,细菌或寄生虫侵入胆管而致感染。细菌产生的 β-葡萄糖醛酸酶和磷脂酶能水解胆汁中的脂质,使可溶性的结合胆红素水解为游离胆红素,后者与钙结合形成胆红素钙,促使胆色素结石形成。

2.胆管异物

胆汁中的脱落上皮、炎症细胞、寄生虫残体和虫卵可构成胆红素钙结石的核心。胆管手术后的手术线结或 Oddi 括约肌功能紊乱时,食物残渣随肠内容物反流入胆管成为结石形成的核心。

3.胆管梗阻

胆管梗阻引起胆汁淤滞,胆汁排出受阻,为胆红素钙的析出、沉淀、成核、聚积成石做了时间上的准备。其中的胆色素在细菌的作用下分解为非结合性胆红素,形成胆色素结石。

4.代谢因素

胆汁内的主要成分为胆盐、磷脂酰胆碱和胆固醇。正常情况下,保持相对高的浓度而又成溶解状态,3 种成分按一定比例组成。胆固醇一旦代谢失调,如回肠切除术后,胆盐的肝肠循环被破坏,3 种成分聚合点落在 ABC 曲线范围外,即可使胆固醇呈过饱和状态并析出、沉淀、结晶,从而形成胆固醇结石。此外,胆汁中的某些成核因子(如糖蛋白、黏蛋白和 Ca^{2+} 离子等)有明显的促成核作用,缩短了成核时间,促进结石的生长。

5.胆囊功能异常

胆囊排空障碍,淤胆是胆囊结石形成的动力学机制,为结石生长提供了充足的时间和空间。

6.其他

雌激素会影响肝内葡萄糖醛酸胆红素的形成,使非结合胆红素增高,而雌激素又影响胆囊排空,引起胆汁淤滞,促发结石形成。绝经后用雌激素者,胆结石发病率明显增高;遗传因素与胆结石的成因有关。

(四)胆石的分类

从胆石含有的化学成分的种类来看,所有的胆石都大致相同,有胆固醇、胆红素、糖蛋白、脂肪酸、胆汁酸、磷脂等有机物,碳酸盐、磷酸盐等无机盐,以及钙、镁、铜、铁等十余种金属元素。但不同的结石中,各种化学成分的含量却差别甚大。

根据结石的主要成分将常见的结石分为三大类:胆固醇结石、胆色素结石和混合性结石。其中以胆固醇结石最为多见。其他少见的结石有以脂肪酸盐为主要成分的脂肪酸盐结石、以蛋白质为主要成分的蛋白结石。①胆固醇结石:主要成分是胆固醇。成石诱因为脂类代谢紊乱。结石质坚,色白或浅黄。80%胆固醇结石位于胆囊内。小结石可通过胆囊管降入胆总管成为继发性胆总管结石;肝内胆管结石中虽然也有胆固醇结石,但极罕见。②胆色素结石:分为棕色胆色素结石和黑色胆色素结石两个亚类,主要成分都是胆红素的化合物,包括胆红素酸与钙等金属离子形成的盐和螯合型高分子聚合物。③混合型结石。

根据胆石在胆管中的位置分类,可分为:①胆囊结石,指位于胆囊内的结石。其中 70%以上是胆固醇结石。②肝外胆管结石。③肝内胆管结石。其中胆囊结石约占结石总数的 50%。

1.胆囊结石

(1)概念:胆囊结石是指发生在胆囊内的结石,常与急性胆囊炎并存。胆囊结石是胆管系统的常见病、多发病。在我国,其患病率为 7%～10%,其中 70%～80%的胆囊结石为胆固醇结石,约 25%为胆色素结石。多见于女性,男女比例为 1：(2～3)。40 岁以后发病率随着年龄增长呈增高的趋势,随着年龄增长性别差异逐渐缩小,老年男女发病比例基本相等。

(2)病因:对胆囊结石,尤其是胆固醇结石成因的研究一度成为胆管外科的热点。研究表明,胆囊结石的形成不仅有多种生物学因素的影响,遗传因素和环境因素也是不可忽视的条件。胆囊结石是综合性因素作用的结果,主要与胆汁中胆固醇过饱和、胆固醇成核过程异常及胆囊功能异常有关。这些因素引起胆汁的成分和理化性质发生变化,使胆汁中的胆固醇呈过饱和状态,沉淀析出、结晶而形成结石。胆囊结石有明显的"4F 征",即 female(女性)、forty(40 岁)、fat(肥胖)、fertile(多产次)。此外,相关疾病也与胆石症的发生有关,如肝硬化患者的胆石症患病率高于非肝硬化患者;糖尿病患者的胆石症患病率也明显增高;多数胆囊结石含有胆固醇部分,而胆固醇饱和指数与血脂有关,故胆囊结石与血清总胆固醇水平呈正相关;胃切除术后,患者容易并发胆石症。

(3)病理生理:饱餐、进食油腻食物后胆囊收缩,或睡眠时体位改变致结石移位并嵌顿于胆囊颈部,导致胆汁排出受阻,胆囊强烈收缩而发生胆绞痛。结石长时间持续嵌顿和压迫胆囊颈部,或排入并嵌顿于胆总管,临床可出现胆囊炎、胆管炎或梗阻性黄疸,称为 Mirizzi 综合征。较小的结石可经过胆囊管排入胆总管,形成继发性胆管结石。进入胆总管的结石在通过胆总管下端时可损伤 Oddi 括约肌或嵌顿于壶腹部引起胆源性胰腺炎;较大结石可经胆囊十二指肠瘘进入小肠引起个别患者发生胆石性肠梗阻。此外,结石及炎症反复刺激胆囊黏膜可诱发胆囊癌。若胆囊结石长期嵌顿而未合并感染时,积聚于胆囊胆汁中的胆色素被胆囊膜吸收,加上胆囊分泌的黏性物质而形成胆囊积液,积液呈无色透明,称为白色胆汁。

(4)临床表现:部分单发或多发的胆囊结石,在胆囊内自由存在,不易发生嵌顿,很少产生症状,被称为无症状胆囊结石。约 30% 的胆囊结石患者可终身无临床症状。仅于体检或手术时发现的结石称为静止性结石。单纯性胆囊结石,未合并梗阻或感染时,在早期常无临床症状,大多数是在常规体检、手术或尸体解剖中偶然发现,或仅有轻微的消化系统症状被误认为是胃病而没有及时就诊。当结石嵌顿时,则可出现明显症状和体征。

(5)症状:①胆绞痛为典型的首发症状,表现为突发的右上腹、阵发性剧烈绞痛。临床症状也可在几小时后自行缓解。常发生于饱餐、进食油腻食物后或睡眠时,是由于油腻饮食后胆囊素大量分泌,胆囊平滑肌痉挛,收缩功能增强,引起胆囊内压力增高;加之胆汁酸刺激胆囊黏膜,胆囊壁充血、水肿、炎性物质渗出,导致急性胆囊炎发生;或由于睡眠时体位改变,导致结石移位并嵌顿于胆囊颈部,胆汁不能通过胆囊颈和胆囊管排出,导致胆囊内压力增高,胆囊强烈收缩所致。有部分患者可以在几小时后临床症状自行缓解。如果胆囊结石嵌顿持续不缓解,胆囊继续增大、积液,甚至合并感染,从而进展为急性胆囊炎。如果治疗不及时,少部分患者可以进展为急性化脓性胆囊炎或胆囊坏疽,严重时可发生胆囊穿孔,临床后果严重。多数患者有右肩部、肩胛部或背部放射性疼痛,常伴有恶心、呕吐、厌油、腹胀等消化不良症状。②消化道症状主要表现为上腹部或右上腹部闷胀不适、饱胀、嗳气、恶心、呕吐、厌食、呃逆等非特异性的消化道症状。大多数患者仅在进食后,特别是进食油腻食物后,胃肠道症状更明显,服用治"胃病"药物多可缓解,易被误诊。

(6)体征:①腹部体征有时可在右上腹部触及肿大的胆囊。可有右上腹胆囊区压痛,若继发感染,右上腹部可有明显压痛、肌紧张或反跳痛。检查者将左手平放于患者右肋部,拇指置于右腹直肌外缘与肋弓交界处,嘱患者缓慢深吸气,使肝脏下移,若患者因拇指触及肿大的胆囊引起疼痛而突然屏气,称为 Murphy 征阳性。②胆囊结石形成 Mirizzi 综合征时黄疸明显。黄疸时常有尿色变深、粪色变浅。

(7)辅助检查:①腹部超声是胆囊结石病首选的诊断方法,特异性高、诊断准确率高达96%。②口服胆囊造影,胆囊显影率很高,可达80%,故可发现胆囊内,甚至肝外胆管内有无结石存在。但由于显影受到较多因素的影响,故诊断胆囊结石的准确率仅为50%~60%。③CT 或 MRI 检查,经 B 超检查未能发现病变时,可进一步做 CT 或 MRI 检查。CT 检查对含钙的结石敏感性很高,常可显示直径为 2 mm 的小结石,CT 检查诊断胆石的准确率可在80%~90%。平扫即可显示肝内胆管总肝管、胆总管及胆囊内的含钙量高的结石;经口服或静脉注射造影剂后,CT 可显示胆色素性结石和混合性结石,亦能显示胆囊内的泥沙样结石。CT 检查对单纯胆固醇性结石有时易发生漏诊。近年来,MRI 检查诊断技术已逐渐应用于临床,其对胆石的诊断正确率也很高。由于 CT 或 MRI 检查的费用较昂贵,所以一般不作为首选的检查方法。

(8)主要处理原则:胆囊结石治疗的历史较长、方法较多,但仍以外科手术治疗为主。胆石症的治疗目的在于缓解症状、消除结石、减少复发、避免并发症的发生。急性发作期宜先行非手术治疗,待症状控制后,进一步检查,明确诊断;如病情严重,非手术治疗无效,应在初步诊断的基础上及时进行手术治疗。

(9)非手术治疗:①适应证,初次发作的青年患者;经非手术治疗症状迅速缓解者;临床症状不典型者;发病已逾 3 天,无紧急手术指征且在非手术治疗下症状有消退者。合并严重心血管疾病不能耐受手术的老年患者。②常用的非手术疗法主要包括卧床休息、禁饮食、低脂饮食或胃肠减压、输液、纠正水电解质和酸碱平衡紊乱、合理使用抗生素、解痉止痛和支持对症处理。有休克应加强抗休克的治疗,如吸氧、维持血容量、及时使用升压药物等。还可采用溶石疗法、排石疗法、体外冲击波碎石治疗等。

(10)手术治疗:①适应证,胆囊造影时胆囊不显影;结石直径超过 2 cm;胆囊萎缩或瓷样胆囊;B 超提示胆囊局限性增厚;病程超过 5 年,年龄在 50 岁以上的女性患者;结石嵌顿于颈部或胆囊管;慢性胆囊炎,结石反复发作引起临床症状;无症状,但结石已充满整个胆囊。②胆囊切除术是胆囊结石治疗的首选方法。但对无症状的胆囊结石,一般无须立即手术切除胆囊,只需观察和随诊。根据病情选择经腹或腹腔镜作胆囊切除术。继发胆管感染的患者,最好是待控制急性感染发作和缓解症状后再择期手术治疗。

2.胆管结石

(1)概念:胆管结石为发生在肝内、外胆管的结石。又分为原发性和继发性胆管结石。原发于胆囊的结石迁徙到肝外胆管,称继发性胆管结石;不是来自胆囊,而是直接在肝外胆管生成的结石,称原发性胆管结石。因此,凡是不伴有胆囊结石者可确认为原发性胆管结石。但伴有胆囊结石的胆管结石是原发性还是继发性,要具体分析。肝内胆管结石无论是否合并胆囊结石,均为原发性胆管结石。

(2)病因:胆管结石的主要原因包括胆汁淤滞、细菌感染和脂类代谢异常。肝外胆管结石的形成除上述原因外,胆管内异物,如虫卵和蛔虫的尸体亦可成为结石的核心;胆囊内结石或肝内胆管结石在某些因素作用下进入肝外胆管(左右肝管汇合部以下)引起肝外胆管结石。

(3)病理生理:胆管结石所致的病理生理改变与结石的部位、大小及病史的长短有关。胆管结石可引起胆管不同程度的梗阻,梗阻可使近端胆管呈现不同程度的扩张、管壁增厚、胆汁滞留在胆管内;胆管壁的充血、水肿进一步加重梗阻,使之从不完全梗阻变为完全性梗阻而出现梗阻性黄疸。胆管的完全性梗阻可激发化脓性感染,引起急性梗阻性化脓性胆管炎;脓液在胆管内积聚,使胆管内压力继续升高,当胆管内压力超过 2.0 kPa(15 mmHg)时,细菌和毒素可随胆汁逆流入血,引起脓毒血症;当感染致胆管壁坏死、破溃,甚至形成胆管与肝动脉或门静脉瘘时,可并发胆管大出血。胆管的梗阻和化脓性感染可造成肝细胞损害,甚至肝细胞坏死或形成肝源性肝脓肿;长期梗阻和/或反复发作可引起胆汁性肝硬化和门静脉高压症。当结石嵌顿于胆总管壶腹部时,可造成胰液排出受阻甚至发生逆流而引起胆源性急、慢性胰腺炎。

肝内胆管结石可局限于一叶或一段肝内,也可弥漫分布于所有肝内胆管,临床以左叶及右叶肝内胆管结石多见。其基本病理生理改变为结石导致的肝内胆管狭窄或扩张、胆管炎及肝纤维组织增生、肝硬化、萎缩,甚至癌变。

(4)分类:根据胆管结石发病的病因,胆管结石可分为原发性胆管结石和继发性胆管结石。在胆管内形成的结石称为原发性胆管结石,以胆色素结石和混合性结石多见。胆管内结石来自胆囊结石者,称为继发性胆管结石,以胆固醇结石多见。根据结石所在的部位,胆管结石可分为肝外胆管结石和肝内胆管结石。肝管分叉部以下的胆管结石为肝外胆管结石,肝管分叉部以上的胆管结石为肝内胆管结石。

(5)临床表现:取决于胆管有无梗阻、感染及其程度。当结石阻塞胆管并继发感染时,典型的表现是反复发作的腹痛、寒战高热和黄疸,称为查科三联征。

肝外胆管结石:①腹痛多为剑突下或右上腹部阵发性绞痛,或持续性疼痛、阵发性加剧,呈阵发性刀割样,疼痛常向右肩背部放射。这是由于结石下移嵌顿于胆总管下端或壶腹部,刺激胆管平滑肌,引起 Oddi 括约肌痉挛收缩和胆管高压所致。②寒战、高热是结石阻塞胆管并继发感染后引起的全身性中毒症状。由于胆管梗阻,胆管内压升高,感染随胆管逆行扩散,细菌和毒素通过肝窦入肝静脉进入体循环,引起菌血症或毒血症。多发生于剧烈腹痛后,体温可高达 39～40 ℃,呈弛张热热型,伴有寒战。③黄疸是胆管梗阻后胆红素逆流入血所致。胆管结石嵌于 Vater 壶腹部不缓解,1～2 天后即可出现黄疸。患者首先表现为尿黄,接着出现巩膜黄染,然后出现皮肤黄染伴瘙痒。黄疸的程度取决于梗阻的程度及是否继发感染,若梗阻不完全或结石有松动,则黄疸程度轻,且呈波动性;若为完全性梗阻,则黄疸呈进行性加深。若梗阻性黄疸长期未得到解决,将会导致严重的肝功能损害。部分患者结石嵌顿不重,阻塞的胆管近端扩张,胆石可漂移上浮,或小结石通过壶腹部排入十二指肠,使上述症状缓解。间歇性黄疸是肝外胆管结石的特点。④消化道症状多数患者有恶心、腹胀、嗳气、厌食油腻食物等。

肝内胆管结石:常与肝外胆管结石并存,其临床表现与肝外胆管结石相似。一般没有肝外胆管结石那样典型和严重。位于周围胆管的小结石平时可无症状。当胆管梗阻和感染仅发生在部分肝叶、段胆管时,患者可无症状或仅有轻微的肝区和患侧背部胀痛。位于Ⅱ、Ⅲ级胆管的结石平时只有肝区不适或轻微疼痛。结石位于Ⅰ、Ⅱ级胆管或整个肝内胆管充满结石,患者会有肝区胀痛,常无胆绞痛,一般无黄疸。若一侧肝内胆管结石合并感染而未能及时治疗,并发展为叶、段胆管积脓或肝脓肿时,则出现寒战、高热、轻度黄疸,甚至休克,称为急性梗阻性化脓性胆管炎(acute obstructive suppurative cholangitis, AOSC)。1983 年,我国胆管外科学组建议将原"AOSC"改称为急性重症胆管炎(acute cholangitis of sever type, ACST),因为,胆管梗阻引起的急性化脓性胆管炎并非全部表现为 AOSC,还有一部分表现为没有休克的轻型急性化脓性胆管炎,而且后者为多数。因此,目前在我国,AOST 一词已逐渐被废弃,被更能反映实际病因、病例特点的 ACST 替代。患者可由于长时间发热、消耗而出现消瘦、体弱等表现。部分患者可有肝大、肝区压痛和叩痛等体征。

(6)辅助检查:①实验室检查,血常规检查可见血白细胞计数和中性粒细胞比例明显升高;血清胆红素、转氨酶和碱性磷酸酶升高。尿液检查示尿胆红素升高,尿胆原降低甚至消失,粪便检查示粪中尿胆原减少。高热时血细菌培养阳性,以大肠埃希菌最多见,厌氧菌感染也属常见。②影像学检查,B超诊断肝内胆管结石的准确率可达100%。检查可显示胆管内结石影,提示胆石存在的部位、胆管有无扩张、有无肝萎缩。同时可提供是否合并肝硬化、脾大、门静脉高压及肝外胆管结石等信息。PTC、ERCP或MRCP等检查可显示梗阻部位、程度、结石大小和数量等。

(7)处理原则:以手术治疗为主。原则为解除胆管梗阻或狭窄,取净结石,去除感染灶。肝内胆管结石的治疗难度明显高于肝外胆管结石。胆管术后常放置T引流管。主要目的是:①引流胆汁和减压,防止因胆汁排出受阻导致胆总管内压力增高、胆汁外漏而引起胆汁性腹膜炎。②引流残余结石,使胆管内残余结石,尤其是泥沙样结石通过T管排出体外。③支撑胆管,防止胆总管切口瘢痕狭窄、管腔变小、粘连狭窄等。④经T管溶石或造影等。

此外,术后注意调整水、电解质及酸碱失衡,合理应用抗生素,注意保护肝功能。

二、护理评估

(一)一般评估

1.生命体征(T、P、R、BP)

胆石症患者如与细菌感染并存,可出现体温偏高,疼痛刺激可能会导致心率加快、呼吸频率加快、血压上升,应监测生命体征的变化。还要注意评估患者的神志、皮肤色泽、肢端循环、尿量等,以判断有无休克的发生。

2.患者主诉

腹痛、腹胀、恶心等不适症状,发病及诊治经过等。

3.相关记录

体重、体位、饮食、面容与表情、皮肤、出入量等。

(二)身体评估

1.视诊

面部表情、皮肤黏膜颜色(黄疸、贫血)、体态、体位、腹部外形等。

2.触诊

(1)腹部触诊:腹壁紧张度、压痛与反跳痛、腹腔内包块。

(2)胆囊触诊:胆囊肿大、Murphy征等。

3.叩诊

胆囊叩击痛(胆囊炎的重要体征)。

4.听诊

一般无特殊。

(三)心理-社会评估

患者在疾病治疗过程中的心理反应与需求,家庭及社会支持情况,引导患者正确配合疾病的治疗与护理。

(四)辅助检查阳性结果评估

1.实验室检查

胆管结石血常规检查可见血白细胞计数和中性粒细胞比例明显升高;血清胆红素、转氨酶和碱性磷酸酶升高,凝血酶原时间延长。尿液检查示尿胆红素升高,尿胆原降低甚至消失,粪便检查示粪中尿胆原减少。

2.影像学检查

胆囊结石 B 超检查可显示胆囊内结石影;胆管结石可显示胆管内结石影,近端胆管扩张。PTC、ERCP 或 MRCP 等检查可显示梗阻部位、程度、结石大小和数量等。

(五)治疗效果的评估

1.非手术治疗评估要点

生命体征平稳、疼痛缓解。

2.手术治疗评估要点

(1)患者自觉症状:有无腹痛、恶心、呕吐的情况。

(2)生命体征稳定,无腹部疼痛(术后伤口疼痛除外)。

(3)腹部及全身体征:腹部无阳性体征、肠鸣音恢复正常、皮肤无黄染及瘙痒等不适。

(4)伤口愈合情况:一期愈合。

(5)T 管引流的评估:引流液色泽正常、引流量逐渐减少。

(6)结合辅助检查:如胆管造影无结石残留或结合 B 超检查判断。

三、主要护理诊断(问题)

(一)疼痛

疼痛与胆囊结石突然嵌顿、胆汁排空受阻致胆囊强烈收缩及手术后伤口疼痛有关。

(二)体温过高

体温过高与细菌感染致急性胆囊炎或胆管结石梗阻导致急性胆管炎有关。

(三)知识缺乏

知识缺乏与缺乏胆石症和腹腔镜手术相关知识、引流管及饮食保健知识有关。

(四)有体液不足的危险

危险与恶心、呕吐及感染性休克有关。

(五)营养失调

低于机体需要量与胆汁流动途径受阻有关。

(六)焦虑

焦虑与手术及不适有关。

(七)潜在并发症

1.术后出血

术后出血与术中结扎血管线脱落、肝断面渗血及凝血功能障碍有关。

2.胆瘘

胆瘘与胆管损伤、胆总管下端梗阻、T 管引流不畅等有关。

3.胆管感染

胆管感染与腹部切口及多种置管(引流管、尿管、输液管)有关。

4.胆管梗阻

胆管梗阻与手术及引流不畅有关。

5.水、电解质平衡紊乱

水、电解质平衡紊乱与患者恶心、呕吐、体液补充不足有关。

6.皮肤受损

皮肤受损与胆管梗阻、胆盐沉积致皮肤黄疸、瘙痒及术后胆汁渗漏有关。

四、主要护理措施

(一)减轻或控制疼痛

根据疼痛的程度,采取非药物或药物方法止痛。

1.加强观察

观察疼痛的程度、性质;发作的时间、诱因及缓解的相关因素;与饮食、体位、睡眠的关系;腹膜刺激征及 Murphy 征是否阳性等,为进一步治疗和护理提供依据。

2.卧床休息

协助患者采取舒适体位,指导其有节律的深呼吸,达到放松和减轻疼痛的效果。

3.合理饮食

根据病情指导患者进食清淡饮食,忌食油腻食物;病情严重者予以禁食、胃肠减压,以减轻腹胀和腹痛。

4.药物止痛

对诊断明确的剧烈疼痛者,可遵医嘱通过口服、注射等方式给予消炎利胆、解痉或止痛药,以缓解疼痛。

(二)降低体温

根据患者的体温情况,采取物理降温和/或药物降温的方法尽快降低患者的体温。遵医嘱应用足量有效的抗菌药,以有效控制感染,恢复患者正常体温。

(三)营养支持

对于梗阻未解除的禁食患者,通过胃肠外途径补充足够的热量、氨基酸、维生素、水、电解质等,以维持良好的营养状态。对梗阻已解除、进食量不足者,指导和鼓励患者进食高蛋白、高碳水化合物、高维生素和低脂饮食。

(四)皮肤护理

1.提供相关知识

胆管结石患者常因胆管梗阻致胆汁淤滞、胆盐沉积而引起皮肤瘙痒等,应告知患者相关知识,不可用手抓挠,防止抓破皮肤。

2.保持皮肤清洁

可用温水擦洗皮肤,减轻瘙痒。瘙痒剧烈者,遵医嘱使用外用药物和/或其他药物治疗。

3.注意引流管周围皮肤的护理

若术后放置引流管,应注意其周围皮肤的护理。若引流管周围见胆汁样渗出物,应及时更换被胆汁浸湿的敷料,局部皮肤涂氧化锌软膏,防止胆汁刺激和损伤皮肤。

(五)心理护理

关心体贴患者,使患者保持良好情绪,减轻焦虑,安心接受治疗与护理。

（六）并发症的预防与护理

1.出血的预防和护理

术后早期出血的原因多由于术中结扎血管线脱落、肝断面渗血及凝血功能障碍所致,应加强预防和观察。

（1）卧床休息:对于肝部分切除术后的患者,术后应卧床 3～5 天,以防过早活动致肝断面出血。

（2）改善和纠正凝血功能:遵医嘱予以维生素 K_1 10 mg 肌内注射,每天 2 次,以纠正凝血机制障碍。

（3）加强观察:术后早期若患者腹腔引流管内引流出血性液增多,每小时 100 mL,持续 3 小时以上,或患者出现腹胀、腹围增大,伴面色苍白、脉搏细速、血压下降等表现时,提示患者可能有腹腔内出血,应立即报告医师,并配合医师进行相应的急救和护理。治疗上如经积极的保守治疗效果不佳,则应及时采用介入治疗或手术探查止血。

2.胆瘘的预防和护理

胆管损伤、胆总管下端梗阻、T 管引流不畅等均可引起胆瘘。

（1）加强观察:术后患者若出现发热、腹胀、腹痛等腹膜炎的表现,或患者腹腔引流液呈黄绿色胆汁样,常提示患者发生胆瘘。应及时与医师联系,并配合进行相应处理。

（2）妥善固定引流管:无论是腹腔引流管还是 T 管,均应用缝线或胶布将其妥善固定于腹壁,避免将管道固定在床上,以防患者在翻身或活动时被牵拉而脱出,T 管引流袋挂于床旁应低于引流口平面。对躁动及不合作的患者,应采取相应的防护措施,防止脱出。

（3）保持引流通畅:避免腹腔引流管或 T 管扭曲、折叠及受压,定期从引流管的近端向远端挤捏,以保持引流通畅,术后 5～7 天内,禁止加压冲洗引流管。

（4）观察引流情况:定期观察并记录引流管引出胆汁的量、颜色及性质。正常成人每天分泌胆汁的量为 800～1 200 mL,呈黄绿色、清亮、无沉渣、有一定黏性。术后 24 小时内引流量为 300～500 mL,恢复进食后,每天可有 600～700 mL,以后逐渐减少至每天 200 mL 左右。术后 1～2 天胆汁的颜色可呈淡黄色、混浊状,以后逐渐加深、清亮。若胆汁突然减少甚至无胆汁引出,提示引流管阻塞、受压、扭曲、折叠或脱出,应及时查找原因和处理;若引出胆汁量较多,常提示胆管下端梗阻,应进一步检查,并采取相应的处理措施。

3.感染的预防和护理

（1）采取合适体位:病情允许时应采取半坐或斜坡卧位,以利于引流和防止腹腔内渗液积聚于膈下而发生感染;平卧时引流管的远端不可高于腋中线,坐位、站立或行走时不可高于腹部手术切口,以防止引流液和/或胆汁逆流而引起感染。

（2）加强皮肤护理:每天清洁、消毒腹壁引流管口周围皮肤,并覆盖无菌纱布,保持局部干燥,防止胆汁浸润皮肤而引起炎症反应。

（3）加强引流管护理:定期更换引流袋,并严格执行无菌技术操作。

（4）保持引流通畅:避免腹腔引流管或 T 管扭曲、折叠和滑脱,以免胆汁引流不畅、胆管内压力升高而致胆汁渗漏和腹腔内感染。

（七）T 管拔管的护理

若 T 管引流出的胆汁色泽正常,且引流量逐渐减少,可在术后 10 天左右,试行夹管 1～2 天,夹管期间应注意观察病情,患者若无发热、腹痛、黄疸等症状,可经 T 管做胆管造影,如造影无异常发现,在持续开放 T 管 24 小时充分引流造影剂后,再次夹管 2～3 天,患者仍无不适时即可拔管。拔管后残留窦道可用凡士林纱布填塞,1～2 天可自行闭合。若胆管造影发现有结石残留,则需保留 T 管 6 周以上,再做取石或其他处理。

五、护理效果评估

(1)患者自觉症状好转(腹痛等不适消失),食欲增加。

(2)疾病愈合良好,无并发症发生。

(3)患者对疾病的心理压力得到及时的调适与干预。

(4)患者依从性较好,并对疾病的治疗和预防有一定的了解。

(王 卫)

第五节 小肠破裂

一、概述

小肠是消化管中最长的一段肌性管道,也是消化与吸收营养物质的重要场所。人类小肠全长 3～9 m,平均 5～7 m,个体差异很大。分为十二指肠、空肠和回肠三部分,十二指肠属上消化道,空肠及其以下肠段属下消化道。

各种外力的作用所致的小肠穿孔称为小肠破裂。小肠破裂在战时和平时均较常见,多见于交通事故、工矿事故、生活事故如坠落、挤压、刀伤和火器伤。小肠可因穿透性与闭合性损伤造成肠管破裂或肠系膜撕裂。小肠占满整个腹部,又无骨骼保护,因此易于受到损伤。由于小肠壁厚,血运丰富,故无论是穿孔修补或肠段切除吻合术,其成功率均较高,发生肠瘘的机会少。

二、护理评估

(一)健康史

了解患者腹部损伤的时间、地点及致伤源、伤情、就诊前的急救措施、受伤至就诊之间的病情变化,如果患者神志不清,应询问目击人员。

(二)临床表现

小肠破裂后在早期即产生明显的腹膜炎的体征,这是因为肠管破裂肠内容物溢出腹腔所致。症状以腹痛为主,程度轻重不同,可伴有恶心及呕吐,腹部检查肠鸣音消失,腹膜刺激征明显。

小肠损伤初期一般均有轻重不等的休克症状,休克的深度除与损伤程度有关外,主要取决于内出血的多少,表现为面色苍白、烦躁不安、脉搏细速、血压下降、皮肤发冷等。若为多发性小肠损伤或肠系膜撕裂大出血,可迅速发生休克并进行性恶化。

(三)辅助检查

1.实验室检查

白细胞计数升高说明腹腔炎症;血红蛋白含量取决于内出血的程度,内出血少时变化不大。

2.X 线检查

X 线透视或摄片检查有无气腹与肠麻痹的征象,因为一般情况下小肠内气体很少,且损伤后伤口很快被封闭,不但膈下游离气体少见,且使一部分患者早期症状隐匿。因此,阳性气腹有诊断价值,但阴性结果也不能排除小肠破裂。

3.腹部 B 超检查

对小肠及肠系膜血肿、腹水均有重要的诊断价值。

4.CT 或磁共振检查

对小肠损伤有一定诊断价值,而且可对其他脏器进行检查,有时可能发现一些未曾预料的损伤,有助于减少漏诊。

5.腹腔穿刺

有混浊的液体或胆汁色的液体,说明肠破裂,穿刺液中白细胞、淀粉酶含量均升高。

(四)治疗原则

小肠破裂的诊断一旦确诊,应立即进行手术治疗。手术方式以简单修补为主。肠管损伤严重时,则应做部分小肠切除吻合术。

(五)心理-社会因素

小肠损伤大多在意外情况下突然发生,加之伤口、出血及内脏脱出的视觉刺激和对预后的担忧,患者多表现为紧张、焦虑、恐惧。应了解其患病后的心理反应,对本病的认知程度和心理承受能力,家属及亲友对其支持情况、经济承受能力等。

三、护理问题

(一)有体液不足的危险

危险与创伤致腹腔内出血、体液过量丢失、渗出及呕吐有关。

(二)焦虑、恐惧

焦虑、恐惧与意外创伤的刺激、疼痛、出血、内脏脱出的视觉刺激及担心疾病的预后等有关。

(三)体温过高

体温过高与腹腔内感染毒素吸收和伤口感染等因素有关。

(四)疼痛

疼痛与小肠破裂或手术有关。

(五)潜在并发症

腹腔感染、肠瘘、失血性休克。

(六)营养失调

低于机体需要量与消化道的吸收面积减少有关。

四、护理目标

(1)患者体液平衡得到维持,生命体征稳定。

(2)患者情绪稳定,焦虑或恐惧减轻,主动配合医护工作。

(3)患者体温维持正常。

(4)患者主诉疼痛有所缓解。

(5)护士密切观察病情变化,如发现异常,及时报告医师,并配合处理。

(6)患者体重不下降。

五、护理措施

(一)一般护理

1.伤口处理

对开放性腹部损伤者,妥善处理伤口,及时止血和包扎固定。若有肠管脱出,可用消毒或清洁器皿覆盖保护后再包扎,以免肠管受压、缺血而坏死。

2.病情观察

密切观察生命体征的变化,每15分钟测定脉搏、呼吸、血压一次。重视患者的主诉,若主诉心慌、脉快、出冷汗等,及时报告医师。不注射止痛药(诊断明确者除外),以免掩盖伤情。不随意搬动伤者,以免加重病情。

3.腹部检查

每30分钟检查一次腹部体征,注意腹膜刺激征的程度和范围变化。

4.禁食和灌肠

禁食和灌肠可避免肠内容物进一步溢出,造成腹腔感染或加重病情。

5.补充液体和营养

注意纠正水、电解质及酸碱平衡失调,保证输液通畅,对伴有休克或重症腹膜炎的患者可进行中心静脉补液,这不仅可以保证及时大量的液体输入,而且有利于中心静脉压的监测,根据患者具体情况,适量补给全血、血浆或人血白蛋白,尽可能补给足够的热量和蛋白质、氨基酸及维生素等。

(二)心理护理

关心患者,加强交流,讲解相关病情、治疗方式及预后,使患者了解自己的病情,消除患者的焦虑和恐惧,保持良好的心理状态,并与其一起制定合适的应对机制,鼓励患者,增加治疗的信心。

(三)术后护理

1.妥善安置患者

麻醉清醒后取半卧位,有利于腹腔炎症的局限,改善呼吸状态。了解手术的过程,查看手术的部位,对引流管、输液管、胃管及氧气管等进行妥善固定,做好护理记录。

2.监测病情

观察患者血压、脉搏、呼吸、体温的变化。注意腹部体征的变化。适当应用止痛药,减轻患者的不适。若切口疼痛明显,应检查切口,排除感染。

3.引流管的护理

腹腔引流管保持通畅,准确记录引流液的性状及量。腹腔引流液应为少量血性液,若为绿色或褐色渣样物,应警惕腹腔内感染或肠瘘的发生。

4.饮食

继续禁食、胃肠减压,待肠功能逐渐恢复、肛门排气后,方可拔除胃肠减压管。拔除胃管当日可进清流食,第2天进流质饮食,第3天进半流食,逐渐过渡到普食。

5.营养支持

维持水、电解质和酸碱平衡,增加营养。维生素主要是在小肠被吸收,小肠部分切除后,要及时补充维生素 C、维生素 D、维生素 K 和复合 B 族维生素等维生素和微量元素钙、镁等,可经静脉、肌内注射或口服进行补充,预防贫血,促进伤口愈合。

(四)健康教育

(1)注意饮食卫生,避免暴饮暴食,进易消化食物,少食刺激性食物,避免腹部受凉和饭后剧烈活动,保持排便通畅。

(2)注意适当休息,加强锻炼,增加营养,特别是回肠切除的患者要长期定时补充维生素 B_{12} 等营养素。

(3)定期门诊随访。若有腹痛、腹胀、停止排便及伤口红、肿、热、痛等不适,应及时就诊。

(4)加强社会宣传,增进劳动保护、安全生产、安全行车、遵守交通规则等知识,避免损伤等意外的发生。

(5)普及各种急救知识,在发生意外损伤时,能进行简单的自救或急救。

(6)无论腹部损伤的轻重,都应经专业医务人员检查,以免贻误诊治。

(王　卫)

第六节　肠　梗　阻

肠腔内容物不能正常运行或通过肠道发生障碍时,称为肠梗阻,是外科常见的急腹症之一。

一、疾病概要

(一)病因和分类

1.按梗阻发生的原因分类

(1)机械性肠梗阻:最常见,是由各种原因引起的肠腔变窄、肠内容物通过障碍。主要原因:①肠腔堵塞:如寄生虫、粪块、异物等。②肠管受压:如粘连带压迫、肠扭转、嵌顿性疝等。③肠壁病变:如先天性肠道闭锁、狭窄、肿瘤等。

(2)动力性肠梗阻:较机械性肠梗阻少见。肠管本身无病变,梗阻原因是神经反射和毒素刺激引起肠壁功能紊乱,致肠内容物不能正常运行。可分为:①麻痹性肠梗阻:常见于急性弥漫性腹膜炎、腹部大手术、腹膜后血肿或感染等。②痉挛性肠梗阻:由于肠壁肌肉异常收缩所致,常见于急性肠炎或慢性铅中毒。

(3)血运性肠梗阻:较少见。由于肠系膜血管栓塞或血栓形成,使肠管血运障碍,继而发生肠麻痹,肠内容物不能通过。

2.按肠管血运有无障碍分类

(1)单纯性肠梗阻:无肠管血运障碍。

(2)绞窄性肠梗阻:有肠管血运障碍。

3.按梗阻发生的部位分类

高位性肠梗阻(空肠上段)和低位性肠梗阻(回肠末段和结肠)。

4.按梗阻的程度分类

完全性肠梗阻(肠内容物完全不能通过)和不完全性肠梗阻(肠内容物部分可通过)。

5.按梗阻病情的缓急分类

急性肠梗阻和慢性肠梗阻。

(二)病理生理

1.肠管局部的病理生理变化

(1)肠蠕动增强:单纯性机械性肠梗阻,梗阻以上的肠蠕动增强,以克服肠内容物通过的障碍。

(2)肠管膨胀:肠腔内积气、积液所致。

(3)肠壁充血水肿、血运障碍,严重时可导致坏死和穿孔。

2.全身性病理生理变化

(1)体液丢失和电解质、酸碱平衡失调。

(2)全身性感染和毒血症,甚至发生感染中毒性休克。

(3)呼吸和循环功能障碍。

(三)临床表现

1.症状

(1)腹痛:单纯性机械性肠梗阻的特点是阵发性腹部绞痛;绞窄性肠梗阻表现为持续性剧烈腹痛伴阵发性加剧;麻痹性肠梗阻呈持续性胀痛。

(2)呕吐:早期常为反射性,呕吐胃内容物,随后因梗阻部位不同,呕吐的性质各异。高位肠梗阻呕吐出现早且频繁,呕吐物主要为胃液、十二指肠液、胆汁;低位肠梗阻呕吐出现晚,呕吐物常为粪样物;若呕吐物为血性或棕褐色,常提示肠管有血运障碍;麻痹性肠梗阻呕吐多为溢出性。

(3)腹胀:高位肠梗阻腹胀不明显;低位肠梗阻及麻痹性肠梗阻则腹胀明显。

(4)停止肛门排气排便:完全性肠梗阻时,患者多停止排气、排便,但在梗阻早期,梗阻以下肠管内尚存的气体或粪便仍可排出。

2.体征

(1)腹部体征。①视诊:单纯性机械性肠梗阻可见腹胀、肠型和异常蠕动波,肠扭转时腹胀多不对称。②触诊:单纯性肠梗阻可有轻度压痛但无腹膜刺激征,绞窄性肠梗阻可有固定压痛和腹膜刺激征。③叩诊:绞窄性肠梗阻时腹腔有渗液,可有移动性浊音。④听诊:机械性肠梗阻肠鸣音亢进,可闻及气过水声或金属音,麻痹性肠梗阻肠鸣音减弱或消失。

(2)全身体征:单纯性肠梗阻早期多无明显全身性改变,梗阻晚期可有口唇干燥、眼窝凹陷、皮肤弹性差、尿少等脱水征。严重脱水或绞窄性肠梗阻时,可出现脉搏细速、血压下降、面色苍白、四肢发冷等中毒和休克征象。

3.辅助检查

(1)实验室检查:肠梗阻晚期,血红蛋白和血细胞比容升高,并有水、电解质及酸碱平衡失调。绞窄性肠梗阻时,白细胞计数和中性粒细胞比例明显升高。

(2)X线检查:一般在肠梗阻发生4～6小时后,立位或侧卧位X线平片可见肠胀气及多个液气平面。

(四)治疗原则

1.一般治疗

(1)禁食。

(2)胃肠减压:治疗肠梗阻的重要措施之一。通过胃肠减压,吸出胃肠道内的气体和液体,从而减轻腹胀、降低肠腔内压力,改善肠壁血运,减少肠腔内的细菌和毒素。

（3）纠正水、电解质及酸碱平衡失调。

（4）防治感染和中毒。

（5）其他:对症治疗。

2.解除梗阻

解除梗阻分为非手术治疗和手术治疗两大类。

（五）常见几种肠梗阻

1.粘连性肠梗阻

粘连性肠梗阻是肠粘连或肠管被粘连带压迫所致的肠梗阻,较为常见。主要由于腹部手术、炎症、创伤、出血、异物等所致。以小肠梗阻为多见,多为单纯性不完全性梗阻。粘连性肠梗阻多采取非手术治疗,如无效或发生绞窄性肠梗阻时应及时手术治疗。

2.肠扭转

肠扭转指一段肠管沿其系膜长轴旋转而形成的闭袢性肠梗阻,常发生于小肠,其次是乙状结肠。①小肠扭转:多见于青壮年,常在饱餐后立即进行剧烈活动时发病。表现为突发腹部绞痛,呈持续性伴阵发性加剧,呕吐频繁,腹胀不明显。②乙状结肠扭转:多见于老年人,常有便秘习惯,表现为腹部绞痛,明显腹胀,呕吐不明显。肠扭转是较严重的机械性肠梗阻,可在短时间内发生肠绞窄、坏死,一经诊断,应急症手术治疗。

3.肠套叠

肠套叠指一段肠管套入与其相连的肠管内,以回结肠型（回肠末端套入结肠）最多见。肠套叠多见于2岁以下婴幼儿。典型表现为阵发性腹痛、果酱样血便和腊肠样肿块（多位于右上腹）,右下腹触诊有空虚感。X线空气或钡剂灌肠显示空气或钡剂在结肠内受阻,梗阻端的钡剂影像呈"杯口状"或"弹簧状"阴影。早期肠套叠可试行空气灌肠复位,无效者或病期超过48小时,怀疑有肠坏死或肠穿孔者,应行手术治疗。

4.蛔虫性肠梗阻

由于蛔虫聚集成团并刺激肠管痉挛致肠腔堵塞,多见于2~10岁儿童,驱虫不当常为诱因。主要表现为阵发性脐部周围腹痛,伴呕吐,腹胀不明显。部分患者腹部可触及变形、变位的条索状团块。少数患者可并发肠扭转或肠壁坏死穿孔,蛔虫进入腹腔引起腹膜炎。单纯性蛔虫堵塞多采用非手术治疗,包括解痉挛止痛、禁食、酌情胃肠减压、输液、口服植物油驱虫等,若无效或并发肠扭转、腹膜炎时,应行手术取虫。

二、肠梗阻患者的护理

（一）护理诊断/问题

1.疼痛

疼痛与肠内容物不能正常运行或通过障碍有关。

2.体液不足

体液不足与呕吐、禁食、胃肠减压、肠腔积液有关。

3.潜在并发症

肠坏死、腹腔感染、休克。

(二)护理措施

1.非手术治疗的护理

(1)饮食：禁食，梗阻缓解 12 小时后可进少量流质饮食，忌甜食和牛奶；48 小时后可进半流食。

(2)胃肠减压：做好相关护理。

(3)体位：生命体征稳定者可取半卧位。

(4)解痉挛、止痛：若无肠绞窄或肠麻痹，可用阿托品解除痉挛、缓解疼痛，禁用吗啡类止痛药，以免掩盖病情。

(5)输液：纠正水、电解质和酸碱失衡，记录 24 小时出入液量。

(6)防治感染和中毒：遵照医嘱应用抗生素。

(7)严密观察病情变化：出现下列情况时应考虑有绞窄性肠梗阻的可能，应及早采取手术治疗：①腹痛发作急骤，为持续性剧烈疼痛，或在阵发性加重之间仍有持续性腹痛。肠鸣音可不亢进。②早期出现休克。③呕吐早、剧烈而频繁。④腹胀不对称，腹部有局部隆起或触及有压痛的包块。⑤明显的腹膜刺激征，体温升高，脉快，白细胞计数和中性粒细胞比例增高。⑥呕吐物、胃肠减压抽出液、肛门排出物为血性或腹腔穿刺抽出血性液。⑦腹部 X 线检查可见孤立、固定的肠袢；⑧经积极非手术治疗后症状、体征无明显改善者。

2.手术前后的护理

(1)术前准备：除上述非手术护理措施外，按腹部外科常规行术前准备。

(2)术后护理：①病情观察，观察患者生命体征、腹部症状和体征的变化，伤口敷料及引流情况，及早发现术后并发症。②麻醉清醒、血压平稳后取半卧位。③禁食、胃肠减压，待排气后逐步恢复饮食。④防止感染，遵照医嘱应用抗生素。⑤鼓励患者早期活动。

（翟　静）

第七章 肿瘤科护理

第一节 鼻 咽 癌

一、概述

鼻咽癌的发病有明显种族、地区和家族聚集现象,好发于黄种人。世界上 80% 的鼻咽癌发生于我国南方各省及其邻近区域,广东是世界最高发的地区。鼻咽癌发病率占头颈部恶性肿瘤首位,男女之比为(2.5～4)∶1,随着年龄增长发病率增高,20～40 岁开始上升,40～60 岁为发病高峰。

(一)病因

鼻咽癌的病因尚不确定,目前较为确定的因素为 EB 病毒感染、遗传因素、接触化学致癌物质等。

1.EB 病毒感染

在发病中起重要作用,Old 等 1964 年首先在鼻咽癌患者的血清中检测出 EB 病毒抗体,进一步的研究证明 EB 病毒与鼻咽癌密切相关。

2.遗传因素

鼻咽癌患者有种族和家族聚集现象。有家族史的鼻咽癌患病率明显高于无家族史者,侨居国外的中国南方某些地区的华人,鼻咽癌患病率高于当地人。

3.化学因素

可能与某些化学致癌物质(如芳香烃、亚硝胺)及某些微量元素(如镍)有关。

(1)芳香烃:李桂源(1988 年)报道湘西鼻咽癌高发区的 57 个家庭中,每克烟尘 3,4-苯并芘的含量明显高于低发区。

(2)亚硝胺:有报道食用咸鱼及腌制品食物是中国南方鼻咽癌高危因素,与食用咸鱼及腌制品食物中高浓度的亚硝胺化合物有关。

(3)微量元素:调查发现鼻咽癌高发区的大米和水中微量元素镍含量高于其他地区。镍能促进亚硝胺诱发鼻咽癌,提示镍可能是促癌因素。

4.癌基因

研究证明用癌基因 ras 家族做探针进行核酸杂交,鼻咽癌的转化基因与 $Ha\text{-}ras$ 有同源序列,并呈长度多态性。

(二)病理分类

根据 WHO 的分类标准,鼻咽癌分为 3 型。

1.角化型鳞状细胞癌

依据分化程度可分为高、中、低分化,其中以高分化最常见。

2.非角化型癌

可分为分化型和未分化型两型。

3.基底细胞样鳞状细胞癌

此型发病率低。

(三)临床表现

常见为以下七大症状、三大体征。

1.症状

(1)血涕和鼻出血:最常发生在早晨起床吸鼻后痰中带血或擤鼻后涕中带血。18%～30%的患者以此为首发症状,确诊时超过 70%的患者有此症状。癌灶表面呈溃疡或菜花型者这一症状更为常见,而黏膜下型的肿块则血涕较为少见。大出血是晚期鼻咽癌患者死亡的主要原因。

(2)鼻塞:位于鼻咽顶部的肿瘤常向前方浸润生长,导致同侧后鼻孔与鼻腔后的堵塞。大多数呈单侧,日益加重。

(3)耳部症状:单侧性耳鸣或听力减退、耳内闭塞感是早期鼻咽恶性肿瘤症状之一。原发癌灶在咽隐窝或鼓咽管枕区者肿瘤常更多的浸润、压迫鼓咽管,使鼓室形成负压,形成分泌性中耳炎的体征,如病灶较轻者行鼓咽管吹张法可获暂时缓解。

(4)头痛:为常见初发症状,常为一侧偏头痛,位于额部、颞部或枕部。脑神经损害或颅底骨破坏是头痛原因之一。确诊时有 70%的患者有头痛。

(5)眼部症状:鼻咽癌晚期侵犯眼眶或眼球有关的神经,多为单侧眼球受累(与原发灶处于同一侧),以后再扩展至对侧。主要表现为视力障碍、复视、眼球活动受限、眼睑下垂等。

(6)脑神经症状及其他:面部皮肤麻木感,检查为痛觉和触觉减退或消失;舌肌萎缩和伸舌偏斜;迷走神经、舌咽神经受损,表现为声音嘶哑和吞咽困难。

(7)颈部肿块:多位于上颈部,颈部肿块无痛、质硬,早期可活动,晚期因粘连而固定,此为首发症状的占 40%,60%～80%患者初诊时可触及颈部肿块。

2.体征

(1)鼻咽部肿物:分为结节型、浸润型、菜花型、黏膜下型和溃疡型。

(2)颈部淋巴结肿大:多为颈深上淋巴结肿大,为单侧或双侧。

(3)脑神经损害:常见为三叉、外展、舌下、舌咽、动眼神经受损。

(四)诊断

1.体格检查

行病变部位及全身常规体格检查。

2.鼻咽检查

(1)后鼻镜(间接鼻咽镜)检查:是一种简便、快捷、有效的检查方法,能早期检查出鼻咽部肿瘤。

（2）前鼻镜检查：出现鼻塞、血涕时行此检查，可观察鼻道有无出血、坏死物和肿块等，并可通过前鼻镜检查行鼻腔鼻咽肿物活检。

（3）鼻咽纤维镜检查：配备摄像、电视、录像等现代装置，可有效提高图像分辨率，这是最有效的现代检查工具。

3.血清学检查

EB病毒血清学检查可以作为鼻咽癌诊断的辅助指标，对早期诊断鼻咽癌有一定帮助。

4.影像学检查

（1）X线检查：目前用于鼻咽癌的常规X线检查已经被CT和MRI取代。如需排除转移时则肺部正位片和骨X线平片仍为必备常规检查。

（2）鼻咽部CT检查：能准确评价鼻咽部肿瘤的部位，对鼻咽癌的分期、放射治疗照射野设计和预后评估有重要作用。

（3）鼻咽部MRI：可清楚显示鼻咽部正常结构的层次和分辨肿瘤的范围，对诊断鼻咽癌分期更准确。对鉴别鼻咽癌是复发还是纤维化更有优势，对评价颅内病变、放射性脑病和脊髓病变更准确。

（4）B超检查：可以动态观察密切随诊，主要用于颈部和腹部的检查。目前认为B超诊断颈转移淋巴结的符合率约为95%，高于CT和MRI的结果。

（5）放射性核素骨显像（ECT）检查：在有骨痛或骨叩击痛区行ECT，阳性符合率比X线片高出30%左右。临床上应结合病史、体检及综合检查证据作为诊断依据。

（6）正电子发射计算机断层显像（PET）检查：对及时发现原发病灶、颈部淋巴结转移或远处转移灶更准确。

5.病理学检查

肿瘤活组织病理检查是确诊鼻咽癌的唯一定性手段。

（1）细胞学检查：鼻咽部脱落细胞学检查可找到肿瘤细胞。

（2）组织病理学检查：是鼻咽癌确诊依据，包括鼻咽部新生物活检和颈部淋巴结活检。

（五）治疗

1.治疗原则

因鼻咽解剖位置深，有重要血管神经相邻，病理又多属低分化癌，淋巴结转移率高，故放射治疗是目前鼻咽癌的首选治疗手段。早期病例可单纯体外放射治疗或以体外放射治疗为主，辅以近距离腔内后装放射治疗。晚期患者可放射治疗加化学治疗。其他辅助治疗有中药、免疫增强剂和生物调节剂。

2.治疗方法

（1）放射治疗：分外照射治疗和近距离放射治疗。

外照射治疗中常规放射治疗有采用直线加速器的高能X线或^{60}Co做外照射。一般情况下宜行连续性照射，每周5次，每次2 Gy，总量（DT）60～70 Gy/6～7周。

调强适形放射治疗（IMRT）：能使照射区的形状在三维方向上与受照射肿瘤的形状相适合，可按照临床的需要调整靶区内诸点的照射剂量（即放射治疗剂量适形），使靶区剂量更趋均匀，并进一步减少肿瘤邻近正常组织或器官受照射的剂量，提高放射治疗的效果。肿瘤靶区分次剂量较高，而周围正常组织的分次剂量较低，由此产生不同的放射生物学效应保护了周围正常器官。

由于鼻咽结构的特殊性,鼻咽肿物的形状往往不规则,采用常规外照射有时很难完全避开颈段脊髓或正常脑组织。而 IMRT 技术保证肿瘤靶区得到足量照射,同时可有效地保护周围正常组织,因此鼻咽癌比较适合采用调强适形放射治疗。

调强适形放射治疗和常规放射治疗相比较,由于面罩的影响,放射治疗急性期皮肤反应较常规放射治疗重;对于远期反应,由于调强适形放射治疗有效地保护了颞颌关节和腮腺功能,所以调强适形放射治疗对颞颌关节改变造成的张口困难及腮腺功能的破坏远低于常规放射治疗。

近距离放射治疗是目前鼻咽癌残留病灶最常见的治疗方法,具有不良反应小、疗效较好、操作简单的特点,适合外照射的补充治疗。

(2)化学治疗:对复发或转移性鼻咽癌,化学治疗是重要的手段。①诱导化学治疗:又称新辅助化学治疗,是指放射治疗前使用的化学治疗。②同步放化学治疗:是指放射治疗同时使用化学治疗。③辅助化学治疗:是指在放射治疗后进行的化学治疗。④常用化学治疗方案:顺铂+氟尿嘧啶;顺铂+氟尿嘧啶+多柔比星;顺铂+氟尿嘧啶+博来霉素;顺铂+多西他赛等。

(3)手术:对于部分放射治疗后鼻咽或颈部残留或复发的病灶是一种有效的补救措施。

二、护理

(一)心理支持

多与患者交流,倾听患者的诉说,理解患者的心理感受。帮助患者解决实际问题,介绍疗效好的病例,与他们交谈,增强治疗信心。

(二)饮食护理

(1)进食温凉、低盐、清淡、高蛋白、低脂肪、富含维生素的无刺激性软食,可有效预防和减少口腔黏膜反应的发生,如肉泥、菜泥、果泥。忌烟酒,忌食煎、炸、辛辣、过硬、过热、过酸、过甜的刺激性食物,以保护口咽部黏膜。

(2)吞咽困难不能进食者给予静脉营养。

(3)部分患者在放射治疗期间因放射性口腔黏膜炎引起的疼痛、味蕾受损引起的味觉丧失而导致进食减少,体重下降。因此在患者因口腔黏膜炎疼痛而进食困难时,应指导患者用粗大的吸管吸食流质或半流质食物,确保营养供给。味觉丧失时,护士应鼓励患者进食,避免因进食减少而进一步影响患者的胃肠道功能,影响营养的消化吸收,而形成不能进食-胃肠道功能紊乱-营养吸收障碍的恶性循环。

(三)观察患者头痛情况

头痛严重时影响患者的精神状况、睡眠和进食,使患者全身状况下降,影响患者的治疗和预后。应根据患者的疼痛状况按三阶梯止痛原则进行处理,以减轻患者症状。

(四)放射治疗前清洁牙齿

治疗口腔炎症,要常规拔除深度龋齿和残根,除去金属冠齿等,待伤口愈合(10～14 天)后方可行放射治疗。

(五)放射治疗期间观察鼻咽

观察鼻咽是否有出血情况,一般情况下鼻咽放射治疗出血较少见,少量出血时,指导患者勿用手抠鼻,以免加重出血。大出血者应施行后鼻孔填塞压迫止血,并遵医嘱给予止血剂,必要时请耳鼻喉科医师会诊,行外科治疗。头侧向一边,保持呼吸道通畅。

（六）保持鼻咽腔清洁

鼻咽冲洗每天 1～2 次,冲洗瓶的高度距头顶 50 cm,水温为 36～40 ℃,冲洗液体为生理盐水或专用鼻腔冲洗剂,冲洗液体量为 500～1 000 mL,冲洗器放入鼻腔 1～1.5 cm,水从鼻腔进入,从口腔或鼻腔出来,有出血时禁止冲洗。鼻咽冲洗的目的是清洁鼻腔和增强放射敏感性。护士应告知患者鼻腔冲洗的意义和重要性,防止因冲洗不彻底或未按时冲洗而导致鼻咽部感染或影响放射治疗效果。指导患者观察冲洗物的颜色及性质,有出血时及时告知医师,避免引起鼻咽部大出血。

（七）检查白细胞计数

放射治疗期间每周检查白细胞计数一次,白细胞计数$<3\times10^9$/L 时,应暂停放射治疗;$<1\times10^9$/L 时,予保护性隔离。放化学治疗期间患者免疫力低下,指导患者避免去公共场所,避免接触感冒或病毒感染者,以免并发严重的感染。

（八）放射治疗并发症的防护

1.口干

口干为最早出现的放射治疗反应之一。口腔涎腺包括腮腺、颌下腺、舌下腺和众多的小唾液腺,具有分泌功能的是浆液性和黏液性 2 种细胞。唾液的 99％为水分,余下的为各种无机盐、消化性和免疫性蛋白,起着消化、冲洗、免疫、保护和润滑等多种功能。浆液性细胞对放射治疗高度敏感,在接受一定的照射剂量后(因个体差异不同,放射治疗 10 次左右)会出现腺体的急性反应,随后腺泡变性,血管通透性增高,随着放射治疗照射体积和剂量的增加,腺泡会坏死,完全破坏,涎腺分泌功能大幅下降,其分泌量只有放射治疗前的 10％～30％。涎腺功能在放射治疗后 1 年才会有轻度恢复。唾液的生化成分也有所变化,无机盐及蛋白成分升高,pH 下降,唾液淀粉酶大幅下降。放射治疗到一定剂量,味觉减退反应出现,舌味蕾受损,舌乳头环状突起。从味觉产生机制看,不同部位的味蕾有不同的味觉感受器,如菌状乳头味蕾主要感觉甜,分布于舌尖,这一部位相对放射剂量较少,因而甜味受累最轻;轮廓乳头分布于舌根,受照射量最多,因而苦味就受累最重。口干的护理要点是刺激未纤维化的唾液腺分泌,缓解口腔干燥症状,当唾液腺未完全纤维化时,可通过催涎剂的作用使唾液得到一定代偿来改善口腔的内环境。放射治疗患者口干可用冷开水、茶或其他无糖无酸的冷饮、漱口液来湿润口腔。

2.放射性口腔黏膜炎

放射性口腔黏膜炎判断标准分为 4 度。①Ⅰ度:黏膜充血水肿,轻度疼痛。②Ⅱ度:黏膜充血水肿,中度疼痛,点状溃疡。③Ⅲ度:黏膜充血水肿,片状溃疡,疼痛加剧影响进食。④Ⅳ度:黏膜大面积溃疡,剧痛,不能进食。

鼻咽癌放射治疗可以严重影响唾液腺分泌唾液,一些患者首次或第二次治疗后唾液腺由于一过性炎症反应可出现肿胀和不适,而且唾液腺分泌的减少更容易导致浆液成分的减少,唾液黏稠、pH 下降和功能降低,导致餐后唾液的润滑、冲洗作用不充分,pH 下降可引起龋齿,遵医嘱给予抗感染和止痛药物治疗。

鼻咽癌常规对穿野放射治疗的患者由于口腔黏膜特别是腮腺受量高,反应重,甚至有些患者因为早期口腔黏膜和腮腺反应重而放弃治疗。鼻咽癌调强放射治疗的患者由于口腔黏膜特别是腮腺受量低,反应轻,放射治疗期间多只需口腔局部用药就能继续放射治疗,多数患者不必全身用药,也没有出现因为早期口腔黏膜和腮腺反应重而放弃治疗者。

放射性口腔黏膜炎已经成为鼻咽癌放射治疗中最为严重的制约因素,其发生率几乎是

100%。放射治疗使唾液分泌量及质量降低，口腔自洁及免疫能力下降。放射治疗开始后可使用康复新、维生素 B_{12}、利多卡因、庆大霉素等配制的漱口液和 2.5% 的碳酸氢钠漱口液交替漱口。如为真菌感染可使用制霉菌素或氟康唑胶囊配制漱口液含漱。口腔局部溃疡及感染时，可局部喷洒金因肽或涂抹碘甘油，以促进表皮黏膜生长和缓解疼痛。

3.放射性皮炎

按国际抗癌联盟的标准，急性放射性皮炎损伤程度分为 4 度。①Ⅰ度：滤泡、轻度红斑脱皮、干性皮炎、出汗减少。②Ⅱ度：明显红斑、斑状湿性皮炎、中度水肿。③Ⅲ度：融合性湿性皮炎、凹陷性水肿。④Ⅳ度：坏死溃疡。随着放射治疗剂量的增加，患者照射野皮肤可出现不同程度的放射性反应。其发病机制一方面是放射线造成 DNA 的破坏，导致可逆或不可逆的 DNA 合成及分化不平衡，使皮肤基底细胞不能产生新的细胞，成熟的上皮细胞持续丢失，若不能及时增殖补充脱落的表层细胞，即引起皮肤损伤；另一方面是射线引起的小血管管腔狭窄或血栓形成，从而导致组织缺血、缺氧，导致皮肤损伤程度。放射性皮炎是放射治疗中常见的放射损伤，发生的程度与放射线的性质和放射野的面积、放射治疗剂量及患者的个体差异有关。研究表明皮肤受照射 5 Gy就可能形成红斑，20～40 Gy 就可能形成脱皮及溃疡，严重者甚至出现经久不愈的溃疡。治疗和预防放射线皮肤损伤以往无有效药物和治疗方法，出现后多采用停止放射治疗、休息及抗感染治疗等对症处理，使治疗中断，放射治疗的生物效应降低，从而导致肿瘤局部控制疗效下降。经过临床实践，以下方法可预防和治疗放射性皮肤反应。

(1)涂抹比亚芬软膏保护照射区皮肤：比亚芬软膏的成分为三乙醇胺，为水包油型白色乳膏，对皮肤有深部保湿的作用。三乙醇胺中的水分能迅速被损伤皮肤吸收，预防和减轻照射野皮肤的干燥，改善患者的不适度。通过渗透和毛细作用原理，起到清洁和引流的双重作用，能提供良好的皮肤自我修复环境，可增加皮肤血流速度，帮助排除渗出物，促进皮肤的新陈代谢，补充丢失脱落的表皮细胞，促进受损的细胞再生修复。还通过舒张局部血管，加快血流速度，改善放射治疗后的血液循环障碍，减轻水肿，加快渗出物的排出，促进损伤组织的愈合。还可升高白介素-1的浓度和降低白介素-6的浓度，刺激成纤维细胞的增生，增加胶原的合成。将三乙醇胺乳膏涂抹在照射野皮肤，轻轻按摩使药物渗入皮肤，每天 2 次，从放射治疗第一天开始使用直至放射治疗结束。需注意的是在放射治疗前 4 小时停用三乙醇胺乳膏，清洗掉药物之后再行放射治疗。

(2)防止局部皮肤损伤：穿棉质低领宽松衣服，禁止用肥皂水擦洗照射区皮肤，清洁皮肤时只需用清水轻轻擦洗即可。并注意防晒。

(3)随着放射治疗剂量的增加，局部皮肤发生感染或破溃时，遵医嘱酌情暂停放射治疗，可给予"烧伤三号"(含有冰片、明矾)纱布湿敷、涂抹美宝湿润烧伤膏或在创面喷洒金因肽。金因肽的主要成分为重组人表皮生长因子衍生物，其分子结构和生物学活性与人体内源性表皮生长因子高度一致，可以提供组织再生和修复的基础，促进鳞状上皮细胞、血管内皮细胞等多种细胞的生长，加速创面愈合的速度。同时它还能促进上皮细胞、中性粒细胞、成纤维细胞等多种细胞向创面迁移，预防感染，提高上皮细胞再生度和连续性，预防和减少瘢痕形成，提高创面修复质量。

4.放射性龋齿和放射性骨髓炎

放射性龋齿和放射性骨髓炎属于迟发放射治疗反应。上、下颌骨骨组织受照射后，其组织血管发生无菌性血管炎，其后数月或数年发生血栓栓塞，骨组织血供减少。此时若发生牙组织感染和拔牙性损伤，局部伤口长期不愈，可导致放射性骨髓炎发生。骨坏死多发生在高剂量、大分割外照射，口底插植治疗的区域，特别是原有肿瘤侵犯的部位；也见于全身情况差、拔牙或下颌无牙的患者。由于血供的不同,下颌骨的坏死先于上颌骨。放射性骨髓炎临床表现为颌骨深部的间歇性钝痛或针刺样剧痛,软组织红肿,瘘管形成,伴有张口困难、口臭、牙龈出血、口干等,严重的死骨外露伴颌面畸形还会引起继发感染,危及患者生命。因此放射治疗前应常规洁牙,拔除或填补龋齿、残根,去除金属齿冠及清洁牙齿,活动义齿需在放射治疗终止一段时间后再使用,以免损伤牙黏膜。放射治疗后指导患者用含氟牙膏刷牙,坚持用竖刷或横竖相结合的方法刷牙,每次刷牙应持续3分钟以上。少进甜食或进食甜食后及时漱口。放射治疗后定期到口腔科检查,尽量不做拔牙的处理,如必须进行时,至少在2年后或更长时间,以免引起炎症感染和骨髓炎。鼓励患者每天坚持做鼓水运动及舌头舔牙龈运动,以防牙龈萎缩。

5.颈部活动受限和张口困难

当颈部、咀嚼肌或其他颞下颌关节周围软组织位于放射野时,放射线造成局部组织水肿,细胞破坏及纤维化,出现颈部活动受限和张口困难。在患者做张口锻炼的过程中,如发生放射性口腔黏膜炎,患者可能因为疼痛而不愿意坚持张口锻炼,护士在此期间要关心患者,遵医嘱指导患者含漱利多卡因漱口液后再行张口训练。如张口困难,可用暖水瓶的软木塞支撑在患者的门齿间,以达到张口锻炼的目的。为预防颈部肌肉纤维化,可做颈前后左右的缓慢旋转运动,按摩颞颌关节和颈部。放射治疗前应记录患者最大张口后上下门齿间的距离,放射治疗开始后每周测量门齿距一次,并指导患者行张口训练,每天200~300次,以保持最大张口度和颞颌关节的灵活度。

(九)静脉化学治疗的护理

化学治疗药物的观察护理:为预防顺铂(DDP)的肾脏毒性,需充分水化。使用顺铂前12小时静脉滴注等渗葡萄糖液2 000 mL,使用当日输入等渗盐水或葡萄糖液3 000~3 500 mL,同时给予氯化钾、甘露醇及呋塞米,鼓励患者多饮水,观察电解质的变化,每天尿量不少于3 000 mL。静脉滴注时药品需避光。化学治疗前进行健康宣教,为保护肾功能输入大量的液体及利尿剂,会使尿量增加,小便次数频繁。紫杉醇类药物有39%的患者在用药后最初的10分钟内发生变态反应,表现为支气管痉挛性呼吸困难、荨麻疹和低血压。为了预防发生变态反应,治疗前12小时、6小时分别给予地塞米松10 mg口服,治疗前30分钟予苯海拉明20 mg肌内注射,静脉滴注西咪替丁300 mg。紫杉醇类药物还可导致脱发,发生率为80%,治疗前可告知患者,让其有心理准备,并指导患者购买假发。

三、健康教育

(1)放射治疗前要常规拔除深度龋齿和残根,待伤口愈合10~14天方可行放射治疗。

(2)指导患者放射治疗后3年内禁止拔牙,如确需拔牙应加强抗感染治疗,以防放射性骨髓炎的发生。

(3)指导患者坚持终身行鼻腔冲洗。

(4)指导患者在放射治疗期间和放射治疗结束后3~6个月,仍应坚持做颈部旋转运动和张口运动训练,防止颞颌关节功能障碍。

(5)加强口腔卫生,每天漱口4~5次,推荐使用含氟牙膏,建议每年清洁牙齿1次。放射治疗后造成多数患者永久性口干,嘱多饮水,保持口腔湿润。

(6)定期复查,建议随诊时间为第1年每2~3个月1次,第2年每3~4个月1次,第3年每6个月1次,以后每年1次。

鼻咽癌的预后与年龄、临床分期、病理类型、治疗方式等有关。青少年及儿童患者一般预后较好,5 年生存率在 60％左右,妊娠哺乳期妇女预后极差。分期愈早,疗效愈好。

(张晓丽)

第二节 肺 癌

一、概述

肺癌大多数起源于支气管黏膜上皮,因此也称支气管肺癌,是肺部最常见的恶性肿瘤。肺癌的发生与环境的污染及吸烟密切相关,肺部慢性疾病、人体免疫功能低下、遗传因素等对肺癌的发生也有一定影响。根据肺癌的生物学行为及治疗特点,将肺癌分为小细胞肺癌、鳞癌、腺癌、大细胞癌。根据肿瘤的位置分为中心型肺癌及周边型肺癌。肺癌转移途径有直接蔓延、淋巴结转移、血行转移及种植性转移。

二、诊断

(一)症状

肺癌的临床症状根据病变的部位、肿瘤侵犯的范围、是否有转移及肺癌副癌综合征全身表现不同而异,最常见的症状是咳嗽、咯血、气短、胸痛和消瘦,其中以咳嗽和咯血最常见,咳嗽的特征往往为刺激性咳嗽、无痰;咯血以痰中夹血丝或混有粉红色的血性痰液为特征,少数患者咯血可出现整口的鲜血,肺癌在胸腔内扩散侵犯周围结构可引起声音嘶哑、Horner 综合征、吞咽困难和肩部疼痛。当肺癌侵犯胸膜和心包时可能表现为胸腔积液和心包积液,肿瘤阻塞支气管可引起阻塞性肺炎而发热,上腔静脉综合征往往是肿瘤或转移的淋巴结压迫上腔静脉所致。小细胞肺癌常见的副癌综合征主要表现恶病质、高血钙和肺性骨关节病或非恶病质患者清/球蛋白倒置、高血糖和肌肉分解代谢增加等。

(二)体征

1.一般情况

以消瘦和低热为常见。

2.专科检查

如前所述,肺癌的体征根据其病变的部位、肿瘤侵犯的范围、是否有转移及副癌综合征全身表现不同而异。肿瘤阻塞支气管可致一侧或叶肺不张而使该侧肺呼吸音消失或减弱,肿瘤阻塞支气管可继发肺炎出现发热和肺部啰音,肿瘤侵犯胸膜或心包造成胸腔或心包积液出现相应的体征,肿瘤淋巴转移可出现锁骨上、腋下淋巴结增大。

(三)检查

1.实验室检查

痰涂片检查找癌细胞是肺癌诊断最简单、最经济、最安全的检查,由于肺癌细胞的检出阳性率较低,因此往往需要反复多次的检查,并且标本最好是清晨首次痰液立即检查。肺癌的其他实验室检查往往是非特异性的。

2.特殊检查

(1)X线摄片:可见肺内球形灶,有分叶征、边缘毛刺状,密度不均匀,部分患者见胸膜凹陷征(兔耳征),厚壁偏心空洞,肺内感染、肺不张等。

(2)CT检查:已成为常规诊断手段,特别是对位于肺尖部、心后区、脊柱旁、纵隔后等隐蔽部位的肿瘤的发现有益。

(3)MRI检查:在于分辨纵隔及肺门血管,显示隐蔽部的淋巴结,但不作为首选。

(4)痰细胞学:痰细胞学检查阳性率可达80%,一般早晨血性痰涂片阳性率高,至少需连查3次以上。

(5)支气管镜检查:可直接观察气管、主支气管、各叶、段管壁及开口处病变,可活检或刷检取分泌物进行病理学诊断,对手术范围及术式的确定有帮助。

(6)其他:①经皮肺穿刺活检,适用于周围型肺内占位性病变的诊断,可引起血胸、气胸等并发症。②对于有胸腔积液者,可经胸穿刺抽液离心检查,寻找癌细胞。③PET对于肺癌鉴别诊断及有无远处转移的判断准确率可达90%,但目前价格昂贵。

其他诊断方法如放射性核素扫描、淋巴结活检、胸腔镜下活检术等,可根据病情及条件酌情采用。

(四)诊断要点

(1)有咳嗽、咯血、低热和消瘦的病史和长期吸烟史;晚期患者可出现声音嘶哑、胸腔积液及锁骨淋巴结肿大。

(2)影像学检查有肺部肿块并具有恶性肿瘤的影像学特征。

(3)病理学检查发现癌细胞。

(五)鉴别诊断

1.肺结核

(1)肺结核球:易与周围型肺癌混淆。肺结核球多见于青年,一般病程较长,发展缓慢。病变常位于上叶尖后段或下叶背段。在X线片上肿块影密度不均匀,可见到稀疏透光区和钙化点,肺内常另有散在性结核病灶。

(2)粟粒型肺结核:易与弥漫型细支气管肺泡癌混淆。粟粒型肺结核常见于青年,全身毒性症状明显,抗结核药物治疗可改善症状,病灶逐渐吸收。

(3)肺门淋巴结结核:在X线片上肺门肿块影可能误诊为中心型肺癌。肺门淋巴结结核多见于青少年,常有结核感染症状,很少有咯血。

2.肺部炎症

(1)支气管肺炎:早期肺癌产生的阻塞性肺炎,易被误诊为支气管肺炎。支气管肺炎发病较急,感染症状比较明显。X线片上表现为边界模糊的片状或斑点状阴影,密度不均匀,且不局限于一个肺段或肺叶。经抗生素治疗后,症状迅速消失。肺部病变吸收也较快。

(2)肺脓肿:肺癌中央部分坏死液化形成癌性空洞时,X线片上表现易与肺脓肿混淆。肺脓肿在急性期有明显感染症状,痰量多,呈脓性,X线片上空洞壁较薄,内壁光滑,常有液平面,脓肿周围的肺组织或胸膜常有炎性变。支气管造影空洞多可充盈,并常伴有支气管扩张。

3.肺部其他肿瘤

(1)肺部良性肿瘤:如错构瘤、纤维瘤、软骨瘤等有时需与周围型肺癌鉴别。一般良性肿瘤病程较长,生长缓慢,临床上大多没有症状。X线片上呈现接近圆形的块影,密度均匀,可以有钙化点,轮廓整齐,多无分叶状。

(2)支气管腺瘤:是一种低度恶性肿瘤。发病年龄比肺癌轻,女性发病率较高。临床表现与肺癌相似,常反复咯血。X线片表现有时也与肺癌相似。经支气管镜检查,诊断未能明确者宜尽早做剖胸探查术。

4.纵隔淋巴肉瘤

纵隔淋巴肉瘤可与中心型肺癌混淆。纵隔淋巴肉瘤生长迅速,临床上常有发热和其他部位浅表淋巴结肿大。在X线片上表现为两侧气管旁和肺门淋巴结肿大。对放射疗法高度敏感,小剂量照射后即可见到肿块影缩小。纵隔镜检查亦有助于明确诊断。

三、护理措施

(一)做好心理支持,克服恐惧绝望心理

当患者得知自己患肺癌时,会面临巨大的身心应激,而心理应对结果会对疾病产生明显的积极或消极影响,护士通过多种途径给患者及家属提供心理与社会支持。根据患者的性别、年龄、职业、文化程度、性格等,多与其交谈,耐心倾听患者诉说,尽量解答患者提出的问题和提供有益的信息,帮助患者正确估计所面临的情况,让其了解肺癌的有关知识及将接受的治疗、患者和家属应如何配合、在治疗过程中的注意事项,请治愈患者现身说法,增强对治疗的信心,积极应对癌症的挑战,与疾病作斗争。

(二)保持呼吸道通畅,做好咳嗽、咳痰的护理

分析患者病情,判断引起呼吸困难的原因,根据不同病因,采取不同的护理措施。

(1)如肿瘤转移至胸膜,可产生大量胸腔积液,导致气体交换面积减少,引起呼吸困难,要配合医师及时行胸腔穿刺置管引流术。

(2)若患者肺部感染痰液过多、纤毛功能受损、机体活动减少,或放射治疗、化学治疗导致肺纤维化,痰液黏稠,无力咳出而出现呼吸困难,应密切观察咳嗽、咳痰情况,详细记录痰液的色、量、质,正确收集痰标本,及时送检,为诊断和治疗提供可靠的依据,并采取以下护理措施。①提供整洁、舒适的环境,减少不良刺激,病室内维持适宜的温度(18～20 ℃)和相对湿度(50％～60％),以充分发挥呼吸道的自然防御功能;避免尘埃与烟雾等刺激,对吸烟的患者与其共同制订有效的戒烟计划;注意患者的饮食习惯,保持口腔清洁,避免油腻、辛辣等刺激性食物,一般每天饮水 1 500 mL 以上,可保证呼吸道黏膜的湿润和病变黏膜的修复,利于痰液稀释和排除。②促进有效排痰:指导患者掌握有效咳嗽的正确方法,患者坐位,双脚着地,身体稍前倾,双手环抱一个枕头。进行数次深而缓慢的腹式呼吸,深吸气末屏气,然后缩唇,缓慢地通过口腔尽可能呼气(降低肋弓、使腹往下沉)。在深吸一口气后屏气 3～5 秒,身体前倾,从胸腔进行 2～3 次短促有力的咳嗽,张口咳出痰液,咳嗽时收缩腹肌,或用自己的手按压上腹部,帮助咳嗽,有效咳出痰液。湿化和雾化学治疗法,湿化学治疗法可达到湿化气道、稀释痰液的目的,适用于痰液黏稠和排痰困难者。常用湿化液有蒸馏水、生理盐水、低渗盐水。临床上常在湿化的同时加入药物以雾化方式吸入。可在雾化液中加入痰溶解剂、抗生素、平喘药等,达到祛痰、消炎、止咳、平喘的作用。胸部叩击与胸壁震荡,适用于肺癌晚期长期卧床、体弱、排痰无力者,禁用于肺癌伴肋骨转移、咯血、低血压、肺水肿等患者。操作前让患者了解操作的意义、过程、注意事项,以配合治疗,肺部听诊,明确病变部位。叩击时避开乳房、心脏和骨突出部位及拉链、纽扣部位。患者侧卧,叩击者两手手指并拢,使掌侧呈杯状,以手腕力量,从肺底自下而上、由外向内、迅速而有节律地叩

击胸壁,震动气道,每一肺叶叩击 1～3 分钟,120～180 次/分,叩击时发出一种空而深的拍击音则表明手法正确。胸壁震荡法时,操作者双手掌重叠置于欲引流的胸壁部位,吸气时手掌随胸廓扩张慢慢抬起,不施加压力,从吸气最高点开始,在整个呼气期手掌紧贴胸壁,施加一定的压力并做轻柔的上下抖动,即快速收缩和松弛手臂和肩膀,震荡胸壁 5～7 次,每一部位重复 6～7 个呼吸周期,震荡法在呼气期进行,且紧跟叩击后进行。叩击力量以患者不感到疼痛为宜,每次操作时间 5～15 分钟,应在餐后 2 小时至餐前 30 分钟完成,避免治疗中呕吐。操作后做好口腔护理,除去痰液气味,观察痰液情况,复查肺部呼吸音及啰音变化。③机械吸痰:适用于意识不清、痰液黏稠无力咳出、排痰困难者。可经患者的口、鼻腔、气管插管或气管切开处进行负压吸痰,也可配合医师用纤维支气管镜吸出痰液。

(三)咯血或痰中带血患者的护理

应予以耐心解释,消除其紧张情绪,嘱患者轻轻将气管内存留的积血咯出,以保持呼吸道通畅,咯血时不能屏气,以免诱发喉头痉挛,血液引流不畅导致窒息。小量咯血者宜进少量凉或温的流质饮食,多饮水,多食富含纤维素食物,以保持大便通畅,避免排便时腹压增加而咯血加重;密切观察咯血的量、色,大咯血时,护理方法见应急措施。大量咯血不止者,可采用丝线固定双腔球囊漂浮导管经纤维支气管镜气道内置入治疗大咯血的方法;同时做好应用垂体后叶激素的护理,静脉滴注速度勿过快,以免引起恶心、便意、心悸、面色苍白等不良反应,监测血压、血氧饱和度;冠心病患者、高血压病患者及孕妇忌用;配血备用,可酌情适量输血。

(四)疼痛的护理

(1)采取各种护理措施减轻疼痛。提供安静的环境,调整舒适的体位,小心搬动患者,避免拖、拉、拽动作,滚动式平缓地给患者变换体位,必要时支撑患者各肢体,指导、协助胸痛患者用手或枕头护住胸部,以减轻深呼吸、咳嗽或变换体位所引起的胸痛;胸腔积液引起的疼痛,可嘱患者患侧卧位,必要时用宽胶布固定胸壁,以减少胸部活动幅度,减轻疼痛;采用按摩、针灸、经皮肤电刺激止痛穴位或局部冷敷等,以降低疼痛的敏感性。

(2)药物止痛,按医嘱用药,根据患者疼痛再发时间,提前按时用药,在应用镇痛药期间,注意预防药物的不良反应,如便秘、恶心、呕吐、镇静和精神紊乱等,嘱患者多进食富含纤维素的蔬菜和水果,缓解和预防便秘。

(3)患者自控镇痛,可自行间歇性给药,做到个体化给药,增加了患者自我照顾和对疼痛的自主控制能力。

(五)饮食支持护理

根据患者的饮食习惯,给予高蛋白、高热量、高维生素、易消化饮食,调配好食物的色、香、味,以刺激食欲,创造清洁舒适、愉快的进餐环境,促进食欲。病情危重者应采取喂食、鼻饲或静脉输入脂肪乳、复方氨基酸和含电解质的液体。对于有大量胸腔积液的患者,应酌情输血、血浆或清蛋白,以减少胸腔积液的产生,补充癌肿或大量抽取胸腔积液等因素所引起的蛋白丢失,增强机体抗病能力。有吞咽困难者应给予流质饮食,进食宜慢,取半卧位以免发生吸入性肺炎或呛咳,甚至窒息。

(六)做好口腔护理

向患者讲解放射治疗、化学治疗后口腔唾液腺分泌减少,pH 下降,易发生口腔真菌感染和牙周病,使其理解保持口腔卫生的重要性,以便主动配合。患者睡前及三餐后进行口腔护理;戒烟酒,以防刺激黏膜;忌食辛辣及可能引起黏膜创伤的食物,如带刺或碎骨头的食物,用软牙刷刷牙,勿用牙签剔牙,并延期牙科治疗,防止黏膜受损;进食后,用盐水或复方硼砂溶液漱口,控制真菌感染;口唇涂润滑剂,保持黏膜湿润,黏膜口腔溃疡,按医嘱应用表面麻醉剂止痛。

(七)化学治疗药物毒性反应的护理

1.骨髓抑制反应的护理

化学治疗后机体免疫力下降,发生感染、出血。护士接触患者之前要认真洗手,严格执行无菌操作,避免留置导尿管或肛门指检,预防感染;告知患者不可到公共场所或接触感冒患者;在做全身卫生处置时,要特别注意易感染部位,如鼻腔、口腔、肛门、会阴等,各部位使用毛巾要分开,以免交叉感染;监测体温,观察皮肤温度、色泽、气味,早期发现感染征象;当白细胞总数降至1×10^9/L时,做好保护性隔离。对血小板计数$<50\times10^9$/L时,密切观察有无出血倾向,采取预防出血的措施,避免患者外出活动,防止身体受挤压或外伤,保持口腔、鼻腔清洁湿润,勿用手抠鼻痂、牙签剔牙,尽量减少穿刺次数,穿刺后应实施局部较长时间按压,必要时,遵医嘱输血小板控制出血。

2.恶心呕吐的护理

化学治疗期间如患者出现恶心呕吐,按医嘱给予止吐药,嘱患者深呼吸,勿大动作转动身体,给予高营养清淡易消化的饮食,少食多餐,不催促患者进食,忌食辛辣等刺激性食物,戒烟酒,不要摄入加香料、肉汁和油腻的食物,建议平时咀嚼口香糖或含糖果,加强口腔护理去除口腔异味。对已有呕吐患者灵活掌握进食时间,可在其间歇期进食,多饮清水,多食薄荷类食物及冷食等。

3.静脉血管的保护

在给化学治疗药时,要选择合适的静脉,给化学治疗药前,先观察是否有回血,强刺激性药物护士应在床旁监护,或采用静脉留置针及中小静脉插管;观察药物外渗的早期征象,如穿刺部位疼痛、烧灼感、输液速度减慢、无回血、药液外渗,应立即停止输注,应用地塞米松加利多卡因局部封闭,24小时内给予冷敷,50%硫酸镁湿敷,24小时后可给予热敷。

4.应用化学治疗药后的护理

应用化学治疗药后常出现脱发,影响患者形象,增加其心理压力,护士要告诉患者脱发是暂时的,停药后头发会再生,鼓励其诉说自己的感受,帮助其调整外观的变化,让患者戴假发或帽子、头巾遮挡,改善自我形象,夜间睡眠可佩戴发帽,减轻头发掉在床上而至的心理不适;指导患者头发的护理,如动作轻柔减少头发梳、刷、洗、烫、梳辫子等,可用中性洗发护发素。

四、健康教育

(1)宣传吸烟对健康的危害,提倡不吸烟或戒烟,并注意避免被动吸烟。

(2)对肺癌高危人群要定期进行体检,早期发现肿瘤,早期治疗。

(3)改善工作和生活环境,防止空气污染。

(4)给予患者和家属心理上的支持,使之正确认识肺癌,增强治疗信心,维持生命质量。

(5)督促患者坚持化学治疗或放射治疗,告诉患者出现呼吸困难、咯血或疼痛加重时应立即到医院就诊。

(6)指导患者加强营养支持,合理安排休息,适当活动,保持良好精神状态,避免呼吸道感染以调整机体免疫力,增强抗病能力。

(7)对晚期癌肿转移患者,要指导家属对患者临终前的护理,告知患者及家属对症处理的措施,使患者平静地走完人生最后一程。

(张晓丽)

第三节 胃 癌

一、概述

胃癌是我国最常见的恶性肿瘤之一。胃癌的流行病学有明显的地理差别,日本、中国、智利、远东、欧洲和俄罗斯为高发地区,而美国、澳大利亚、丹麦和新西兰发病率低。2/3 的胃癌患者在发展中国家,其中中国占 42%。在我国,西北地区和东南沿海地区发病率较高,广西、广东、贵州发病率低。

(一)病因

1.亚硝基化合物

亚硝酸盐主要来自食物中的硝酸盐,特别是在大量使用氮肥后的蔬菜中,硝酸盐的含量极高。硝酸盐进入胃中经硝酸盐还原酶阳性菌将其还原成亚硝酸盐。亚硝酸盐的含量与胃内硝酸盐还原酶阳性菌的数量呈正相关。据报道,低胃酸患者中胃癌的发生率比正常胃酸者高出4.7 倍,这与胃内亚硝胺类化合物合成增多有关。

2.幽门螺杆菌

幽门螺杆菌为带有鞭毛的革兰阴性菌,在胃黏膜生长。幽门螺杆菌在发达国家人群中感染率低于发展中国家 30%~40%,在儿童期即可受到感染,如我国广东 1~5 岁儿童中,最高感染率可达 31%。幽门螺杆菌是胃黏膜肠上皮化生和异型性增生及癌变前期的主要危险因素。在正常胃黏膜中很少分离到幽门螺杆菌,而随胃黏膜病变加重,幽门螺杆菌感染率增高。

3.遗传因素

胃癌在少数家族中显示有聚集性。在胃癌患者调查中,一级亲属患胃癌比例明显高于二级、三级亲属。血型与胃癌存在一定关系,A 型血人群患胃癌的比例高于一般人群。

4.饮食因素

高浓度食盐可使胃黏膜屏障损伤,造成黏膜细胞水肿,腺体丢失。摄入亚硝基化合物的同时摄入高盐可增加胃癌诱发率,诱发时间也较短,有促进胃癌发生的作用。新鲜蔬菜、水果有预防胃癌的保护性作用。含有疏基类的新鲜蔬菜,如大蒜、大葱、韭菜、洋葱和蒜苗等也具有降低胃癌危险的作用。

5.其他因素

吸烟为胃癌的危险因素,吸烟量越大,患胃癌的危险性越高。烟雾中含有多种致癌物质,可溶于口腔唾液进入胃内。此外,吸烟者口腔中硫氰酸含量增高,可使经血液进入口腔的硝酸盐还原成亚硝酸盐。

6.慢性疾患

慢性萎缩性胃炎以胃黏膜腺体萎缩、减少为主要特征,常伴有不同程度的肠上皮化生。

(二)病理分型

1.大体形态

胃癌因生长方式的不同,致使其大体形态各异。向胃腔内生长者,呈蕈伞样外观;有的沿胃壁向深层浸润很明显,呈弥漫性生长。Borrmann 分类主要根据肿瘤的外生性和内生性部分的相对比例来划分类型,侵至固有层以下的进展期胃癌分为 4 个类型。

(1)Ⅰ型息肉样型:肿瘤主要向胃腔内生长,隆起明显,呈息肉状,基底较宽,境界较清楚,可有小的糜烂,在进展期胃癌中占 3%～5%。

(2)Ⅱ型局限溃疡型:肿瘤有较大溃疡形成,边缘隆起明显,境界比较清楚,向周围浸润不明显。占 30%～40%。

(3)Ⅲ型浸润溃疡型:肿瘤有较大溃疡形成,边缘部分隆起,部分被浸润破坏,境界不清,向周围浸润较明显,癌组织在黏膜下的浸润范围超过肉眼所见的肿瘤边界。占半数左右。

(4)Ⅳ型弥漫浸润型:呈弥漫性浸润生长,触摸时难以界定肿瘤边界。由于癌细胞的弥漫浸润及纤维组织增生,可导致胃壁增厚、僵硬,形成"革袋胃"。

2.组织学分型

国内目前多采用世界卫生组织 1990 年的国际分类法,分为腺癌(乳头状腺癌、管状腺癌、黏液腺癌、印戒细胞癌)及其他组织学类型(腺鳞癌、鳞癌、肝样腺癌、壁细胞样腺癌、绒毛膜上皮癌、未分化癌)。有研究显示,在全部胃癌中,高、中分化腺癌占 47%,低分化腺癌及印戒细胞癌占 56.3%。

3.活检组织的病理诊断

胃癌活检病理诊断的准确率不可能达到 100%。肿瘤的生长浸润方式(如主要在黏膜下浸润生长),肿瘤所在部位(如穹隆部取材困难),标本取材不当(如主要取到变形坏死组织)及病理漏诊(将高分化腺癌诊断为重度异型增生或漏掉小的癌灶)都可能致假阴性。

胃癌的前体可分为两个类别:癌前状态和癌前病变。癌前状态是一种临床状态,由此可导致胃癌的发病率较正常人群增高;癌前病变是经过病理检查诊断的特定的组织学改变,在此基础上可逐渐演变发展成胃癌。

(三)临床表现

1.症状

早期胃癌无特异性症状,甚至毫无症状。随着肿瘤的进展,影响胃的功能时才出现较明显的症状,但这种症状也并非胃癌所特有,常与胃炎、溃疡病等慢性胃部疾患相似。常见症状如下。

(1)胃部疼痛:是胃癌最常见的症状,即使是早期胃癌患者,除了少部分无症状的患者外,大部分均有胃部疼痛的症状。起初仅感上腹部不适,或有胀痛、沉重感,常被认为是胃炎、胃溃疡等,给予相应的治疗,症状也可暂时缓解。胃窦部胃癌可引起十二指肠功能改变,出现节律性疼痛,易被忽视,直至疼痛加重甚至黑便才引起重视,此时往往已是疾病的中晚期,治疗效果不佳。

(2)食欲缺乏、消瘦、乏力:这也是一组常见又不特异的胃恶性肿瘤症状,有可能是胃癌的首发症状。很多患者在饱餐后出现饱胀、嗳气而自动限制饮食,体重逐渐减轻。

(3)恶心、呕吐:早期可仅有进食后饱胀和轻度恶心感,常因肿瘤引起梗阻或胃功能紊乱所致。贲门部肿瘤开始可出现进食不顺利感,以后随病情进展而发生吞咽困难及食物反流。胃窦部癌引起幽门梗阻时可呕吐有腐败气味的隔夜饮食。

(4)出血和黑便:早期胃癌有出血黑便者约为 20%。小量出血时仅有大便隐血阳性,当出血量较大时可有呕血及黑便。凡无胃病史的老年人出现黑便时必须警惕有胃癌的可能。

(5)其他患者可因为胃酸缺乏、胃排空加快而出现腹泻或便秘及下腹部不适。胃癌血行转移多发生于晚期,以转移至肝、肺最为多见。在腹腔种植转移中,女性患者易转移至卵巢,称为

Krukenberg 瘤。

2.体征

一般胃癌尤其是早期胃癌常无明显体征,可有上腹部深压痛,有时伴有轻度肌抵触感。上腹部肿块、直肠前触及肿物、脐部肿块、锁骨上淋巴结肿大等均是胃癌晚期或已出现转移的体征。

(四)诊断

胃癌的诊断和治疗需要多学科专家(肿瘤放射科专家、肿瘤外科专家、肿瘤内科专家、营养学专家及内镜专家)共同参与。

1.胃癌的 X 线检查法

X 线检查法主要用于观察胃腔在钡剂充盈下的自然伸展状态,胃的大体形态与位置的变化,胃壁的柔软度及获得病变的隆起高度等,有充盈法、黏膜法、压迫法、双对比法和薄层法。

2.胃癌的 CT 诊断

(1)胃壁增厚:癌肿沿胃壁浸润造成胃壁增厚,增厚的胃壁可为局限性或弥漫性,根据癌肿浸润深度不同,浆膜面可光滑或不光滑,但黏膜面均显示不同程度的凹凸不平是胃癌的特点之一。

(2)腔内肿块:癌肿向胃腔内生长,形成突起在胃腔内的肿块。肿块可为孤立的隆起,也可为增厚胃壁胃腔内明显突出的一部分。肿块的表面不光滑,可呈分叶、结节或菜花状,表面可伴有溃疡。

(3)溃疡:CT 图像可以更好地显示胃癌腔内形成的溃疡。溃疡所形成的凹陷的边缘不规则,底部多不光滑,周边的胃壁增厚较明显,并向胃腔内突出。

(4)环堤:环堤表现为环绕癌性溃疡周围的堤状隆起。环堤的外缘可锐利或不清楚。

(5)胃腔狭窄:CT 表现为胃壁增厚基础上的胃腔狭窄,狭窄的胃腔边缘较为僵硬并不规则,多呈非对称性向心狭窄,伴环形周围非对称性胃壁增厚。

(6)黏膜皱襞改变:黏膜皱襞在 CT 横断面图像上,表现为类似小山崎状的黏膜面突起,连续层面显示崎状隆起间距和形态出现变化,间距的逐渐变窄、融合、消失标志着黏膜皱襞的集中、中断和破坏等改变。

(7)对于女性患者需要进行盆腔 CT 扫描。

3.胃癌的内镜诊断

(1)早期胃癌:癌组织浸润深度仅限于黏膜层或黏膜下层,而不论有无淋巴结转移,也不论癌灶面积。符合以上条件癌灶面积 5.1～10 mm 为小胃癌;小于 5 mm 为微小胃癌。原位癌指癌灶仅限于腺管内,未突破腺管基底膜。

(2)进展期胃癌:癌组织已侵入胃壁肌层、浆膜层或浆膜外,不论癌灶大小或有无转移均称为进展期胃癌。

4.胃癌的超声诊断

水充盈胃腔法及超声显像液的应用,可显示胃壁蠕动状况。在 X 线及内镜的定位下,可以显示肿瘤的大小、形态、内部结构、生长方式、癌变范围。

5.实验室检查

对胃癌较早诊断有意义的检查是大便隐血试验。

(五)治疗

1.胃癌的治疗原则

经术前分期性检查,包括纤维内镜、腹部 CT、女性患者盆腔 CT 或 B 超、胸部 X 线等,根据检查结果,可考虑如下治疗原则。

(1)无远处转移的患者,临床评价为可手术切除的,首选手术治疗。对有高危因素如低分化腺癌、有脉管瘤栓、年轻(<35 岁)患者应行术后含 5-FU 方案的化学治疗或同步化放射治疗。任何有淋巴结转移及局部晚期的患者,均应在术后进行化放射治疗。

(2)无远处转移的患者,临床评价为不可手术切除的,可行放射治疗同时 5-FU 增敏。治疗结束后评价疗效,如肿瘤完全或大部分缓解,可观察,或合适的患者行手术切除;如肿瘤残存或出现远处转移,考虑全身化学治疗,不能耐受化学治疗的给予最好的支持治疗。

(3)有远处转移的患者,考虑全身化学治疗为主,或参加临床试验。不能耐受化学治疗的,给予最好的支持治疗。

2.外科手术

手术方式分为内镜下黏膜切除术、腹腔镜下胃改良切除术、胃癌的根治性切除术、联合脏器切除术、姑息性手术。

3.化学治疗

迄今为止,胃癌的治疗仍以手术治疗为主,但是多数患者仅通过手术难以治愈。化学治疗在胃癌的治疗中占有重要地位,分为以下三种。

(1)术后辅助化学治疗:由于单纯的手术治疗疗效欠佳,也由于不少有效的化学治疗药物或联合化学治疗方案对胃癌的有效率常可达 40% 以上,因此,希望应用术后辅助化学治疗处理根治术后可能存在的转移灶,以达到防止复发、提高疗效的目的。有效的化学治疗药物仍以 5-FU(或卡培他滨)+甲酰四氢叶酸(LV)为主。

(2)术前新辅助化学治疗:一般用于局部分期较晚的病例,该类患者不论能否手术切除,都有较高的局部复发率。术前化学治疗的目的是降低期别,便于切除及减少术后复发。常用的联合化学治疗方案有 FUP 方案(顺铂+5-FU),紫杉醇+顺铂+5-FU 方案,FOLFOX 4 方案(奥沙利铂+顺铂+亚叶酸钙)。

(3)晚期或转移性胃癌的化学治疗:晚期胃癌不可治愈,但是化学治疗对有症状的患者有姑息性治疗效果。有几种单药对晚期胃癌有肯定的疗效,这些药物包括 5-FU、丝裂霉素、依托泊苷和顺铂。有几种新药及其联合方案对胃癌有治疗活性,包括紫杉醇、多西他赛、伊立替康、表柔比星、奥沙利铂、口服依托泊苷和优福定(尿嘧啶和替加氟的复合物)。近年来常用的化学治疗方案有:FAM(5-FU、多柔比星、甲氨蝶呤)、ECF(表柔比星、顺铂、5-FU)、DCF(多西他赛、顺铂、5-FU)等。

(4)腹腔内化学治疗:由于绝大多数胃癌手术失败的病例均因腹膜或区域淋巴结等的腹腔内复发,现已知在浆膜有浸润的胃癌常可在腹腔内找到游离的癌细胞,甚至报告浸润性胃癌的腹腔内游离的癌细胞阳性率可达 75%。对病期较晚已切除的胃癌,在术中进行腹腔温热灌注化学治疗,有可能提高疗效。

4.放射治疗

放射治疗包括术前、术后或姑息性放射治疗,是胃癌治疗中的一部分。外照射与 5-FU 联合应用于局部无法切除的胃癌的姑息治疗时,可以提高生存率。使用三维适形放射治疗和非常规照射野照射可以精确地对高危靶区进行照射且剂量分布更加均匀。

5.最佳支持治疗

目的是预防、降低和减轻患者的痛苦并改善其生活质量,是晚期及转移性胃癌患者完整治疗中的一部分。缓解晚期胃癌患者症状的治疗包括内镜下放置自扩性金属支架(SEMS)缓解食管梗阻症状,手术或外照射或内镜治疗可能对出血患者有效。疼痛控制可使用放射治疗或镇痛剂。

胃癌的预后取决于诊断时的肿瘤分期情况。国内胃癌根治术后的 5 年生存率在 30%。约有 50% 的患者在诊断时胃癌已经超过了局部范围,近 70%～80% 的胃癌切除标本中可以发现局部淋巴结转移。因此,晚期胃癌在临床更为常见。局部晚期和转移性胃食管癌的不良预后因素包括体力状况(PS)评分不良(≥2),肝转移,腹腔转移和碱性磷酸酶≥100 U/L。

二、护理

(一)护理要点

1.术前护理

(1)心理支持:缓解患者的焦虑或恐惧,以增强患者对手术治疗的信心,使其积极配合治疗和护理。

(2)营养支持护理:胃癌患者往往由于食欲缺乏、摄入不足、消耗增加和恶心呕吐等原因导致不同程度的营养不良。为了改善患者的营养状态,提高其对手术的耐受性,对能进食者应根据患者的饮食习惯给予高蛋白、高热量、高维生素、低脂肪、易消化的饮食;对不能进食者遵医嘱予以静脉输液、静脉营养支持。

(3)特殊准备:胃癌伴有幽门梗阻者术前 3 天起每晚用 300～500 mL 温生理盐水洗胃,以减轻胃黏膜水肿和炎症,有利于术后吻合口愈合;如癌组织侵犯大肠则要做好肠道准备:术前 3 天口服肠道不易吸收的抗生素,清洁肠道。

2.术后护理

(1)病情观察:严密观察生命体征的变化,观察伤口情况、胃肠减压及腹腔引流情况等。准确记录24 小时出入水量。

(2)体位:全麻清醒前去枕平卧,头偏向一侧,以免呕吐时发生误吸。麻醉清醒后若血压平稳取低半卧位,有利于呼吸和循环;减少切口张力,减轻疼痛与不适;有利于腹腔渗出液集聚于盆腔,便于引流。

(3)维持有效的胃肠减压和腹腔引流,观察引流液颜色、性状及量的变化。

(4)营养支持护理。①肠外营养支持:由于禁食、胃肠减压及手术的消耗,术后需及时输液补充水、电解质和营养素,必要时输清蛋白或全血,以改善患者的营养状况促进术后恢复。②早期肠内营养支持:早期肠内营养支持可改善患者的营养状况,维护肠道屏障结构和功能,促进肠道功能恢复,增强机体的免疫功能,促进伤口和肠吻合口的愈合。一般经鼻肠管或空肠造瘘管输注实施。护理上应注意根据患者的个体情况,制订合理的营养支持方案;保持喂养管的功能状态,妥善固定,保持通畅,每次输注营养液前后用生理盐水或温开水 20～30 mL 冲管,持续输注过程中每 4～6 小时冲管一次;控制营养液的温度、浓度、输注速度和输注量,逐步过渡;观察有无恶心、呕吐、腹痛、腹胀、腹泻及水、电解质失衡等并发症的发生。③饮食护理:术后禁饮食,肠蠕动恢复后可拔除胃管,拔管当天可饮少量水或米汤;第 2 天进半量流质,每次 50～80 mL;第 3 天进全量流质,每次 100～150 mL,若无腹痛、腹胀等不适,第 4 天可进半流质饮食;第 10～14 天可进软食。注意少量多餐,避免生、冷、硬及刺激性饮食,少食易产气食物。

(5)活动:鼓励患者早期活动,定时做深呼吸,进行有效咳嗽和排痰。一般术后第 1 天即可协助患者坐起并做轻微的床上活动,第 2 天协助下床、床边活动,应根据患者的个体差异决定活动量。

(6)并发症的观察和护理。①术后出血:胃手术后可有暗红色或咖啡色液体自胃管引出,一般24小时内不超过300 mL,并且颜色逐渐转清。若短时内从胃管或腹腔引流管内引出大量鲜红色液体,持续不止,应警惕术后出血,应及时报告医师,遵医嘱给予止血、输血等处理,必要时做好紧急术前准备。②感染:术前做好呼吸道准备,术后做好口腔护理,防止误吸,鼓励患者定时深呼吸,进行有效咳嗽和排痰等,以防止肺部感染;保持切口敷料干燥,注意无菌操作,保持尿管、腹腔引流管通畅,防止切口、腹腔及泌尿系统等部位感染。③吻合口瘘或十二指肠残端破裂:密切观察生命体征和腹腔引流情况,如术后数天腹腔引流量不减、伴有黄绿色胆汁或呈脓性、带臭味、伴腹痛,体温再次上升,则应警惕其发生。及时报告医师,遵医嘱给予抗感染、纠正水电解质紊乱和酸碱平衡失调、肠内外营养支持等护理,保护好瘘口周围皮肤。④消化道梗阻:如患者在术后短期内再次出现恶心、呕吐、腹胀,甚至腹痛和停止排便排气等症状,则应警惕是否有消化道梗阻的发生,遵医嘱予以禁食、胃肠减压、输液及营养支持等治疗。

3.饮食护理

(1)放射治疗期间的饮食护理:放射治疗后1～2小时,患者可能出现恶心、呕吐等不良反应,告知患者是由于射线致使胃黏膜充血水肿所致。指导患者放射治疗前避免进食,以减轻可能发生的消化道反应。鼓励患者进食富含维生素 B_{12} 和含铁、含钙丰富的食物。

(2)化学治疗期间的饮食护理:常出现的不良反应表现有恶心、畏食、腹痛、腹泻等。食欲缺乏时,可选用易消化、新鲜、芳香的食品;消化不良时,可选择粥作为主食,也可以吃助消化、开胃的食品。化学治疗前0.5～1小时和化学治疗后4～6小时给予镇吐剂,会有助于减轻恶心、呕吐。

4.倾倒综合征的护理

由于胃大部切除术后失去对胃排空的控制,导致胃排空过速所产生的一系列综合征。根据进食后症状出现的时间可分为早期与晚期两种。

(1)早期倾倒综合征:多发生在进食后半小时内,患者以循环系统和胃肠道症状为主要表现。应指导患者通过饮食调整来缓解症状,避免过浓、过甜、过咸的流质食物,宜进低碳水化合物、高蛋白饮食,餐时限制饮水喝汤,进餐后平卧10～20分钟。术后半年到1年内逐渐自愈,极少数症状严重而持久的患者需手术治疗。

(2)晚期倾倒综合征:餐后2～4小时患者出现头晕、心慌、出冷汗、脉搏细弱甚至虚脱等表现。主要因进食后,胃排空过快,含糖食物迅速进入小肠而刺激胰岛素大量释放,继之发生反应性低血糖,故晚期倾倒综合征又被称为低血糖综合征。指导患者出现症状时稍进饮食,尤其糖类即可缓解。

5.腹腔灌注热化学治疗的护理

腹腔化学治疗前常规检查血常规、肝肾功能、心电图;有腹水引流者充分补液,以防引流过程中或引流后发生低血容量性反应;指导患者排空膀胱,避免穿刺时误伤膀胱。灌注化学治疗药物前确认导管在腹腔内,防止化学治疗药物渗漏到皮下组织;灌注过程观察患者反应,每15～20分钟改变体位,使药物均匀的与腹腔组织和脏器接触。

6.静脉化学治疗的护理

观察药物特殊不良反应。

(1)氟尿嘧啶:观察有无心绞痛、心律失常,如有发生应立即停药,出现腹泻甚至血性腹泻时应立即停药,通知医师及时处理。静脉推注或静脉滴注可引起血栓性静脉炎,需经 PICC 或 CVC

输入。

（2）紫杉醇：可出现变态反应，多数为Ⅰ型变态反应，表现为支气管痉挛性呼吸困难、荨麻疹和低血压。大多数发生在用药 10 分钟以内。为防止发生变态反应，应在静脉滴注紫杉醇之前 12 小时、6 小时给予地塞米松 10～20 mg 口服。紫杉醇可发生神经系统毒性，多数为周围神经病变，表现为轻度麻木及感觉异常，可发生闪光暗点为特征的视神经障碍。

（3）奥沙利铂：有神经系统毒性，一般为蓄积的、可逆的周围神经毒性，停药后症状逐渐缓解。主要表现为手足末梢麻木感，甚至疼痛，影响到感觉、运动功能，遇冷加重。偶尔出现咽部异样感，甚至呼吸困难，可通过吸氧、地塞米松推注等缓解，必要时使用肾上腺素皮下注射；注射前应用还原型谷胱甘肽及每天口服 B 族维生素可能有减轻症状的作用。大约 3/4 患者的神经毒性在治疗结束 13 周后可逆转。在治疗期间应指导患者注意保暖。奥沙利铂只能用注射用水或 5% 葡萄糖稀释，不能用生理盐水或其他含氯的溶液稀释。每瓶 50 mg 加入稀释液 10～20 mL，在原包装内可于 2～8 ℃ 冰箱中保存 4～48 小时。加入 5% 葡萄糖 250～500 mL 稀释后的溶液应尽快滴注，在室温中只能保存 4～6 小时。禁止和碱性液体或碱性药物配伍输注，避免药物接触铝制品，否则会产生黑色沉淀和气体。

7.胃癌患者放射治疗的护理

（1）告知患者在模拟定位和治疗前 3 小时不要饱食。可使用口服或静脉造影剂进行 CT 模拟定位。

（2）胃的周围有对射线敏感的肾、肝、脾、小肠等器官，放射治疗前，技术人员应精确摆位，最好使用固定装置，以保证摆位的可重复性。指导患者采用仰卧位进行模拟定位和治疗。

（3）放射治疗中使用定制的挡块来减少正常组织不必要的照射剂量，包括肝脏（60% 肝脏<30 Gy）、肾脏（至少一侧肾脏的 2/3<20 Gy）、脊髓（<45 Gy）、心脏（1/3 心脏<50 Gy，尽量降低肺和左心室的剂量，并使左心室的剂量降到最低）。指导患者稳定体位，以避免射线对周围组织和器官的损伤。放射治疗中需要暴露受照部位，需注意为患者肩部及上肢保暖，防止受凉。

（4）放射性胃炎的护理：遵医嘱预防性使用止吐剂，预防性使用保护胃黏膜的药物。食欲缺乏、恶心、呕吐及腹痛常发生于放射治疗后数天，对症处理即可缓解，一般患者可以耐受不影响放射治疗进行。

（5）放射性小肠炎的护理：多发生于放射治疗中或放射治疗后，可表现为高位不完全性肠梗阻。由于肠黏膜细胞早期更新受到抑制，以后小动脉壁肿胀、闭塞，引起肠壁缺血，黏膜糜烂。晚期肠壁引起纤维化，肠腔狭窄或穿孔，腹腔内形成脓肿、瘘管和肠粘连等。主要护理措施为遵医嘱给予解痉剂及止痛剂，给予易消化、清淡饮食。

（6）其他并发症的护理：胃癌放射治疗还可出现穿孔、出血与放射性胰腺炎，放射治疗期间应注意观察有无剧烈腹痛、腹胀、恶心、呕吐、呕血等表现。

（二）健康指导

1.注意饮食习惯

长期不良的饮食习惯很容易引起慢性胃病、胃溃疡甚至发生胃癌。经常吃过热的食物可破坏口腔和食管的黏膜，可导致细胞癌变。吃饭快，食物咀嚼不细易对消化道黏膜产生机械性损伤，产生慢性炎症，吃团块的食物易对贲门产生较强的机械刺激，久之会损伤甚至癌变。养成定时定量、细嚼慢咽的饮食习惯，避免进食生硬、过冷、过烫、过辣及油腻食物，戒烟、酒。少食含纤维较多的蔬菜、水果（橘子）或黏聚成团的食物（如糖葫芦、黏糕、糯米饭、柿饼），易发生肠梗阻。

避免过浓、过甜、过咸的流质食物。宜进低碳水化合物、高蛋白饮食,餐时限制饮水喝汤。进餐后平卧 10～20 分钟,以预防倾倒综合征。维生素 C 具有较强阻断亚硝基化合物的能力,β-胡萝卜素具有抗氧化能力,可以在小肠转化成维生素 A,维持细胞生长和分化。可鼓励患者进食富含维生素 C 和 β-胡萝卜素的食品。

2.积极治疗胃病和幽门螺杆菌

长期慢性胃炎和长期不愈的溃疡均要考虑幽门螺杆菌的感染,要积极治疗。

3.避免高盐饮食

食盐中的氯离子能损伤胃黏膜细胞,破坏胃黏膜和黏膜保护层,使胃黏膜易受到致癌物质攻击,要减少食物中盐的摄入量。

4.避免进食污染食物

煎、烤、炸的食物含有大量致癌物质。我国胃癌高发区居民有食用储存的霉变食物的习惯,其胃液中真菌检出率明显高于低发区。

5.多食牛奶、奶制品和富含蛋白质的食物

良好的饮食构成有助于减少胃癌发生的危险性。食物应多样化和避免偏食,在满足热量需要和丰富副食供应的基础上,增加蛋白质的摄入水平。

6.经常食用富含维生素的新鲜蔬菜和水果

每天增加蔬菜和水果的摄入量可降低人类恶性肿瘤发生的危险性。蔬菜和水果含有防癌的抗氧化剂,食用黄绿色蔬菜可以明显降低胃癌的发生率。

7.戒烟与戒酒

饮酒加吸烟,两者有致癌的协同作用,患胃癌的危险更大。

8.告知患者用药禁忌

告知患者慎用阿司匹林、保泰松、肾上腺皮质激素类药物,因可引起胃黏膜损伤。

9.密切监视血清

监视血清维生素 B_{12}、铁和钙水平,尤其是术后患者可口服补充铁剂,同时应用酸性饮料如橙汁,可以维持血清铁水平。

10.如出现下列情况随时就诊

上腹部不适、疼痛、恶心、呕吐、呕血、黑便、体重减轻、疲乏无力、食欲缺乏等。

(张晓丽)

第八章 糖尿病专科护理

第一节 糖尿病患者的饮食治疗及护理

一、概述

糖尿病饮食治疗是糖尿病综合治疗管理的基石,也是糖尿病疾病发展各阶段预防与控制必不可少的措施。2010年中华医学会糖尿病学分会颁布的《中国糖尿病医学营养治疗指南》中指出:糖尿病医学营养治疗(medical nutrition therapy,MNT)的意义在于有效降低血糖、降低血脂及低密度脂蛋白(low density lipoprotein,LDL)等风险因素;减轻体重和降低血压、预防糖尿病的发生、治疗糖尿病、预防或延缓糖尿病并发症的发生。

二、饮食治疗的原则及意义

(一)饮食治疗的原则

1.合理控制总能量

它是糖尿病饮食治疗的首要原则。总能量的多少根据年龄、性别、身高、体重、活动量大小、病情、血糖、尿糖以及有无并发症确定。每周测量体重一次,并根据体重的变化及时调整能量供给量。能量摄入的标准,在成人以能够达到或维持理想体重为标准;儿童青少年则保持正常生长发育为标准;妊娠糖尿病则需要同时保证胎儿与母体的营养需求。

2.保证碳水化合物的摄入

碳水化合物是能量的主要来源。在其充足的状态下,可减少体内脂肪和蛋白质的分解,预防酮症发生。碳水化合物供给量占总能量的50%~60%为宜。碳水化合物过多会使血糖升高,增加胰岛负担。食物血糖指数(glycemic index,GI)可用于比较不同碳水化合物对人体餐后血糖反应的影响。

$$血糖指数 = \frac{食物餐后2小时血浆葡萄糖曲线下总面积}{等量葡萄糖餐后2小时血浆葡萄糖曲线下总面积} \times 100\%$$

欧洲糖尿病营养研究专家组以及WHO均推荐低GI食物。低GI食物包括燕麦、大麦、谷麦、大豆、小扁豆、豆类、裸麦粗(粗黑麦)面包、苹果、柑橘、牛奶、酸奶等。低GI饮食可降低糖尿病患者的血糖。另外,碳水化合物中红薯、土豆、山药、芋头、藕等根茎类蔬菜的淀粉含量很高,不能随意进食,需与粮食交换。糖尿病患者应严格限制白糖、红糖、蜂蜜、果酱、巧克力、各种糖果、含糖饮料、冰激凌以及各种甜点心的摄入。

3.限制脂肪和胆固醇

有研究表明,过高的脂肪摄入量可导致远期的心血管病发病风险增加,并导致不良临床结局。因此,膳食脂肪摄入量应适当限制,占总能量的 20%～30%,饱和脂肪酸和反式脂肪酸占每天总能量比不超过 10%。对于超重或肥胖的患者,脂肪摄入占总能量比还可进一步降低。富含饱和脂肪酸的食物主要是动物油脂,如猪油、牛油、奶油,但鱼油除外;富含单不饱和脂肪酸的油脂有橄榄油、茶籽油、花生油、各种坚果油等;而植物油一般富含多不饱和脂肪酸,如豆油、玉米油、葵花子油等,但椰子油和棕榈油除外。胆固醇摄入量应少于每天 300 mg,合并高脂血症者,应低于每天 200 mg。因此,糖尿病患者应避免进食富含胆固醇的食物,如动物内脏、鱼子、虾籽、蛋黄等食物。

4.适量的蛋白质

糖尿病患者蛋白质供给量与正常人接近,为 0.8～1.2 g/(kg·d),占总能量的 15%～20%。膳食中的蛋白质分为植物蛋白质和动物蛋白质,应有 1/3 以上的蛋白质为优质动物蛋白质,如瘦肉、鱼、乳、蛋、豆制品等。对于有肾功能损害者,蛋白质的摄入为 0.6～0.8 g/(kg·d),并以优质动物蛋白为主,限制主食、豆类及豆制品中植物蛋白。有研究表明大豆蛋白质对于血脂的控制较动物蛋白质更有优势。乳清蛋白具有降低超重者餐后糖负荷的作用,可有效减少肥胖相关性疾病发生的风险。

5.充足的维生素

流行病学研究显示,接受饮食治疗的糖尿病患者常存在多种维生素的缺乏。1 型糖尿病患者常存在维生素 A、维生素 B_1、维生素 B_2、维生素 B_6、维生素 C、维生素 D、维生素 E 等缺乏;2 型糖尿病患者则以B族维生素、β-胡萝卜素及维生素 C 缺乏最为常见。因此,供给足够的维生素也是糖尿病营养治疗的原则之一。补充B族维生素(包括维生素 B_1、维生素 B_2、维生素 PP、维生素 B_{12} 等)可改善患者的神经系统并发症;补充维生素 C 可防止微血管病变,供给足够的维生素 A 可以弥补患者难以将胡萝卜素转化为维生素 A 的缺陷;充足的维生素 E、维生素 C 和 β-胡萝卜素能加强患者体内已减弱的抗氧化能力。

6.合适的矿物质

调查研究发现,锌、铬、硒、镁、钙、磷、钠与糖尿病的发生、并发症的发展之间有密切关联。比如血镁低的糖尿病患者容易并发视网膜病变;钙不足易并发骨质疏松症;锌与胰岛素的分泌和活性有关,并帮助人体利用维生素 A;三价铬是葡萄糖耐量因子的成分;锰可改善机体对葡萄糖的耐受性;锂能促进胰岛素的合成和分泌。因此,糖尿病患者应均衡饮食,在日常生活中可适当补充含多种微量元素的营养制剂,保证矿物质的供给量满足机体的需要。但应限制钠盐摄入,以防止和减轻高血压、高脂血症、动脉硬化和肾功能不全等并发症。

7.丰富的膳食纤维

膳食纤维能有效地改善糖代谢,降血压、降血脂和防止便秘等。膳食纤维又可根据其水溶性分为不溶性膳食纤维和可溶性膳食纤维。前者包括纤维素、木质素和半纤维素等,存在于谷类和豆类的外皮及植物的茎叶部,可在肠道吸附水分,形成网络状,使食物与消化液不能充分接触,减慢淀粉类的消化吸收,可降低餐后血糖、血脂,增加饱腹感并软化粪便;后者包括果胶、豆胶、藻胶、树胶等,在豆类、水果、海带等食品中较多,在胃肠道遇水后与葡萄糖形成黏胶,从而减慢糖的吸收,使餐后血糖和胰岛素的水平降低,并具有降低胆固醇的作用。膳食纤维不宜摄入过多,否则影响矿物质的吸收,建议膳食纤维供给量每天 20～30 g。

(二)饮食治疗的意义

(1)纠正代谢紊乱:糖尿病患者由于体内葡萄糖难以进入组织细胞被利用,使机体分解自身的蛋白质、脂肪来提供人体所需的能量;同时胰岛素不足使体内蛋白质和脂肪合成减少,机体出现负氮平衡、血脂增高。通过合理的平衡膳食,可以纠正糖、脂代谢紊乱,补充优质蛋白质及预防其他必需的营养素缺乏。

(2)减轻胰岛 β 细胞的负荷:糖尿病患者长期稳定的高血糖状态导致胰岛 β 细胞不可逆受损,通过合理的饮食可减少胰岛 β 细胞的负担并帮助恢复部分功能。

(3)防治并发症:个体化的糖尿病饮食治疗,并在疾病各阶段提供适当、充足的营养素,能有效防治糖尿病并发症的发生与发展。

(4)提高生活质量,改善患者整体健康水平。

(5)为 1 型糖尿病或 2 型糖尿病的儿童青少年患者、妊娠期或哺乳期妇女及老年糖尿病患者制订合理膳食,满足其在特定时期的营养需求。

(6)对于无法经口进食或进食不足超过 7 天的高血糖患者(包含应激性高血糖)提供合理的肠外营养或肠内营养治疗,改善临床结局。

三、制订饮食计划

有研究提示,短期坚持糖尿病饮食治疗,可使 2 型糖尿病患者 HbA1c 在治疗 3～6 个月后出现显著下降(0.25%～2.90%)。1 型糖尿病患者的 HbA1c 可降低约 1%。由于患者的饮食受年龄、性别、病程、文化风俗、地域差异等因素的影响,制订个体化、符合病情及风俗、尊重个人喜好的饮食计划尤为重要。制订饮食计划步骤包括营养评估、计算总热量、营养分配。

(一)营养评估

通过对糖尿病患者进行营养状况评估,初步判断营养状况,从而为确定营养治疗方案提供依据。营养状况评估一般包括膳食调查、体格检查、临床检查和实验室检查四个部分。

1.膳食调查

膳食调查是基础的营养评估方法,其内容包括调查期间被调查者每天摄入食物的品种、数量;分析其摄入营养素的数量、来源,比例是否合理,能量是否充足,供能营养素比例是否合理;分析饮食结构和餐次分配是否合理等。膳食调查的方法有定量和定性两大类。定量调查包括询问法、记录法、化学分析法等,其中询问法主要包括 24 小时膳食回顾法和饮食史法,记录法包括称重法、记账法等,另外还有食物频率法。

2.体格检查

体格检查可以反映患者的营养状况,发现营养不良,尤其是蛋白质-能量营养不良,并评价营养治疗的效果。身高、体重是临床常用的营养状况评估指标,而体重指数(body mass index,BMI)是目前最常用的方法,是评价肥胖和消瘦的良好指标。BMI 的计算公式如下。

$$BMI = \frac{体重(kg)}{[身高(m)]^2}$$

BMI 正常或处于边缘值的患者,这种情况下可以用腰/臀比(waist-hip ratio,WHR),即腰围与臀围的比值。与 BMI 等指标结合,判断患者营养状况和疾病风险。我国的 WHR 参考值是男性＜0.9,女性＜0.8。超过此值者称为中央性(内脏型、腹内型)肥胖。

3.临床检查

临床检查包括询问病史、主诉、症状及寻找与营养状况改变有关的体征。检查时通常要注意头发、面色、眼、唇、舌、齿、龈、面(水肿)、皮肤、指甲、心血管、消化、神经等系统。

4.实验室检查

实验室检查是借助生理、生化实验手段评价营养状况的临床常用方法。通过对血液、尿液中营养素、营养素代谢产物、其标志物含量、与营养素有关的血液成分或酶活性的测定可及时发现患者的生理、生化改变,并制订合理的治疗方案,预防营养不良的发生。

(二)计算总热量

(1)理想体重的计算:目前常用的公式:理想体重(kg)＝身高(cm)－105。在理想体重±10％以内均属正常范围,小于－20％为消瘦,大于 20％为肥胖。国际上多采用 BMI 来评估患者的体型,以鉴别患者属于肥胖、消瘦或正常。中国成年人 BMI:18.5～24 为正常;少于 18.5 为体重过轻;超过28 为肥胖。

(2)根据理想体重和劳动强度热量级别,计算出每天摄入总热量:每天所需要的总热量＝理想体重×每千克体重需要的热量。

(三)营养分配

1.营养分配原则

糖尿病患者至少一天 3 餐,将主食、蛋白质等均匀分配,并定时定量。可按早、午、晚各占 1/3、1/3、1/3 或 1/5、2/5、2/5 的能量比例分配。注射胰岛素或口服降糖药易出现低血糖的患者,可在三顿正餐之间加餐。加餐时间可选择为上午 9～10 点,下午 3～4 点和睡前 1 小时。加餐食物的选择方法:①可从正餐中匀出 25 g 主食作为加餐或选用 100 g 苹果等水果,但上一餐要扣除主食 25 g。②选择一些低糖蔬菜,如 150～200 g 黄瓜或西红柿。③睡前加餐除扣除主食外,还可选择 125 mL 牛奶或 50 g 鸡蛋、100 mL 豆浆等蛋白质食物,以延缓葡萄糖的吸收,有效预防夜间低血糖。

2.食物交换份法

为达到均衡合理膳食,方便糖尿病患者进行日常食品的替换,目前多采用食物交换份法。食品交换份法是将食物按照来源、性质分成四大类(谷薯类、菜果类、肉蛋类及油脂类),八小类(谷薯、蔬菜、水果、肉蛋、豆类、奶制品、坚果及油脂类)。同类食物在一定重量内所含的蛋白质、脂肪、碳水化合物和热量相似,不同类食物间所提供的热量也是相同的,即每份食物供能 90 kcal。但需注意,同类食物之间可以互换,非同类食物之间不得交换。部分蔬菜、水果可与谷薯类互换。

3.举例

张女士,49 岁,身高 160 cm,体重 53 kg,银行职员(轻体力劳动),糖尿病 2 年,目前采用口服降糖药治疗。

(1)计算张女士的理想体重:理想体重＝身高(cm)－105＝160－105＝55 kg

(2)体型评价:理想体重 55 kg,实际体重 53 kg,(53－55)/55×100％＝－3.6％,属正常体型。

(3)计算每天所需要的总热量:轻体力活动者每天每千克标准体重需 30 kcal。55 kg×

30 kcal＝1 650 kcal。

（4）确定碳水化合物、蛋白质、脂肪供给量：碳水化合物、蛋白质和脂肪分别占总能量的50％～60％、15％～20％、20％～30％。每克碳水化合物、蛋白质和脂肪分别产生 4 kcal、4 kcal、9 kcal 的热量。①碳水化合物供给量：(1 650×50％～60％)÷4＝206～247 g。②蛋白质供给量：(1 650×15％～20％)÷4＝61～82 g。③脂肪供给量：(1 650×20％～30％)÷9＝36～55 g。

（5）餐次分配：根据本例患者的饮食习惯，主食量三餐分配比例为 1/5、2/5、2/5。

四、饮食治疗的注意事项

(一)饮酒

（1）乙醇可使血糖控制不稳定，饮酒初期可引起使用磺胺类降糖药或胰岛素治疗的患者出现低血糖，随后血糖又会升高。大量饮酒，尤其是空腹饮酒时，可使低血糖不能及时纠正。一个乙醇单位可提供 377 kJ 的热量，饮酒的同时摄入碳水化合物更容易使血糖明显增高，因此在饮酒时应减少碳水化合物的摄入。

（2）有研究报道，持续过量饮酒（每天 3 个或 3 个以上乙醇单位）可引起高血糖。乙醇的摄入量与 2 型糖尿病、冠心病和卒中的发病风险有显著相关性，为此不推荐糖尿病合并肥胖、高三酰甘油血症、肾病及糖尿病妊娠患者饮酒。

（3）如要饮酒，《中国糖尿病医学营养指南》推荐的饮酒量为：女性每天不超过 1 个乙醇单位，男性每天不超过 2 个乙醇单位。1 个乙醇单位大约相当于 350 mL 啤酒、150 mL 葡萄酒或45 mL 蒸馏酒。建议每周不超过 2 次饮酒。

(二)水果

水果中富含膳食纤维和维生素，糖尿病患者在血糖平稳情况下，如空腹≤7 mmol/L，餐后2 小时血糖≤10 mmol/L，HbA1c≤7.5％，可适量摄入水果。一般在两餐之间加水果，血糖波动大的患者可暂不食用水果。水果中的碳水化合物含量为 6％～20％，因此进食水果要减少主食的摄入量。

(三)特殊情况下的饮食治疗

1.糖尿病合并肾病

出现显性蛋白尿起即需适量限制蛋白质，推荐蛋白质摄入量为 0.8 g/(kg·d)。从肾小球滤过率下降起，即应实施低蛋白饮食，推荐蛋白质摄入量 0.6 g/(kg·d)，并可同时补充复方 α-酮酸制剂0.12 g/(kg·d)。

2.糖尿病视网膜病变

忌吃辛辣食品，如生姜、生蒜等。另有研究报道牛磺酸具有较强的抗氧化活性，适量补充可以提高视神经传导及改善视觉功能。

3.糖尿病合并肝功损害

已有非乙醇性脂肪肝的患者应在营养评估下制订个体化饮食计划进行减重；合并肝功能不全的患者应供应热量35～40 kcal/(kg·d)，蛋白质 0.8～1.0 g/(kg·d)；肝硬化或肝性脑病的患者，可给予适量的直链氨基酸。

4.糖尿病合并高血压

平衡饮食、适量运动有益于血压的控制，每天盐摄入量＜3 g，钠＜1 700 mg。

5.糖尿病合并神经病变

维生素是治疗糖尿病神经病变最基本、应用最早的药物,糖尿病合并神经病变时可运用维生素 B_{12} 改善糖尿病患者自发性肢体疼痛、麻木、神经反射及传导障碍。

6.糖尿病合并高尿酸血症

由于嘌呤摄入量与血尿酸水平呈正相关,因此糖尿病合并高尿酸血症的患者应限制高嘌呤类食物,如海鲜、动物内脏、肉汤、酵母等。

(四)烹调方式

糖尿病患者少吃煎炸食物,宜多采用清蒸、白灼、烩、炖、凉拌等烹调方式。

（唐　莉）

第二节　糖尿病患者的运动治疗及护理

一、运动治疗的意义

(一)改善糖、脂代谢

(1)运动可减轻胰岛素抵抗,提高胰岛素的敏感性,可通过改善胰岛素受体前、胰岛素受体、胰岛素受体后作用机制改善胰岛素抵抗。

(2)单次运动能够降低运动时和运动后的血糖,长期规律的运动则能改善糖尿病患者的葡萄糖耐量、降低 HbAlc 的水平。

(3)长期规律运动使肾上腺激素诱导的脂解作用降低,提高卵磷脂-胆固醇转酰基酶的活性,减少胆固醇在动脉内膜的沉积,还可降低 TG、LDL 并增加高密度脂蛋白(high-density lipoprotein,HDL)的水平,从而减少心血管疾病的发生。

(二)改善糖尿病机体内分泌紊乱状态、炎症状态及氧化应激状态

(1)糖尿病患者胰岛素及脂肪细胞因子都处于内分泌紊乱状态,造成机体高胰岛素血症或胰岛素分泌功能障碍,规律的运动可以改善其紊乱状态。

(2)2 型糖尿病表现为慢性低度炎症,规律运动能有效改善炎症状态。

(3)氧化应激在糖尿病并发症发生中的作用十分重要,而规律的运动是重要的防治方法之一。

(三)改善治疗效果

(1)病情较轻的 2 型糖尿病患者在饮食控制的基础上进行运动治疗可使血糖控制在正常水平。

(2)运动治疗同样也能减少需要胰岛素和口服降糖药治疗的糖尿病患者用药的剂量。

(四)改善心理健康

(1)患者因"糖尿病治疗疲竭",使心理负担沉重,抑郁、焦虑发病率明显高于普通人群。

(2)参加运动能增加人与人之间交流的机会,使其减轻对疾病的焦虑和担心,保持心情愉快,从而增强战胜疾病的信心。

(五)预防骨质疏松、增强心肺功能

(1)糖尿病患者骨质疏松发生风险较高,规律的运动可以增加骨密度,外出日照可增加维生素 D_3 的合成,促进钙吸收。

(2)有氧耐力锻炼可以增强患者的心肺负荷能力,加强心肌收缩力,促进血液循环,改善心肌代谢状况,增加呼吸肌的力度及肺活量,改善肺的通气功能。

二、运动治疗的原则及目标

(一)运动治疗的原则

1.安全性

安全性指合理运动治疗,改善代谢紊乱的同时应避免发生运动不当导致的心血管事件、代谢紊乱以及外伤等。

2.科学性、有效性

运动治疗切忌急功近利,应循序渐进、量力而行、持之以恒。高强度的运动有可能使血糖进一步升高,并加重原有脏器的损伤,提倡进行中等强度以下的运动,以有氧耐力训练为主,适当辅以轻度的抗阻力运动。运动方式应在患者病情、治疗方案以及自身实际情况的基础上,尽量选择喜好的运动方式,并维持终身。

3.个体化

在指导患者运动治疗前,应了解患者年龄、体重指数 BMI、腰臀比、病程、足背动脉搏动及骨关节运动器官情况、有无并发症,以及患者工作生活特点、文化背景、喜好、以往运动能力和习惯、社会支持系统、目前对运动的积极性及主要障碍等,根据他们的情况进行个体化的运动指导。

4.专业人员指导

患者运动治疗应在专业人员指导下进行,包括内分泌医师、糖尿病教育护士、运动康复师等,并定期接受其他专业人员指导,如心血管医师、眼科医师、营养师等,建立糖尿病团队治疗。

(二)运动治疗目标

(1)改善糖尿病状态,降低糖尿病发病率。

(2)改善身心状态,消除应激紧张状态,扩大患者的日常生活和社交网络。

(3)改善对代谢指标,如胰岛素水平、血糖、血脂、HbAlc 等。

(4)阻止和减轻并发症,改善生活质量。

三、运动治疗的适应证和禁忌证

(一)运动治疗的适应证

(1)2 型糖尿病患者,特别是肥胖型患者。

(2)处于稳定期的 1 型糖尿病患者。

(3)无早产、先兆流产等异常情况的妊娠糖尿病患者。

(4)IGT 及糖尿病高危人群。

(二)运动治疗的禁忌证

(1)血糖明显升高,超过 16 mmol/L,尤其有明显酮症倾向的患者。

(2)血糖波动大或频发低血糖患者。

(3)各种急性感染。

(4)合并严重心、肾功能不全。

(5)合并新近发生的血栓。

(6)合并未控制高血压,血压>24.0/16.0 kPa(180/120 mmHg)。

(7)合并糖尿病肾病、糖尿病血管病变、糖尿病眼病等并发症,应咨询医师,在专业人士指导下进行运动治疗。

四、运动治疗的方法

(一)运动方式的选择

运动方式要选择能改善和维持心肺功能、增进心血管健康的运动,应以等张、持续时间长、有节律、并有大肌肉群参与的有氧运动为主,辅以轻度抗阻力运动,并且运动间隔时间不宜超过 3 天。

1.散步

运动强度小,适合于体质较差的老年糖尿病患者和消瘦且体力不足的 1 型糖尿病患者。行走时应全身放松,眼观前方,自然而有节律地摆动上肢,每次 10～30 分钟。

2.医疗步行

医疗步行是在平地或适当的坡上做定距离、定速的步行,中途做必要的休息。按计划逐渐延长步行距离(如从 1 500 m 至 4 000 m)提高步行速度(由 50 m/min 至 100 m/min),以后可加入一定距离的爬坡或登阶梯运动。例如,每次来回各步行 400～800 m,每 3～5 分钟走 200 m,中间休息 3 分钟;或来回各步行 1 000 m,用 18 分钟走完 1 000 m,中间休息 3～5 分钟;或来回各步行 1 000 m,其中要走一段斜坡,用25 分钟走完 1 000 m,中间休息 8～10 分钟。可根据环境条件设计具有不同运动量的几条路线方案,根据患者的功能情况选用,每天或隔天进行 1 次。

3.慢跑

慢跑属中等偏高的运动强度,适合于身体条件较好、无心血管疾病的 2 型糖尿病患者,慢跑时要求全身放松。

此外,还可选择骑自行车、游泳、登山、打太极拳、跳健身操、跳交谊舞等运动方式。对糖尿病患者来说,应选择适量的、全身性的、有节奏的锻炼项目为宜,也可结合自己的兴趣爱好,因地制宜地选择适合自己的运动方式。

(二)运动强度

(1)运动量:一般人运动量的计算公式为:运动量＝运动强度×运动时间。但对于肥胖的 2 型糖尿病患者,为了减轻体重,每天消耗的热量应大于摄入的热量,计算公式为:X＝(Q＋S)－R。X:所需施加的运动量。Q:摄入的热量。S:需要增加机体消耗的热量。R:日常生活活动所消耗的热量(如吃饭、工作、梳洗、睡觉等)。

(2)根据自身情况选择运动方式。

(3)按所选择的运动方式每分钟的热量消耗计算运动所需持续的时间。

适当的运动强度为运动时患者的心率(heart rate,HR)达到个体60%的最大耗氧量。个体60%最大耗氧时心率的简易计算公式:HR=170或180－年龄(岁)。其中常数170适用于病后恢复时间较短者或病情复发、体质较弱者;180适用于已有一定锻炼基础、体质较好的康复患者和老年人。

(三)运动时间

(1)中国的糖尿病患者多为餐后血糖增高,故运动的最佳时间应该在餐后1～3小时进行。

(2)运动前首先做5～10分钟的准备活动或热身运动,活动一下肌肉、关节,同时可使心跳、呼吸的频率逐渐加快,以适应下一步将要进行的运动。达到运动强度后持续时间为20～30分钟,可根据患者的具体情况逐渐延长,每天1次,运动应缓慢活动5～10分钟,不宜立即停止运动。

(3)口服降糖药或使用胰岛素的患者最好每天定时运动,注意不要在胰岛素或口服降糖药作用最强的时候运动,否则有可能导致低血糖。

(4)肥胖患者可适当增加运动次数。

(5)合理运动频率通常为每周3～4次,并平均分配在1周中(对体力不佳的患者每周1～2次的运动亦可)。

(四)运动治疗计划调整原则

运动效果与运动强度、运动量密切相关,个体疾病状况及运动能力的差异不同,运动治疗的计划应循序渐进、量力而行、因人而异,并根据患者的病情及运动能力的变化等情况调整治疗计划。

1.由少至多

运动治疗起始期,时间可控制在10～15分钟,待机体适应后,将时间提高至每次至少30分钟。抗阻力运动训练每周2～3次。

2.由轻到重

在运动治疗起始阶段,运动强度可从最大耗氧量的50%开始,慢慢增加,至6周后逐渐增加到最大耗氧量的70%～80%。

3.由稀至繁

运动的频率,需要结合患者的身体情况,参考运动的强度和持续时间,如果达到了中到较大强度的运动量持续时间至少30分钟,推荐刚开始每周至少3次,逐步增加到每周5次或每天1次。

4.适度恢复

如患者经过强度较大,时间过长的耐力训练后产生疲劳、肌肉酸痛,不建议天天运动,应给予适当休息。如为抗阻力训练推荐间隔1～2天。

5.周期性原则

运动治疗后,患者会对同样的运动强度产生适应,需重新调整运动方案,逐渐增加患者负荷。

(五)合并不同疾病糖尿病患者的运动治疗

1.冠心病

对糖尿病患者每年应评估一次心血管危险因素,冠心病并不是运动的绝对禁忌证,运动强度取决于病情及心功能,必须个体化,一般选择较低运动强度,每次20～45分钟,每周3～4次为宜,适当的规律运动比单纯药物治疗有更好的疗效。

2.高血压

运动强度应为低中度,避免憋气动作或高强度运动,建议血压控制稳定后,在专业人员的监控下进行中等强度的运动。

3.糖尿病外周血管病变以及周围神经病变

可进行监督下的平板训练和下肢抗阻训练,有周围神经病变而没有急性溃疡的患者可参加中等强度的负重运动,有足部损伤或溃疡的患者建议进行非负重的上肢运动训练(如肢体等长收缩训练或渐进抗阻训练)。若保护性感觉丧失,可选择骑单车、划船、坐式运动及手臂锻炼等非负重运动。运动时穿合适的鞋子,运动前后检查足部皮肤,穿鞋前检查鞋子。

4.糖尿病肾病

微量蛋白尿的出现本身不是运动受限的指征,体力活动会急剧增加尿蛋白分泌,但没有证据证明高强度锻炼会增加糖尿病肾病的进展。研究表明,适当的运动对降低糖尿病肾病微量蛋白尿有积极作用,即使是透析期间也可以适当进行运动训练。运动方式的选择应根据肾脏受损的程度及全身情况而定,避免高强度的运动。

5.视网膜病变

因存在玻璃体积血和视网膜脱落的风险,禁忌做大强度有氧运动和抗阻运动。应注意避免可能冲撞或头低于腰部的运动,切忌潜水和剧烈运动,以免加速视网膜脱落。不鼓励进行的运动有举重、慢跑、冲撞剧烈的球类运动、用力吹的运动,可进行的运动有散步、蹬车等。

6.血糖反应异常

对于偶发血糖反应异常者,临床观察,暂不做特别处理,对频发血糖异常者,帮助寻找及消除血糖反应异常的原因(如胰岛功能丧失、消化功能障碍、胰岛素降解和利用障碍等),及时与医师联系。强化合理的饮食运动治疗,加强运动前的个体评估,密切监测血糖,及时调整用药。

(六)运动治疗的注意事项

(1)参加运动前要对所有接受运动疗法的糖尿病患者都要进行全面的病史询问和体格检查,尤其对年龄在35岁以上或病程较长的患者。检查内容包括肝、肾功能,血糖变化、尿常规等,心电图检查,眼底检查,足部及关节检查,下肢血管检查等。

运动前筛查:对患者进行危险因素的系统评估,如心理状况、心电图或运动负荷试验,检查神经系统、足部、关节等,查眼底、尿常规或尿微量蛋白,35岁以上以及病程10年以上患者进行冠状动脉疾病筛查。

运动前各项代谢指标应控制良好:①未出现酮体的患者,血糖控制应<16.7 mmol/L;出现酮体的患者,血糖控制应≤14 mmol/L。②收缩压<180 mmHg。③运动前血糖<5.6 mmol/L,应摄入额外的碳水化合物后运动。

(2)运动前要准备足够的水,便于携带的含糖食物,如水果、糖等。

(3)运动时选择合适、宽松的衣物,严禁赤脚,选择鞋底厚软、透气、不露脚趾的鞋子。

(4)低血糖的防范:文献报道,超过70%患者有运动后低血糖经历,因此运动前血糖值<5.5 mmol/L时应补充含糖的食物;不宜在空腹和注射胰岛素后立即运动;胰岛素注射液皮下注射患者,不宜在血流丰富的运动部位注射胰岛素;每餐定时定量,运动时间和强度相对固定;必要时随身携带便携式血糖仪在运动前后监测血糖。

（5）心血管事件及意外创伤的防范：选择舒适的鞋袜及衣裤；选择安全舒适的运动场所，避免过冷过热天气；糖尿病伴心脏病变或潜在冠状动脉病变患者应在医师评估下做适量运动。

（6）防寒防暑，注意添减衣服，天气较冷或较热时最好选择室内运动。

（7）运动周围环境应安静、空气清新，暮练好过晨练。

（8）选择患者喜欢及能坚持的运动方式，制订切实可行的运动计划，帮助患者长期坚持运动治疗。

（9）指导患者做好运动记录、血糖监测记录，分析运动治疗失败的原因，寻找影响因素，及时予以解决，确保运动治疗有效、安全地进行。

（10）最好结伴运动，准备个人急救卡，防止意外。

（唐　莉）

第九章 公共卫生护理

第一节 公共卫生的体系与职能

公共卫生体系一直是一个模糊的概念。普遍倾向,疾病预防控制机构、卫生监督机构、传染病院(区),构成了公共卫生体系。

一、发达国家公共卫生体系

美国、英国、澳大利亚、WHO 等国家和组织陆续制定了公共卫生的基本职能或公共卫生体系所需提供的基本服务。

美国提出的 3 项基本职能,即评估→政策发展→保证,并进一步具体化为 10 项基本服务。基本服务的概念与其他国家/组织提出的基本职能概念相似。在此框架下,美国疾病预防控制中心(CDC)与其他伙伴组织联合开展了国家公共卫生绩效标准项目研究,设计了 3 套评价公共卫生体系绩效的调查问卷,分别用于州公共卫生体系、地方公共卫生体系和地方公共卫生行政管理部门的绩效评估。调查问卷规定了每一项基本服务的内涵,并制定有具体的指标和调查内容。澳大利亚提出了公共卫生 9 项基本职能,阐述了每条职能的原有的和新的实践内容。

美国提出的公共卫生体系定义:在辖区范围内提供基本公共卫生服务的所有公、私和志愿机构、组织或团体。政府公共卫生机构是公共卫生体系的重要组成部分,在建设和保障公共卫生体系运行的过程中发挥着关键的作用。但是,单靠政府公共卫生机构无法完成所有的公共卫生基本职能,公共卫生体系中还应包括医院、社区卫生服务中心等医疗服务提供者,负责提供个体的预防和治疗等卫生服务;公安、消防等公共安全部门,负责预防和处理威胁大众健康的公共安全事件;环境保护、劳动保护、食品质量监督等机构,保障健康的生存环境;文化、教育、体育等机构为社区创造促进健康的精神环境;交通运输部门,方便卫生服务的提供和获取;商务机构提供个体和组织在社区中生存和发展的经济资源;民政部门、慈善组织等,向弱势人群提供生存救助和保障以及发展的机会。

公共卫生基本职能是影响健康的决定因素、预防和控制疾病、预防伤害、保护和促进人群健康、实现健康公平性的一组活动。公共卫生基本职能需要卫生部门,还有政府的其他部门以及非政府组织、私营机构等来参与或实施。公共卫生基本职能属于公共产品,政府有责任保证这些公共产品的提供,但不一定承担全部职能的履行和投资责任。

公共卫生基本职能的范畴大大超出了卫生部门的管辖范围,在职能的履行过程中卫生部门发挥主导作用。卫生部门负责收集和分析本部门及其他部门、民间社团、私人机构等的信息,向政府提供与人群健康相关的、涉及国家利益的综合信息;卫生部门是政府就卫生问题的决策顾问,负责评价公共卫生基本职能的履行情况;同时,向其他部门负责的公共卫生相关活动提供必要的信息和技术支持,或展开合作;负责健康保护的执法监督活动。

二、我国公共卫生体系的基本职能

通过分析上述国家和组织制定的公共卫生基本职能框架,结合我国的现状,我们总结出10项现代公共卫生体系应该履行的基本职能,其中涉及三大类的卫生服务提供:①人群为基础的公共卫生服务,如虫媒控制、人群为基础的健康教育活动等。②个体预防服务,如免疫接种、婚前保健和孕产期保健。③具有公共卫生学意义的疾病的个体治疗服务,如治疗肺结核和性传播疾病等,可减少传染源,属于疾病预防控制策略之一;再比如治疗儿童腹泻、急性呼吸道感染、急性营养不良症等。在此基础上,我国现代公共卫生体系的基本职能应包括以下10个方面。

(一)监测人群健康相关状况

(1)连续地收集、整理与分析、利用、报告与反馈、交流与发布与人群健康相关的信息。

(2)建立并定期更新人群健康档案,编撰卫生年鉴。其中与人群健康相关的信息包括:①人口、社会、经济学等信息。②人群健康水平,如营养膳食水平、生长发育水平等。③疾病或健康问题,如传染病和寄生虫病、地方病、母亲和围生期疾病、营养缺乏疾病、非传染性疾病、伤害、心理疾病以及突发公共卫生事件等。④疾病或健康相关因素,如生物的、环境的、职业的、放射的、食物的、行为的、心理的、社会的、健康相关产品的。⑤公共卫生服务的提供,如免疫接种、农村改水改厕、健康教育、妇幼保健等,以及人群对公共卫生服务的需要和利用情况。⑥公共卫生资源,如经费、人力、机构、设施等。⑦公共卫生相关的科研和培训信息。

(二)疾病或健康危害事件的预防和控制

(1)对正在发生的疾病流行或人群健康危害事件,如传染病流行,新发疾病的出现,慢性病流行,伤害事件的发生,环境污染,自然灾害的发生,化学、辐射和生物危险物暴露,突发公共卫生事件等,开展流行病学调查,采取预防和控制措施,对有公共卫生学意义的疾病开展病例发现、诊断和治疗。

(2)对可能发生的突发公共卫生事件做好应急准备,包括应急预案和常规储备。

(3)对有明确病因或危险因素或具备特异预防手段的疾病实施健康保护措施,如免疫接种、饮水加氟、食盐加碘、职业防护、婚前保健和孕、产期保健等。

上述第一项和第二项内容包括我国疾病预防控制机构常规开展的疾病监测、疾病预防与控制、健康保护、应急处置等工作。

(三)发展健康的公共政策和规划

(1)发展和适时更新健康的公共政策、法律、行政法规、部门规章、卫生标准等,指导公共卫生实践,支持个体和社区的健康行动,实现健康和公共卫生服务的公平性。

(2)发展和适时更新卫生规划,制定适宜的健康目标和可测量的指标,跟踪目标实现进程,实现连续的健康改善。

(3)多部门协调,保证公共政策的统一性。

（4）全面发展公共卫生领导力。

（四）执行公共政策、法律、行政法规、部门规章和卫生标准

（1）全面执行公共政策、法律、行政法规、部门规章、卫生标准等。

（2）依法开展卫生行政许可、资质认定和卫生监督。

（3）规范和督察监督执法行为。

（4）通过教育和适当的机制，促进依从。

（五）开展健康教育和健康促进活动

（1）开发和制作适宜的健康传播材料。

（2）设计和实施健康教育活动，发展个体改善健康所需的知识、技能和行为。

（3）设计和实施场所健康促进活动，如在学校、职业场所、居住社区、医院、公共场所等，支持个体的健康行动。

（六）动员社会参与，多部门合作

（1）通过社区组织和社区建设，提高社区解决健康问题的能力。

（2）开发伙伴关系和建立健康联盟，共享资源、责任、风险和收益，创造健康和安全的支持性环境，促进人群健康。

（3）组织合作伙伴承担部分公共卫生基本职能，并对其进行监督和管理。

第（三）～（六）项融合了国际上健康促进的理念，即加强个体的知识和技能，同时改变自然的、社会的、经济的环境，以减少环境对人群健康及其改善健康的行动的不良影响，促使人们维护和改善自身的健康。第（四）项的职能与1986年《渥太华宪章》中提出的健康促进行动的5项策略相吻合，即"制定健康的公共政策、创造支持性的环境、加强社区行动、发展个人技能、重新调整卫生服务的方向和措施"。

（七）保证卫生服务的可及性和可用性

（1）保证个体和人群卫生服务的可及性和可用性。

（2）帮助弱势人群获取所需的卫生服务。

（3）通过多部门合作，实现卫生服务公平性。

（八）保证卫生服务的质量和安全性

（1）制定适当的公共卫生服务的质量标准，确定有效和可靠的测量工具。

（2）监督卫生服务的质量和安全性。

（3）持续地改善卫生服务质量，提高安全性。

第（七）项和第（八）项是对卫生服务的保证，即保证卫生服务的公平和安全性。

（九）公共卫生体系基础结构建设

（1）发展公共卫生人力资源队伍，包括开展多种形式的、有效的教育培训，实现终身学习；建立和完善执业资格、岗位准入、内部考核和分流机制；通过有效的维持和管理，保证人力资源队伍的稳定、高素质和高效率。

（2）发展公共卫生信息系统，包括建设公共卫生信息平台；管理公共卫生信息系统；多部门合作，整合信息系统。

（3）建设公共卫生实验室，发展实验室检测能力。

（4）加强和完善组织机构体系，健全公共卫生体系管理和运行机制。

本项是对公共卫生体系基础结构的建设。公共卫生体系的基础结构是庞大的公共卫生体系的神经中枢,包括人力资源储备和素质、信息系统、组织结构等。公共卫生体系的基础结构稳固,整个公共卫生体系才能统一、高效地行使其基本职能。

(十)研究、发展和实施革新性的公共卫生措施

(1)全面地开展基础性和应用性科学研究,研究公共卫生问题的原因和对策,发展革新性的公共卫生措施,支持公共卫生决策和实践。

(2)传播和转化研究结果,应用于公共卫生实践。

(3)与国内外其他研究机构和高等教育机构保持密切联系,开展合作。这项职能为公共卫生实践和公共卫生体系的可持续发展提供科学支撑。

上述这十项职能的履行又可具体分解为规划、实施、技术支持、评价和质量改善、资源保障(包括人力、物力、技术、信息和资金等)等 5 个关键环节。不同的环节需要不同的部门或机构来承担。

三、卫生体系内部职能

疾病预防控制体系建设研究课题组对我国疾病预防控制机构应承担的公共职能进行了界定,共 7 项职能、25 个类别、78 个内容和 255 个项目。2005 年卫生部(现为国家卫生健康委员会)发布施行了《关于疾病预防控制体系建设的若干规定》和《关于卫生监督体系建设的若干规定》,分别明确了疾病预防控制机构和卫生监督机构的职能。这些工作对我国疾病预防控制体系和卫生监督体系的建设具有重要的意义。

公共卫生体系是包括疾病预防控制体系、卫生监督体系、突发公共卫生事件医疗救治体系等在内的一个更大的范畴。首先应该将公共卫生体系作为一个整体来看待,明确其职能,避免体系中的各个成分如疾病预防控制体系、卫生监督体系等各自为政。这样将有助于实现公共卫生体系的全面建设,保证部门间的协调与合作,提高公共卫生体系总体的运作效率。

另外,公共卫生基本职能的履行必须有法律的保障。公共卫生体系的构成、职权职责及其主体都应该是法定的,做到权责统一,并应落实法律问责制。至今为止,我国已颁布了 10 部与公共卫生有关的法律,如母婴保健法、食品卫生法、职业病防治法、传染病防治法等,以及若干的行政法规和部门规章。虽然这些对我国公共卫生事业的发展起到了重要的保障作用,但是其中没有一部是公共卫生体系的母法,因而无法形成严密的、统一规划设计的、协调一致的法规体系。解决公共卫生问题所需采取的行动远远超出了卫生部门的职权和能力范围,需要政府其他部门以及非政府组织、私营机构等共同参与。因此,制定公共卫生体系的母法,明确公共卫生体系的构成及其所需履行的基本职能,协调体系中各成分体系或机构间相互关系,是当务之急。

（唐　莉）

第二节　突发公共卫生事件的应急处理

一、突发公共卫生事件的预警、监测和报告

(一)突发公共卫生事件的形成因素

突发公共卫生事件的发生是不以人的意志为转移的客观现象。突发公共卫生事件的发生具

有必然性和偶然性。其必然性是指随着经济全球化和知识经济的到来,国际旅行与全球商务活动的日益频繁,大大增加了传染病跨国传染与流行的机会;同时,食品安全性问题的应对,烟草、武器、有毒废弃物及威胁健康商品的贸易、战争的增加等,使各种各样的公共卫生事件随时可能在人们无法预料的时候发生和肆虐。突发公共卫生事件的出现似乎不可避免,而且其在什么时间出现、以什么样的方式出现、出现什么样的事件、出现在什么地方,都是人们无法预测和认知的,这就是它的偶然性。

从全球来看,整个公共卫生的形势是严峻的。国际上带有政治目的的核生化恐怖事件正在威胁着人类的安全。没有哪一个国家可以完全逃避传染病的危害,也没有哪一个国家可以号称在传染病面前高枕无忧。造成传染病流行的因素很多,如抗生素广泛应用致使耐药株、变异株引起传统传染病的再度暴发和流行;由于开垦荒地、砍伐森林、修建水坝等人类活动,造成居住环境改变,自然和生态环境恶化,引起传染病的发生和传播;全球性气候变暖,有利于一些病原微生物的生长和繁殖,造成一些传染病发生跨地区传播,尤其是扩大了虫媒传染病的疫区范围;人类生活方式和社会行为改变,助长了传染病的传播;人群易感性高,为传染病暴发或流行创造了条件;经济一体化、全球化、现代交通及大量人员和物质的流动对传染病的防治提出了新的挑战,原本局限于某一国家和地区的疾病可能向全球扩散,传染病的传播速度大大加快;由于人口老龄化、免疫抑制剂的使用等因素,使免疫受损人群的增多。中国社会正处于大规模城市化转型期,人口密集和人员流动是传染病流行的温床。

(二)突发公共卫生事件的预警与监测

1.建立突发公共卫生事件的预警系统

(1)预警系统的背景:预警的概念起源于欧洲,是为了避免或降低随着工业的飞速发展导致对环境和人类健康产生危害而提出的方法,第一次是在1984年关于保护北海的国际会议上提出的。预警系统一般由五大部分组成,包括信息系统、预警评价指标体系、预警评价与推断系统、报警系统和预警防范措施。

(2)建立预警参数:中国疾病预防控制中心对传染病监测、疾病和症状监测、卫生监测、实验室监测等各类资料进行科学分析,综合评估,建立预警基线,提出预警参数。

(3)预警报告:中国疾病预防控制中心根据预警参数,对国内、外各种突发事件和可能发生突发事件的潜在隐患做出早期预测,提出预警报告,按照规定时限和程序报告国务院卫生行政部门。国务院卫生行政部门接到预警报告后,适时发出预警。

2.监测体系的建设原则

(1)时效性和敏感性:以初次报告要快,进程报告要新,总结报告要全为原则,加强突发事件报告的时效性和敏感性。

(2)标准性和规范性:突发事件报告内容尽量采用数字化,以利于统计分析。系统采用的信息分类编码、网络通信协议和数据接口等技术标准,应严格按照国家有关标准或行业规范。

(3)安全性和保密性:建立安全保障体系,采用先进的软、硬件技术,实现网络的传输安全、数据安全、接口安全。

(4)开放性和扩充性:立足于长远发展,选用开放系统。采用模块化和结构化设计并保留足够的接口,使之具有较大的扩充性。

(5)综合性:突发公共卫生事件的监测比较复杂,既包括对具体的暴发事件的监测,也含有对引起或影响突发事件发生的自然、社会、生态等潜在危险因素的监测。因此,监测体系建设需综合性。

3.我国的监测体系

我国1991年建立了传染病重大疫情报告系统,其报告的方式是医院内的首诊医师填写传染病报告卡,并邮寄到辖区内的县级疾病预防控制机构,由县级疾病预防控制机构形成报表通过计算机网络逐级报告,报告的内容只是病例的总数,没有传染病病例的个案资料。2003年,传染性非典型性肺炎疫情发生后,疫情报告突破了传统的报告方式,实现了传染病疫情的个案化管理和网络化直报,首次实现了传染病疫情的医院直报,保证了传染病疫情报告的准确性、实效性。与此同时,建立了全国疾病监测系统,在31个省(自治区、直辖市)建立了145个监测点,监测内容主要包括传染病疫情、死因构成等。此外,我国还根据部分传染病防治需要相继建立了多个专病监测系统,如计划免疫监测系统(麻疹)、艾滋病监测系统、性病监测系统、结核病监测系统、鼠疫监测系统等;同时,还建立了一些公共卫生监测哨点,如13省、市的食源性疾病的监测网络、饮水卫生的监测网络等。

(三)突发公共卫生事件的报告和通报

1.突发事件的报告

国务院卫生行政部门制定突发事件应急报告规范,建立重大、紧急疫情报告系统。

(1)突发事件的责任报告单位和责任报告人:①县级以上各级人民政府卫生行政部门指定的突发事件监测机构。②各级各类医疗卫生机构。③卫生行政部门。④县级以上地方人民政府。⑤有关单位,主要包括突发事件发生单位、与群众健康和卫生保健工作有密切关系的机构或单位,如:检验检疫机构、环境保护监测机构和药品监督检验机构等。⑥执行职务的各级各类医疗卫生机构的医疗保健人员、疾病预防控制机构工作人员、个体开业医师等为责任报告人。

(2)突发事件的报告时限和程序:①突发事件监测报告机构、医疗卫生机构和有关单位应当在2小时内向所在地县级人民政府卫生行政管理部门报告。②接到报告的卫生行政部门应当在2小时内向本级人民政府报告,并同时向上级人民政府卫生行政部门和卫健委报告。③县级人民政府应当在接到报告后2小时内向对应的市级人民政府或上一级人民政府报告。④市级人民政府应当在接到报告后2小时内向省(自治区、直辖市)人民政府报告。⑤省(自治区、直辖市)人民政府在接到报告的1小时内,向国务院卫生行政部门报告。⑥卫健委对可能造成重大社会影响的突发事件,应当立即向国务院报告。

国家建立突发事件的举报制度,任何单位和个人有权向各级人民政府及其有关部门报告突发事件隐患,有权向上级政府及其有关部门举报地方人民政府及其有关部门不履行突发事件应急处理职责,或者不按照规定履行职责情况。

2.突发事件的通报

国务院卫生行政部门及时向国务院有关部门和各省(自治区、直辖市)人民政府卫生行政部门以及军队有关部门通报突发事件的情况;突发事件发生地的省(自治区、直辖市)人民政府卫生行政部门,应当及时向毗邻省(自治区、直辖市)人民政府卫生行政部门通报;接到通报的省(自治区、直辖市)人民政府卫生行政部门,必要时应当及时通知本行政区域内的医疗卫生机构;县级以上地方人民政府有关部门,已经发生或者发现可能引起突发事件的情形时,应当及时向同级人民政府卫生行政部门通报。

3.信息发布

(1)发布部门:国务院卫生行政部门或授权的省(自治区、直辖市)人民政府卫生行政部门要及时向社会发布突发事件的信息或公告。

（2）发布内容：突发事件性质、原因；突发事件发生地及范围；突发事件人员的发病、伤亡及涉及的人员范围；突发事件处理和控制情况；突发事件发生地的解除。

二、突发公共卫生事件现场应急处理

快速反应是应对处置突发公共卫生事件的关键所在。在事件发生后，应立即成立应急指挥部，统一指挥和协调社会各部门各负其责地投入预防和控制事件的扩大蔓延及救治受害公众的工作中。同时，要采取果断措施快速处理突发公共卫生事件所造成的危害，彻底预防和控制进一步蔓延，最大限度地避免和减少人员伤亡、财产损失，降低社会影响，尽快恢复社会秩序，维护公众生命、财产安全，维护国家安全和利益。

（一）医疗救护

1.突发公共卫生事件医学应急救援中的分级救治体系

对于突发公共卫生事件的应急医学救援大体可分为三级救治：第一级为现场抢救；第二级为早期救治；第三级为专科治疗。

（1）一级医疗救治：又称为现场抢救，主要任务是迅速发现和救出伤员，对伤员进行一级分类诊断，抢救需紧急处理的危重伤员。抢救小组（医务人员为主）进入现场后，搜寻和发现伤员，指导自救互救，在伤员负伤地点或其附近实施最初的救治，包括临时止血、伤口包扎、骨折固定、搬运，预防和缓解窒息、简单的防治休克、解毒以及其他对症急救处置措施。首先要确保伤员呼吸道通畅，同时填写登记表，然后将伤员搬运出危险区，就近分点集中，再后送至现场医疗站和专科医院。

具体职责有：①初步确定人员的受伤方式和类型，对需要紧急处理的危重伤员立即进行紧急处理；对可延迟处理者经自救互救和初步去污后尽快撤离事故现场，到临时分类站接受医学检查和处理。②设立临时分类站，初步估计现场人员的受污剂量，并进行初步分类诊断，必要时酌情给予相应药物，如对于受到放射伤害的现场人员时给予稳定性碘或抗辐射药物。③对人员进行体表污染检查和初步去污处理，防止污染扩散。④初步判断伤员有无体内污染，必要时及早采取阻吸收和促排措施。⑤收集、留取可估计受污剂量的物品和生物样品。⑥填写伤员登记表，根据初步分类诊断，确定就地观察治疗或后送，对临床症状轻微、血象无明显变化的可在一级医疗单位处理；临床症状较重、血象变化较明显的以及一级医疗单位不能处理的应迅速组织转送到二级医疗救治单位；伤情严重，暂时不宜后送的可继续就地抢救，待伤情稳定后及时后送；伤情严重或诊断困难的，在条件允许下可由专人直接后送到三级医疗救治单位。

（2）二级医疗救治：又称为早期救治或就地救治，在现场医疗站对现场送来的伤员进行早期处理，检伤分类。主要任务是对中度和中度以下急性中毒患者、复合伤伤员、有明显体表和体内污染的人员进行确定诊断与治疗；对中度以上中毒或受照的伤员进行二级分类诊断，并将重度和重度以上中毒和复合伤伤员以及难以确诊和处理的伤员，在条件允许下尽早后送到三级医疗救治单位。具体职责范围：①收治中度和中度以下急性中毒、复合伤、放射性核素内污染人员和严重的常规损伤人员，对其中有危及生命征象的伤员继续抢救。②对体表沾污者进行详细的监测并进行进一步去污处理，对污染伤口采取相应的处理措施。③对体内污染的人员初步确定污染物的种类、污染水平以及全身或主要器官的中毒或受照剂量，及时采取相应的医学处理措施，污染严重或难以处理的伤员及时转送到三级医疗救治单位。④详细记录病史，全面系统检查，进一步确定人员受照剂量和损伤程度,并进行二次分类诊断,将重度以上急性中毒、复合伤患者送到三级医疗救治机构治疗,暂时不宜后送者可就地观察和治疗,伤情难以判定的可请有关专家会诊后及时后送。⑤必要时对一级医疗机构给以支援和指导。

（3）三级医疗救治:又称为专科治疗,由国家指定的具有各类伤害治疗专科医治能力的综合医院负责实施。主要任务是收治重度和重度以上的急性中毒和严重污染伤员,进一步作出明确的诊断,并给予良好的专科治疗。继续全面抗休克和全身性抗感染;预防创伤后肾衰、急性呼吸窘迫综合征、多器官功能障碍综合征等并发症,对已发生的内脏并发症进行综合治疗,酌情开展辅助通气,心、肺、脑复苏等,直至伤员治愈。有些伤员治愈后留下残疾,尚需作进一步康复治疗。具体职责范围是:①对不同类型、不同程度的中毒、放射损伤和复合伤作出确定性诊断,并进行专科医学救治。②对有严重体内、伤口、体表污染的人员进行全面检查,确定污染物成分和污染水平,估算出人员的受污剂量,并进行全面、有效的医学处理。③必要时,派出有经验的专家队伍对一、二级医疗单位给予支援和指导。

2.分级救治工作的基本要求

根据分级救治的特点,必须正确处理伤病员完整性治疗与分级救治、后送与治疗的关系。为此,应遵循下列基本要求:

（1）及时、合理,力争早日治愈:伤病救治是否及时合理,要从伤病病理过程进行判断。大出血、窒息可因迟延数分钟而死亡,应提早数分钟而得救,其及时性表现在几分钟之间。这就要求分秒必争,竭尽全力地组织抢救。对大多数伤员来说,及时性的标准是伤后12小时内得到清创处理。伤后至接受手术的时间长短,对病死率有明显影响。为此,必须做到快抢、快救、快送,迅速搬下和后送伤员。

（2）前、后继承,确保救治质量:为了保证分级救治的质量,还必须从组织上使各级救治工作前、后继承地进行,做到整个救治工作不中断,各级救治不重复。前一级要为后一级救治做好准备,创造条件,争取时间;后一级要在前一级救治的基础上,补充或采取新的救治措施,使救治措施前后紧密衔接,逐步扩大与完善。为实现上述要求,首先要加强急救医学训练,对突发公共卫生事件发生时伤病发生发展规律、救治的理论和处理原则要有统一的认识,保证工作上步调一致;其次要求各级救治机构树立整体观念,认真遵守上级规定的救治原则,正确执行本级的救治范围;最后,要按规定填写统一格式的医疗文件,为前、后继承救治提供依据。

（3）相辅相成,医疗与后送相结合:要实现分级救治,使伤病员获得完整救治。从伤病员转归来说,医疗是主导的,后送是辅助的,为了彻底治愈伤病员,必须实行积极的医疗,尤其对需要紧急拯救生命的伤病员。后送只是为了医疗,如果离开了医疗工作,后送就失去了意义。因此从整体上讲,医疗应当是医疗后送工作的主导方面。但在伤员获得确定性治疗之前,医疗的目的之一是为了保证伤病员安全后送。而具体在特定环境和条件下时,有可能后送问题突出,这时后送便成为主要方面。如当某一救治机构内伤病员过多而又无力为他们全部进行必要的救治时,必须想方设法地将伤病员送到有条件处理的救治机构,否则会对伤病员的救治带来不利影响,甚至造成不应有的死亡和残疾。为实现上述要求,要因时、因地制宜,不能墨守成规。只有及时正确的把医疗与后送有机结合起来,才有可能把在医疗后送线上纵深配置的救治机构连接起来,使伤病员在不断地后送中,逐步得到完善的医疗。

（二）现场流行病学调查

尽快开展现场流行病学调查,有利于判断突发公共卫生事件的源头,其中以传染性疾病的流行病学调查尤为重要。流行病学调查人员应沿消毒通道按规定对现场人员进行调查登记,调查内容为可疑物品来源、性状、接触人员、污染范围等,并确定小隔离圈,设置明显标志(拉警戒线),实施封锁。

1.本底资料的调查

主要有以下几个方面:自然地理资料,主要是地形、气候、水文、土壤和植被以及动物等;经济地理资料,主要是地方行政、居民情况、工农业生产、交通运输状况等,尤其是注意突发公共卫生事件发生地放射源、化工生产、生物制品和相关领域的研究单位等;医学地理资料,主要是卫生行政组织、医疗卫生实力、医学教育、药材供应以及卫生状况等;主要疾病流行概况包括烈性传染病、自然疫源性疾病、虫媒传染病、呼吸道疾病、肠道传染病等;昆虫包括与疾病有关的蚊、蝇、蚤、蜱、螨等;动物包括啮齿动物、食虫动物的种类分布、季节消长等资料。

2.现场可疑迹象调查

首先应迅速了解污染程度与范围以及人员受污剂量的大小,将监测结果和判定结果及时报告给上级应急领导小组,为采取医学急救和应急防护措施提供重要依据;其次要采集现场食品、饮用水、土壤和空气标本,鉴定可疑与事件发生相关的物品及其迹象;第三要了解现场地理位置及环境条件,追访目击者,询问附近人员,了解发现可疑情况及前后经过。根据当地医学动物本底,采集可疑动物标本,调查现场动物分布。

当有疫情发生或伤亡人员数量较多时,应进一步开展现场污染样品和人员体内污染的实验室测量分析,尽可能多地提供有关毒物及放射性物质数据及初步监测结果,以确定是否需要采取进一步的干预措施。需要调查的内容很多,除了需了解疫情或疾病发展趋势,调查可能扩散的原因,迅速作出初步临床诊断结果,指导防疫、治疗和病原学的特异性检测外,更困难的是判断患者发病与突发公共卫生事件的关系。

3.事件中、后期调查

事件中期的调查应从早期已经开展的人员、地面和水体等周围环境污染巡测基础上,进一步增大调查地域范围,提升详细程度,并要采集水、食物、空气样品等,测定污染水平,掌握毒物的污染程度及变化趋势。

事件后期对表面污染、空气污染及环境物质进行必要补充测量,特别要对道路、建筑物、动物、土壤和周围环境设施进行污染水平监测,确定整个事件中所发生的污染水平和范围,为后期决策提供依据。

(三)现场的洗消处理

现场洗消是突发公共卫生事件应急中的重要环节,应及时开展。对直接受事件影响的人员加以保护,恢复环境和公众的生活条件。开展恢复活动主要包括以下几点。

1.环境监测和巡测

对污染事故造成的环境污染,继续进行不间断的环境监测和巡测,对可能被污染的各类食品和环境物质样品进行分析。受污的食物和水做适当处理后方可食用,或从别处调运未受污染的食物和水供应公众。估算事故受污人员的个人和群体剂量,对事故定性定级。

2.对事件现场分区,管制污染区进出通道

在应急干预的情况下,为了便于迅速组织有效的应急响应行动,以最大限度地降低突发公共卫生事件可能产生的影响,应尽快将事件现场进行分区管理。专家咨询组根据现场侦检和流行病学调查结果,对突发公共卫生事件性质、区域、污染物性质及污染程度进行分析,向应急指挥部报告分析结果,由指挥部确定突发公共卫生事件性质、区域,将事件现场划分为控制区、监督区和非限制区。

控制区是事故污染现场中心地域,用红线将其与以外的区域分隔开来。在此区域内,救援人员必须身着防护装备以避免被污染或受照射;监督区是控制区以外的区域,以黄色线将其与以外的区域分隔开来,此线也称为洗消线,所有出此区域的人必须在此线上进行洗消处理。在此区域内的人员要穿戴适当的防护装备,避免污染,并在分界处设立警示标识;非限制区是监督区以外的区域,伤员的现场抢救治疗、指挥机构等均设在此区。

另一方面,还要准确地划定污染区与疫区。污染区是指有害因子在地面通过空气运动(风)扩散而形成的对人有害的区域,或是携带有害因子的媒介生物的分布及其活动的区域。疫区是指当突发公共卫生事件为传染病流行,患者(包括病畜)和密切接触者在发病前后居住和活动的场所。限制人员出入污染区及在局部地区建筑物内居住。工作人员在不离开工作岗位的情况下,由个人单独或相互之间进行,主要是对暴露皮肤及个人用具或必须使用的装备进行紧急处理。

3.区域环境现场去污与恢复

应急去污洗消小组赶赴事故现场对道路、建筑物、人员、车辆等受污染的场所与物品进行去污洗消,切断污染和扩散渠道。在监督区与非限制区交界处,设立污染洗消站。洗消站配备监测仪、洗消液等去除污染设备和用品。污染人员在后送救治前需经初步去污处理,运出控制区和监督区的被污染物品需经去污处理和检测后方可运出,避免二次污染。去污过程中产生的固体废物和废水,应妥善收集处理,以防进一步扩大污染。

在制订污染区的洗消计划时应考虑多种因素,包括事件对人群健康和生态环境的潜在影响、污染是否会导致长期影响、污染有无扩散的可能、污染对公众心理的影响、环境监测和评价标准、有无跨行政区域甚至跨境的影响、技术与资源的储备情况、人力和财力等,其中最重要的是要根据所发生事故的特性,环境条件和公众居住、膳食情况,确定恰当的环境去污方法,消除物质、人员外表面和环境中的污染物;将非固定性污染固定,以避免其扩散;用水泥、土壤等覆盖,或用深耕法将污染的表层土翻到地下深处。

应尤其注意对有害生物、化学毒物、放射性材料等污染源的处理,至少使其重新得到有效控制。高放射性废物必须送放射废物库储存;低中水平放射性固体可浅地层处置,对含有腐烂物质、生物的、致病性的、传染性的细菌或病毒的物质,自燃或易爆物质,燃点或闪点接近环境温度的有机易燃物质,其废物不得浅地层处置。

4.事件中、后期的处置

对污染的水和食物实施控制是事故中、后期(特别是后期)针对食入途径采取的防护措施,用于控制和减少因食入污染的水和食物产生的损伤。通过采样检测可疑区域中各种食物和饮用水的各种生物、化学毒剂及放射性核素水平,决定是否对食品和饮用水进行控制。原则上,所有受到污染的食品应当禁止食用,并集中销毁。相对于食物而言,饮用水更容易被染毒,针对毒剂和放射性物质类型,采取针对性的检测和消毒措施,包括通过适当的水处理(混凝、沉淀、过滤及离子交换等方法)降低水中毒剂的含量、禁止使用污染的水源以及尽可能提供不受污染的水等。严禁将污染的水或食物与无污染的水或食物混合以稀释水或食物的污染水平,即便混合后的水或食物的污染水平低于相应的限制标准,也不能接受。

5.人员撤离时的洗消处理

在突发公共卫生事件现场应急处置结束后,污染的人员、车辆、装备、服装等进行统一彻底的洗消,一般在划定的洗消场地进行。洗消站通常由人员洗消场、装备洗消场和服装洗消场组成:人员洗消场设有脱衣处、洗消处、穿衣处、伤员包扎处和检查处;装备洗消场设有装备洗消处、精密器材洗消处和重复洗消处;服装洗消场设有服装、装备和防护器材等消毒处或洗消处。3个洗消处均应严格划分清洁区和污染区,污染区在清洁区的下风向,场所外设置安全警戒线,一般应距洗消场 500～1 000 m,警戒线处需设置专门岗哨。

6.洗消行动的技术评估和持续监测

要对整个洗消过程中所用技术进行评估,行动中使用的技术和技术手段的性能要能够达到行动目标。要有良好的支持系统,保证供给,对职业人员和公众的安全风险符合要求,对于环境的影响小,符合审查、管理要求以及公众能够接受等。

为了确保污染现场经处置后仍旧可能遗留在现场的污染物不会给环境和人类带来不良后果,最常用的后续行动手段是监测,包括对工程屏障的稳定性的长期监测、污染现场及其下风向、下游区域内环境指标的监测、防护体系的维护、防止侵扰、许可管理的延续、监控的审查与管理、行动和后续行动资料的管理等。

(四)突发公共卫生事件处置中的安全防护

突发公共卫生事件处置时的安全防护是指用物理手段阻止有害因子及其传播媒介对人体的侵袭,防止有害因子通过呼吸道或皮肤、黏膜侵入人体,免受污染或感染的措施。可分为处置时的个人防护、医院病房或隔离区防护和实验室防护等不同层次。

个人防护装备(personal protective equipment,PPE)分成三个级别:一级防护,穿工作服、隔离衣、戴 12～16 层纱布口罩;二级防护,穿工作服、外罩一件隔离衣,戴防护帽和符合 N95 或 FFP2 标准的防护口罩,戴乳胶手套和鞋套,必要时戴护目镜,尽量遮盖暴露皮肤、口鼻等部位;三级防护,在二级防护的基础上,将隔离衣改为标准的防护服,将口罩、护目镜改为全面呼吸型面罩。生物防护措施主要针对两个方面,一是对气溶胶的防护,二是对媒介昆虫的防护。在生化防护中,如有相应疫苗或药物储备,可紧急接种疫苗或预防性服药,化学防护可着防毒服;在放射医学防护中,除使用铅制屏障外,还可服用稳定性碘,配备能报警的探测仪器、个人剂量仪。

对有可能对其他人造成威胁的患者或感染者应在有良好防护设施的病房或区域进行治疗或隔离,如高致病性传染病患者应在负压病房中进行治疗,放射损伤患者应在专科医院或综合性医院进行相应的专科进行治疗。

针对危险因子的实验操作具有高风险性,预防实验室污染或感染是突发公共卫生事件处置工作的重要一环。实验室安全相关的工作理应该贯穿于实验的整个过程,从取样开始到所有潜在危险的材料被处理,应努力做好危害评估工作,在有适当安全防护的实验室开展监测、检验工作,尽量减少实验室感染和污染环境的危险。感染性物质的运输要遵循国家《可感染人类的高致病性病原微生物菌(毒)种或样本运输管理规定》的要求。

(五)社会动员

社会动员指通过一定的手段,调动社会现有的和潜在的卫生资源,将满足社会民众需求的社会目标转化为社会成员广泛参与的社会行动的一个实践过程。其特点是要在特定环境中应用,在一定范围内开展,有系统地实施。

1.处理好公共关系

处理好公共关系是使自己与公众相互了解和相互适应的一种活动或职能,由社会组织(公共关系机构及其成员)、公众和传播三个要素构成。在突发公共卫生事件中要处理好三者的关系,充分利用三者之间的相互作用。

2.利用好传播媒介

传播媒介指信息的传播所依附的物质载体。在突发公共卫生事件发生时要充分利用好人体媒介、印刷媒介、电子媒介、户外媒介、实物媒介等,及时发布公共信息,维护社会稳定。

3.处理好医患关系

在突发公共卫生事件发生时,医患关系尤为突出,涉及技术因素、经济因素、伦理因素和法律因素等。要以主动－被动模式、指导－合作模式和相互参与模式相结合的方式,使医、患双方的共同利益得到满足。

4.发挥民间社会的作用

民间社会指政府和企业以外的、以民间组织为主要载体的民间关系总和。随着社会的发展,民间社会能弥补当地政府失灵和市场失灵时的缺陷,促进社会各界的共同参与。民间社会参与公共事务有其合法性、可及性和有效性。在突发公共卫生事件发生时要充分发挥民间社会的作用,共同参与突发公共卫生事件的应对处置工作。

(六)心理干预

在发生突发公共卫生事件时,要关注人群在身体、心理、社会适应三个层面上的健康状况,及时恢复社会秩序,防止和减轻事件对社会心理的影响。应急组织和当地政府应重视舆论导向,统一发布和传播真实信息,及时通报处理措施和结果预测等,既不夸大也不隐瞒,使公众对信息感到真实、可信;邀请有关代表或个人参加环境和食品等监测、剂量估算及防护措施的实施等,使公众了解实情,增强信心;组织专门的危机心理干预队伍进行及时、有效的心理干预,有效的预防和处理心理应激损伤。

在实际工作中,精神病学临床医师要通过心理与环境(自然环境和社会环境,特别是社会环境)的统一性、心理活动自身的完整性和协调性、个性的相对稳定性对一个人是否具有精神障碍进行判断;并综合判断心理异常发生的频度、异常心理的持续时间和严重性,从而进行危机干预。通过媒体宣传、集体晤谈和治疗性干预等心理干预方式,针对不同人群进行危机干预,使心理危机的症状立刻得到缓解和持久的消失,使心理功能恢复到危机前水平,并获得新的应对技能。心理干预的目标是积极预防、及时控制和减轻突发公共卫生事件的心理社会危机,促进心理健康重建,维护社会稳定,保障公众的心理健康。

（于　烨）

第三节　大规模传染病的救护

一、大规模传染病的概述

各类重大传染病疫情、各类生物恐怖袭击事件等,可能在短时间内产生大批量伤病员,超出基层卫生机构的救治范围和收治能力。有组织的医学救援可以迅速控制疫情，尽快治疗病员，减少对公众健康的危害，稳定民心和维护社会秩序。此外，医学救援还可以借助上级医疗单位专家的智慧，对于不明原因的传染病疫情尽快做出诊断，提出治疗措施。

"新发突发传染病的应对，是一个永恒的课题。"传染病防控既是一个科学问题又是一个技术问题，同时还是一个管理问题。专家们建议，下一步应从国家、科技、地方政府层面着手，真正使传染病防控为我国全面实现小康社会和经济社会发展保驾护航。

(一)基本概念

1.传染病

传染病是由病原微生物(病毒、细菌、螺旋体等)和寄生虫(原虫或蠕虫)、朊毒体感染人体后引起的，能在人群、动物或人与动物之间相互传播，造成流行的常见病和多发病。

2.突发传染病

突发传染病是指突然发生、严重影响社会稳定、对人类健康构成重大威胁，需要对其采取紧急处置措施的急性传染病疫情。在实际生活中，任何过去已知的传染病在某一时间段突然集中暴发，对人群健康造成严重危害，甚至导致人员死亡的，是突发传染病。

(二)传染病的分类及特征

1.传染病的分类

(1)甲类传染病：指鼠疫、霍乱。

(2)乙类传染病：指传染性非典型肺炎、艾滋病、病毒性肝炎、脊髓灰质炎、人感染高致病性禽流感、甲型H1N1流感、麻疹、流行性出血热、狂犬病、流行性乙型脑炎、登革热、炭疽、细菌性和阿米巴性痢疾、肺结核、伤寒和副伤寒、流行性脑脊髓膜炎、百日咳、白喉、新生儿破伤风、猩红热、布鲁氏菌病、淋病、梅毒、钩端螺旋体病、血吸虫病、疟疾。

(3)丙类传染病：指流行性感冒、流行性腮腺炎、风疹、急性出血性结膜炎、麻风病、流行性和地方性斑疹伤寒、黑热病、棘球蚴病、丝虫病，除霍乱、细菌性和阿米巴性痢疾、伤寒和副伤寒以外的感染性腹泻病、手足口病。

上述规定以外的其他传染病，根据其暴发、流行情况和危害程度，需要列入乙类、丙类传染病的，由国务院卫生行政部门决定并予以公布。传染病管理制度是依据《传染病防治法》，确保传染性疫情报告的及时性、准确性、完整性和加强传染病的科学管理制定的专业性部门规章制度。

能够有效处置突发传染病的前提是医护人员掌握了传染病学所涉及的基本理论、基本知识和基本技能，并针对传染病的基本特征、流行的基本条件、突发传染病的临床表现特点采取相应措施。

2.传染病的基本特征

(1)有病原体：每一种传染病都是由特异病原体所引起，包括各种致病微生物和寄生虫。有些新发传染病的病原体在疾病流行之前不能马上明确，需要科研人员反复研究确定，如英国流行的疯牛病、我国流行的传染性非典型肺炎等。在实行医学救援时，如果已经确知了本次突发传染病的病原，就要针对此病原体做好防治准备。如果不明确病原，医护人员要做好个人防护，带好必要的检测设备，并且通过各种手段尽快判明病原体。

(2)有传染性：这是传染病与其他感染性疾病的主要区别。突发传染病时医护人员暴露于某种传染病环境中，所以要做好个人防护，并采取隔离患者、对其他暴露者采取服用药物和预防接种的措施，以防止疾病传播对人群造成进一步危害。

(3)有流行病学特征:传染病有散发、暴发、流行和大流行之分。散在性发病是指某一种传染病发病率在某地区处于常年一般水平的发病;暴发是指短时间(数天内)集中发生大量同一病种的传染病患者;当某种传染病发病率水平显著高于该地区常年一般发病水平时称为流行;若某种传染病流行范围很广,甚至超出国界或洲界时,则称为大流行。许多传染病的流行与地理条件、气候条件和人民生活习惯等有关,构成其季节性和地区性特点。需要医学救援的一般是暴发或暴发流行的传染病。

(4)有感染后免疫:人体感染病原体后,无论是显性或隐性感染,都能产生针对病原体及其产物的特异性免疫,感染后免疫属于自动免疫,其持续时间在不同传染病中有很大差异。感染后所产生的特异性抗体,可通过胎盘转移给胎儿,使之获得被动免疫。由于病原体种类不同,感染后所获得的免疫力持续时间的长短和强度也不同。突发传染病医学救援由于具有被感染的危险,医护人员应该对自身抵抗某种传染病的能力做一评估。如果过去没有暴露史,也没有接种过疫苗,那就属于对该传染病高度易感者,应该做好个人防护,必要时接种疫苗。对于身处疫区的民众,要科学评估其对该种传染病的抵抗力,采取被动和主动免疫措施增强其免疫力。

(三)传染病的临床特点

1.临床分期

按传染病的发生、发展及转归可分为四期。

(1)潜伏期:从病原体侵入人体起,至首发症状时间,称为潜伏期。不同传染病其潜伏期长短各异,短至数小时,长至数月乃至数年;同一种传染病,各患者之潜伏期长短也不尽相同。每一种传染病的潜伏期长短不一,相当于病原体在体内繁殖、转移、定位、引起组织损伤和功能改变导致临床症状出现之前的整个过程。每种传染病的潜伏期都有一个相对不变的限定时间,并呈常态分布,是检疫工作观察、留验接触者的重要依据。

(2)前驱期:是潜伏期末至发病期前,出现某些临床表现的短暂时间,一般1~2天,呈现乏力、头痛、微热、皮疹等表现。多数传染病,看不到前驱期。

(3)症状明显期:又称发病期,是各传染病之特有症状和体征,随病日发展陆续出现的时期。症状由轻而重,由少而多,逐渐或迅速达高峰。随机体免疫力之产生与提高趋向恢复。

(4)恢复期:病原体完全或基本消灭,免疫力提高,病变修复,临床症状陆续消失的时间。多为痊愈而终止,少数疾病可留有后遗症。

2.常见症状和体征

(1)发热和热型:发热是传染病重要症状之一,具有鉴别诊断意义,常见热型有稽留热、弛张热、间歇热、回归热、马鞍热等。

传染病的发热过程可分为三个阶段。①体温上升期:体温可骤然上升至39℃以上,通常伴有寒战,见于疟疾、登革热等;亦可缓慢上升,呈梯形曲线,见于伤寒。②极期:体温升至一定高度,然后持续数天至数周。③体温下降期:体温可缓慢下降,几天后降至正常,如伤寒、副伤寒;亦可在一天之内降至正常,如间日疟和败血症,退热时多伴大量出汗。

(2)皮疹:许多传染病在发热的同时伴有皮疹,称为发疹性传染病。疹子的出现时间、分布和先后顺序对诊断和鉴别有重要参考价值。

(3)毒血症状及单核-吞噬细胞系统反应:病原体的各种代谢产物,可引起除发热以外的多种症状如疲乏、全身不适、厌食、头痛、肌肉、关节、骨骼疼痛等,严重者可有意识障碍、谵妄、脑膜刺激征、中毒性脑病、呼吸及外周循环衰竭等,还可引起肝、肾损害,甚至充血、增生等反应,以及肝、脾和淋巴结的肿大。

(四)传染病的流行条件及影响因素

传染病的流行过程就是传染病在畜、人群中发生、发展和转归的过程。流行过程的发生需要有三个基本条件，就是传染源、传播途径和畜(人)群易感性。流行过程本身又受社会因素和自然因素的影响。

1.传染源

传染源是指病原体已在体内生长繁殖并能将其排出体外的动物(人)。

(1)患畜：是重要的传染源，急性患畜及其症状(咳嗽、吐、泻)而促进病原体的播散；慢性患畜可长期污染环境；轻型患畜数量多而不易被发现；在不同传染病中其流行病学意义各异。

(2)隐性感染者：在某些传染病(沙门菌病、猪丹毒)中，隐性感染者是重要传染源。

(3)病原携带者：慢性病原携带者不显出症状而长期排出病原体，在某些传染病(如伤寒、猪喘气病)有重要的流行病学意义。

(4)受感染的人：某些传染病，如人型结核，也可传给动物，引起严重疾病。

2.传播途径

病原体从传染源排出体外，经过一定的传播方式，到达与侵入新的易感者的过程，谓之传播途径。分为四种传播方式。

(1)水与食物传播：病原体借粪便排出体外，污染水和食物，易感者通过污染的水和食物受染。菌痢、伤寒、霍乱、甲型病毒性肝炎等病通过此方式传播。

(2)空气飞沫传播：病原体由传染源通过咳嗽、喷嚏、谈话排出的分泌物和飞沫，使易感者吸入受染。流脑、猩红热、百日咳、流感、麻疹等病，通过此方式传播。

(3)虫媒传播：病原体在昆虫体内繁殖，完成其生活周期，通过不同的侵入方式使病原体进入易感者体内。蚊、蚤、蜱、恙虫、蝇等昆虫为重要传播媒介。如蚊传疟疾，丝虫病，乙型脑炎，蜱传回归热、虱传斑疹伤寒、蚤传鼠疫，恙虫传恙虫病。由于病原体在昆虫体内的繁殖周期中的某一阶段才能造成传播，故称生物传播。病原体通过蝇机械携带传播于易感者称机械传播。如菌痢、伤寒等。

(4)接触传播：有直接接触与间接接触两种传播方式。如皮肤炭疽、狂犬病等均为直接接触而受染，乙型肝炎之注射受染，血吸虫病，钩端螺旋体病为接触疫水传染，均为直接接触传播。多种肠道传染病通过污染的手传染，谓之间接传播。

3.易感人群

易感人群是指人群对某种传染病病原体的易感程度或免疫水平。新生人口增加、易感者的集中或进入疫区，部队的新兵入伍，易引起传染病流行。病后获得免疫，人群隐性感染，人工免疫，均使人群易感性降低，不易传染病流行或终止其流行。

4.影响流行过程的因素

自然因素包括地理、气候、生态条件等，对流行过程的发生和发展起着重要影响，比如呼吸道传染病冬季多发，肠道传染病夏季多发，就是受气候影响所致；有些传染病在某一区域多发，如鼠疫、血吸虫病、疟疾、麻风病，是受地理和生态条件的影响。社会因素包括社会制度、经济和生活条件以及人群的文化水平等，对传染病的流行过程有着决定性的影响。

二、大规模传染病的应急预案

(一)工作原则

(1)预防为主,按照"早发现、早诊断、早治疗"的传染病防治原则,提高警惕,加强监护,及时发现病例,采取有效的预防与治疗措施,切断传染途径,迅速控制重大疫病在本地区的传播和蔓延。

(2)切断传染病的传播,根据有关法律法规,结合重大疫病的流行特征,在采取预防控制措施时,对留院观察病例、疑似病例、临床诊断病例及实验室确诊病例依法实行隔离治疗,对疑似病例及实验室确诊病例的密切接触者依法实行隔离和医学观察。

(3)预防和控制重大疫病,坚持"早、小、严、实"的方针,对留院观察病例、疑似病例、临床诊断病例及实验室确诊病例,要做到"及时发现、及时报告、及时治疗、及时控制"。同时,对疑似病例、临床诊断病例及实验室确诊病例的密切接触者要及时采取实行隔离控制措施,做到统一、有序、快速、高效。

(4)实行属地管理,应急人员必须服从本单位和卫生主管部门统一指挥。

(二)预警制度

预警制度包括现场预警、区域预警、全体预警。当出现下列情况时立即启动预警:

(1)某种在短时间内发生、波及范围广泛,出现大量的伤病员或死亡病例,其发病率远远超过常年发病率水平的重大传染病疫情。

(2)群体性不明原因疾病是指在一定时间内某个相对集中的区域或者相继出现相同临床表现的伤病员、病例不断增加、呈蔓延趋势有暂时不明确诊断的疾病。

(3)其他严重影响公众健康事件,具有重大疫情特征,及突发性、针对不特定社会群体,造成或者可能造成社会公众健康严重损害,影响社会稳定的重大事件。

(三)信息报告制度

一旦发生传染病疫情,现场人员应尽可能了解和弄清事故的性质、地点、发生范围和影响程度,然后迅速向本单位上级如实汇报。

(1)发现甲类传染病和乙类传染病中的肺炭疽、传染性非典型肺炎、脊髓灰质炎、人感染高致病性禽流感的伤病员、疑似伤病员或不明原因疾病暴发时,于2小时内将传染病报告卡通过网络报告;未实行网络直报的医疗机构于2小时内以最快的通讯方式,如电话、传真等,向当地疾病预防控制机构报告,并与2小时内寄送出传染病报告卡。

(2)乙类传染病为要求发现后6小时内上报,并采取相应的预防控制措施。

(3)丙类传染病在发病后24小时内向当地疾病控制中心报告疫情。

(四)应急响应

1.成立护理应急管理小组

成立由护理部、感染科、急诊科、ICU等护士长及医院感染控制科组成的护理应急管理小组,负责应急护理救援工作的指挥、协调、检查与保障等工作。

2.人员调动

护理应急管理小组根据伤病员数量及隔离种类等需要,启动医院护理人力资源应急调配方案,合理调配人力资源。应急护理队伍主要由具有丰富的传染病护理经验、熟练掌握危重伤病员抢救知识和技能、身体素质好的护士组成。

3.组织救援

成立应急护理救援专家组,组织专家对疑难伤病员进行护理会诊,制定科学合理的护理方案,实施有效的救护;负责病房的随时消毒、终末消毒和相关部门的消毒技术指导工作;严格清洁区、半污染(缓冲)区、污染区的区域划分,在缓冲区、污染区分别贴有医护人员防护、污染物品处理流程与路线的醒目标识,防止医院内交叉感染;建立健全各项规章制度,做到有序管理。

4.物资保障

物资保障包括必要的通信设备、急救设备、抢救设备、测量设备、标志明显的服装或显著标志、旗帜等。指定专人保管,并定期检查保养,使其处于良好状态。

(五)善后处理

应急处置结束后,进入临时应急恢复阶段,应急救援指挥部要组织现场清理、人员清点和撤离。并组织专业人员对应急进行总结审评,评估事故后期的损失,尽快恢复医疗护理秩序。

三、大规模传染病的救护

突发传染病发病病种多样,发生时间往往不确定,发生地域广泛,而可能造成突发传染病的因素复杂,表现形式差异较大,本节仅根据以往世界范围和我国传染病突发事件的特点予以简述。

(一)烈性呼吸道传染病

1.传染性非典型肺炎

传染性非典型肺炎又名严重急性呼吸道综合征,为一种由冠状病毒(SARS-CoV)引起的急性呼吸道传染病,世界卫生组织(WHO)将其命名为严重急性呼吸综合征(severe acute respiratory syndrome,SARS)。临床特征为发热、干咳、气促,并迅速发展至呼吸窘迫,外周血白细胞计数正常或降低,胸部 X 线为弥漫性间质性病变表现。又称传染性非典型肺炎、SARS。2002 年 11 月,该病首先在我国广东出现,随后蔓延我国多个省、市、自治区、直辖市,并波及世界29 个国家和地区。

目前发现的传染途径有经呼吸道传播或经密切接触传播;易感人群包括与 SARS 患者密切接触的医护人员、家庭成员及青壮年人群。该病潜伏期为 2～12 天,多数为 4～5 天,首发的症状是发热(100%),体温较高,多在 38 ℃以上,可有寒战或畏寒、肌痛、头痛等,呼吸道症状较多的为咳嗽、咳痰少,伴胸闷及呼吸困难。偶有恶心、呕吐或腰痛,有些患者可有腹泻。严重的病例可导致急性呼吸窘迫综合征(ARDS)、多器官功能衰竭综合征(MODS)。肺部体征一般较少,有时可闻少许湿啰音,有皮疹、淋巴结肿大及发绀。实验室检查见大多数患者白细胞数正常或降低,在病程中部分病例常有淋巴细胞计数减少和血小板计数减少。23.4%的患者 ALT 升高,71%的患者 LDH 升高,有 6%～10%的患者心肌酶谱升高,部分患者有低钠。

影像学检查见胸片显示一侧或双侧肺多肺叶病变,最突出的特征是病变进展迅速。病变形态无典型特征,可为片状、斑片状、网状、毛玻璃样改变。目前传染性非典型肺炎的病因尚没有完全确定,又缺乏特效治疗方法,只能采用综合治疗方法。2003 年后,本病没有再次出现,但需要密切关注。

目前尚无针对 SARS-CoV 的药物,临床治疗主要根据病情采取综合性措施,应全面密切观察病情,监测症状、体温、脉搏、呼吸频率、血象、SpO_2 或动脉血气分析,定期复查胸片(早期不超过 3 天),以及心、肝、肾功能和水电解质平衡等。患者均应严格隔离,并注意消毒和防护措施。

(1)对症支持:①卧床休息,避免用力活动。②发热:超过38℃者可做物理降温(冰敷、酒精擦浴)或解热镇痛药(儿童忌用阿司匹林)。③镇咳祛痰药:用于剧咳或咳痰者,如复方甘草合剂,盐酸氨溴索等。④氧疗:有气促症状尽早作氧疗,可作持续鼻导管或面罩吸氧,以缓解缺氧。⑤营养支持治疗:由于能量消耗及进食困难,患者常有营养缺乏,影响恢复,应注意足够的营养支持和补充,可经肠内或全肠外营养给予,如鼻饲或静脉途径。总热量供应可按每天每公斤实际体重83.7~104.6 kJ(20~25 kcal/kg)计算,或按代谢能耗公式计算[代谢消耗量(HEE)=基础能量消耗(BEE)×1.26],营养物质的分配一般为糖40%,脂肪30%,蛋白质30%。氨基酸摄入量以每天每公斤体重1.0 g为基础,并注意补充脂溶性和水溶性维生素。患者出现ARDS时,应注意水、电解质平衡,结合血流动力学监测,合理输液,严格控制补液量(25 mL/kg体重),要求液体出入量呈轻度负平衡,补液以晶体液为主。

(2)糖皮质激素:糖皮质激素治疗早期应用有利于减轻肺部免疫性损伤,减轻低氧血症和急性呼吸窘迫综合征(ARDS)的发生和发展,并可预防和减轻肺纤维化的形成,大部分患者用药后改善中毒症状,缓解高热,但是大量长期应用糖皮质激素,可能削弱机体免疫力,促进病毒增生繁殖,以及引起三重感染(细菌和真菌),因此激素的合理应用值得进一步探讨。①指征:有严重中毒症状,高热3天持续不退;48小时内肺部阴影进展超过50%;出现ALI或ARDS。②用法和剂量:一般成人剂量相当于甲泼尼龙80~320 mg/d,静脉滴注;危重病例剂量可增至500~1 000 mg/d,静脉滴注。体温恢复正常后,即应根据病情逐渐减量和停用,以避免和减少不良反应的发生,如消化道出血、电解质紊乱、继发感染等。采用半衰期短的糖皮质激素如甲泼尼龙较为安全有效。

(3)抗病毒药:抗病毒药物治疗效果报道不一,利巴韦林和干扰素的应用报道较多。利巴韦林可阻断病毒RNA和DNA复制,宜在早期应用,用法和剂量(成人)宜参照肾功能情况:①肌酐清除率>60 mL/min者,利巴韦林400 mg,静脉滴注,每8小时1次,连用3天;继以1 200 mg,口服,每天2次,共用7天。②肌酐清除率30~60 mL/min者,利巴韦林300 mg,静脉滴注,每12小时1次,连用3天;继而600 mg,口服,每天2次,共用7天。③肌酐清除率<30 mL/min者,利巴韦林300 mg,静脉滴注,每24小时1次,连用3天;继而改用每天600 mg,口服。主要不良反应有骨髓抑制、溶血性贫血、皮疹和中枢神经系统症状,应加强注意。

(4)机械通气:机械通气治疗是对患者的重要治疗手段,宜掌握指征及早施行。①无创通气(NPPV)指征:鼻导管或面罩吸氧治疗无效,PaO_2<9.3 kPa(70 mmHg),SaO_2<93%,呼吸频率≥30次/分,胸片示肺部病灶恶化。②方法:用面罩或口鼻罩,通气模式为持续气道正压通气。

2.肺鼠疫

鼠疫是鼠疫耶尔森菌(旧称鼠疫杆菌)引起的自然疫源性疾病。自然宿主为鼠类等多种啮齿类动物,主要是通过染菌的鼠蚤为媒介进行传播。经人皮肤传入引起腺鼠疫;经呼吸道传入引起肺鼠疫,都可发生败血症。临床表现为发热、严重的毒血症状,腺鼠疫有急性淋巴腺炎;肺鼠疫有胸痛、咳嗽、呼吸困难和发绀;败血症型鼠疫多为继发,可有广泛皮肤出血和坏死。该病传染性强,死亡率极高,是危害最严重的传染病之一,属国际检疫传染病。我国把其列为法定甲类传染病之首。

肺鼠疫患者是人间鼠疫的重要传染源,病菌借飞沫或尘埃传播。原发性肺鼠疫是由呼吸道直接吸入鼠疫杆菌而引起,感染后潜伏期可短至数小时。

肺鼠疫起病急,除高热、寒战等严重全身中毒症状外,并发生咳嗽、剧烈胸痛、呼吸急促。病初咳嗽轻,痰稀薄,很快转为大量泡沫样血痰,内含大量鼠疫杆菌。患者呼吸极为困难、发绀,肺部体征不多,仅有散在湿性啰音及胸膜摩擦音,与严重的全身症状不相称,多在2～3天内因心力衰竭、出血、休克而死亡。

肺鼠疫患者要严密隔离,单独一室,室内无鼠无蚤。联合应用抗生素,是降低死亡率的关键。可应用链霉素、庆大霉素、四环素、氯霉素。其中链霉素,每次0.5g,每6小时1次肌内注射,2天后剂量减半,疗程7～10天,也可和其他抗生素合用,加强对症治疗。

预防传播的措施:灭鼠、灭蚤,监测和控制鼠间鼠疫;疫情监测,加强疫情报告;工作人员每4小时更换帽子、口罩及隔离衣一次。严格隔离患者,患者与疑似患者分开隔离。腺鼠疫隔离至症状消失,淋巴结肿完全消散后再观察7天。肺鼠疫隔离至临床症状消失,痰培养6次阴性可解除隔离。接触者医学观察9日,接受过预防接种者检疫12天。患者的分泌物、排泄物彻底消毒或焚烧,尸体应用尸体袋严密包套后焚烧。加强国际检疫与交通检疫,对可疑旅客应隔离检疫。医务和防疫人员在疫区工作必须穿五紧服、穿高筒靴、戴面罩、戴符合标准的口罩、防护眼镜、橡皮手套等,必要时接种疫苗。

3.禽流感

人禽流行性感冒(以下称人禽流感)是由禽甲型流感病毒某些亚型中的一些毒株引起的急性呼吸道传染病。早在1981年,美国即有禽流感病毒H7N7感染人类引起结膜炎的报道。1997年,我国香港特别行政区发生H5N1型人禽流感,导致6人死亡,在世界范围内引起了广泛关注。近年来,人们又先后获得了H9N2,H7N2,H7N3亚型禽流感病毒感染人类的证据,荷兰、越南、泰国、柬埔寨、印尼及我国相继出现了人禽流感病例。尽管目前人禽流感只是在局部地区出现,但是,考虑到人类对禽流感病毒普遍缺乏免疫力,人类感染H5N1型禽流感病毒后的高病死率以及可能出现的病毒变异等,世界卫生组织认为,该疾病可能是对人类潜在威胁最大的疾病之一。禽流感病毒属正黏病毒科甲型流感病毒。已证实感染人的禽流感病毒亚型为H5N1,H9N2、H7N7、H7N2、H7N3等,其中感染H5N1的患者病情重,病死率高。

禽流感病毒对乙醚、氯仿、丙酮等有机溶剂均敏感。常用消毒剂容易将其灭活,如氧化剂、稀酸、卤素化合物(漂白粉和碘剂)等都能迅速破坏其活性。病毒对热较敏感,在低温中抵抗力较强,65℃加热30分钟或煮沸2分钟以上可灭活。

传染源主要为患禽流感或携带禽流感病毒的鸡、鸭、鹅等禽类。野禽在禽流感的自然传播中扮演了重要角色,目前尚无人与人之间传播的确切证据。经呼吸道传播,也可通过密切接触感染的家禽分泌物和排泄物、受病毒污染的物品和水等被感染,直接接触病毒毒株也可被感染。一般认为,人类对禽流感病毒并不易感。尽管任何年龄均可被感染,但在已发现的H5N1感染病例中,13岁以下儿童所占比例较高,病情较重。从事家禽养殖业者及其同地居住的家属、在发病前1周内到过家禽饲养、销售及宰杀等场所者、接触禽流感病毒感染材料的实验室工作人员、与禽流感患者有密切接触的人员为高危人群。

感染H9N2亚型的患者通常仅有轻微的上呼吸道感染症状,部分患者甚至无任何症状;感染H7N7亚型的患者主要表现为结膜炎;重症患者一般均为H5N1亚型病毒感染。患者呈急性起病,早期类似普通型流感。主要为发热,大多持续在39℃以上,可伴流涕、鼻塞、咳嗽、咽痛、头痛、肌肉酸痛和全身不适。部分患者有恶心、腹痛、腹泻、稀水样便等消化道症状。重症患者可出现高热不退,病情发展迅速,几乎所有患者都有临床表现明显的肺炎,可出现急性肺损伤、急性呼吸窘迫综合征、肺出血、胸腔积液、全血细胞减少、多脏器功能衰竭、休克及雷耶综合征等多种并发症。可继发细菌感染,发生败血症;重症患者可有肺部实变体征等。

H5N1亚型病毒感染者可出现肺部浸润。胸部影像学检查可表现为肺内片状影,重症患者肺内病变进展迅速,呈大片状毛玻璃样影及肺实变影像,病变后期为双肺弥漫性实变影,可合并胸腔积液。白细胞总数一般不高或降低;重症患者多有白细胞总数及淋巴细胞减少,并有血小板降低。取患者呼吸道标本采用免疫荧光法(或酶联免疫法)检测甲型流感病毒核蛋白抗原(NP)或基质蛋白(M1)、禽流感病毒 H 亚型抗原。还可用 RT-PCR 法检测禽流感病毒亚型特异性 H 抗原基因;从患者呼吸道标本中可分离禽流感病毒;发病初期和恢复期双份血清禽流感病毒亚型毒株抗体滴度4倍或以上升高,有助于回顾性诊断。

人禽流感的预后与感染的病毒亚型有关。感染 H9N2、H7N7、H7N2、H7N3 者大多预后良好,而感染 H5N1 者预后较差,据目前医学资料报告,病死率超过 30%。影响预后的因素还与年龄、基础疾病、并发症以及就医、救治的及时性等有关。

对疑似病例、临床诊断病例和确诊病例应进行隔离治疗。抗病毒治疗应在发病48小时内使用抗流感病毒药物神经氨酸酶抑制剂奥司他韦,并辅以对症治疗,可应用解热药、缓解鼻黏膜充血药、止咳祛痰药等。儿童忌用阿司匹林或含阿司匹林以及其他水杨酸制剂的药物,避免引起儿童雷耶综合征。

4.呼吸道传染病的护理

(1)卧床休息。

(2)饮食宜清淡为主,注意卫生,合理搭配膳食。

(3)避免剧烈咳嗽,咳嗽剧烈者给予镇咳,咳痰者给予祛痰药。

(4)发热超过 38.5 ℃者,可使用解热镇痛药,儿童忌用阿司匹林,因可能引起 Reye 综合征,或给予冰敷、酒精擦浴等物理降温。

(5)鼻导管或鼻塞给氧是常用而简单的方法,适用于低浓度给氧,患者易于接受。氧气湿化瓶应每天更换。

(6)行气管插管或切开经插管或切开处给氧,有利于呼吸道分泌物的排出和保持气道通畅。但应按气管切开护理常规去护理。

(7)心理护理:患者因受单独隔离,且病情重,常易出现孤独感和焦虑、恐慌等心理障碍,烦躁不安或情绪低落,需要热情关注,并有针对性进行心理疏导治疗。

(8)健康教育:保持良好的个人卫生习惯,不随地吐痰,避免在人前打喷嚏、咳嗽、清洁鼻腔,且事后应洗手;确保住所或活动场所通风;勤洗手;避免去人多或相对密闭的地方,应注意戴口罩。建立良好的卫生习惯和工作生活环境,劳逸结合,均衡饮食,增强体质。

(9)对临床诊断病例和疑似诊断病例应在指定的医院按呼吸道传染病分别进行隔离观察和治疗。对医学观察病例和密切接触者,如条件许可应在指定地点接受隔离观察,为期 14 天。在家中接受隔离观察时应注意通风,避免与家人密切接触,并由卫生防疫部门进行医学观察,每天测量体温。

(10)完善疫情报告制度:按传染病规定进行报告、隔离治疗和管理。发现或怀疑呼吸道传染病时,应尽快向卫生防疫机构报告。做到早发现、早隔离、早治疗。

(二)严重肠道传染病

1.霍乱

霍乱是由霍乱弧菌所致的烈性肠道传染病。发病急、传播快,可引起世界大流行,属国际检疫传染病。在我国《传染病防治法》中列为甲类。一直认为霍乱是由 O1 群霍乱弧菌的两种生物型，即古典生物型与埃尔托生物型所致的感染。1992 年发现非 O1 群新的血清型，即 O139 引起霍乱样腹泻大量患者的暴发或流行，已引起人们的重视。

霍乱弧菌对热、干燥、直射日光、酸及一般消毒剂（如漂白粉、来苏儿、碘、季铵盐和高锰酸钾等）均甚敏感。干燥 2 小时或加热 55 ℃ 持续 10 分钟，弧菌即可死亡，煮沸后立即被杀死。自来水和深井水加 0.5 ppm 的氯，经 15 分钟即可杀死。1 L 水加普通碘酊 2～4 滴，作用 20 分钟亦可杀死水中的弧菌。在正常胃酸中霍乱弧菌能生存 4 分钟，在外界环境中如未经处理的河水、塘水、井水、海水中，埃尔托行弧菌可存活 1～3 周，在各类食品上存活 1～3 天。O139 型霍乱弧菌在水中存活时间较 O1 霍乱弧菌更长。

霍乱患者和带菌者是霍乱的传染源，患者在发病期间，可连续排菌，时间一般为 5 天，亦有长达 2 周者。尤其是中、重型患者，排菌量大，每毫升粪便含有 10^7～10^9 个弧菌，污染面广，是重要的传染源。可通过水、食物、日常生活接触和苍蝇等不同途径进行传播或蔓延，其中水的作用最为突出。缺乏免疫力的人，不分种族、年龄和性别对霍乱弧菌均普遍易感。病后免疫力不持久，再感染仍有可能。潜伏期一般为 1～3 天，短者 3～6 小时，长者可达 7 天。

典型患者多为突然发病，临床表现可分 3 期。①泻吐期：多数以剧烈腹泻开始，继以呕吐。多无腹痛，亦无里急后重，少数有腹部隐痛，个别可有阵发性绞痛。每天大便数次至数十次或更多，少数重型患者粪便从肛门直流而出，无法计数。排便后一般有腹部轻快感。初为稀便，后为水样便，以黄水样或清水样为多见，少数为米泔样或洗肉水样，无粪臭，稍有鱼腥味，镜检无脓细胞。少数人有恶心、呕吐（喷射状），呕吐物初为食物残渣，继为水样，与大便性质相仿。一般无发热，少数有低热。本期可持续数小时至 2 天。②脱水虚脱期：由于严重泻吐引起水和电解质丧失，可出现脱水和周围循环衰竭。碳酸氢根离子大量丧失可产生代谢性酸中毒。此期一般为数小时至 3 天。③反应期及恢复期：脱水纠正后，大多数患者症状消失，尿量增加，体温逐渐恢复正常。约 1/3 患者出现发热性反应。

按临床症状、脱水程度、血压、脉搏及尿量等可分为轻、中、重三型。此外尚有罕见的特殊临床类型即"干性霍乱"，起病急骤，不待泻吐症状出现即迅速进入中毒性循环衰竭而死亡。可以通过粪便涂片镜检，动力实验，制动实验和粪便培养获得诊断。霍乱病后不久，可在血清中出现抗菌的凝集素、抗弧菌抗体及抗毒抗体。前二者可于第 5 天出现，半月时达峰值，有追溯性诊断价值。

采用补液疗法，补充液体和电解质是治疗本病的关键。原则是早期、快速、足量、先盐后糖、先快后慢、纠酸补碱、见尿补钾。输液总量应包括纠正脱水量和维持量。对患者应及时严格隔离至症状消失 6 天，大便培养致病菌，每天 1 次，连续 2 次阴性，可解除隔离出院。

2.细菌性痢疾

细菌性痢疾简称菌痢，为夏秋季常见肠道传染病。病原体是痢疾杆菌，经消化道传播。一些卫生状况差的学校和其他人群聚居地可以发生本病暴发和流行。目前痢疾杆菌分为 4 群及 47 个血清型，即 A 群痢疾志贺菌、B 群福氏志贺菌、C 群鲍氏志贺菌和 D 群宋内志贺菌。各型痢疾杆菌均可产生内毒素，是引起全身毒血症的主要因素；痢疾杆菌在外界环境中生存力较强，在瓜果、蔬菜及污染物上可生存 1～2 周，但对各种化学消毒剂均很敏感。

传染源为菌痢患者及带菌者，病原菌随患者粪便排出，污染食物、水经口通过消化道传播使人感染；苍蝇污染食物也可传播，均可造成夏、秋季流行。人群普遍易感，病后可获得一定的免疫力,但短暂而不稳定,且不同菌群及血清型之间无交叉免疫,但有交叉抗药性,故易复发和重复感染。

急性典型菌痢有发热、腹痛、腹泻、脓血便、里急后重等症状,易于诊断。不典型病例仅有黏液稀便,应予注意。夏秋季遇急性高热或惊厥的学龄前儿童需考虑中毒型菌痢的可能,可用肛拭或温盐水灌肠取粪便做检查。

本病主要采用敏感有效的喹诺酮类抗菌药物进行治疗。按肠道传染病隔离。休息,饮食以少渣易消化的流食及半流食为宜,保证足够水分、维持电解质及酸碱平衡。中毒型菌痢病势凶险,应及时采用山莨菪碱改善微循环,综合措施抢救治疗。

3.肠道传染病的护理

(1)急性期患者要卧床休息,大便次数频繁的,应用便盆、布兜或垫纸,以保存体力。

(2)饮食以流食为主,开始1～2天最好只喝水,进淡糖水、浓茶水、果子水、米汤、蛋花汤等,喝牛奶有腹胀者,不进牛奶。病情好转,可逐渐增加稀饭、面条等,不宜过早给予刺激性、多渣、多纤维的食物。不要吃生冷食品,可鼓励患者多吃点生大蒜。

(3)保护肛门:由于大便次数增多,尤其是老人和小孩肛门受多次排便的刺激,皮肤容易淹坏溃破,因此每次便后,用软卫生纸轻轻擦后用温水清洗,涂上凡士林油膏或抗生素类油膏。

(4)按时服药:要坚持按照医嘱服药7～10天,不要刚停止腹泻就停止服药,这样容易使细菌产生抗药性,很容易转为慢性腹泻。

(三)严重虫媒传染病

1.流行性乙型脑炎

流行性乙型脑炎简称乙脑,是以脑实质炎症为主要病变的中枢神经系统传染病。病原体是乙脑病毒,经蚊虫传播,多在夏秋季流行,多见于儿童。理论上人和多种家畜均可成为本病的传染源,在乙脑流行区,猪感染率高达100%,且血中病毒数量多,病毒血症时间长,故猪是主要传染源。带喙库蚊是主要的传播媒介人群普遍易感;病后可获得稳定的免疫力。我国是乙脑高发区,除新疆、西藏和青海等少数地区无乙脑疫情报告外,其他省份均有出现。2003年广东出现局部流行,2006年山西、河北出现局部暴发流行,表明当对此病监控减弱后,本病就会卷土重来。

本病起病急,有高热、呕吐、惊厥、意识障碍以及脑膜刺激征。实验室检查:白细胞总数及中性粒细胞增高,脑脊液细胞增多,压力和蛋白增高,糖、氯化物正常。特异性 IgM 抗体检查早期出现阳性。补体结合试验双份血清抗体效价呈 4 倍增高,有助于回顾性诊断。死亡主要由于中枢性呼吸衰竭所致。

本病无特效疗法,一般采用中西医结合治疗,重点是对高热、惊厥、呼吸衰竭等危重症的处理,这是降低病死率的关键;加强护理,防止呼吸道痰液阻塞、缺氧窒息及继发感染,注意营养及加强全身支持疗法。

2.疟疾

疟疾是疟原虫寄生于人体所引起的传染病。经疟蚊叮咬或输入带疟原虫者的血液而感染。不同的疟原虫分别引起间日疟、三日疟、恶性疟及卵圆疟。本病主要表现为周期性规律发作,全身发冷、发热、多汗,长期多次发作后,可引起贫血和脾大。儿童发病率高,大都于夏秋季节流行。是一种严重危害人民健康的传染病。全球约有 40% 的人口受疟疾威胁,每年有 2 000 万人感染疟疾,超过 200 万人死于疟疾。世界卫生组织估计,全球有 59% 的疟疾病例分布在非洲,38% 分布在亚洲,3% 分布在美洲。我国传染病网络报告系统显示,疟疾年报告病例数由 2002 年的

2.4万增加到2006年的6.4万,2007年,全国共报告疟疾病例46 988例,死亡15例,较2006年下降22.2%。发病主要集中在经济相对落后、交通不便的边远、贫困地区。

疟疾是疟原虫按蚊叮咬传播的寄生原虫病。临床特点是周期性寒战、高热,继以大汗而缓解,可出现脾大和贫血等体征。间日疟、三日疟常复发。恶性疟的发热不规则,常侵犯内脏,引起凶险发作。典型发作是诊断的有力依据,非典型发作要仔细分析,可通过血涂片查疟原虫获得诊断。

抗疟原虫治疗是最有效手段,并且辅助以对症处理。①积极治疗传染源:常用的药物主要有羟基哌喹、乙胺嘧啶、磷酸咯啶等。另外常山、青蒿、柴胡等中药治疟的效果也很好。以上这些药物要根据疟原虫的种类和病情的轻重由医师来对症使用,剂量和用法一般人不易掌握,千万不要自己乱吃。除此之外,还要对患者进行休止期治疗,即对上一年患过疟疾的人,再用伯氨喹治疗,给予8天剂量,以防止复发。②彻底消灭按蚊:主要措施是搞好环境卫生,包括清除污水,改革稻田灌溉法,发展池塘、稻田养鱼业,室内、畜棚经常喷洒杀蚊药等。③搞好个人防护:包括搞好个人卫生,夏天不在室外露宿,睡觉时最好要挂蚊帐;白天外出,要在身体裸露部分涂些避蚊油膏等,以避免蚊叮。④切断传播途径:主要是消灭按蚊,防止被按蚊叮咬。清除按蚊幼虫滋生场所及使用杀虫药物。个人防护可应用驱避剂或蚊帐等,避免被蚊虫叮咬。彻底消灭按蚊。

3.登革热

登革热是由伊蚊传播登革热病毒引起的急性传染病。临床上主要以高热、头痛、肌肉痛、骨骼和关节痛为主,还有疲乏、皮疹、淋巴结肿大及白细胞减少。本病是一种古老的疾病,现在已成为一种重要的热带传染病。20世纪在世界各地发生过多次大流行,病例数可达百万。我国广东、海南、广西等地近年已数次发生流行,已知的4个血清型登革病毒均已在我国发现。

传染源主要是患者和隐性感染者。传播途径是埃及伊蚊和白纹伊蚊,新流行区人群普遍易感,成人发病为主。主要发生于夏秋雨季。本病潜伏期3~14天,通常5~8天。世界卫生组织按登革热的临床表现将其分为典型登革热和登革出血热。

登革热无特殊治疗药物,主要采取支持及对症治疗。单纯隔离患者不能制止流行,因为典型患者只是传染源中的一小部分。灭蚊是预防本病的根本措施。

4.虫媒传染病的护理

(1)早期患者宜卧床休息,恢复期的患者也不宜过早活动,体温正常,血小板计数恢复正常,无出血倾向方可适当活动。

(2)保持病室内凉爽、通风、安静。昆虫隔离,病室彻底灭蚊,须有防蚊设备。采取以灭蚊、防蚊及预防接种为主的综合性预防措施。

(3)严密观察精神、意识、心率、血压、体温、呼吸、脉搏及出血情况等,异常时及早通知医师处理。并准确记录出入量。

(4)发热的护理:高热以物理降温为主,不宜全身使用冰袋,以防受凉发生并发症,但可头置冰袋或冰槽,以保护脑细胞,对出血症状明显者应避免酒精擦浴,必要时药物降温,降温速度不宜过快,一般降至38 ℃时不再采取降温措施。

(5)皮肤护理:出现瘀斑、皮疹时常伴有瘙痒、灼热感,提醒患者勿搔抓,以免抓破皮肤引起感染,可采用冰敷或冷毛巾湿敷,使局部血管收缩,减轻不适,避免穿紧身衣。有出血倾向者,静脉穿刺选用小号针头,并选择粗、直静脉,力求一次成功,注射结束后局部按压至少5分钟。液体外渗时禁止热敷。

(6)疼痛的护理:卧床休息,保持环境安静舒适,加强宣教,向患者解释疼痛的原因,必要时遵医嘱使止痛药。

(7)饮食护理:给予高蛋白、高维生素、高糖、易消化吸收的流质、半流饮食,如牛奶、肉汤、鸡汤等,嘱患者多饮水,对腹泻、频繁呕吐、不能进食、潜在血容量不足的患者,可静脉补液。

(四)严重动物源性传染病

1.肾综合征出血热

出血热是多种病毒引起的临床以发热和出血为突出表现的一组疾病。世界各地冠以"出血热"的疾病达几十种,按肾脏有无损害,分两大类。我国一直沿用流行性出血热(epidemic hemorrhagic fever,EHF),现统称肾综合征出血热(HFRS)。

HFRS是由汉坦病毒引起,以鼠类为主要传染源的自然疫源性疾病。临床以起病急、发热、出血、低血压和肾损害为特征。我国除青海、台湾外均有疫情发生。本病呈多宿主性,我国发现自然感染汉坦病毒的脊椎动物有53种。其中黑线姬鼠是农村野鼠型出血热的主要传染源;林区为大林姬鼠;褐家鼠为家鼠型出血热的主要传染源;大白鼠则为实验室感染的主要传染源。携带病毒的鼠类等排泄物污染尘埃后形成气溶胶,通过呼吸道而感染人体。此外,携带病毒的动物排泄物污染食物,可以通过消化道而感染人体。被鼠咬伤或破损伤口接触带病毒的鼠类血液和排泄物,也可以被感染。本病毒还可以通过患病孕妇胎盘传给胎儿。寄生于鼠类身上的革螨和恙螨也可能具有传染作用。感染人群以男性青壮年、工人多见。

本病潜伏期4～46天,一般1～2周。典型病例分发热期、低血压休克期、少尿期、多尿期、恢复期。重者可发热、休克和少尿期相互重叠。实验室检查有白细胞第3～4天逐渐升高,可达$(15\sim30)\times10^9/L$,少数重者可达$(50\sim100)\times10^9/L$,并出现较多的异型淋巴细胞。发热后期和低血压期血红蛋白和红细胞明显升高,血小板减少。尿常规可出现蛋白尿,4～6天常为(＋＋＋)～(＋＋＋＋),对诊断有明确意义。部分患者尿中出现膜状物。尿沉渣中可发现巨大的融合细胞,此细胞能检出EHF病毒抗原。免疫学检查中的特异性抗体检查:包括血清IgM和IgG抗体。一周后4倍以上增高有诊断意义。重症患者可因并发症,如腔道出血、大量呕血、便血引起继发性休克,大量咯血引起窒息。还可能出现心力衰竭性肺水肿、呼吸窘迫综合征、脑炎和脑膜炎、休克、凝血功能障碍、电解质紊乱和高血容量综合征等,并可能出现严重的继发性呼吸系统、泌尿系统感染及心肌损害、肝损害等。

早发现、早休息、早治疗,减少搬运是本病的治疗原则。防休克、防肾衰竭、防出血。采取综合治疗,早期可应用抗病毒治疗,中晚期对症治疗。灭鼠防鼠是关键,做好食品卫生和个人卫生工作。防止鼠类排泄物污染食品,不用手接触鼠类及排泄物。动物试验要防止馈大、小白鼠咬伤。必要时可进行疫苗注射,有发热、严重疾病和过敏者忌用。

2.钩端螺旋体病

钩端螺旋体病简称钩体病。是由致病性钩端螺旋体引起的急性传染病,属自然疫源性疾病。鼠类和猪是其主要传染源。人接触被钩体污染的水、周围环境及污染物,通过皮肤、黏膜进入人体。另外可在消化道传播。临床表现为急性发热,全身酸痛,结膜充血、腓肠肌压痛、浅表淋巴结肿大和出血倾向,疾病后期可出现各种变态反应并发症等。重者可并发黄疸、肺出血、肾衰竭、脑膜炎等,预后差。

钩体病的治疗包括杀灭病原治疗、对症治疗及并发症的治疗。病原治疗首选青霉素G。早期剂量不宜过大,以防止赫克斯海默尔反应(一般在首剂后2～4小时发生,突起发冷,寒战、高热甚至超高热,头痛、全身酸痛、脉速、呼吸急促等比原有症状加重,持续30分钟至2小时。继后大汗,发热骤退。重者可发生低血压、休克。一部分患者在反应过后,病情加重,可促发肺弥漫性出血)。首剂:5万单位肌内注射,4小时后再用5万单位肌内注射,再4小时后才开始20万~40万单位肌内注射,每6~8小时1次,至退热后3天,疗程约1周。对青霉素过敏者,可选用四环素0.5g,口服,每6小时1次;庆大霉素8万单位肌内注射,每8小时1次。

3.动物源性传染病的护理

(1)发热期的护理:早期卧床休息,创造舒适、安静的环境。减少噪声,减少对患者的刺激。予以高热量、高维生素、易消化饮食。随时观察体温的变化,特别是高热的患者,体温过高时应及时采取物理降温。由于此病有毛细血管中毒性损害,故不宜用酒精擦浴。尽量少用解热镇痛药,定期测量血压。患者发热后期多汗,应鼓励患者多口服补液。必要时给予右旋糖酐-40等防止休克和保护肾脏。

(2)低血压期的护理:严密观察血压的变化,每30分钟测血压、脉搏1次,做好记录及时报告医师;注意补液速度,低血压早期应快速补液,必要时加粗针头或多静脉通道,但对老年体弱及心、肾功能不全者,速度应适当放慢,减少用量以防止肺水肿的发生,准确记录24小时尿量,尽早发现少尿倾向;低血压期患者注意保暖,禁止搬动。

(3)少尿期的护理:少尿期应注意尿量每天3 000 mL为依据。此时鼓励患者食用营养丰富、易消化、含钾量较高的饮食,对严重贫血者可酌情输入新鲜血液。尿量每天>3 000 mL,补钾时应以口服为主。必要时可缓慢静脉滴入,同时注意钠、钙等电解质的补充。对尿量每天<500 mL者,可试用氢氯噻嗪、去氧皮质酮、神经垂体后叶激素、吲哚美辛等。由于免疫功能低下,应注意预防感染。注意病室内空气消毒。特别是加强口腔及皮肤的护理。

(4)恢复期的护理:加强营养,高蛋白、高糖、多维生素饮食。注意休息,一般需1~3个月,应逐渐增加活动量,重型病例可适当延长时间。

(5)并发症的护理:①观察是否有鼻出血、咯血、呕血、便血;是否有烦躁不安、面色苍白、血压下降、脉搏增快等休克的表现。根据出血部位的不同给予相应的护理,并按医嘱给予止血药。②心力衰竭、肺水肿患者,应减慢输液或停止补液,半卧位,注意保暖。氧气吸入保持呼吸道通畅。③脑水肿发生抽搐等中枢神经系统并发症时,应镇静、止痉脱水。注意观察疗效。④高血钾患者静脉注射葡萄糖酸钙时宜慢。输注胰岛素时应缓慢静脉滴注,随时观察患者的生命体征,必要时血液透析治疗。⑤进行预防流行性出血热的宣教,特别是宣传个人防护及预防接种的重要性和方法。以降低本病的发病率。向患者及家属说明,本病恢复后,肾功能恢复还需较长时间,应定期复查肾功能、血压垂体功能,如有异常及时就诊。

(于　烨)

第四节　群体性食物中毒的救护

近年来,群体性食物中毒事件时有发生,在食源性疾病报告系统中,过去20多年里,仅在美国,每年就有7 600万食物中毒病例,导致32万人住院、5 000人死亡,发展中国家情况更加严重。中国作为世界上最大的发展中国家,据卫生部(现为国家卫生健康委员会)发布的信息显示,在我国人口死亡原因中,中毒原因致死居第五位,群体性食物中毒事件是造成居民急性死亡的重要原因之一。其实许多食物中毒的暴发是有局限性的,如 2009 年 2 月 18 日新疆伊犁 5 名儿童食用自制酸菜中毒,次日广州 46 人吃猪内脏引起中毒等,这些中毒均与食用某种食物有明显关系,且多数表现为胃肠炎的症状。因此,群体性食物中毒的现状应引起我们的高度重视,一旦发生应立即进行紧急现场医疗救援,经食品药监局部门等调查,抽取标本,明确中毒物质,控制好污染源,预防新增患者的再出现。

一、群体性食物中毒的概述

(一)基本概念

1.食物中毒

我国国家标准 GB 14938-1994《食物中毒诊断标准及技术处理总则》将食物中毒定义为:摄入了含有生物性、化学性有毒物质的食品或者把有毒有害物质当作食品摄入后出现的非传染性(不属于传染性)的急性、亚急性疾病。

食物中毒属于食源性疾病的范畴,但不包括食源性肠道传染病、食物过敏引起的腹泻、暴饮暴食引起的急性胃肠炎以及寄生虫病等,也不包括因一次大量或长期少量多次摄入含有有毒有害物质的食物引起的以慢性毒害为主的疾病。

2.群体性食物中毒

群体性食物中毒指在一定时间内,在某个相对的区域内,因食入或吸入特定有毒物质后,同时或相继出现 3 例及以上相同临床症状、体征者。有群体性、复杂性、紧迫性、共同性、艰苦性的特点。

3.突发公共卫生事件

《突发公共卫生事件应急条例》将突发公共卫生事件定义为"突然发生、造成或可能造成社会公众健康严重损害的重大传染病疫情、群体性不明原因疾病、重大食物和职业中毒以及其他影响公众健康的事件"。

突发公共卫生事件对公众健康的影响表现为直接危害和间接危害两类。直接危害一般为事件直接导致的及时性损害。间接危害一般为事件的继发性损害或危害,例如,事件引起公众恐惧、焦虑情绪等,对社会、政治、经济产生影响。

4.现场急救

现场急救指在最短的时间内,把确切而有效地救治措施带到危重患者身边,现场实施干预,然后直接转送相关医院或重症监护病房。

(二)群体性食物中毒的原因

(1)食品生产、运输或保存等环节卫生管理不当,造成食品被微生物或其他有毒物质污染。

(2)食品消费者因缺乏相应知识或鉴别能力,误食有毒动、植物。

(3)违法使用工业原料或其他含有毒物质的原料,生产和销售假冒伪劣食品。

(4)在食品中进行人为投毒。

(三)食物中毒的机制

1.局部刺激腐蚀作用

强酸、强碱可吸收组织中的水分,并与蛋白质或脂肪结合,使细胞变性坏死。

2.缺氧毒物引起机体缺氧

毒物破坏了呼吸功能,抑制或麻痹了呼吸中枢,或引起喉头水肿、支气管痉挛、呼吸肌痉挛及肺水肿等;毒物引起血液成分的改变,如发生碳氧血红蛋白血症、溶血等;毒物使机体组织细胞的呼吸受抑制,如氰化物、硫化物中毒;毒物破坏心血管功能,如毒物对心脏及毛细血管破坏并可引起休克。

3.麻醉作用

有机溶剂和吸入性麻醉剂有强嗜脂性,可蓄积于脂类丰富的脑组织和细胞膜,干扰氧和葡萄糖进入细胞内,从而抑制脑功能。

4.抑制酶的活力

多数毒物由其本身或其代谢产物抑制酶的活力而产生毒性作用。

(1)破坏酶的蛋白质部分的金属离子或活性中心。如氰化物能迅速与氧化型细胞色素氧化酶(Fe^{3+})结合,并阻碍其被细胞色素还原为还原型细胞色素氧化酶(Fe^{2+}),结果破坏了其传递氧的作用,引起组织缺氧及坏死。

(2)毒物与基质竞争同一种酶而产生抑制作用。例如,丙二酸与琥珀酸结构相似,因而竞争抑制琥珀酸脱氢酶,从而影响三羧酸循环。

(3)毒物与酶的激活剂作用,如氟化物可与 Mg^{2+} 结合,形成复合物,结果使金属离子失去作用。

(4)抑制辅酶合成,例如铅中毒时,烟酸消耗增多,从而抑制辅酶Ⅰ和辅酶Ⅱ的合成。

(5)毒物与基质直接作用,例如氟乙酸可直接与柠檬酸结合成氟柠檬酸,从而阻断三羧酸循环的进行。

5.干扰细胞膜和细胞器的生理功能

例如四氯化碳在体内产生自由基,自由基使细胞膜中脂肪酸发生过氧化而导致线粒体、内质网变性,细胞死亡。酚类如二硝基酚、五氯酚、棉酚等,可使线粒体内氧化磷酸化作用解偶联,妨碍高能磷酸键的合成与贮存,结果释放出大量能量而发热。

6.毒物对传导介质的影响

例如有机磷化合物可抑制胆碱酯酶活性,使组织中乙酰胆碱过量蓄积,而引起一系列以乙酰胆碱为传导介质的神经处于过度兴奋状态,最后转为抑制和衰竭。

7.毒物通过竞争作用引起中毒

如一氧化碳可与氧竞争血红蛋白,形成碳氧血红蛋白,破坏了正常的输氧功能。

8.毒物通过影响代谢引起中毒

如芥子气影响核糖核酸的正常代谢,引起机体中毒。

(四)群体性食物中毒的流行病学特征

虽然食物中毒的原因不同,症状各异,但一般都具有如下流行病学特征。

(1)潜伏期短,发病突然,呈暴发性。一般由几分钟到几小时,很快形成高峰,呈暴发流行。

(2)临床表现相似,多以恶心、呕吐、腹痛、腹泻等胃肠道症状为首发或常见症状。

(3)发病与食物有明显关系,几乎所有患者在近期同一段时间内都食用过同一种"有毒食物",发病范围与食物分布呈一致性,不食者不发病,停止食用该种食物后很快不再有新病例。

(4)一般人与人之间不直接传染,发病曲线呈骤升骤降的趋势,没有传染病流行时不发病。

（五）群体性食物中毒的诊断、治疗原则

1.诊断

应根据流行病学调查资料、患者的临床表现和实验室检验资料做出诊断。其中，实验室检验包括对可疑食物、患者的呕吐物和粪便及血液等进行细菌学与血清学检查，必要时可进行动物实验，检测细菌毒素或测定细菌毒力。

2.治疗原则

中毒发生后，应立即采取下列措施救治患者并保全中毒线索：

（1）停止食用可疑中毒食品。

（2）在用药前采集患者血液、尿液、吐泻物标本，以备送检。

（3）积极救治患者：①催吐、洗胃、清肠等，特别是对病死率高且尚无特效治疗药物的食物中毒。②对症治疗：纠正酸中毒和电解质紊乱，保护肝肾功能，治疗腹痛和腹泻等。③特殊治疗：对于症状较重的感染性食物中毒者及时进行抗感染治疗。

3.中毒复苏原则

（1）保证现场安全，迅速清除毒源，有效消除威胁生命的中毒效应。

（2）尽快明确毒物接触史，快速准确对中毒患者做出病情评估。

（3）尽早足量的使用特效解毒药。

（4）严密注意病情变化，及时有效地进行对症处理。

（5）尽早地行脏器功能支持，降低死亡率与致残率。

（6）认真做好救治的医疗文书。

（7）主动、负责地做好病情与救治的报告工作。

（六）群体性食物中毒的预防

1.**防止食品污染**

（1）加强对污染源的管理：搞好食品卫生监督和食堂卫生，禁止食用病死禽畜肉或其他变质肉类，如醉虾、腌蟹；加强对海产品的管理，以防污染其他食品；炊事员、保育员等患传染病和化脓性皮肤病，治愈前不得接触与食品有关的工作。

（2）防止食品在加工、贮存和销售等环节的污染：搞好场所卫生清洁工作，餐具、刀、蔬菜筐、抹布等用具要洁净，并做好消毒工作，加工食物的容器，生熟食物、卤制品等都要分开，避免交叉污染；及时做好灭蚊虫，避免蚊虫滋生，食品从业人员注意个人卫生。

2.**控制细菌繁殖及形成外毒素**

注意低温存放食物，以控制细菌繁殖和毒素的形成。

3.**杀灭病原菌和破坏毒素**

食物食用前充分加热，以彻底杀灭病原菌或破坏形成的毒素。如蛋类应煮沸8～10分钟，肉块内部温度达到80 ℃应持续12分钟，制作发酵食品的原料要高温灭菌等。

（七）群体性食物中毒监管部门

县级以上地方人民政府卫生行政部门主管管辖范围内食物中毒事故的监督管理工作。跨辖区的食物中毒事故由食物中毒发生地的人民政府卫生行政部门协助调查处理，由食物中毒肇事者所在地的人民政府卫生行政部门协助调查处理。对管辖有争议的，由共同上级人民政府卫生行政部门管辖或者指定管辖。

县级以上地方人民政府卫生行政部门应当指定食物中毒接报单位。

二、群体性食物中毒的救护

近年来,地震、洪涝事件等频频发生,灾后由于居住条件、饮用水供应系统破坏等原因,食物短缺、极易导致群体性食物中毒的发生和流行;其次,不健康的饮食也经常造成群体性食物中毒,因此,医务人员应在了解各类食物中毒的特点、症状及救治原则的基础上,进行紧急的现场救护,以便在第一时间内保证中毒人员的生命安全。

(一)各类群体性食物中毒的特点

1.细菌性食物中毒

(1)特点。①季节:在气候炎热地区和夏秋季节高发,常常为集体突然暴发。②发病:表现为胃肠道症状或神经症状。发病率高,病死率低,一般病程短,预后良好。③中毒食品:主要为动物性食物,例如肉、奶、蛋等及其制品,植物性食品如剩饭、冰糕、豆制品、面类发酵食品也引起食物中毒。④常见病原菌:沙门氏菌属、葡萄球菌、芽孢杆菌、副溶血性弧菌、肉毒梭菌、大肠埃希菌等。

(2)临床表现。①潜伏期:潜伏期一般在 1～48 小时,最短 0.5 小时。②特点:感染型有发热和急性胃肠炎的症状,毒素型无发热而有急性胃肠炎的症状。③症状:细菌性食物中毒以胃肠道症状为主,如恶心、呕吐、腹痛、腹泻,腹泻水样便,偶有黏液、脓血。此外,还有神经精神系统症状,如头痛、怕冷发热、乏力、瞳孔散大、视力模糊、呼吸困难等,中毒严重者,可因腹泻造成脱水而危及生命。

(3)救治原则。①迅速排出毒物:对潜伏期短的中毒患者可催吐、洗胃以促使毒物排出;对肉毒中毒可用清水或 0.05% 的高锰酸钾溶液洗胃。②对症治疗:止吐、止泻、补液,纠正酸中毒和酸碱平衡紊乱。③特殊治疗:重症患者可用抗生素治疗,但葡萄球菌毒素中毒一般不需要用抗菌药,以保暖输液调节饮食为主。肉毒中毒患者应以尽早使用多价抗毒血清,注射前要做过敏试验;并用盐酸胍以促进神经末梢释放乙酰胆碱。

2.真菌毒素和霉变食物中毒

(1)特点:中毒的发生主要通过被霉菌污染的食物,被污染的食品和粮食用一般烹调方法加热处理不能将其破坏。机体对霉菌毒素不产生抗体有明显的季节性和地区性。霉菌生长繁殖和产生毒素需要一定的温度和湿度,常见的种类:赤霉病变、霉玉米中毒、霉变甘蔗中毒等。

(2)临床表现:潜伏期一般为 10～30 分钟,长者可延长至 1～5 小时。以胃肠道症状为主,主要症状恶心、呕吐、腹痛腹泻、头晕、嗜睡、流涎、乏力。少数患者有发热、畏寒等,症状一般在一天左右,慢者一周左右自行消失,预后良好。

(3)救治原则:一般采取对症治疗,无须治疗可自愈。严重呕吐者可补液。

3.化学性食物中毒

(1)特点:①发病快,潜伏期较短,多在数分钟至数小时,少数也有超过一天的。②中毒程度严重,病程比细菌性毒素中毒长,发病率和死亡率较高。③季节性和地区性均不明显,中毒食品无特异性,多以误食或食入被化学物质污染的食品而引起,偶然性较大。

(2)临床表现:急性中毒发病急骤,病情较复杂,变化迅速。

(3)救治原则。①清除毒物:如催吐、洗胃、灌肠、导泻、利尿等。②其他措施:根据毒物的理化性质,可分别选用中和剂、沉淀剂,如牛奶、蛋清等,或液体石蜡。③血液净化疗法:不同毒物选用不同的净化技术,有指证者及早实施。④特殊解毒剂:排毒剂,如二巯基丙环酸钠等;拮抗剂,如急性有机磷中毒用抗胆碱能剂,急性酒精中毒、吗啡中毒用盐酸纳洛酮等;复能剂,如急性有机磷中毒用氯解磷定,高铁血红蛋白用亚甲蓝等;非特异性拮抗剂,如糖皮质激素等。⑤其他对症、支持治疗:改善患者内环境、增加抵抗力、减少痛苦、防止并发症以及重症护理工作、良好的营养、心理治疗等都十分重要。⑥中医药治疗:可根据辨证论治原则来进行。

　　4.有毒动植物食物中毒

　　(1)中毒原因:①动植物本身含有某种天然有毒成分(如河豚、毒蕈)。②由于贮存条件不当产生某种有毒物质(如发芽马铃薯)。③加工过程中未能破坏或祛除有毒成分的可食的植物食品(如木薯、苦杏仁)。

　　(2)临床表现:①河豚毒素可引起中枢神经麻痹,阻断神经肌肉间传导,使随意肌出现进行性麻痹;直接阻断骨骼纤维;导致外周血管扩张及动脉压急剧降低。潜伏期 10 分钟到 3 小时。早期有手指、舌、唇刺痛感,然后出现恶心、呕吐、腹痛、腹泻等胃肠症状。四肢无力、发冷、口唇和肢端知觉麻痹。重症患者瞳孔与角膜反射消失,四肢肌肉麻痹,以致发展到全身麻痹、瘫痪。呼吸表浅而不规则,严重者呼吸困难、血压下降、昏迷,最后死于呼吸衰竭。目前对此尚无特效解毒剂,对患者应尽快排出毒物和给予对症处理。②毒蕈中毒:一种毒蕈可含多种毒素,多种毒蕈也可含有一种毒素。毒素的形成和含量常受环境影响。胃肠炎型可能由类树脂物质,胍啶或毒蕈酸等毒素引起,潜伏期 10 分钟至 6 小时,表现为恶心、剧烈呕吐、腹痛、腹泻等,病程短,预后良好。神经精神型引起中毒的毒素有毒蝇碱、蟾蜍素和幻觉原等,潜伏期6~12 小时,中毒症状除有胃肠炎外,主要有神经兴奋、精神错乱和抑制,也可有多汗、流涎、脉缓、瞳孔缩小等,病程短,无后遗症。溶血型同鹿蕈素、马鞍蕈毒等毒素引起,潜伏期 6~12 小时,除急性胃肠炎症状外,可有贫血、黄疸、血尿、肝脾大等溶血症状,严重者可致死亡。肝肾损害型主要由毒伞七肽、毒伞十肽等引起,毒素耐热、耐干燥,一般烹调加工不能破坏,毒素损害肝细胞核和肝细胞内质网,对肾也有损害,潜伏期 6 小时至数天,病程较长,临床经过可分为六期:潜伏期、胃肠炎期、假愈期、内脏损害期、精神症状期、恢复期。该型中毒病情凶险,如不及时积极治疗,病死率甚高。③木薯中毒:木薯的根、茎、叶中都含有亚麻苦苷,经水解后可析出游离态的氢氰酸,致组织细胞窒息中毒。潜伏期 6~9 小时,也有 1 小时发病者。主要是氢氰酸中毒症状。可因抽搐、缺氧、休克,呼吸麻痹而死亡。

　　(3)救治原则:早期用催吐、导泻等措施排出毒物,并给予其他对症治疗。

　　(二)群体性食物中毒调查与处理的目的

　　(1)查明食物中毒事件的发生经过:①确定食物中毒病例。②查明中毒食品。③确定食物中毒致病因素。④查明造成食物中毒的原因。

　　(2)提出并采取控制食物中毒的措施。

　　(3)对中毒患者进行抢救和治疗。

　　(4)收集对违法者实施处罚的依据。

　　(5)提出预防类似事件再次发生的措施和建议。

　　(6)积累食物中毒资料,为改善食品卫生管理提供依据。

　　(三)群体性食物中毒现场自救基本常识

　　中毒后一旦出现上吐、下泻、腹痛等食物中毒症状,首先应立即停止食用可疑食物,同时,立即拨打急救中心 120 呼救。在急救车来到之前,可以采取以下自救措施。

1.催吐

对中毒不久而无明显呕吐者,可先用手指、筷子等刺激其舌根部的方法催吐,或让中毒者大量饮用温开水并反复自行催吐,以减少毒素的吸收。如经大量温水催吐后,呕吐物已为较澄清液体时,可适量饮用牛奶以保护胃黏膜。如在呕吐物中发现血性液体,则提示可能出现了消化道或咽部出血,应暂时停止催吐。

2.导泻

如果患者吃下去的中毒食物时间较长(如超过两小时),而且精神较好,可采用服用泻药的方式,促使有毒食物排出体外。用大黄、番泻叶煎服或用开水冲服,都能达到导泻的目的。

3.保留食物样本

由于确定中毒物质对治疗来说至关重要,因此,在发生食物中毒后,要保存导致中毒的食物样本,以提供给医院进行检测。如果身边没有食物样本,也可保留呕吐物和排泄物,以方便医师确诊和救治。

(四)现场处置基本原则

1.群体性食物中毒现场救护基本原则

(1)及时报告当地卫生行政部门:根据食物中毒事故处理办法规定,发生食物中毒或者疑似食物中毒事故的单位、接收食物中毒或者疑似食物中毒患者进行治疗的单位,应当及时向当地政府卫生行政部门报告发生食物中毒事故的单位、地址、时间、中毒人数、可疑食物等有关内容。

(2)对患者采取紧急处理:停止食用可疑中毒食品;采集患者呕吐物、血液、尿液等标本,以备送检;急救处理,包括催吐、洗胃和清肠;对症治疗与特殊治疗,如纠正水和电解质失衡,使用特效解毒药。①惊厥与抽搐:首选安定。②休克:补充血容量,尤其注意观察是发生中毒性心肌炎。③心律失常:密切观察、处理好中毒性心肌炎,调整好内环境。④呼吸困难:保持呼吸道通畅,合理、有效给氧。⑤颅内压增高:及时发现并应用脱水剂。⑥尿少:注意肾功能、补充血容量,最好应用活血、扩血管药和利尿药,不用对肾脏损害的药物。⑦高热:查明原因,对症处理。⑧心搏呼吸骤停:心搏呼吸骤停是急性中毒最为严重的危象,及时有效地心肺复苏可达到有效地临床疗效。

(3)对中毒食品控制处理:保护现场,封存中毒食品或可疑中毒食品;采集剩余中毒食品或可疑中毒食品,以备送检;追回已售出的中毒食品或可疑中毒食品;对中毒食品进行无害化处理或销毁。

(4)根据不同的中毒食品,对中毒场所采取相应的消毒处理。

2.食物中毒事件的分级

食物中毒事件的发病人数达到30例及以上时,应按照突发公共卫生事件进行处理,事件分级如下:

(1)属重大突发公共卫生事件的食物中毒事件:一次食物中毒人数超过100人并出现死亡病例;或出现10例以上死亡病例。

(2)属较大突发公共卫生事件的食物中毒事件:一次食物中毒人数超过100人;或出现死亡病例。

(3)属一般突发公共卫生事件的食物中毒事件:发病人数在30~99人,未出现死亡病例。

对影响特别重大的食物中毒事件由国务院卫生行政部门报国务院批准后可确定为特别重大食物中毒事件。各省、自治区、直辖市人民政府卫生行政部门可结合本行政区域实际情况,对特殊环境和场所的分级标准进行补充和调整。

(五)群体性食物中毒现场处置流程

1.接报

建立首接负责制,由接报人做好详细记录,包括报告人姓名、联系电话,事件发生的时间、地点和现场情况,了解事件属性,填写食物中毒来电来访接报记录表。接报后核实报告内容,按规定程序立即上报,并通知救援队成员。

2.赴现场前的准备

(1)人员准备:指派与中毒人员数量相适应的医护人员,食品卫生监督专业人员、流行病学、中毒控制、检验、药理学或其他部门有关人员协助前往现场救援。

(2)采样用物准备(根据中毒人员数量准备充足):采样用的刀、剪、勺、镊子、夹子、吸管等;供采粪便用的采便管、培养基;供采呕吐物用的无菌平皿、采样棉球;供采血用的一次性注射器、灭菌试管;保藏样品的冷藏设施;盛装食物的灭菌广口瓶、塑料袋、75%酒精、酒精灯、记号笔等;防污染的工作衣或隔离衣、帽、消毒口罩、手套、靴子等;供涂抹用的生理盐水试管,棉拭子若干包,有条件的应配备选择性培养基。

(3)取证工具准备:照相机、录音机、摄像机等。

(4)现场快速检测设备:食物中毒快速检测箱、毒物快速分析设备、温度计等。

(5)调查用表和记录单准备:食物中毒个案调查登记表、调查结果汇总表、现场卫生检查笔录、询问笔录、采样单、卫生监督意见书、卫生行政控制决定书等卫生监督文书。

(6)参考资料准备。

(7)其他准备:如化学性、动物性食物中毒的特效解毒药。

3.人员分组及职责

到达现场后,一般情况下分两个小组,一组人员对病例开展个案调查,另一组人员抓紧时间开展相关现场调查,同时采集相关样品。特殊情况可以结合现场情况临时决定。对大规模食物中毒,调查处理组负责人应统一组织、协调、指挥调查人员分组分别赶赴不同的食物中毒现场进行调查处理。

(1)个案调查组:应对患者逐一进行认真全面的调查,并填写中心统一印制的食源性疾病个案调查记录表,对个案调查表上的所有项目均作详细询问和记录,调查完毕后应请被调查者在个案调查表上签字认可。调查过程中的注意事项:①对最早发病和症状较重的患者进行重点调查。②对每项症状和体征进行仔细询问和记录,要注意对诉说的主观症状真实性的分析判断,应避免诱导性的询问,多收集客观的表现。③应特别注意是否出现特殊临床表现,如指甲口唇青紫、阵发性抽搐等。④若中毒餐次不清,则需结合临床症状,对 72 小时内进餐食品进行调查。⑤如果患者以恶心、呕吐为主要症状,可以重点询问发病前数小时内所吃的食物;若患者以腹痛、腹泻为主要症状,应重点调查发病前 20 小时内的进餐食品;如疑为化学性食物中毒,则重点调查发病前一餐的食品,调查时应注意了解是否存在食物之外的其他可能与发病有关的暴露因素。

(2)现场调查组:应对可疑中毒食品的加工环境及其制作和销售过程进行详细调查询问,同时完成相关样品的采集。根据就餐食谱、患者临床表现特点和就餐情况、食品的加工方法等确定重点食品优先调查。①采样品种包括三类,分别是可疑食物和水样、环节类样品(食品容器和加工用具等物品表面涂抹液)、患者生物材料(粪便、呕吐物、血液、尿液等),可能条件下还应采集厨师和直接接触食品人员的手、肛拭子等。对腹泻患者要注意采集粪便和肛拭子,对发热患者注意采集血液样品,对怀疑化学性中毒者应采集血液和尿液。②采样要求:送微生物检验时,用具必须是无菌的,并以无菌操作进行采样;样品需在合适的容器中密封,需冷藏应在最短时间内送检;对规模较大的食物中毒事件应采集 10～20 名具有典型临床症状的患者的检验样品,同时应采集部分具有相同进食史但未发病者的同类样品作为对照。③特殊情况时的采样:如果样品是必须的,不管患者是否已经使用过抗生素,也不管设备工具等是否已进行过消毒,均需按常规采样。④样品的现场检测:有条件时,应尽可能用快速检验方法在现场进行定性检验,不要求灵敏度,但应简便、快速,以协助诊断为抢救患者提供依据。⑤样品的保管与送检:不能进行现场检测的样品必须贴上标签,填写名称、时间、地点、数量、现场条件、采样人等,做到严密封闭包装,置冰箱内保存,温度通常控制在 4 ℃左右,并应在 4 小时内送至实验室,无条件时,在样品采集和运送途中应用冰壶冷藏;如发现容器可能影响检验结果时,应在检验报告上注明;送检材料必须注明材料件数、数量、采样的条件、样品名称、采样时间、送检时间;为使化验室明确样品的送检目的,应注明送检理由,食物中毒情况以及食物中毒可疑原因;化验室接到样品必须签字,注明接到时间,并立即进行化验。

4.急救与护理

一般来讲,群体性食物中毒现场处理中的任务主要有 4 项:①迅速对现场患者进行检查及伤害程度分类,对危重患者进行紧急处置。②了解中毒人员自救措施实施程度。③保持危重患者的气道通畅、供氧,维持其血液循环,满足生命需要。④迅速安全地将所有患者疏散、转送到有救治能力的医院。

群体性食物中毒发生后,应立即停止食用可疑中毒食品,并且在用药前采集患者血液、尿液、吐泻物标本,以备送检。具体方法如下。

(1)清除胃内毒物,阻止继续吸收,加速排泄:立即给予中毒症状较轻、神志清醒且能合作的患者口服温盐水催吐洗胃;对中毒时间长且神志不清者,用洗胃机洗胃,直至呕吐物及洗出物无味为止。洗胃时要密切观察患者的神志、呼吸、脉搏、回流液等情况。如发现异常应暂停洗胃并采取相应的措施处理。洗胃完毕从胃管内注入 33％硫酸镁溶液 20 mL,以加速毒物的排泄。

(2)快速建立静脉通道:重患者在洗胃同时,迅速建立静脉通道,按医嘱给予相应的治疗,如给予 10％葡萄糖或生理盐水加相应的解毒剂、护肝剂等药物;较轻患者也立即给予静脉输液及相应的药物治疗。

(3)密切观察病情:由于患者数量较多,在抢救的同时也应注意患者的神志、呼吸、脉搏、瞳孔、皮肤颜色、血压、大便次数(特别观察是否带脓血),记录好尿量、监测血钾、钠等情况变化,并及时给予相应的处理。

(4)做好基础护理,预防并发症的发生:认真记录护理病历,为治疗患者提供可靠资料。对于患者身上污染的衣物及时脱下,进行消毒处理。

(5)心理护理:此类患者由于突发性事件,多无心理准备且多无家属,往往表现为恐惧、紧张、激动,对预后甚为担忧,且患者由于心理作用,因相互影响而使自觉症状加重。而发生事件的单位则表现为紧张、不知所措、怕负责任。这时作为医护人员给予充分的理解,做好解释工作,并由后勤部门协助他们办理有关手续,护送患者检查、入院;安排无症状人员的生活等工作,耐心解除他们紧张、恐惧及无助的心理,让他们主动配合抢救及治疗的工作。在抢救工作顺利进行后,碰到患者家属的疑问时,我们要及时解答,并做好疾病相关知识的健康教育。

(6)认真执行消毒隔离,防止交叉感染。

5.事件现场的临时控制措施

(1)保护现场,封存中毒食品或可疑中毒食品。

(2)封存被污染的食品用工具、用具和设备,并责令进行清洗消毒。

(3)暂时封锁被污染的与食物中毒事件相关的生产经营场所。

(4)责令食品生产经营单位追回已售出的中毒食品或可疑中毒食品。

(5)对已明确的中毒食品进行无害化处理或销毁。

(6)做好垃圾的分类处理,防止水源污染。

6.善后处理

(1)封存物品、场所处理:①对被封存的食品、食品用工具和用具及有关生产经营场所,应当在封存之日起15天内完成检验或卫生学评价工作,并作出以下处理决定:属于被污染或含有有毒有害物质的食品,依法予以销毁或监督自行销毁;属于未被污染且不含有有毒有害物质的食品,以及已消除污染的食品相关用具及有关生产经营场所,予以解封。②因特殊原因,需延长封存期限的,应作出延长控制期限的决定。

(2)行政处罚:调查结束后,依据中华人民共和国食品卫生法及食品卫生行政处罚办法等法律规定,对肇事者实施行政处罚。对受害者的赔偿等,由政府相关部门按相应法律、依法处理。

(3)食物中毒事件评估:在食物中毒事件处理完毕后,应对事件进行科学、客观地评估。评估内容包括食物中毒事件种类和性质、事件对社会、经济及公众心理的影响、应急处理的响应过程、调查步骤和方法、对患者所采取的救治措施、调查结论等,评估应包括有关经验和教训的总结。

7.防止事件危害进一步扩大的措施

(1)停止出售和摄入中毒食品和疑似中毒食品。

(2)当发现中毒范围仍在扩展时,应立即向当地政府报告。发现中毒范围超过本辖区时,应通知有关辖区的卫生行政部门并向共同的上级卫生行政部门报告。

(3)如有外来污染物,应同时查清污染物及其来源、数量、去向等,并采取临时控制措施。

(4)如中毒食品或疑似中毒食品已同时供应其他单位,应追查是否导致食物中毒。

(5)根据时间控制情况的需要,建议政府组织卫生、医疗、医药、公安、工商、交通、民政、广播电视和新闻单位等部门采取相应的措施和预防措施。

(6)其他有关措施。

(六)常见食物中毒的救护

1.肉毒芽孢菌(简称肉毒梭菌)食物中毒

(1)尽快排除毒物:立即催吐后用0.05%高锰酸钾溶液、2%碳酸氢钠溶液或活性炭混悬液洗胃、导泻、高位灌肠等。

(2)抗毒素治疗:此为本病的特效疗法,一般在进食污染食物24小时内或肌肉麻痹前给予最为有效。多价抗毒素(A、B、E型)1万～2万单位静脉注射或肌内注射,或静脉及肌肉各半量注射,必要时于6小时后同量重复1次。使用前必须做过敏试验,如出现变态反应,则需用脱敏方法给药。①过敏实验法:吸取0.1 mL血清制品,用生理盐水稀释到1 mL,在前臂掌侧皮内注入0.1 mL,注射后观察10～30分钟,注射后如有红肿、皮丘者为阳性反应,无红肿、皮丘者为阴性。②脱敏法:将血清制品稀释10倍,分数次皮下注射,每次间隔10～30分钟,第一次注射0.2 mL,观察有无气喘、发绀、脉搏加速等反应,没有上述反应可酌情增量注射,共注射观察3次,如仍无异常,即可将全量做皮下或肌内注射。

(3)对症和支持治疗：①患者应安静、卧床休息，休息期限依病情轻重而定，注意保暖。②吞咽困难时，用鼻饲或胃肠外营养；防止水、电解质及酸碱平衡失调。而呼吸困难时应给氧，必要时行人工呼吸或气管插管，呼吸衰竭时应迅速抢救。按医嘱给予肌松剂，忌用麻醉剂、镇静剂。③给予青霉素，防止并发感染，禁用氨基糖苷类抗生素如庆大霉素等，以防加重症状。④便秘者应灌肠，一方面可缓解腹胀，另一方面又可加速毒物排出。⑤婴儿肉毒中毒：一般不用抗毒素，而用青霉素类抗生素口服或肌内注射，以减少肠道内肉毒杆菌的数量，防止毒素的产生和吸收，同时进行对症及支持治疗。

2.沙门菌食物中毒

(1)洗胃、催吐、导泻：中毒后立即用0.05％高锰酸钾溶液反复洗胃，洗胃越早效果越好。在无呕吐的情况下，可催吐。机械性刺激或用催吐剂，如吐根糖浆。但是在中毒时间较长，可给硫酸钠15～30 g，一次口服。吐泻严重的患者，可不用洗胃、催吐和导泻。

(2)抗生素治疗：一般病例无须使用抗生素。严重患者可用氯霉素，静脉滴注或口服。亦可使用头孢唑林等。

(3)补充水分和纠正电解质紊乱：胃肠炎型及霍乱型患者，吐、泻较重，损失大量水分，应根据失水情况，补充适当水分。补充水分，一是口服，二是静脉滴注。凡能饮用者，应尽力鼓励患者多喝糖盐水、淡盐水等，这在人数很多的食物中毒现场时十分必要的。如有酸中毒，应补充碱性药物，如有低钾血症，应补充钾盐。补充水分和纠正电解质紊乱，应贯穿于急救治疗的全过程。这样，往往会收到事半功倍的效果。

(4)对症治疗：腹痛、呕吐严重者，可用阿托品0.5 mg肌内注射。烦躁不安者给镇静剂，如有休克，进行休克治疗。

3.副溶血弧菌食物中毒

抗生素治疗，副溶血性弧菌对氯霉素敏感，脱水应及时补充水分、纠正电解质紊乱。

4.志贺菌属食物中毒

可用抗生素治疗，一般用于治疗的抗生素有氨苄西林、甲氧苄嘧啶/磺胺甲唑（也被称作复方新诺明或Septra磺胺类抗生素）、环丙沙星。适当的治疗可以杀死患者粪便中的致病菌，并缩短病程。但一些志贺菌属越来越具有耐药性，一些症状较轻的患者不用抗生素治疗，通常也会很快恢复。因此当在一个社区有许多人感染志贺菌属时，抗生素有时只用于治疗那些较重的病例。止泻灵类药物，如洛哌丁胺或地芬诺酯都含有阿托品，会导致病情加重，应当避免使用。

5.李斯特菌食物中毒

本菌对氨苄西林、四环素、氯霉素、红霉素、新霉素敏感，对多粘菌素B有抗药性，不过首选药物为氨苄西林。如果孕妇发生感染，要迅速应用抗生素，可以防止胎儿和新生儿的感染。婴儿感染李斯特杆菌病，应用和成人相同的抗生素，一般联合使用抗生素直到医师明确诊断。

6.创伤弧菌食物中毒

抗生素治疗，如多西环素、第三代头孢菌素（头孢曲松、头孢他啶等）。

7.空肠弯曲菌食物中毒

空肠弯曲菌都是自限性疾病，不经过特殊的治疗都可以康复，如果患者腹泻时间较长，需要补充液体。对一些严重的病例，可以应用红霉素或庆大霉素等抗生素治疗，来缩短病程。如果早期用药，一定要经过医师，确定抗生素是否必须使用。

8.小肠结肠炎耶尔森菌食物中毒

腹泻较轻的病例,通常不需要抗生素治疗就可以痊愈。然而,较重的合并感染者,可用氨基糖苷类、多西环素、氟化喹啉酮类等,对第一代头孢不敏感,亦可试用第二代、第三代头孢。

9.椰毒假单胞菌酵米面亚种食物中毒

在本菌中毒发生后,应立即组成急救组织,将患者分成轻、中、重型,于不同病室分别进行急救与治疗,以免互相干扰。根据现场经验,急救与治疗主要分为以下四项。

(1)危重患者重点急救,轻症患者当重症治,未发病者当患者治。在本菌食物中,医务人员忽视了对其进行及时、彻底地洗胃和清肠,未发病者可突然发病或轻症者病情恶化,而造成死亡。这种沉痛的教训必须很好地吸取。因此,我们务必采取危重患者重点急救,轻症患者当重症治,未发病者当患者治的急救与治疗原则。

(2)排除毒物要及早、坚决、彻底。洗胃、清肠以排除本菌食物中毒患者的体内毒素,应当作为急救与治疗的首要措施。这项措施执行的早晚和彻底与否,与预后关系甚大。洗胃、清肠越彻底,病死率可以大大降低。因此,一旦发生本菌食物中毒,凡进食者,不论其是否发病、轻重程度、发病早晚、发病迁延多久,甚至2~3天,只要是未有彻底排除毒物的,一律都要洗胃、清肠。但是,洗胃、清肠往往被忽视,一般又多认为中毒时间较久,毒素已吸收入体内,就无须洗胃、清肠了。实际不然,曾有进食臭米面食品后48小时和72小时死亡的患者,尸检时胃内仍有大量的臭米面食物。这可能与胃肠麻痹,胃肠排空能力降低有关。因此,我们在排毒措施上,一定要早、要彻底,可以收到事半功倍的效果,提高治愈率。如果发现本菌食物中毒者后,应立即令其用各种方法刺激咽部催吐。催吐不成则应反复、彻底地洗胃。洗胃以用洗胃机(器)为宜,一定要把臭米面残渣和黏液彻底洗出来。洗胃之后口服或注入硫酸钠25~30 g,以便清肠。投予药物而来排便者,则应考虑重复给药。也可在洗胃同时用温肥皂水高位灌肠,油类泻剂以不用为宜。

(3)保肝、护肾、防止脑水肿是对症治疗的重点。本菌食物中毒患者,常常出现不同程度的多种脏器损害。一旦出现肝、肾损害时,治疗上多有矛盾。因此,在保肝、护肾方面要早期采取措施,而不要等待症状出现后再给予处置。其中护肾尤为重要,如果一旦出现肾功衰竭,各种药物的应用十分困难。

(4)控制感染。本菌食物中毒患者机体抵抗力大为降低,很容易感染,如一旦发现则很难控制,常迅速发展,引起死亡。对于插管、导尿必须严格注意消毒与无菌操作,对于呼吸道感染必须予以注意。

10.河豚食物中毒

(1)争取尽快排出毒物,用5‰碳酸氢钠溶液洗胃。洗胃完毕时,从胃管注入硫酸钠溶液导泻。

(2)及时补液,并维持水与电解质平衡,促进毒物排泄。

(3)肌肉麻痹用士的宁2 mg肌内或皮下注射。

(4)呼吸困难者可用洛贝林等肌内注射。一般认为尽早应用肾上腺皮质激素,可收到良好的疗效。

11.亚硝酸盐食物中毒

使患者处于空气新鲜,通风良好的环境中注意保暖。进食时间短者可催吐。用筷子或其他相似物品轻轻刺激咽喉部,诱发呕吐。或大量饮温水也能产生反射性的呕吐。如病情严重,且中毒时间较长者,应速送到医院进行抢救。

(于　烨)

参 考 文 献

[1] 贺天锋,孙昕霓.健康教育应用实务[M].北京:人民卫生出版社,2022.

[2] 宋鑫,孙利锋,王倩,等.常见疾病护理技术与护理规范[M].哈尔滨:黑龙江科学技术出版社,2021.

[3] 王美芝,孙永叶,隋青梅.内科护理[M].济南:山东人民出版社,2021.

[4] 潘红丽,胡培磊,巩选芹,等.临床常见病护理评估与实践[M].哈尔滨:黑龙江科学技术出版社,2022.

[5] 刘爱杰,张芙蓉,景莉,等.实用常见疾病护理[M].青岛:中国海洋大学出版社,2021.

[6] 李艳.临床常见病护理精要[M].西安:陕西科学技术出版社,2022.

[7] 张翠华,张婷,王静,等.现代常见疾病护理精要[M].青岛:中国海洋大学出版社,2021.

[8] 肖芳,程汝梅,黄海霞,等.护理学理论与护理技能[M].哈尔滨:黑龙江科学技术出版社,2022.

[9] 张俊英,王建华,宫素红,等.精编临床常见疾病护理[M].青岛:中国海洋大学出版社,2021.

[10] 任丽,孙守艳,薛丽.常见疾病护理技术与实践研究[M].西安:陕西科学技术出版社,2022.

[11] 崔杰.现代常见病护理必读[M].哈尔滨:黑龙江科学技术出版社,2021.

[12] 杨青,王国蓉.护理临床推理与决策[M].成都:电子科学技术大学出版社,2022.

[13] 高淑平.专科护理技术操作规范[M].北京:中国纺织出版社,2021.

[14] 张晓艳.临床护理技术与实践[M].成都:四川科学技术出版社,2022.

[15] 吴雯婷.实用临床护理技术与护理管理[M].北京:中国纺织出版社,2021.

[16] 邵秀德,毛淑霞,李凤兰,等.临床专科护理规范[M].济南:山东大学出版社,2021.

[17] 王蓓,彭飞,洪涵涵.常见慢病护理评估与技术[M].上海:上海科学技术出版社,2021.

[18] 于翠翠.实用护理学基础与各科护理实践[M].北京:中国纺织出版社,2022.

[19] 姜鑫.现代临床常见疾病诊疗与护理[M].北京:中国纺织出版社,2021.

[20] 王玉春,王焕云,吴江,等.临床专科护理与护理管理[M].哈尔滨:黑龙江科学技术出版社,2022.

[21] 李淑杏.基础护理技术与各科护理实践[M].开封:河南大学出版社,2021.

[22] 赵衍玲,梁敏,刘艳娜,等.临床护理常规与护理管理[M].哈尔滨:黑龙江科学技术出版社,2022.

［23］于红,刘英,徐惠丽,等.临床护理技术与专科实践［M］.成都:四川科学技术出版社,2021.

［24］任秀英.临床疾病护理技术与护理精要［M］.北京:中国纺织出版社,2022.

［25］吴旭友,王奋红,武烈.临床护理实践指引［M］.济南:山东科学技术出版社,2021.

［26］张红芹,石礼梅,解辉,等.临床护理技能与护理研究［M］.哈尔滨:黑龙江科学技术出版社,2022.

［27］崔珍.实用护理学研究与护理新进展［M］.哈尔滨:黑龙江科学技术出版社,2021.

［28］黄浩,朱红.临床护理操作标准化手册［M］.成都:四川科学技术出版社,2021.

［29］杨春,李侠,吕小花,等.临床常见护理技术与护理管理［M］.哈尔滨:黑龙江科学技术出版社,2022.

［30］刘峥,程耀敏,黄晓文.临床专科疾病护理要点［M］.开封:河南大学出版社,2021.

［31］孙立军,孙海欧,赵平平,等.现代常见病护理实践［M］.哈尔滨:黑龙江科学技术出版社,2021.

［32］申璇,邱颖,周丽梅,等.临床护理常规与常见病护理［M］.哈尔滨:黑龙江科学技术出版社,2022.

［33］高桂玲.现代护理实践与操作常规［M］.哈尔滨:黑龙江科学技术出版社,2021.

［34］黄浩,朱红.临床常见病种护理标准化手册［M］.成都:四川科学技术出版社,2021.

［35］李红芳,王晓芳,相云,等.护理学理论基础与护理实践［M］.哈尔滨:黑龙江科学技术出版社,2022.

［36］杨建华,彭杨,杨茜.同理心地图联合情景教学在护患沟通技巧教学的应用［J］.护理学杂志,2022,37(24):47-50.

［37］周琴.护理沟通在老年高血压护理过程中的作用［J］.中国社区医师,2021,37(20):145-146.

［38］郦桂青,伍小英,宋涛,等.人性化护理在肺结核护理中的应用分析［J］.中文科技期刊数据库(全文版)医药卫生,2022(4):68-71.

［39］蒋红梅,邹欣利.心理护理和健康教育在胆囊炎护理中的应用价值［J］.中文科技期刊数据库(全文版)医药卫生,2021(12):197-198.

［40］何玲.浅述综合护理在帕金森病护理中的应用效果及对焦虑抑郁情况的影响［J］.中文科技期刊数据库(全文版)医药卫生,2022(5):16-18.